Dieses Handbuch ist praktisches Übungsbuch und Nachschlagewerk zugleich. Es richtet sich sowohl an Anfänger als auch an Fortgeschrittene, die schon lange Yoga praktizieren und tiefer in die Materie einsteigen wollen. Der erste Teil führt in Praxis und Hintergrund des Yoga ein: Geschichte des Yoga, Körperposen, Atemtechniken und Meditation, Ernährung, Yoga-Philosophie und Spiritualität. Der Yoga-Lehrer Cai Pfannstiel gibt genaue Anleitungen zur Ausführung der einzelnen Posen und Techniken und beschreibt, welche gesundheitsfördernde Wirkung die jeweiligen Āsanas (Körperübungen) haben. Der zweite Teil informiert in rund 1300 Stichwörtern von Abhaya (Furchtlosigkeit) bis Zehenspitzen-Stellung über alles, was mit Philosophie und Praxis des Yoga zu tun hat. Zudem werden in diesem Teil weitere Posen für Fortgeschrittene vorgestellt. Insgesamt enthält das Handbuch 80 Grundübungen und ebensoviele Variationen.

Cai Pfannstiel, geb. 1967, hat Germanistik und Theaterwissenschaft studiert. Er lebt und arbeitet als Yoga-Lehrer, Shiatsu-Praktiker und Maler in Berlin und ist Mitglied im Bund der Yoga-Vidya-Lehrer.

Handbuch Yoga

Grundlagen, Übungen und Techniken

Von Cai Pfannstiel

Mit Fotos von Margret Uhrmeister

Deutscher
Taschenbuch
Verlag

In großer Bewunderung Yogi Paramahamsa Hariharananda gewidmet.

Wichtiger Hinweis:

Die in diesem Buch dargestellten Techniken sollten mit gesundem Menschenverstand und Umsicht praktiziert werden. Um eventuelle Schäden auszuschließen, für die weder der Autor noch der Verlag haften, sollte man sich bei Schwangerschaft oder Krankheit sowie im Zweifelsfall an einen erfahrenen Yoga-Lehrer oder Arzt wenden.

Originalausgabe
Januar 1997

Umschlaggestaltung: Klaus Meyer
Umschlagfoto: © Pitze Eckhart
Satz: Design Typo Print GmbH, Ismaning
Gesetzt aus der Times New Roman 10,8/13˙ (QuarkXPress 3.31 Mac)
Druck und Bindung: C.H. Beck'sche Buchdruckerei, Nördlingen
Gedruckt auf säurefreiem, chlorfrei gebleichtem Papier
Printed in Germany · ISBN 3-423-36018-6

Inhalt

Dank 8

Einleitung 9

Yoga – die praktische Weisheit des alten Indien 12
Geschichte des Yoga 13
Die transformierende Kraft des Yoga 15
Die vier klassischen Yoga-Pfade und der Gedanke
der Befreiung 17
Aussprache und Umschrift des Sanskrit 19

Körperübungen (Āsanas) 21
Vorbereitungen 21
Richtig atmen 22
Entspannen 23
Übungseinheiten 1 bis 24 24
Zusätzliche Übungsprogramme 98
Schnelle Folge 98
Meditative Folge 99
Gleichgewichtsfolge 100
Alphabetische Liste der Yoga-Posen 101

Atemübungen 104
Das Atembewußtsein entwickeln 105
Kreuzatmung 105
Baumatmung 106
RAM-Atmung 106
Stop-and-Go-Atmung 107
Dehnungsatmung 107
Laufatmung 108
Atemtechniken 109
Wechselatmung (Anuloma-Viloma) 110

Bienenatmung (Bhrāmarī) 111
AUM-Atmung 112
Schnarchatmung (Ujjāyī). 113
Schnelle Bauchatmung (Kapālabhāti) 113
Chaosatmung. 115
Einführung in den Prānāyāma 116
Koshas 117
Nādīs und Prāna. 118
Chakras 119
Die Kundalinī-Energie erwecken. 120

Ernährung 122
Vegetarische Ernährung. 122
Die drei Gunas. 123
Maßvolles Essen 125
Ernährung und der Gedanke der Askese 125
Praktische Tips 126
Übungen 128

Meditation 132
Yoga und Meditation 132
Voraussetzungen für erfolgreiche Meditation 133
Meditation und Autonomie des Bewußtseins 134
Meditationstechniken. 136
Kontemplation 137
Trātaka 138
Konzentration auf ein Motiv 139
Nāda-Brahma. 139
Mantra-Meditation. 140
Samanu 141
Verschließen der Sinne 142
Āsana-Meditation 142
Konzentration auf den Körperkreislauf. 143
Selbsterforschung und Meditation. 143

Der Achtfache Pfad 146
Die Yoga-Sūtras und der Achtfache Pfad Patanjalis 146
Die Beschaffenheit des Bewußtseins 147
Der Achtfache Pfad heute 150
Erste Stufe: Verhaltensregeln (Yama) 151
Zweite Stufe: Selbstdisziplin (Niyama). 153
Dritte Stufe: Körperposen (Āsanas) 155
Vierte Stufe: Atemtechniken (Prānāyāma) 156
Fünfte Stufe: Rückzug der Sinne (Pratyāhāra) 156
Sechste bis achte Stufe: Geistige Sammlung (Samyama) . . 157

Erfahrung und Selbsterkenntnis 159
Das Leben als Schule. 159
Die hinduistische Lehre. 159
Lebenspraxis 161
Experimente. 163
Einweihung in den Yoga 164

Yoga-Lexikon 167

Beschwerden- und Krankheitenglossar. 415

Anhang 417
Literaturhinweise 417
Adressen 420

Dank

Ohne die direkte oder indirekte Hilfe vieler Menschen wäre dieses Buch nicht zustande gekommen. Ausdrücklich möchte ich jedoch folgenden Personen danken: Sonja für unsere gemeinsame Zeit, Bernd für seine Freundschaft, Margret und Stefan für ihre Hilfe, Bettina Lemke vom Deutschen Taschenbuch Verlag für die unermüdliche Arbeit am Manuskript und allen Schülern, die mir die besten Lehrer waren.

Einleitung

Das vorliegende Werk ist ein Yoga-Buch ganz besonderer Art. Es richtet sich durch seine spezielle Zusammenstellung sowohl an Einsteiger als auch an Fortgeschrittene, die sich bereits intensiv mit Yoga beschäftigt haben. Das Buch gliedert sich in zwei Teile: Der erste Teil führt in Praxis und Hintergrund des Yoga ein und richtet sich somit besonders an Menschen, die Yoga kennenlernen wollen. Dieser Teil enthält eine ausführliche Einführung zu Körperposen, Atemtechniken und Meditation sowie grundlegende Informationen zu Themen wie Ernährung, Yoga-Philosophie und Spiritualität.

Aus meiner eigenen Praxis und der Erfahrung als Yoga-Lehrer habe ich versucht, alle Themen und Techniken so darzustellen und zu aktualisieren, daß die Probleme, die uns heute betreffen, berücksichtigt werden. Yoga ist eine sehr experimentelle Methode, d.h. man muß die Übungen immer wieder den speziellen Bedürfnissen der Menschen anpassen. Alltag und Gesellschaft wandeln sich im Laufe der Jahrhunderte, und damit verändern sich auch all die Probleme des Menschen, die ihn jeweils an seiner Freiheit hindern. Daher werden in diesem Buch immer wieder neben den traditionellen Techniken auch Übungen vorgeschlagen, die im ersten Augenblick irritieren mögen und nur wenig mit Yoga zu tun zu haben scheinen. Alle diese Techniken helfen dem Übenden jedoch, mit der Praxis des Yoga vertraut zu werden und erleichtern die Ausführung komplizierter Körperstellungen.

Der zweite Teil des Buches ist als Lexikon konzipiert. Hier kann man das erworbene Grundwissen vertiefen. Themen, die im ersten Teil nur kurz angesprochen werden, sind gegebenenfalls mit einem Verweispfeil (→) gekennzeichnet. Unter dem entsprechenden Stichwort findet man dazu im Lexikonteil weitere Informationen. Schlagen Sie einfach nach, wenn Sie das Bedürfnis haben, oder halten Sie sich für's erste an die grundlegenden Methoden, die Ihnen der erste Teil des Handbuchs liefert.

Es ist nicht einfach, die komplexe und lebendige Tradition des Yoga in der knappen Form eines Lexikons darzustellen, zumal Yoga traditionell auf einem Lehrer-Schüler-Verhältnis basiert. Hierbei gibt der Lehrer Wissen ganz individuell an den Schüler weiter und leitet ihn vor allem zur Praxis an. Das, was die Yoga-Tradition an Wissen hervorgebracht hat, wird immer nur in einem individuellen Zusammenhang gültig und lebendig. Der Lexikonteil kann daher nur eine Auswahl bieten und Hilfestellung bei weiterreichenden Fragen geben.

Mit Hilfe der Verweispfeile ist es möglich, ein spezielles Thema weiter zu verfolgen. Auch bieten zusätzliche Verweiswörter am Ende eines Artikels weitere Bezüge zu anderen Gebieten. Um die Suche zu vereinfachen, gibt es bei vielen Begriffen gegenseitige Verweise von der deutschen Bezeichnung zum Sanskritbegriff und umgekehrt. So werden Mißverständnisse, die häufig durch die Übersetzung entstehen, vermieden; das gilt insbesondere für die vielen unterschiedlichen deutschen Bezeichnungen ein und derselben Yoga-Pose.

Noch ein Wort zum Thema Gesundheit: Die Gesundheit ist ein wertvolles Gut, um dessen Erhalt Sie sich kümmern müssen. Alle Techniken des ersten Teils dienen dazu, Ihr geistig-körperliches Gleichgewicht zu fördern. Bei regelmäßiger Anwendung werden Sie diesen Effekt des Yoga spüren. Üben Sie allerdings stets mit gesundem Menschenverstand, d.h. achten Sie auf Ihre Grenzen. Auch die Linderung vieler Beschwerden sowie die Heilung einiger Krankheiten lassen sich hervorragend durch Yoga unterstützen. Der Lexikonteil nennt unter dem jeweiligen Stichwort hilfreiche Übungsreihen und Praktiken (Beschwerden- und Krankheitenglossar).

Sowohl der praktische als auch der theoretische Teil sollten als Anregungen und Angebote aufgefaßt werden. Die praktischen Übungen des zweiten Teils sind im Gegensatz zu denen im ausführlicheren ersten Teil des Buches so dargestellt, wie sie traditionell praktiziert werden. Einige dieser Techniken mögen dem Leser eigenartig oder schwer vorstellbar erscheinen. Diese Techniken werden nur von Meistern des Yoga nach jahrelanger Praxis beherrscht. Wo es nötig schien, ist die Ausführung näher erläutert, oder die Originalanweisungen sind kommentiert.

Die theoretischen Einträge können häufig nur eine Interpretation aus einer Vielfalt von Darstellungs- und Deutungsmöglichkeiten sein. Dabei entsprechen nicht alle aufgeführten Haltungen und Verhaltensweisen dem heute gängigen Bild des Menschen. Die uralte und weise Tradition des Yoga soll hier jedoch unverändert wiedergegeben werden, und manch einer wird bemerken, wie sich im Zuge der eigenen spirituellen Entwicklung Einstellungen ändern. Jedes Weiterkommen in der Yoga-Praxis läßt uns einen neuen Blick auf die eigene Person und ihr Verhältnis zur Welt werfen. Das ist ein dialektischer Prozeß von lebenslanger Dauer. Was man heute verwirft, das akzeptiert man möglicherweise schon morgen bereitwillig – und umgekehrt.

Entscheidend ist jedoch, daß für jeden einzelnen immer nur ein individueller Weg existiert, denn bei aller Ähnlichkeit ist jeder Mensch einzigartig. Das gilt auch für den Weg zur Befreiung, auf die Yoga letztlich abzielt. Man sollte das nie vergessen. Sehen Sie daher dieses Buch als einen von vielen Schritten, der Sie auf Ihrem persönlichen Weg weiterbringt.

Yoga – die praktische Weisheit des alten Indien

Wenn jemand Yoga lernen möchte, hat das normalerweise ganz persönliche Gründe. Manche Menschen leiden unter Rückenschmerzen oder Streß, andere wieder sind einfach neugierig oder wollen sich und ihrem Körper generell etwas Gutes tun, die nächsten möchten beweglicher oder schlanker werden. Bei aller Verschiedenheit der Motive scheint es aber gemeinsame Voraussetzungen zu geben – nämlich Offenheit, Veränderungswillen und Sinnsuche.

Offenheit, denn so populär Yoga inzwischen im Westen auch sein mag, diese uralte indische Tradition ist unserer abendländischen Denk- und Lebensweise im Kern fremd. Veränderungswillen, weil es im Yoga wesentlich darum geht, das Leben nicht länger in der bisherigen Art und Weise fortzusetzen. Sinnsuche, weil Yoga Offenheit und Veränderungswillen voraussetzt. Beide helfen, das eigene Leben in eine neue Bahn zu lenken. Hinter dieser mehr oder minder bewußten Absicht, das Leben neu oder anders zu gestalten, steht sehr häufig die Frage »Wer bin ich?«

Im Laufe des Lebens taucht diese Frage immer wieder auf, und jeder Mensch weiß oder fühlt, daß es nur zwei Möglichkeiten gibt, mit ihr umzugehen: Resignation und Mitmachen oder Umkehr und Suche. Der Yoga gibt Antworten auf diese Frage. Was wir also mit Yoga letztendlich suchen, ist der Kern unseres Selbst, ist unser inneres Wesen oder unsere Seele. Ohne den Kontakt zu ihr sind wir verarmt und orientierungslos.

Unsere Zivilisation ist wissenschaftlich und industriell geprägt und allein auf Nutzen ausgerichtet. Sie bietet keine Anreize und nur wenig Gelegenheit, tiefer zum menschlichen Geheimnis vorzudringen. Von uns wird in erster Linie erwartet, daß wir funktionieren. Wenn wir einmal nicht reibungsfrei »mitlaufen«, werden fast immer nur Trostpflaster angeboten, deren Wirkung schnell vergeht. Im Zuge dessen werden wir uns und unserem Körper-

Geist fremd. Kurzum: der Gesellschaft, in der wir heute leben und aufwachsen, mangelt es an Liebe, Mitgefühl und einer Schulung für den Blick ins Innere des Menschen. Ja, man könnte fast meinen, sie sei nicht am Menschen selbst interessiert, sondern an seiner Funktion.

Es verwundert nicht, daß sich in diesem Umfeld immer mehr Menschen mit Yoga und anderen spirituellen Traditionen beschäftigen, auf der Suche nach sich selbst und dem Sinn des Lebens.

Alle Techniken, die Sie mit Hilfe dieses Buches erlernen, berücksichtigen immer den Bezug zur eigenen Person. Es sind hauptsächlich Techniken des körperorientierten → Hatha-Yoga, der bekanntesten Yoga-Disziplin. Dieser Zweig versucht, die Frage nach dem eigenen Dasein und der damit zusammenhängenden Freiheit vor allem über den Körper zu lösen. Allerdings existieren zahlreiche andere Yoga-Wege zur Befreiung. Daher sei hier zunächst ein kurzer Blick auf die Geschichte des Yoga geworfen.

Geschichte des Yoga

Yoga hat eine über dreitausendjährige Geschichte. Sie nachzuzeichnen, ist nicht einfach, da der Yoga einerseits immer wieder aus verschiedensten Quellen inspiriert wurde und sich andererseits geschickt dominanten Kulturströmungen wie dem → Hinduismus anzupassen wußte. Der Yoga hat seine Wurzeln unter anderem im → Shamanismus und → Asketismus; beide haben nicht sehr viel mit dem eigentlichen Yoga zu tun, aber einige ihrer Elemente sind bis heute in der Tradition des Yoga lebendig geblieben. Ein weiterer wichtiger Einfluß kommt aus dem → Vedānta, der die philosophische Grundlage des Hinduismus bildet. In den heiligen Schriften des Hinduismus, den Veden (→ Veda), existieren bereits um 1 500 v. Chr. erste schriftliche Zeugnisse des Yoga. Später finden sich in der gesamten indischen Literatur verstreute Hinweise vor allem auf die Techniken des Yoga. Das erste und zugleich bekannteste Buch, in dem es ausschließlich um Yoga geht, ist die → ›Bhagavad-Gītā‹ (Lied Gottes). Dieses um 300 bis 400 v. Chr. entstandene Werk, ist Teil des großen indischen Nationalepos → ›Mahābhārata‹. Die ›Bhagavad-Gītā‹ ist so etwas wie die Bibel der Yogis und bis heute Inspirationsquelle und Anleitung für alle Menschen, die sich intensiv mit Yoga beschäftigen.

Zur Zeit ihrer Entstehung formen drei große Richtungen das spirituell-kulturelle Leben Indiens: der Yoga, der Vedānta und der → Shāmkhya (eine dem Yoga sehr verwandte Strömung). In den → ›Upanishaden‹, die den Schluß der Veden bilden, findet sich diese geistige Vielfalt wieder. Die ›Bhagavad-Gītā‹ wurde zwar erst im dritten bis vierten Jahrhundert v. Chr. niedergeschrieben, ihre Inhalte beziehen sich aber auf frühere Traditionen.

Vor diesem Hintergrund formt sich der praktische Weg → Buddhas (ca. 560 – ca. 480 v. Chr.). Er verwirft die in seiner Zeit vorherrschenden metaphysischen Spekulationen und vertritt mit seinem »Edlen achtfachen Weg« eine sehr praxisorientierte Lehre. Der → Buddhismus beeinflußt einige Jahrhunderte später die Entwicklung des Yoga. → Patanjali, der berühmte yogische Philosoph, der wahrscheinlich im zweiten nachchristlichen Jahrhundert seinen bekannten → ›Yoga-Sūtra‹ schrieb, ließ sich von Buddhas Lehre inspirieren. Seine Leistung besteht in der systematischen Sammlung all der verschiedenen Techniken und Ansätze, die zu seiner Zeit bekannt waren. Durch Patanjalis Werk gewann der Yoga erheblich an Bedeutung und wurde zu einem der sechs klassischen hinduistischen Philosophiesysteme (→ Darshana). Die Gestalt, die der Philosoph dem Yoga gegeben hat, überlebt bis heute in Form des → Achtfachen Pfades. Er ist Leitfaden für die meisten Yoga-Schulen und Traditionen.

Etwa im sechsten Jahrhundert entstand der → Tantrismus, der im Laufe der Jahrhunderte Buddhismus und Hinduismus stark beeinflußt. Auch seine Wurzeln reichen bis vor unsere Zeitrechnung zurück zum sogenannten Siddha-Kult. Im Tantrismus gilt der → Körper als etwas Göttliches. Er ist das göttliche Geschenk, mit dessen Hilfe der Yogi → Befreiung erlangen kann. Wichtiger als stille Meditation ist hier die »rituelle Aktion«, d.h. komplexe innere Vorstellungen von Göttern, Bildern oder Klängen in der Meditationspraxis sowie die Umformung allen Tuns in symbolische

Handlungen, die dem → Göttlichen geweiht sind. Zudem wird im Tantrismus das Weibliche verehrt und angebetet, wodurch die uralte Tradition der Anbetung des Göttlichen als → Shakti wieder aufgenommen wird.

Die Wertschätzung des Körpers, die der traditionellen indischen Denkart bis dahin fremd war, führte zu einem wahren Körperkult. Hieraus entstand um das zehnte Jahrhundert der Hatha-Yoga. Er baut die wenigen meditativen Körperstellungen zu einem großen System von Posen (→ Āsanas) aus, das sich in den folgenden Jahrhunderten in immer neuen Yoga-Handbüchern niederschlägt. (Alle modernen Yoga-Bücher stützen sich grundsätzlich auf jene Handbücher.) Auch die wichtigen Atem- und Konzentrationstechniken werden im Tantrismus und Hatha-Yoga entwickelt. Sie alle sollen den Körper stärken und gesund erhalten. Denn Befreiung oder Erleuchtung wird von Hatha-Yogis als ein ganzheitlicher Transformationsprozeß sowohl des Körpers als auch des Geistes gesehen und nicht als ein allein durch Meditation herbeigeführter Zustand. Oftmals wurde das spirituelle Ziel der Befreiung vernachlässigt, so daß der Hatha-Yoga im Laufe der Zeit allein wegen seiner gesundheitsfördernden und therapeutischen Wirkung praktiziert wurde, denn seine Körper- und Atemtechniken zeugen von erstaunlicher Kenntnis des menschlichen Körpers.

Die transformierende Kraft des Yoga

Die meisten Menschen, die heutzutage Yoga praktizieren, tun dies aufgrund des letztgenannten Aspektes. Sie möchten → Gesundheit, Fitneß, Schönheit, Entspannung oder Langlebigkeit erzielen. Nur wenige streben nach → Erleuchtung. Das ist angesichts unserer modernen Lebensweise ja auch völlig normal.

Der erste Teil dieses Buches enthält die für Anfängerinnen und Anfänger grundlegenden Körperstellungen sowie Atem- und Meditationstechniken. Wenn Sie sie regelmäßig und zwanglos ausüben, werden Sie erstaunliche Veränderungen feststellen. Sie werden merken, daß Ihr geistiges und emotionales Gleichgewicht und Ihre Gesundheit durch die Übungen gestärkt werden, daß Sie ausgeglichener und zufriedener werden.

Es geht für uns westliche Menschen in erster Linie darum, den eigenen Körper kennenzulernen, ihn zu erfahren. Viele Menschen kennen ihren Körper kaum und haben keinen Bezug zu ihm. Gleichzeitig versuchen sie, ihn mit allen Tricks und Mitteln vorzeigbar zu machen oder auch zu verstecken. Viele Sportarten sind darauf ausgerichtet, hübsche Muskelpakete aufzubauen. Dabei geht es aber meist nur um attraktives Aussehen und nur selten um den ganzen Menschen. Viele Berufe prägen den Körper und belasten ihn einseitig, da er nur als Mittel zum Zweck dient.

Die Beispiele ließen sich endlos fortsetzen. Aber nicht nur unser Körper, auch unser Geist wird häufig »zweckentfremdet«. In fast allen Bereichen unseres Lebens werden wir durch Regeln, Normen und Konditionierungen bestimmt. Unser Denken und Wollen ist häufig fixiert auf Pläne, Ziele und Zukunft. Alle diese Faktoren sorgen dafür, daß wir »zumachen«. Sie bewirken, daß wir uns selbst gar nicht mehr kennen und spüren. Hatha-Yoga ist dagegen ein Weg, wirklich »in den Körper zu kommen«, ihn wiederzuentdecken und zu erfahren und dadurch auch zu sich selbst zu finden. Der Lehre des Hatha-Yoga zufolge beginnt Freiheit im Körper. Wer im Körper ist, der öffnet sich – für sich und das Leben. Nur durch eine Öffnung seiner selbst, kann der Mensch die tiefere, spirituelle Dimension des Daseins erfahren.

Alle Übungen in diesem Buch werden Sie unweigerlich öffnen. Und mit der Zeit werden Sie sich selbst Schritt für Schritt näherkommen. Yoga kann so viel mehr sein als nur Körperposen, die gesund und biegsam machen. Yoga kann, regelmäßig praktiziert, einen Transformationsprozeß bewirken. Mit jeder Übung kann man mehr über sich selbst erfahren. Das ist das Geschenk, das allen zuteil werden kann, die sich auf Yoga einlassen. Je tiefer man in sein Innerstes vordringt, desto wirksamer werden Methoden wie z.B. Meditation und Atemtechniken; vieles von dem, was im Lexikonteil dieses Buches dargestellt ist, läßt sich deshalb erst nach langer Yoga-Praxis verstehen.

In diesem Handbuch finden sich viele Übungen, die nicht zur Grundlage des Hatha-Yoga gehören. Sie alle dienen dazu, Sie unmittelbar mit Ihrem Körper bekannt zu machen. Yoga ist in seinem Kern ja eine experimentelle Methode. Das wird häufig vergessen, wenn es um das Erlernen der klassischen Yoga-Posen geht. Übt man zu mechanisch, läuft man Gefahr, seinen Körper dabei nicht zu »entdecken«. Seien Sie daher experimentierfreudig. Lassen Sie sich auf Unbekanntes ein! Nach meiner Erfahrung lernt man besonders viel durch die eigenen Widerstände, d.h. bei Übungen, die man zunächst nicht mag oder lächerlich findet. Da, wo sich innerlich etwas sträubt, liegt häufig etwas von der Antwort auf die Frage »Wer bin ich?« verborgen.

Lassen Sie sich also durch die Übungen und Techniken führen, um Ihr eigenes Selbst zu entdecken. Der Weg führt über den Körper. Und der beste Führer auf diesem Weg sind Sie selbst!

Die vier klassischen Yoga-Pfade und der Gedanke der Befreiung

Sich selbst kennenzulernen, sein eigenes Wesen zu ergründen, bedeutet im Yoga immer auch, alle Schichten der »Täuschung« zu durchdringen. Mit Täuschung ist das Spiel des → Ego gemeint. Alles, was wir normalerweise tun, denken oder fühlen, wird vom Ego bestimmt. Erinnern Sie sich einmal ehrlich an einige Szenen aus Ihrem Leben. Sie werden erkennen, daß in den meisten Fällen das Ego die Impulse gibt. Die Überwindung des Egos und damit die Befreiung aus der Begrenztheit des befangenen Bewußtseins ist die Urabsicht aller Yoga-Pfade, egal welcher Mittel sie sich bedienen. Erst wenn ein Mensch sein innerstes Wesen, seine Seele, erfahren hat, wird er frei. Dann ist er nicht länger den Spielen und Verführungen des Egos ausgesetzt, sondern mit dem »Weltganzen« in Kontakt. In diesem besonderen Zustand sind erleuchtete oder befreite Meister. Und genau dieses Ziel war in früheren Zeiten stets der Anlaß, mit Yoga zu beginnen.

Im Laufe der Geschichte hat der Yoga vier große → Pfade entwickelt, die unterschiedliche Wege zur Befreiung aufzeigen. Einer davon ist der Hatha-Yoga, bei dem man wie im Tantrismus vor allem über den Körper zur Freiheit gelangen kann. Hatha-Yoga ist ein Teil des Königlichen Yoga (→ Rāja-Yoga). Der Rāja-Yoga ist eine umfassende Methode, die viele verschiedene Mittel einsetzt, die alle aufeinander aufbauen. Der Rāja-Yogi hat demnach zuerst ein ethisches Leben zu führen. Dann übt er Körperstellungen, Atemtechniken und Konzentration. Schließlich, nachdem er sein Leben durch yogische Disziplin gefestigt hat, geht er zur Meditation über, die ihm Befreiung schenken soll. Dieser Weg wird Königlicher Yoga genannt, weil er gleichzeitig an allen wesentlichen Punkten des Menschen ansetzt: Verhalten, Ernährung, Körper, Psyche, Geist und Sinne, um nur die wichtigsten zu nennen.

Ein anderer Weg ist der Yoga des selbstlosen Dienens (→ Karma-Yoga). Hierbei versucht man, das Ego durch selbstlose Werke und Taten zu überwinden. Ein solcher Weg schult das Mitgefühl und die Demut – Eigenschaften, die heute nur wenig beachtet oder als antiquiert abgetan werden. Ein Karma-Yogi stellt das Wohl eines anderen Menschen über sein eigenes. Aus christlicher Perspektive ist dies ein Weg der Nächstenliebe, wie ihn z.B. Albert Schweitzer und Mutter Theresa gewählt haben. Der dritte klassische Yoga-Pfad ist der Yoga der Hingabe (→ Bhakti-Yoga), ein Weg, der besonders im indischen Mittelalter zu einer großen Bewegung wurde. Der Bhakti-Yogi sucht den Weg der Befreiung über das Herz. Sein Leben ist stark von Ritualen der Gottesverehrung geprägt. Er lebt, singt, betet und arbeitet zu Ehren Gottes. Das Ziel dabei ist, in allem Gottes Schöpfung zu erkennen und so die Belange des Egos zu entkräften.

Der letzte Weg schließlich ist der Yoga der Weisheit (→ Jnāna-Yoga). Dieser wird traditionell von der indischen Priesterkaste (→ Brahmana) beschritten. Die Brahmanen studieren die heiligen Schriften der Offenbarung, die Veden (→ Veda), und versuchen über die rein geistige Erkenntnis des Göttlichen, die Grenzen des menschlichen Bewußtseins zu überwinden. Ihr Leben vollzieht sich durch einen klar geregelten Ablauf heiliger Handlungen und Opferrituale; es ist vor allem geprägt durch das Studium der Schriften und durch Meditation. Die Befreiung auf diesem Weg ist geistiger Natur, weshalb der Jnāna-Yoga für Menschen unserer

Zeit nur in seltenen Fällen der richtige ist. Wir müssen zuerst die durch Erziehung, Wissenschaft und Alltag verursachten Entfremdungen unseres Bewußtseins durchbrechen und abschütteln, bevor wir überhaupt einen Blick auf unser Selbst werfen können. Der Jnāna-Yogi ist solchen Belastungen in der Regel nicht ausgesetzt, sondern, sich selbst bereits nah, mit den Mitteln des Geistes auf der Suche nach der Einswerdung mit der Schöpfung.

Jeder der genannten Wege zur Befreiung ist durch die lange Tradition des Yoga entstanden. So stehen wir heute einem enormen, über dreitausendjährigen Wissen gegenüber, das länger und intensiver geprüft wurde, als unsere westlichen Systeme – wie z.B. Aufklärung, Wissenschaft und Psychologie. Nutzen Sie daher all die Übungen und Anregungen, die Ihnen in diesem Buch vermittelt werden. Doch vergessen Sie eines nie: hören Sie immer auch auf Ihre eigene Stimme. Der Weg zu sich selbst ist letztlich immer individuell, und nur der Übende selbst kann versuchen, den richtigen Weg für sich zu finden.

Aussprache und Umschrift des Sanskrit

Die gesamte, frühe yogische Literatur und die heute noch gebräuchlichen Begriffe gehen auf das → Sanskrit zurück, die uralte Sprache Indiens. Das Sanskrit besteht aus 50 Zeichen, auch Devanāgarī genannt. Um die Laute im Deutschen darzustellen, existieren zwei verschiedene Umschriften. In diesem Buch wird die einfachere der beiden verwendet. Im Sanskrit gibt es keine Großschreibung. Die Schreibweise der Begriffe in deutschsprachigen Büchern ist unterschiedlich. In diesem Handbuch sind Eigennamen und Substantive aufgrund der besseren Verständlichkeit groß geschrieben.

Die Vokale ā, ī, ū sowie e und o sind stets lang, die Vokale a, i und u immer kurz betont. Folgende Buchstaben werden anders als im Deutschen ausgesprochen: c=tsch (rutschen); j=dsch (Dschungel); s=ss (besser); sh=sch (Stein); v=w (Welt); y=j (Jod). Das h in bh, ch, dh, gh, jh, ph und th ist ein deutlich hörbarer Hauchlaut (z.B. in Upad-hi). Weiterführende Erläuterungen zum Sanskrit finden sich in Otto Böhtlingk, ›Sanskritwörterbuch in kürzerer Fassung‹, Graz 1959.

Körperübungen (Āsanas)

Es gibt viele Wege, die Körperstellungen (Āsanas) zu lernen. Dieses Kapitel enthält ein integriertes Übungsprogramm, bei dem Sie in 24 Lektionen Schritt für Schritt neue Posen lernen und gleichzeitig bereits gelernte Āsanas wiederholen. Dabei entspricht jede Lerneinheit einer Yoga-Stunde.

Das Tempo dabei bestimmen Sie. Sie können die 24 Lerneinheiten in 24 Tagen absolvieren, Sie können aber auch jede Einheit zwei-, drei- oder viermal wiederholen und erst dann zur nächsten übergehen. Passen Sie das Lernmaß Ihren eigenen Fähigkeiten und Bedürfnissen an. Üben Sie mit einem Freund oder einer Freundin zusammen, wenn Sie das mehr motiviert. Zu zweit kann man sich gut über die neugewonnenen Erfahrungen austauschen.

Vorbereitungen

Bei der Ausübung von Yoga sollten Sie grundsätzlich folgende Hinweise beachten:

- Wenn Sie die Körperübungen (→ Āsanas) machen, seien Sie immer »ganz« dabei. Versuchen Sie also nicht, Yoga mal schnell zwischen anderen Aktivitäten einzuschieben.
- Nehmen Sie sich genug Zeit, um in Ruhe zu üben (z.B. täglich eine halbe Stunde).
- Gerne können Sie dabei angenehme Musik hören oder eine Duftlampe brennen lassen, wenn Ihnen das hilft, innerlich ruhig zu werden und bei der Sache zu bleiben.
- Legen Sie Schmuck, Uhren, Gürtel usw. ab. Sie können bei den Übungen stören.
- Tragen Sie angenehme, lockere Kleidung – weder zu dick noch zu leicht –, damit Sie nicht frieren oder zu sehr schwitzen. Bei vielen Körperposen ist es sinnvoll, keine Strümpfe zu tragen (Rutschgefahr).

- Wenn Sie in einem Raum Yoga machen, lüften Sie ihn vorher gut durch. Bei geeigneter Witterung können Sie Yoga auch im Freien üben.
- Benutzen Sie zum Üben eine Decke oder besser noch eine rutschfeste Gymnastikmatte.
- Anfangs hilft es, die Übungen immer am gleichen Ort und zur gleichen Zeit auszuführen. Machen Sie aber kein »Muß« daraus.
- Ganz wichtig: ca. ein bis zwei Stunden vorher nichts essen. Mit einem vollen Magen kann das Ausführen der Posen zur Qual werden.
- Muten Sie sich nicht zu viel zu. Achten Sie immer auf Ihre Gefühle und auf Ihre Körperreaktionen. Es ist grundsätzlich besser, öfter 15 Minuten zu üben, als einmal in der Woche einen einstündigen Kraftakt daraus zu machen.
- Frauen, die ihre Regel haben, sollten grundsätzlich vorsichtiger üben. Umkehrstellungen wie Kopf- oder Schulterstand sollten eventuell ausgelassen werden, da dabei Teile der Gebärmutterschleimhaut in den Bauchraum gelangen können (Endometriose).
- Morgens ist der Körper in der Regel unbeweglicher als am Abend. Ein heißes Vollbad am Morgen macht die Muskeln geschmeidig. Ein Bad nach den Übungen wirkt ebenfalls sehr entspannend.

Richtig atmen

Im Hatha-Yoga wird grundsätzlich durch die Nase eingeatmet. Das Ausatmen geschieht entweder durch die Nase oder durch den Mund. Das Einatmen durch die Nase wärmt den Atem an und reinigt die Luft von Schwebeteilchen. Zudem können Sie den Atem tiefer in den Bauchbereich führen, so daß die Lunge mit mehr Sauerstoff versorgt wird. In allen Posen sollten Sie gleichmäßig und möglichst entspannt atmen. Zu Beginn wird Ihnen das wahrscheinlich nicht immer gelingen, versuchen Sie aber immer wieder, sich an das richtige Atmen zu erinnern. Halten Sie nämlich den Atem an oder verkrampfen Sie sich zu sehr, führt das zu Sauerstoffmangel in der Muskulatur. Der Körper schaltet auf anaerobe (sauerstofflose) Verbrennung um, damit er die erhöhte Muskelleistung erbringen kann. Dadurch entsteht Milchsäure im Muskel und damit der unangenehme Muskelkater. Versuchen Sie also nicht, unbedingt ein Ziel zu erreichen. Yoga ist kein Leistungssport.

Ich betone dies gleich am Anfang, denn obwohl es jeder zu wissen scheint, wird diese Regel nur selten beherzigt: man beginnt ganz vorsichtig mit den Posen, und mit der Zeit, wenn man sie besser kennt, setzt doch der allgegenwärtige Leistungssinn ein, und man überanstrengt sich beim Üben der Āsanas, um noch höher, weiter oder tiefer zu kommen. Genau das ist beim Yoga aber unwichtig! Versuchen Sie immer entspannt zu bleiben und gleichmäßig zu atmen. Finden Sie den Punkt, an dem eine Pose noch bequem ist, Sie aber gleichzeitig ein bißchen weiterkommen. Mit Bescheidenheit und Einfühlungsvermögen werden Sie die größten Erfolge haben.

Bevor Sie die Āsanas üben oder parallel dazu können Sie sich natürlich auch mit dem Kapitel Atemübungen beschäftigen (→ S. 104) und dabei Erfahrungen sammeln, die Sie dann beim Ausführen der Körperübungen nutzen können.

Entspannen

Ebenso wichtig wie das bewußte Atmen ist das bewußte Entspannen. Jedes Āsana stellt eine Anstrengung dar und baut Spannung im Körper auf. Nach jeder Übung sollten Sie sich daher ein bis zwei Minuten lang entspannen.

Kurzentspannung

Legen Sie sich auf den Rücken. Die Arme liegen entspannt neben dem Körper, die Beine sind gestreckt. Schließen Sie die Augen. Bewegen Sie nun die Körperpartien, die noch verspannt sind. Atmen Sie tief in den Bauchraum und spüren Sie, wie Sie mit jedem Ausatmen schwerer werden. Lassen Sie sich ganz hinabsinken und alle Spannungen im Körper verschwinden. Jede Einatmung bringt Ihrem Körper neue Energie.

Auf diese Weise sammeln Sie Kraft und Gelassenheit für die nächste Yoga-Pose. Wenn Sie dieses Prinzip des bewußten Spannungswechsels beherzigen, lassen sich alle Āsanas zu einem harmonischen Ablauf verbinden, der Ihnen frische Energie und innere Gelassenheit schenkt. Kommen während der Entspannungsphase Gedanken oder Gefühle auf, lassen Sie diese einfach an sich vorüberziehen. Manche Menschen können so gut entspannen, daß sie einschlafen, anderen fällt es sehr schwer.

Die Übungseinheiten sind jeweils folgendermaßen aufgebaut: Zunächst erfahren Sie unter dem Stichwort »Schwerpunkte«, welche neuen Techniken vorgestellt werden bzw. was Sie mit Hilfe der Übungen lernen sollen. Das Stichwort »Ablauf der Übungseinheit« legt die Reihenfolge der Übungen fest; und unter »Techniken« werden neue Yoga-Stellungen, Aufwärmtechniken und andere hilfreiche Übungen ausführlich erklärt. Am Ende jeder Übungseinheit findet sich jeweils eine Textpassage aus der → ›Bhagavad-Gītā‹ oder der → ›Hatha-Yoga-Pradīpikā‹, die als Anregung dienen soll. Mit Hilfe der Verweiswörter, die durch Pfeile gekennzeichnet sind (→), können Sie den Inhalt der Zitate vertiefen.

Übungseinheit 1

Schwerpunkte

- Tiefen- und Kurzentspannung
- Atembewußtsein
- Entspannung von Schulter-, Nacken-, Finger- und Augenmuskulatur
- Übungen für Bein- und Bauchmuskulatur

Ablauf der Übungseinheit

- Tiefenentspannung, 5–10 Minuten
- Atembewußtsein und Bauchatmung, 5 Minuten
- Fingerübungen, jede Hand 1–2mal
- Augenübungen, jede Blickkombination 5–10mal
- Übungen für Schultern und Nacken, ca. 10 Minuten
- Kurzentspannung, 1–2 Minuten
- Stärkung der Bauchmuskulatur, 5–7mal Beine heben
- Kurzentspannung, 1–2 Minuten
- Dehnung der Beinmuskulatur, ca. 10 Minuten
- Tiefenentspannung, 7–10 Minuten

Techniken

Tiefenentspannung

Legen Sie sich mit dem Rücken auf eine Matte. Die Arme liegen locker neben dem Körper, die Beine sind entspannt gestreckt. Atmen Sie durch die Nase ein und aus. Nach einigen Atemzügen in den Bauch beginnen Sie, systematisch Ihren Körper zu entspannen, indem Sie einzelne Partien bewußt anspannen und dann loslassen:

Heben Sie jeweils ein Bein etwa 20 Zentimeter über den Boden, spannen Sie es für einige Sekunden an und lassen Sie es dann einfach auf den Boden fallen. Heben Sie nun das Becken und lassen Sie es wieder sinken. Pressen Sie den unteren Rücken in den Boden und spannen Sie dabei die Bauchmuskeln an. Entspannen Sie dann wieder. Heben Sie den Brustkorb vom Boden ab und lassen Sie ihn wieder sinken. Der Kopf bleibt dabei auf dem Boden liegen. Drücken Sie Ihre Schultern in Richtung Knie und lassen Sie sie wieder locker. Dann ziehen Sie die Schultern zu den Ohren und lassen wieder locker.

Ziehen Sie das Gesicht wie beim Biß in eine saure Zitrone zusammen und machen Sie dabei Fäuste. Dann spreizen Sie die Finger und legen den Kopf in den Nacken, wobei Sie die Augen weit öffnen und die Zunge herausstrecken. Zuletzt drehen Sie den Kopf zwei- bis dreimal von Seite zu Seite.

Natürlich können Sie, wenn Sie wollen, auch noch andere Körperpartien mit diesem Wechsel von Spannung und Entspannung ansprechen. Bleiben Sie danach mit geschlossenen Augen entspannt auf der Matte liegen. Jetzt beginnen Sie eine kleine Autosuggestion:

Richten Sie Ihr Bewußtsein zunächst auf Ihre Füße und sprechen Sie sich innerlich vor »Meine Füße entspannen, meine Füße sind entspannt.« Sie können diese Formel so oft wiederholen, wie es für Sie gut ist. Gehen Sie dann systematisch den Körper durch: Beine, Becken, Oberkörper, Arme, Hände, Gesicht, Kopf usw., bis sich alles weich und entspannt anfühlt.

Zuletzt können Sie Ihr Bewußtsein entspannen, indem Sie sich beispielsweise einen schönen See oder eine Sommerwiese vorstellen. Falls Sie Schwierigkeiten bei dieser Visualisierung haben, versuchen Sie einfach nur Stille, Wärme oder Licht in Ihrem Körper zu empfinden oder benutzen Sie eine angenehme Entspannungsmusik. Verbleiben Sie einige Minuten mit geschlossenen Augen in dieser inneren Stille. Atmen Sie weiterhin fließend möglichst in den Bauchraum hinein.

Schließlich bringen Sie Ihr Bewußtsein zurück in den Körper, indem Sie langsam die Finger, dann die Füße und danach die anderen Glieder bewegen. Räkeln und strecken Sie sich. Öffnen Sie zum Schluß die Augen wieder.

Diese Tiefenentspannung sollten Sie immer am Anfang und am Ende Ihrer Yoga-Übungen machen.

Atembewußtsein und Bauchatmung

Bleiben Sie in der Entspannungslage (→ Shavāsana). Legen Sie eine oder beide Hände auf den Bauch und atmen Sie durch die Nase fließend in den Bauchraum. Jede Einatmung hebt die Bauchdecke, jede Ausatmung läßt sie absinken.

Spüren Sie der Bewegung mit den Händen nach. Atmen Sie einige Minuten lang so weiter. Bleiben Sie aufmerksam und beobachten Sie, was geschieht.

Versuchen Sie dann, zusätzlich in den Brustkorbbereich zu atmen. Schließlich atmen Sie bis hinauf zum Schlüsselbein in die Spitzen der Lunge.

Atmen Sie in umgekehrter Reihenfolge aus: zuerst aus dem Bauch-, dann aus dem Brust- und zuletzt aus dem Schlüsselbeinraum. Wenn Sie den gesamten Lungenbereich füllen können, üben Sie die volle → Yoga-Atmung aus.

Richtiges Aufstehen
Wenn Sie aus der Entspannungslage Shavāsana in den Stand kommen wollen, sollten Sie sich stets über die Seite des Körpers mit Hilfe der Arme und Beine aufrichten oder ein Bein anwinkeln, es umfassen und sich mit Schwung nach oben ziehen. Diese Techniken schonen den unteren Rücken.

Fingerübungen
Setzen Sie sich bequem in den → Fersen- oder → Schneidersitz. Heben Sie eine Hand, massieren und ziehen Sie nacheinander jedes Fingerglied. Führen Sie diese Massage danach an der anderen Hand aus.

Schütteln Sie beide Hände schließlich kräftig aus.

Augenübungen
Tragen Sie bei der folgenden Übung bitte keine Brille oder Kontaktlinsen.

Sitzend oder hüftbreit und bequem stehend trainieren Sie jetzt Ihre Augenmuskeln. Schauen Sie zuerst geradeaus, blicken Sie dann abwechselnd fünf- bis zehnmal ganz nach rechts, dann ganz nach links – ohne dabei den Kopf mitzudrehen. Schließen Sie die Augen kurz.

Nun schauen Sie abwechselnd ganz nach oben und ganz nach unten. Der Kopf bewegt sich auch hier nicht mit. Wieder die Augen schließen.

Setzen Sie die Übung fort mit Diagonalbewegungen, Kreisbewegungen und dem abwechselnden Fokussieren eines nahen und eines fernen Punktes. Sie können auch Ihren eigenen Vornamen mit den Augen in die Luft schreiben. Seien Sie erfinderisch!

Zuletzt reiben Sie die Handflächen aneinander, bis sie warm werden und legen sie auf die geschlossenen Augen.

Übungen für Schultern und Nacken

Stellen Sie sich aufrecht hin und kreisen Sie mit einem Arm erst in die eine, dann in die andere Richtung. Werden Sie dabei immer schneller, bis Sie ein Kribbeln in den Fingerspitzen spüren. Führen Sie die gleiche Bewegung mit dem anderen Arm durch. Zuletzt lassen Sie beide Arme vorwärts und rückwärts sowie gegenläufig kreisen (das ist aufgrund mangelnder Koordination meist ungewohnt; es wird Ihnen aber Spaß machen, wenn Sie es einmal können).

Schütteln Sie die Arme und Schultern aus. Hüpfen Sie einige Male locker auf der Stelle. Danach heben Sie die Schultern langsam mehrmals zu den Ohren und lassen sie plötzlich fallen.

Nun setzen Sie sich bequem hin. Neigen Sie abwechselnd Ihren Kopf zur rechten, dann zur linken Seite. Die Schultern bleiben dabei unbewegt. Sie werden eine Dehnung auf der langgestreckten Seite des Halses spüren, die Sie noch verstärken können, wenn Sie den Arm auf dieser Seite seitlich vom Körper wegstrecken.

Abschließend kommen Sie mit dem Kopf zur Mitte zurück. Drehen Sie ihn jeweils ganz nach links und nach rechts und halten Sie diese Dehnung ca. 20 Sekunden.

Bringen Sie den Kopf nun wieder zur Mitte und senken Sie ihn in Richtung Brustbein. Bewegen Sie ihn von hier aus in einem Halbkreis abwechselnd zu beiden Schultern.

Zum Schluß dieser Übung legen Sie den Kopf in den Nacken und bewegen ihn ebenfalls von Seite zu Seite (Personen mit Schilddrüsenproblemen sollten hier vorsichtig sein).

Wenn Sie den Kopf wieder aufrecht zur Mitte gebracht haben, schütteln Sie locker die Schultern aus.

Kurzentspannung

Führen Sie an dieser Stelle eine Kurzentspannung aus, wie sie auf S. 23 beschrieben wird. In den ersten beiden Lektionen werden Sie noch auf die Kurzentspannung hingewiesen, später sollten Sie sie dann selbständig ausführen, wann immer es Ihnen wichtig erscheint.

Stärkung der Bauchmuskulatur

Sie liegen mit geschlossenen Beinen auf dem Rücken. Die Arme liegen seitlich am Körper (haben Sie wenig Bauchmuskeln, dann legen Sie Ihre Hände unter das Gesäß). Mit der Ausatmung heben Sie beide Beine nach oben, bis sie senkrecht nach oben zeigen. Einatmend senken Sie die Beine langsam. Wiederholen Sie diese Bewegung ca. fünf- bis zehnmal. Die Beine sollten den Boden dabei möglichst nicht berühren. Der Nacken bleibt entspannt und das Kinn zeigt zum Brustbein. Vergessen Sie trotz der Anstrengung das Atmen nicht. Das Entwickeln der Bauchmuskulatur ist für einige Yoga-Posen sehr wichtig.

Dehnung der Beinmuskulatur

Legen Sie sich wie bei der letzten Übung auf den Rücken. Heben und senken Sie langsam fünf- bis siebenmal ein Bein. Beim letzten Heben lassen Sie es durchgestreckt oben und fassen Sie es etwa in Höhe der Kniekehle. Ziehen Sie es vorsichtig in Richtung Kopf. Achten Sie darauf, daß Ihr Nacken nicht nach hinten überstreckt wird, die Schultern nicht »zumachen«, das Bein gestreckt bleibt und die Zehen möglichst zu Ihnen zeigen. Sie können die Dehnung anschließend verstärken, indem Sie zum Knöchel greifen und den Kopf in Richtung Knie bringen.

Zuletzt wird das Bein gesenkt und angewinkelt an den Rumpf gepreßt. Lösen Sie den Druck wieder und lassen Sie es angewinkelt – mit Hilfe Ihrer Hände am Knie – ein bißchen kreisen, um Spannungen im Hüftbereich zu lösen. Wenn Sie das Bein wieder ablegen, machen Sie diese Übung mit dem anderen Bein.

Vielen Menschen fällt die Dehnung schwer, da die hintere Beinmuskulatur verkürzt ist. Nehmen Sie ggf. ein Tuch zu Hilfe, mit dem Sie das Bein sanft zu sich heranziehen können, so daß Sie mit dem Oberkörper am Boden bleiben. Der Effekt der Dehnung kann zudem folgendermaßen verstärkt werden: Während Sie das Bein halten, drücken Sie damit in Richtung Boden und ziehen die Arme gleichzeitig in Richtung Kopf. Von außen betrachtet scheint sich nichts zu verändern, doch im Muskel wird dadurch eine Kontraktion hervorgerufen. Halten Sie diese Spannung für 15–20 Sekunden, lösen Sie dann die Kontraktion in Bein und Armen und ziehen Sie das Bein anschließend etwas weiter zum Kopf. Wenden Sie nun dieselbe Technik nochmal an. Auf diese Weise können Sie Ihre Grenze schrittweise verschieben. Danach nehmen Sie das Bein zum Rumpf wie oben beschrieben.

> Wer Hatha-Yoga praktiziert, lebe allein in einer kleinen Hütte oder Klause an einem Ort, der frei ist von Gestein, Wasser und Feuer; im Ausmaß eines Bogens und in einem fruchtbaren Land, das ein tugendhafter König regiert, wo er nicht gestört wird ... An einem solchen Ort lebend, befreie der → Yogi seinen Geist von allen Sorgen und übe Yoga, wie es ihn sein → Guru gelehrt hat.
>
> ›Hatha-Yoga-Pradīpikā‹, I.12-14

Übungseinheit 2

Schwerpunkte

- Lockerung der Schulter- und Nackenmuskulatur
- Stärkung von Bein- und Bauchmuskeln
- Öffnung des Brustbereichs
- Leichte Arbeit am unteren Rücken

Ablauf der Übungseinheit

- Tiefenentspannung, 5–10 Minuten
- Augenübungen wie Lektion 1
- Übungen für Schultern und Nacken wie Lektion 1
- Bauchmuskulatur, 5–7mal Beine heben
- Kurzentspannung, 1 Minute
- Beinmuskulatur wie Lektion 1
- Kurzentspannung, 1 Minute
- Schulterstand, 3mal je 30–60 Sekunden

- Fisch, 1 Minute
- Atembewußtsein und Bauchatmung, ca. 5 Minuten
- Kopf-Knie-Stellung im Stehen, 2mal je 1–2 Minuten
- Tiefenentspannung, 7–10 Minuten

Techniken

Schulterstand

Sie liegen mit geschlossenen, gestreckten Beinen auf dem Rücken. Die Arme liegen seitlich am Körper an. Atmen Sie einige Male entspannt und tief in den Bauch. Mit der Einatmung bringen Sie dann die Beine mit Schwung nach oben und strecken sie in Richtung Decke. Das kann mit gestreckten Beinen geschehen (wenn Sie starke Bauchmuskeln haben) oder mit angewinkelten.

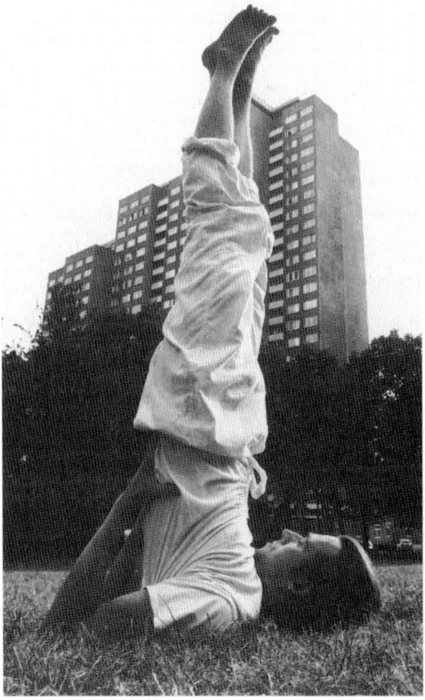

Abb. 1: Schulterstand

Die Hände werden dabei an den unteren Rücken gelegt. Zusammen mit den Ellenbogen bilden sie eine Stütze für den Rücken. Der Körper ist insgesamt gerade nach oben gestreckt. Das Kinn zeigt zum Brustkorb. Achten Sie darauf, die Beine entspannt zu halten. Lassen Sie Ihre Füße einige Male kreisen, damit sich auch hier keine Spannung aufbaut.

Bleiben Sie nur solange in der Stellung, wie Sie sich wohl fühlen. Dann rollen Sie langsam ab, indem Sie die Beine etwas über den Kopf bringen und langsam senken. Man kann die Beine beim Senken auch anwinkeln.

Da im Schulterstand ein großes Gewicht auf dem Nackenbereich liegt, sollten Sie den Kopf nicht zur Seite drehen, sondern mittig halten. Personen mit zu hohem Blutdruck oder Schilddrüsenüberfunktion sollten lieber vorsichtig sein. Sie können entweder zuerst den Pflug praktizieren (→ Übungseinheit 12, S. 67) und dann in den Schulterstand gehen oder die folgende, etwas einfachere Variante ausführen: Dabei lehnt man das Gesäß und die Beine senkrecht nach oben gegen eine Wand. Mit dem Rücken liegt man auf dem Boden. Bei dieser Position ist der Schulter- und Nackenbereich entlastet. Die leichte Umkehrhaltung ist entspannend und wirkt zudem vorbeugend gegen Krampfadern.

Fisch

Sie liegen mit dem Rücken auf dem Boden. Die Beine sind parallel ausgestreckt, jedoch nicht unbedingt geschlossen. Bringen Sie Ihre Arme unter den Körper, die Hände dicht beieinander unter das Gesäß. Atmen Sie einige Male tief durch und stemmen Sie dann den Oberkörper vom Boden weg und zwar so, daß sich der Brustkorb nach oben wölbt. Der Kopf sinkt dabei nach hinten. Er trägt nur einen geringen Teil des Körpergewichts.

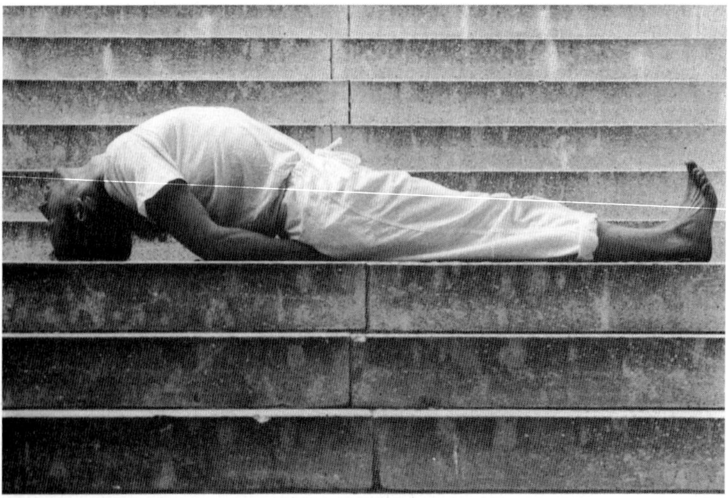

Abb. 2: Fisch

Öffnen Sie den Brustkorb. Spüren Sie, wie er sich mit jeder tiefen Bauchatmung weitet. Die Beine bleiben entspannt und sollten nicht gehalten werden. Bei dieser Position drehen sich Füße und Beine automatisch nach außen. Wenn Ihnen der Fisch sehr leicht fällt, können Sie die Füße auch zusammenbringen und in Richtung Kopf ziehen. Wenn möglich, führen Sie einige Züge der vollen → Yoga-Atmung durch.

Kommen Sie aus der Stellung, indem Sie den Kopf heben und dann langsam mit dem Rücken auf den Boden sinken. Legen Sie die Arme wieder neben den Körper und drehen Sie den Kopf einige Male sanft von Seite zu Seite. Achten Sie besonders auf Ihren Nacken. Gönnen Sie ihm die Bewegungen, die er braucht.

Bei Schilddrüsenüberfunktion sollte man den Fisch nicht praktizieren oder nur in abgemilderter Form mit einer Rolle unter dem Rücken.

Kopf-Knie-Stellung im Stehen

Sie stehen mit geschlossenen Beinen. Strecken Sie die Arme über den Kopf und machen Sie sich ganz lang. Beugen Sie sich dann mit gestreckten Armen nach unten. Diese Bewegung sollte hauptsächlich aus dem unteren Rücken und der Hüfte erfolgen. Gleichzeitig bewegt sich das Gesäß etwas nach hinten. Wenn Sie die maximale Dehnung Ihres Rückens erreicht haben, lassen Sie sich einfach aushängen. Nach einer Weile können Sie sich etwas tiefer hinunter ziehen. Legen Sie die Hände entweder auf den Boden oder an die Waden. Sie lösen die Pose auf, indem Sie sich langsam, Wirbel für Wirbel, hochrollen, bis Sie wieder gerade stehen. Dann strecken Sie sich zum Abschluß noch einmal nach oben. Während der ganzen Übung bleiben die Knie durchgedrückt. Falls Sie Probleme beim Halten der Kopf-Knie-Stellung haben, können Sie sich auf halbem Weg nach unten durch einen Stuhl abstützen.

> In voller Länge wie ein Leichnam auf dem Rücken zu liegen, wird → Shavāsana genannt. Das beseitigt die Müdigkeit, die von den anderen Āsanas hervorgerufen wird, und bringt Ruhe im Geist.
>
> ›Hatha-Yoga-Pradīpikā‹, I.32

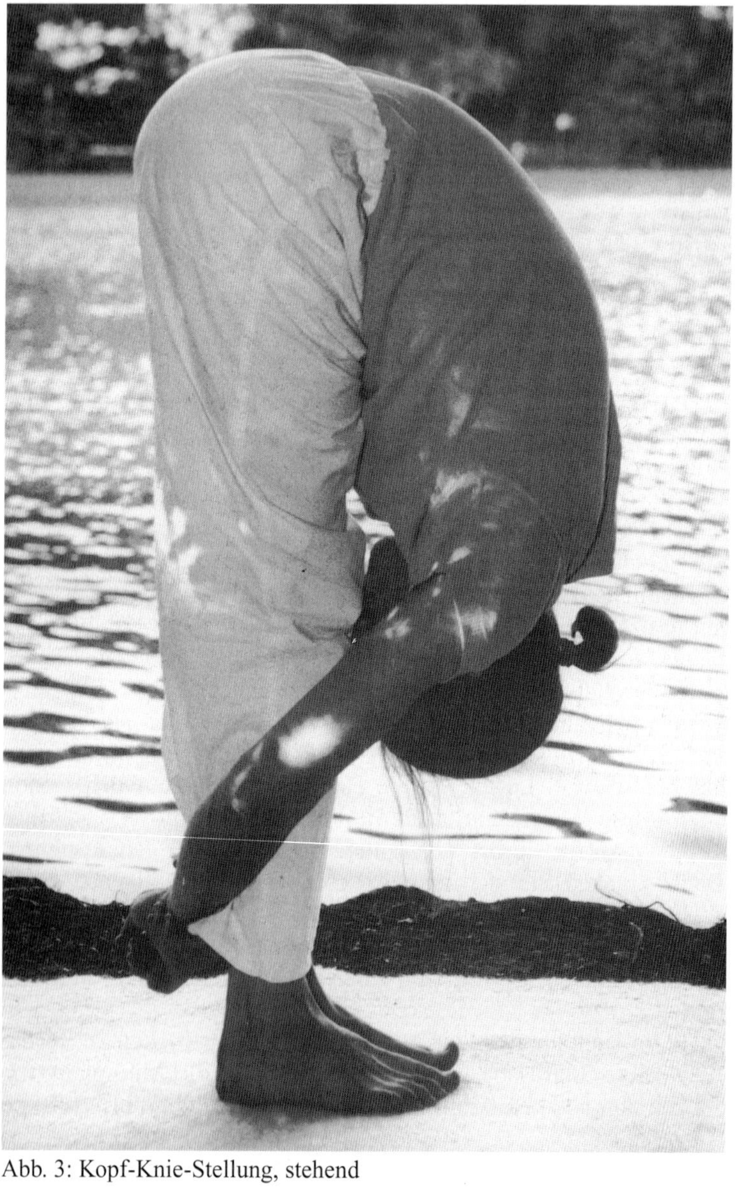

Abb. 3: Kopf-Knie-Stellung, stehend

Übungseinheit 3

Schwerpunkte

- Festigung der Bauchatmung
- Seitliche Beugung der Wirbelsäule
- Beindehnung

Ablauf der Übungseinheit

- Tiefenentspannung, 5–7 Minuten
- Schultern und Nacken wie Lektion 1
- Bauchmuskulatur, 5–10mal Beine heben
- Beinmuskulatur wie Lektion 1
- Schulterstand, 1–2 Minuten und Beinübung je 3mal
- Fisch, 1–2 Minuten
- Erweiterte Bauchatmung, 5 Minuten
- Stehen mit gestreckten Armen, 1 Minute
- Dreieck, 2mal je 20–30 Sekunden
- Stehen mit gestreckten Armen, 30 Sekunden
- Kopf-Knie-Stellung im Stehen, ca. 2 Minuten
- Tiefenentspannung, 7–10 Minuten

Techniken

Von jetzt an wird die Kurzentspannung nicht mehr erwähnt. Sie sollten selbst bestimmen, wann Sie sich hinlegen möchten und Energie tanken wollen. Kombinieren Sie aber immer Spannungs- mit Entspannungsphasen.

Schulterstand mit Beinübung
Wie in Lektion 2 kommen Sie in den Schulterstand. Wenn Sie sich sicher in der Pose fühlen, versuchen Sie, abwechselnd jeweils ein Bein über den Kopf zum Boden bzw. so tief wie möglich zu senken. Beide Beine bleiben während der Übung durchgestreckt.

Halten Sie den unteren Rücken gerade. Es ist besser, die Beine nicht so weit hinunter zu senken, als im Lendenwirbelbereich krumm zu werden.

Erweiterte Bauchatmung
Legen Sie sich in die Entspannungslage (→ Shavāsana). Eine Hand liegt auf dem Bauch und spürt die Bewegungen der Bauchdecke. Versuchen Sie zuerst in den Bauch, dann in den Brust- und zuletzt in den Schlüsselbeinbereich zu atmen. Atmen Sie dann in der Reihenfolge Bauch, Brust, Schlüsselbein aus. Wiederholen Sie das mehrere Male und atmen Sie dann wieder normal in den Bauch. Wenn Sie sich dabei wohlfühlen, können Sie versuchen, Ihren Atem noch tiefer, bis in den Beckenbereich zu leiten. Stellen Sie sich vor, wie der Atem in das Becken hineinströmt. Abschließend geben Sie mit jeder Ausatmung einen Summ- oder Zischton von sich und lassen den Körper immer schwerer in den Boden sinken.

Stehen mit Streckung
Stellen Sie sich mit schulterbreiten Füßen hin. Verschränken Sie die Hände ineinander und strecken Sie sie über den Kopf, so daß die Handflächen zur Decke weisen. Machen Sie sich lang, spüren Sie Ihre Länge von den Füßen bis zu den Händen und atmen Sie entspannt. Achten Sie dabei besonders auf Ihren Nacken. Er sollte sich nicht verspannen.

Dreieck
Sie stehen mit gegrätschten Beinen (Abstand ca. ein Meter), die Füße sind parallel. Heben Sie den rechten Arm und machen Sie sich für einige Sekunden ganz lang. Dann beugen Sie sich zur linken Seite, wobei Sie sich mit dem linken Arm am linken Bein abstützen können.

Die Beugung erfolgt aus dem Brustwirbelbereich, die Hüfte sollte also nicht nach rechts ausweichen – wenn das passiert, kommen Sie zwar weiter hinunter, betrügen sich aber um den Effekt der Übung. Bei richtiger Ausführung wird die rechte Seite gedehnt. Achten Sie auch darauf, daß sich der untere Rücken

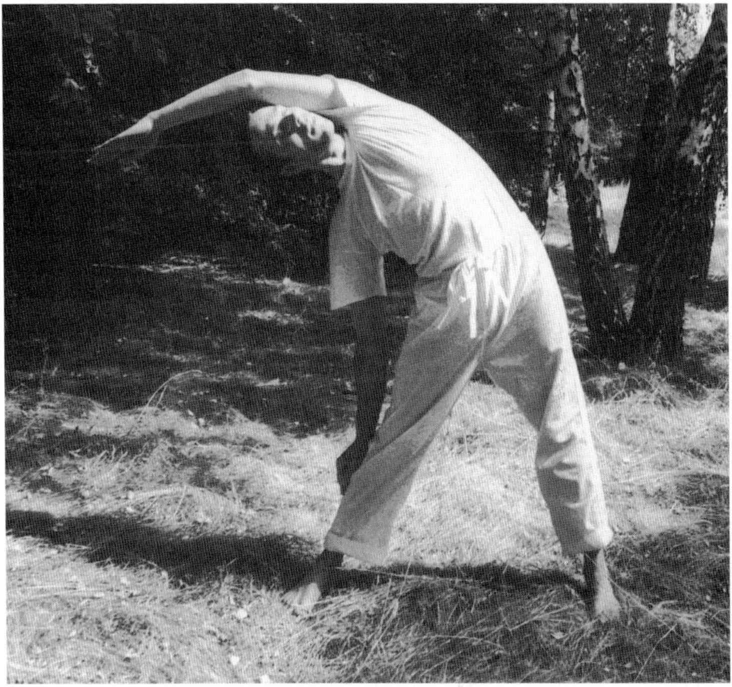

Abb. 4: Dreieck

nicht nach hinten wegdrückt. Der Rückenbereich sollte gestreckt bleiben. Die rechte Hand zieht aktiv vom Körper weg, um die seitliche Dehnung zu verstärken. Lassen Sie sich mit jedem Ausatmen ein bißchen tiefer in die Stellung hineinsinken. Ausatmend kommen Sie hoch, strecken beide Arme kurz über den Kopf und beugen sich auf die gleiche Weise nach rechts.

Beginnen Sie das Dreieck immer mit der Beugung zur linken Seite, da so zuerst der aufsteigende und dann der absteigende Teil des Dickdarms stimuliert wird. Wenn Ihnen die Ausführung des Dreiecks schwerfällt, drehen Sie jeweils den Fuß nach außen, in dessen Richtung Sie sich beugen.

> Es heißt, ein Mensch lebe so lange, als sein → Atem in seinem → Körper ist. Wenn der Atem weicht, heißt es, er ist tot. Daher übe man → Prāṇāyāma.
>
> ›Hatha-Yoga-Pradīpikā‹, II.3

Übungseinheit 4

Schwerpunkte

- Bein- und Bauchmuskulatur
- Unterer und oberer Rücken
- Seitliche Streckung der Wirbelsäule

Ablauf der Übungseinheit

- Tiefenentspannung, 5–7 Minuten
- Augenübungen wie Lektion 1
- Stehen mit gestreckten Armen, 1–2 Minuten
- Bauchmuskulatur, 7–10mal Beine heben
- Beinmuskulatur, ca. 5 Minuten
- Bauchmuskeltraining mit aufgestellten Beinen, 5–10mal
- Stehen mit gestreckten Armen, 1 Minute
- Dreieck, 3mal pro Seite 30 Sekunden
- Kopf-Knie-Stellung im Stehen, 1–2 Minuten
- Kobra, 3mal je 20–40 Sekunden
- Katze, 1 Minute
- Kopf-Knie-Stellung im Stehen, 2 Minuten
- Tiefenentspannung, 5–7 Minuten

Techniken

Bauchmuskeltraining mit aufgestellten Beinen
Legen Sie sich auf den Rücken. Winkeln Sie die Beine an und

stellen Sie sie auf. Die Hände sind hinter dem Kopf verschränkt. Mit der Ausatmung heben Sie den Oberkörper in Richtung Knie. Halten Sie diese Stellung drei bis vier Atemzüge lang und senken Sie sich mit der Einatmung wieder ab.

Diese Übung gleicht den sogenannten Sit-ups, allerdings sind die Bewegungen langsamer und die Spannung im Bauch wird längere Zeit gehalten. Achten Sie darauf, daß Sie nicht mit den Armen nach vorne ziehen. Die Ellenbogen bleiben immer hinter oder neben dem Kopf; die Kraft zum Aufrichten sollte nur aus der Bauchmuskulatur kommen. Wenn Ihnen die Übung zu anstrengend ist, richten Sie sich einfach weniger hoch auf.

Kobra
Sie liegen flach auf dem Bauch. Die Beine sind parallel, jedoch nicht unbedingt geschlossen. Die Stirn berührt den Boden. Legen Sie die Hände neben die Schultern. Mit der Einatmung heben Sie langsam den Kopf und drücken den Oberkörper mit den Armen nach oben. Ziehen Sie die Schultern dabei nach hinten und unten. Öffnen Sie den Brustkorb. Der Kopf bildet die Verlängerung der Wirbelsäule oder er liegt leicht im Nacken. Sollte der Lendenwir-

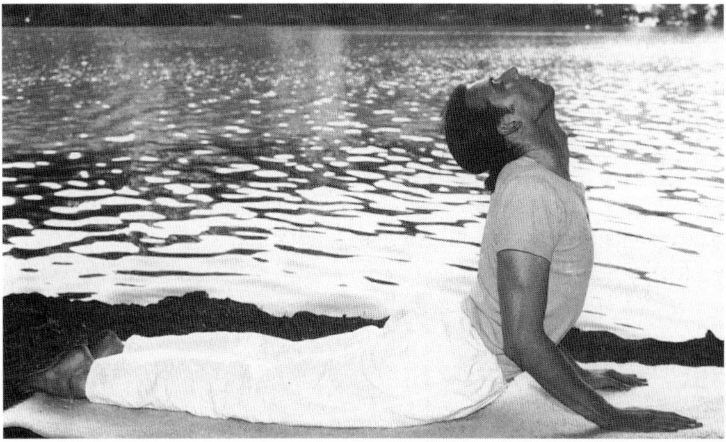

Abb. 5: Kobra

belbereich schmerzen, muß der Oberkörper sofort wieder gesenkt werden. Bei der Kobra wird in erster Linie die Brustwirbelsäule gestreckt. Mit der Ausatmung senken Sie sich wieder ab.

In der Stellung kann man zusätzlich arbeiten, indem die Hüfte aktiv gegen den Boden und den unteren Rücken etwas nach hinten drückt. Pressen Sie dabei auch das Gesäß zusammen. Das ist nicht ganz einfach, weil es zwei entgegengerichtete Bewegungen sind. Lassen Sie sich aber nicht entmutigen, sondern arbeiten Sie sich Stück für Stück höher in die Kobra.

Um ein Gefühl für die Streckung zu bekommen, empfiehlt sich eine Vorübung: Verschränken Sie die Hände hinter dem Rücken und ziehen sie die Arme nach hinten, so daß sich der Oberkörper etwas aufrichtet. Man kommt dadurch zwar nicht so hoch, spürt aber die Streckung des oberen Rückens.

Katze

Gehen Sie in den Vierfüßler: Knie und Hände sind auf dem Boden, Arme und Oberschenkel senkrecht. Wölben Sie den Rücken. Der Kopf zeigt dabei zur Erde. Heben Sie einatmend den Kopf und kommen Sie ins Hohlkreuz. Danach gehen Sie wieder ausatmend in den Katzenbuckel. Führen Sie fließende Bewegungen aus.

> Der → Geist ist wahrlich ruhelos, ungestüm, stark und unnachgiebig ... ihn zu kontrollieren, erscheint mir ebenso schwierig, wie den Wind zu kontrollieren.
>
> ›Bhagavad-Gītā‹, VI.34

Übungseinheit 5

Schwerpunkte

- Sonnengruß als Aufwärmübung
- Vertiefung der Beindehnung

Ablauf der Übungseinheit

- Tiefenentspannung, 5 Minuten
- Schultern und Nacken wie in Lektion 1
- Sonnengruß, 3–4 volle Runden
- Beinmuskulatur wie Lektion 1
- Schulterstand, 2mal 1–2 Minuten
- Fisch, 1–2 Minuten
- Tiefenentspannung, 5–7 Minuten

Techniken

Sonnengruß

Der Sonnengruß (→ Sūrya-Namaskar) ist eine Abfolge von zwölf Positionen, die den Körper belebt und für die Yoga-Posen aufwärmt. Sie können ihn vor jeder Yoga-Stunde machen oder auch isoliert praktizieren. Anfangs wird Ihnen der Ablauf vielleicht etwas verwirrend erscheinen und die Atmung oder Beinpositionen noch nicht recht gelingen. Lassen Sie sich dadurch nicht entmutigen, denn das ist völlig normal. Wenn Sie die Übung einige Male durchgeführt haben, wird sie Ihnen keine Probleme mehr bereiten. Dann beherrschen Sie eine schöne Reihe von Posen, die Sie zu jeder Zeit und an jedem Ort praktizieren können.

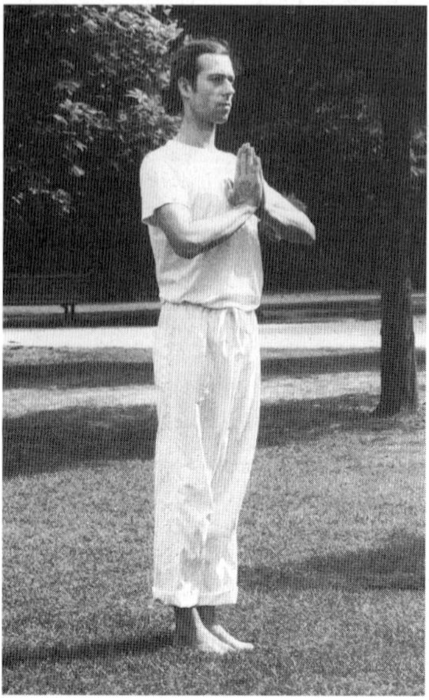

Abb. 6: Sonnengruß, stehend

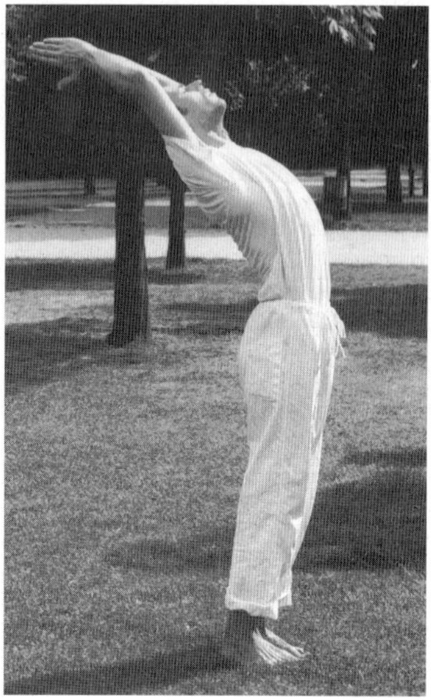

Abb. 7: Sonnengruß, nach hinten

Sie stehen aufrecht mit geschlossenen Beinen. Zu Beginn können Sie gerne die Augen schließen und in Ihren Körper hineinhorchen. Versuchen Sie, das Becken zu entspannen und gerade zu stehen. Dann atmen Sie ein und legen mit dem Ausatmen die Handflächen vor der Brust gegeneinander.

Einatmend heben Sie die Arme über den Kopf. Strecken Sie sich und öffnen Sie dabei den Brustkorb. Dann beugen Sie sich aus dem oberen Rücken nach hinten, wobei Sie nicht ins Hohlkreuz gehen sollten. Spannen Sie Ihr Gesäß an und achten Sie darauf, daß die Hüfte nicht nach vorne ausweicht. Wenn das geschieht, sind Sie zu tief in die Rückwärtsbeugung gegangen. Bei Problemen mit der Beugung können Sie auch nur die Arme über dem Kopf zur Decke strecken.

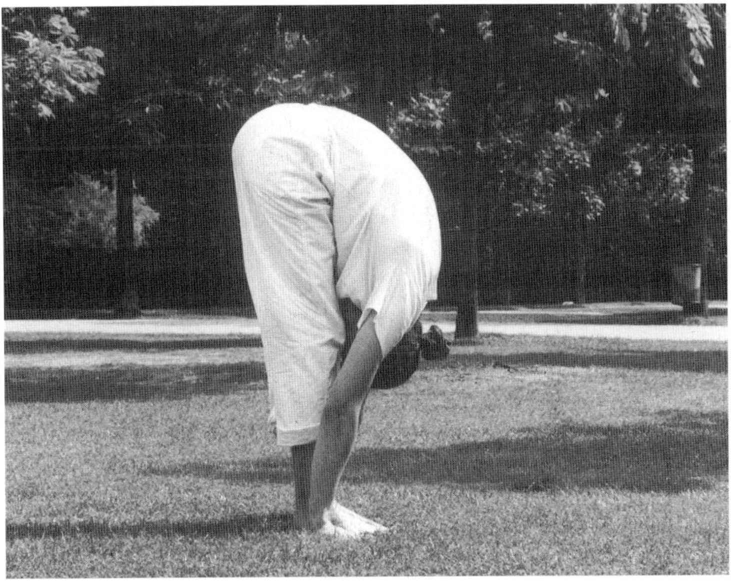

Abb. 8: Sonnengruß, nach unten

Ausatmend beugen Sie sich nun nach unten. Sie können das mit langgestrecktem Rücken tun. Dabei sollten Sie beim Hinuntergehen das Gesäß nach hinten wegdrücken, so daß sich der Körper besser »falten« kann (es ist die gleiche Bewegung wie bei der stehenden Kopf-Knie-Stellung). Sie können sich aber auch einfach nach unten abrollen. Die Beine bleiben durchgestreckt, die Hände sollten neben den Füßen zum Boden kommen. Ist das mit gestreckten Beinen nicht möglich, beugen Sie die Knie leicht.

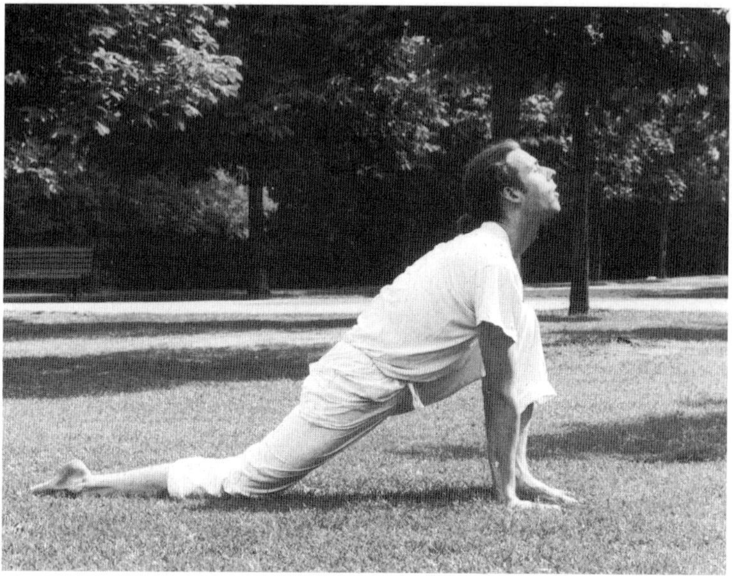

Abb. 9: Sonnengruß, rechtes Bein zurück

Einatmend wird das rechte Bein nach hinten gebracht. Der linke Unterschenkel steht senkrecht zum Boden, der Kopf zeigt nach oben und der rechte Fußrücken berührt den Boden. Wenn Sie jetzt die Hüfte aktiv in Richtung Boden drücken, wird die obere Beinmuskulatur gut gedehnt.

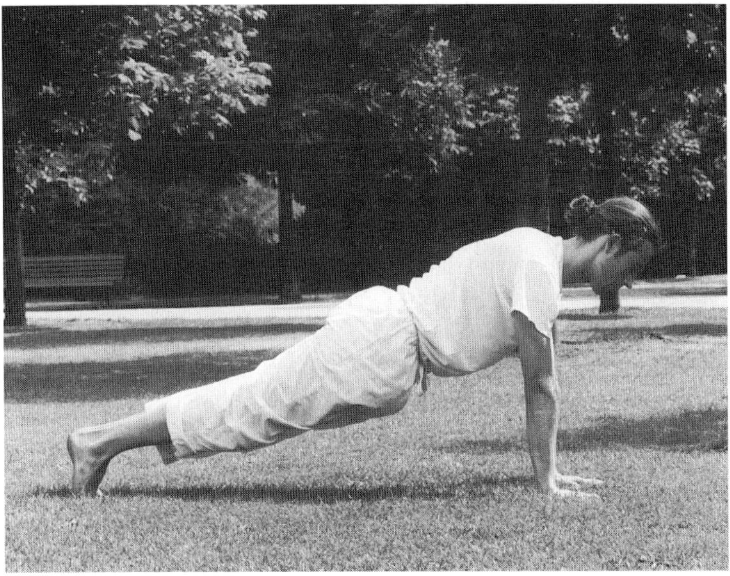

Abb. 10: Sonnengruß, schiefe Ebene

Der Atem wird angehalten und das linke Bein ebenfalls nach hinten gebracht. Hierbei beschreibt der Körper eine gerade Linie. Der Kopf bildet die Verlängerung der Wirbelsäule. Die Zehen sind aufgestellt. Das Gewicht lastet gleichmäßig auf Händen und Füßen.

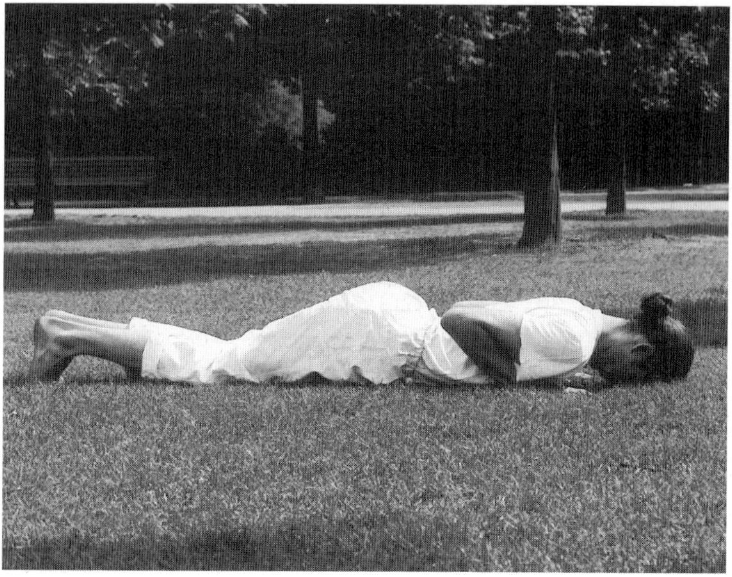

Abb. 11: Sonnengruß, Welle

Ausatmend lassen Sie sich absinken in die »Welle«. Dabei bringen Sie Knie, Brust und Stirn zum Boden. Der Bauchbereich liegt nicht auf, sondern ist etwas abgehoben. In dieser Position scheint der Körper eine Welle zu beschreiben.

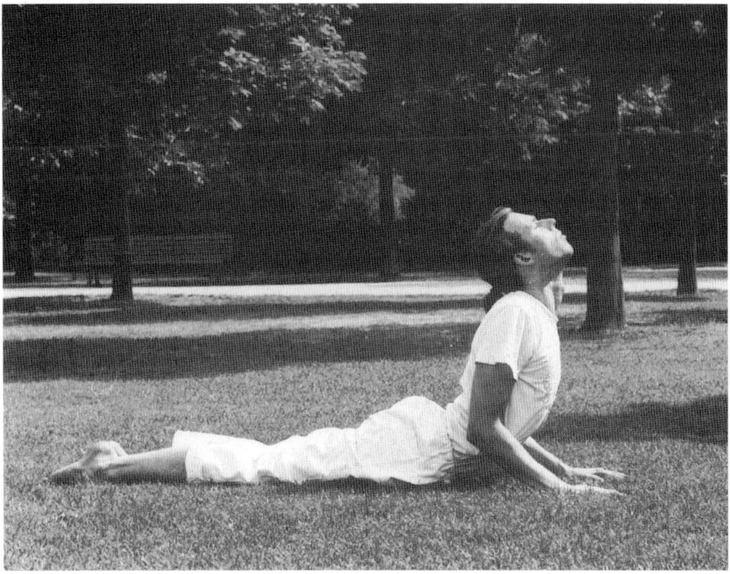

Abb. 12: Sonnengruß, Kobra

Mit der Einatmung strecken Sie die Zehen und stemmen sich in die Kobra. Worauf Sie bei dieser Position achten sollten, ist bereits auf Seite 39 beschrieben.

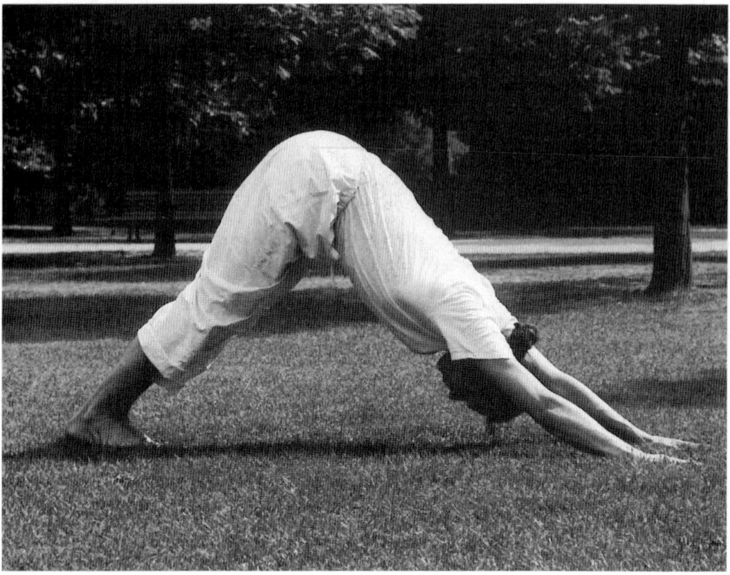

Abb. 13: Sonnengruß, umgekehrtes »V«

Stellen Sie die Zehen wieder auf und drücken Sie sich in einer fließenden Bewegung nach hinten. Ihr Körper sieht jetzt aus, wie ein umgekehrtes »V«. Der Kopf bildet wieder die Verlängerung der Wirbelsäule. Die Fersen drücken gegen den Boden. Die Beine sollten in jedem Fall gestreckt bleiben, auch wenn Sie die Fußsohlen vielleicht nicht flach auf den Boden bringen können. Wichtiger ist anfangs die rückseitige Beindehnung.

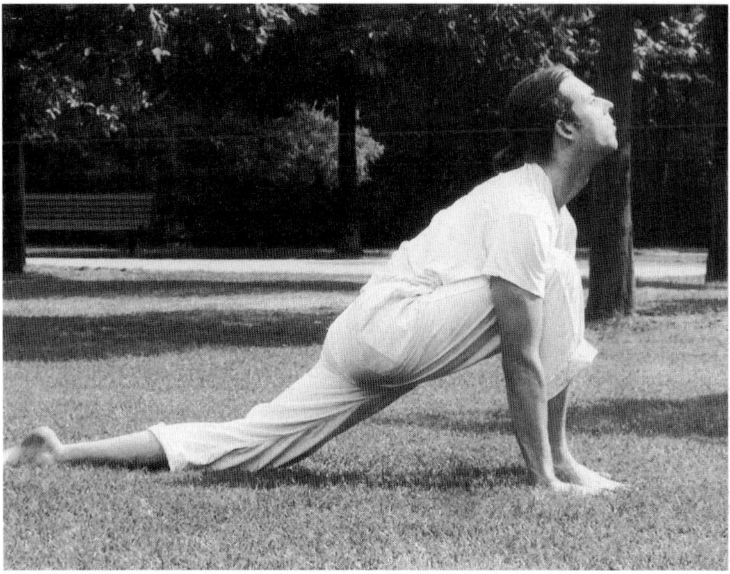

Abb. 14: Sonnengruß, rechtes Bein vorne

Einatmend bringen Sie den rechten Fuß wieder nach vorne. Die Position von Beinen und Armen ist so wie bereits zuvor (→ S. 44), mit dem Unterschied, daß sich jetzt das linke Bein hinten befindet. Vielen Menschen fällt es schwer, das Bein aus der vorangegangenen Stellung nach vorne zu bringen. Wenn es Ihnen ebenso geht, ziehen Sie das Bein entweder mit Ihrem rechten Arm nach vorne, bis es zwischen die Hände kommt, oder Sie neigen sich leicht zur Seite und führen das Bein in einem schwungvollen Bogen nach vorne. Probieren Sie einfach aus, was für Sie am besten funktioniert. Wenn Sie kontinuierlich üben, werden Sie dieses Problem bald nicht mehr haben.

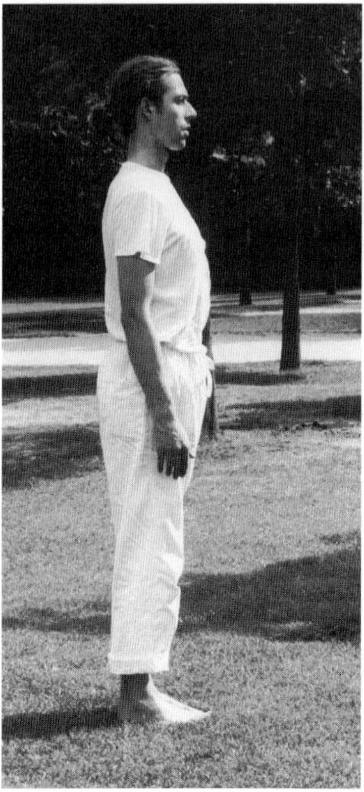

Abb. 15: Sonnengruß, Grundstellung

Jetzt wird mit der Ausatmung auch das andere Bein nach vorne gezogen, und Sie drücken sich nach oben in die stehende Kopf-Knie-Stellung (→ Abbildung 8, S. 43). Wieder sind die Hände möglichst am Boden. Eventuell müssen Sie die Knie wieder leicht beugen.

Rollen Sie sich einatmend auf oder kommen Sie mit gestrecktem Rücken nach oben. Strecken Sie sich nun noch einmal nach hinten (→ Abbildung 7, S. 42) und stellen Sie sich dann gerade hin.

Zuletzt lassen Sie ausatmend die Arme zu beiden Seiten des Körpers sinken (→ Abbildung 15). Seien Sie gerade und locker im Hüftbereich. Wenn es Ihnen guttut, atmen Sie einige Male. Sie haben nun eine halbe Runde des Sonnengrußes beendet. Die zweite Hälfte beginnen Sie wie oben beschrieben, nur führen Sie diesmal zuerst das linke Bein zurück (→ Abbildung 14, S. 49).

Wenn Sie einige Runden durchgeführt haben, bleiben Sie abschließend noch für einen Moment mit geschlossenen Augen stehen und spüren Ihrem Körper nach. Dann legen Sie sich hin und atmen bewußt tief in den Bauch- und Brustbereich.

> Reibe den ausgetretenen → Schweiß gut in den Körper ein. Das gibt der gesamten Konstitution des Körpers Festigkeit und Leichtigkeit.
>
> ›Hatha-Yoga-Pradīpikā‹, II.13

Übungseinheit 6

Schwerpunkte

- Vertiefung des Sonnengrußes
- Wiederholungen

Ablauf der Übungseinheit

- Tiefenentspannung, 5–7 Minuten
- Sonnengruß, 3–4 volle Runden
- Bauchmuskulatur, 7–10mal Beine heben
- Bauchmuskulatur mit aufgestellten Beinen, 7–10mal
- Schulterstand, 1–2 Minuten
- Schulterstand mit Beinsenkungen, je 3–5mal
- Kobra, 3mal je 1 Minute
- Katze, 1 Minute
- Kopf-Knie-Stellung im Stehen, 2 Minuten
- Dreieck, 2mal je 30 Sekunden pro Seite
- Schulterstand, 2 Minuten
- Tiefenentspannung, 5–7 Minuten

Techniken

In dieser Lektion lernen Sie keine neuen Posen. Konzentrieren Sie sich auf den Sonnengruß und üben Sie zusätzlich die Positionen, bei denen Sie Schwierigkeiten haben. Gehen Sie bewußt die bereits bekannten Āsanas an und versuchen Sie, auf Ihren Atem zu achten. Lassen Sie ihn fließen. Seien Sie beim Üben nicht zu ehrgeizig. Arbeiten Sie mit wenig Kraft, aber intensiv. Achten Sie auch auf Ihr Gesicht – kneifen Sie vielleicht die Augen zusammen, ist Ihr Unterkiefer entspannt? Beobachten Sie auch Ihre Hände und Füße; sie sollten ebenfalls immer entspannt bleiben.

Experimentieren Sie und erkunden Sie Ihren Körper. Wenn Sie noch Probleme mit der Atmung haben, sollten Sie auch weiter die tiefe Bauchatmung in der Rückenlage durchführen.

> Zweifellos, oh mächtig bewaffneter → Arjuna, der → Geist ist schwer zu beherrschen und ruhelos; aber durch Übung und durch Leidenschaftslosigkeit kann er bezähmt werden.
>
> ›Bhagavad-Gītā‹, VI.35

Übungseinheit 7

Schwerpunkte

- Vertiefung des Sonnengrußes
- Vor- und Rückwärtsbeugen
- Dehnung der hinteren Beinmuskulatur
- Entlastungshaltung für den unteren Rücken

Ablauf der Übungseinheit

- Tiefenentspannung, 5 Minuten
- Schultern und Nacken, ca. 5 Minuten
- Sonnengruß, 4 volle Runden
- Kopf-Knie-Stellung im Stehen, 2 Minuten
- Katze, 1 Minute
- Hunde-Pose, 2mal je 1–2 Minuten
- Stehen mit gestreckten Armen, 1–2 Minuten
- Bogen, 3mal je 20–30 Sekunden
- Kindspose

- Dreieck, 1mal je 30–40 Sekunden
- Tiefenentspannung, 5–7 Minuten

Techniken

Hunde-Pose

Dieses Āsana kennen Sie bereits als Element des Sonnengrußes. Es soll an dieser Stelle intensiver geübt werden, damit die hintere Beinmuskulatur gedehnt wird. Kommen Sie in den Vierfüßler und üben Sie einige Male die Katze. Die Hände sind schulter-, die Beine hüftbreit auseinander. Machen Sie ein leichtes Hohlkreuz. Gesäß und Kopf sind dabei nach oben gerichtet. Stellen Sie die Zehen auf und schieben Sie sich zurück in die Hunde-Pose.

Der Kopf bildet die Verlängerung der Wirbelsäule oder er ist leicht angehoben. Arme und Beine drücken aktiv zum Boden. Wenn möglich, sollten die Fußsohlen flach auf den Untergrund kommen. Bereitet dies besondere Schwierigkeiten, können Sie entweder die Arme näher zum Körper heranziehen oder sich z.B.

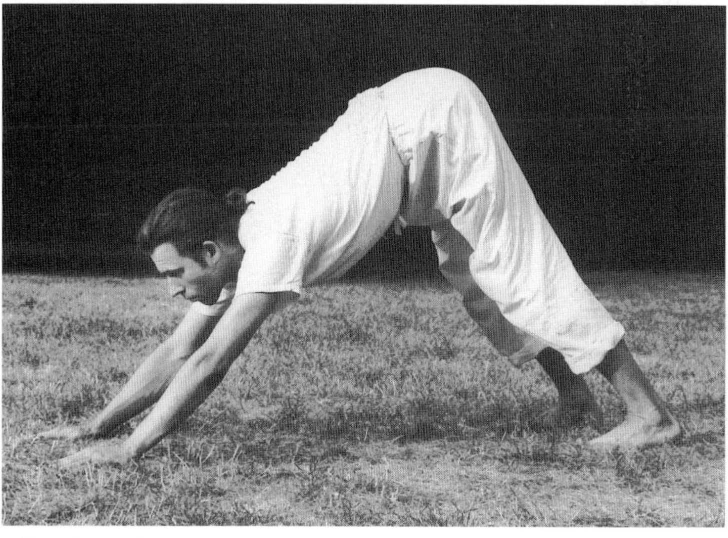

Abb. 16: Hunde-Pose

eine aufgerollte Decke unter die Füße legen, damit Sie einen besseren Stand haben. Sinken Sie mehr und mehr in die Stellung hinein, indem Sie den Rücken und die Hüfte zum Boden hindrücken. Gleichzeitig öffnen Sie den Brustkorb. Sie lösen die Hunde-Pose auf, indem Sie sich zurückschieben, aufrichten und der Wirkung der Übung nachspüren.

Bogen
Sie liegen auf dem Bauch, Arme und Beine sind langgestreckt. Atmen Sie tief in den Bauchraum. Dann greifen Sie mit beiden Händen nach hinten und fassen die Fußknöchel bzw. Schienbeine. Mit der Einatmung ziehen Sie sich zurück und heben dabei Oberkörper und Oberschenkel vom Untergrund ab. Der Kopf ist leicht nach hinten geneigt. Falls Ihnen die Stellung leichtfällt, können Sie versuchen, Beine und Knie zusammenzubringen. Achten Sie jedoch auf Ihren unteren Rücken. Mit der Ausatmung senken Sie vorsichtig Oberkörper und Beine.

Vielen Menschen fällt diese Übung schwer, besonders Personen mit Hohlkreuz bzw. gekipptem Becken. Sie können alternativ dazu den Halben Bogen üben: Dabei faßt nur eine Hand ein Bein (rechte

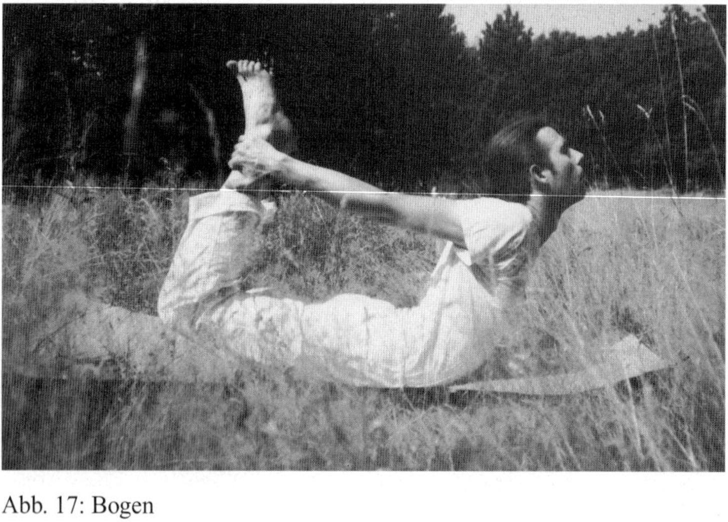

Abb. 17: Bogen

Hand, rechtes Bein oder linke Hand, linkes Bein), der Arm und das Bein der anderen Seite bleiben gestreckt am Boden. Indem man sich leicht zur Seite neigt, führt man den Bogen einseitig aus und wechselt dann die Seiten. Bereitet das Fassen der Knöchel Probleme, kann man auch ein Tuch zur Verlängerung benutzen.

Kindspose
Diese leichte Entspannungsstellung entlastet den unteren Rücken und dient der Vorbereitung des Kopfstands. Schieben Sie sich nach Beendigung des Bogens zurück in den Fersensitz. Setzen Sie sich auf die Fersen und legen Sie den Oberkörper auf den Oberschenkeln ab. Die Arme liegen seitlich am Körper. Die Stirn berührt den Boden. Lassen Sie die Schultern entspannt hängen. Sie sehen dadurch wie ein zusammengekauertes kleines Kind oder wie ein Embryo aus. Bleiben Sie solange in der Kindspose, wie es für Sie angenehm ist.

> Der Entsagende, den → Reinheit durchströmt, und der klug ist und keine Zweifel hat, haßt keine unangenehme Tätigkeit und ist auch einer angenehmen nicht verhaftet.
>
> ›Bhagavad-Gītā‹, XVIII.10

Übungseinheit 8

Schwerpunkte

- Festigung des Sonnengrußes
- Vor- und rückwärtsbeugende Übungen

Ablauf der Übungseinheit

- Tiefenentspannung, 5 Minuten
- Sonnengruß, 4–5 volle Runden
- Fisch, 1 Minute

- Schulterstand, 1–2 Minuten, danach einzeln Beine senken, je 4mal
- Fisch, 1–2 Minuten
- Bauchmuskulatur, 7–10mal Beine heben
- Hunde-Pose, 1–2 Minuten
- Kobra, 1–2 Minuten
- Bogen, 2mal je 20–30 Sekunden
- Katze, 1 Minute
- Kopf-Knie-Stellung im Stehen, 2 Minuten
- Tiefenentspannung, 5–7 Minuten

Techniken

Diese Lektion soll die Biegsamkeit Ihres Rückgrats verbessern. Die Übungsfolge ist so aufgebaut, daß der Rücken abwechselnd nach vorne und nach hinten gebeugt wird. Achten Sie dabei vor allem auf den Lendenwirbelbereich und muten Sie sich nicht zu viel zu. Nach jedem Āsana sollten Sie eine Stellung bzw. Bewegung ausführen, die Ihnen guttut – legen Sie sich auf den Bauch, machen Sie die Katze, nehmen Sie die Kindspose ein oder stehen Sie auf und strecken sich. Beobachten Sie in allen Posen Ihre Atmung. Mit Beginn der nächsten Übungseinheit bestimmen Sie selbst, wie lange Ihre Tiefenentspannung jeweils dauern soll; sie wird künftig nicht mehr extra erwähnt.

> Ich [→ Krishna] bin der süße Duft der Erde und das Leuchten im Feuer, das Leben in allen Wesen, und Ich bin die Kasteiung der → Asketen. Wisse, oh → Arjuna, daß Ich der ewige Same aller Wesen bin; Ich bin die Intelligenz der Klugen; das Strahlen der Glänzenden bin Ich ... Alle Wesen, die rein, aktiv oder untätig sind, entspringen aus Mir. Sie sind in Mir, Ich jedoch nicht in ihnen.
>
> ›Bhagavad-Gītā‹, VII.9–12

Übungseinheit 9

Schwerpunkte

- Gleichgewichtsposen
- Stärkung der Körperwahrnehmung
- Festigung des Sonnengrußes

Ablauf der Übungseinheit

- Sonnengruß, 4–6 volle Runden mit Unterbrechung
- Beinmuskulatur, ca. 5 Minuten
- Stehen auf Zehenspitzen, 1–2 Minuten
- Flieger, 30–60 Sekunden pro Bein
- Kobra, 1–2 Minuten
- Kindspose
- Dreieck, 2mal je 30 Sekunden
- Kopf-Knie-Stellung, 30 Sekunden
- Krähe
- Flieger, 30–60 Sekunden pro Bein
- Schulterstand, 1–2 Minuten
- Fisch, 1 Minute

Techniken

Sonnengruß mit Unterbrechung
Führen Sie den Sonnengruß jetzt sehr bewußt aus. Inzwischen dürfte Ihnen der »technische« Ablauf keine Schwierigkeiten mehr bereiten. Konzentrieren Sie sich auf Atmung und exakte Ausführung. Arbeiten Sie an den Schwachstellen. Unterbrechen Sie jeweils nach einer vollen Runde, schließen Sie für einige Sekunden die Augen und spüren Sie in Ihren Körper hinein. Ist das Becken locker, sind der Nacken und die Schultern entspannt, stehen die Füße sicher auf dem Boden?

Stehen auf Zehenspitzen

Dies ist eine Vorübung, um Ihnen ein Gefühl für die Gleichgewichtsposen zu verleihen. Sie stehen mit geschlossenen Beinen, die Füße sind dicht nebeneinander, die Arme hängen seitlich am Körper. Schließen Sie die Augen und stellen Sie sich dann auf die Zehenspitzen. Versuchen Sie, die Balance zu halten. Sie können dabei die Arme seitlich vom Körper wegstrecken. Machen Sie diese kleine Übung mehrere Male hintereinander. Sie wird an jedem Tag unterschiedlich ausfallen und Ihnen ein Spiegel Ihres inneren Gleichgewichts sein.

Flieger

Stellen Sie sich mit gespreizten Beinen hin, drehen Sie den linken Fuß um 90 Grad nach außen und dann den Oberkörper ebenfalls nach links. Dann heben Sie das rechte Bein vom Boden und senken den Oberkörper soweit, bis er parallel zum Boden steht. Bein, Becken und Oberkörper sollten eine Linie bilden (→ Abbildung).

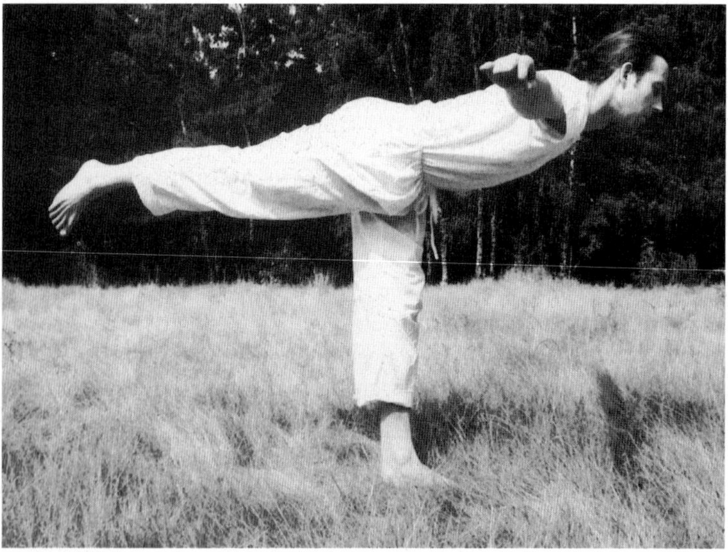

Abb. 18: Flieger

Die Arme werden seitlich vom Körper weggestreckt. Der Kopf bildet die Verlängerung der Wirbelsäule. Sie können sich jetzt vorstellen, wie ein Flugzeug über die Landschaft zu fliegen.

In der Stellung können Sie folgendermaßen arbeiten: Die Arme ziehen aktiv vom Körper weg. Heben Sie das ausgestreckte Bein immer wieder, wenn es abzusinken beginnt. Die Zehen sind gestreckt und ziehen das Bein aktiv in die Länge. Achten Sie darauf, daß auch das Becken immer parallel zum Boden bleibt.

Krähe

Diese Gleichgewichtspose sieht kompliziert aus, aber einmal geschafft, wird es Ihnen Spaß machen, in der Krähe zu verharren. Gehen Sie mit geöffneten Beinen in die Hocke. Stützen Sie die Hände im Abstand von etwa 20–40 Zentimeter vor Ihren Füßen auf den Boden. Die Finger sind gespreizt, um die Auflagefläche zu vergrößern. Jetzt drücken Sie Ihre Ellenbogen gegen die Innenseite Ihrer Beine. Hierdurch bekommen Sie einen Halt. Dann

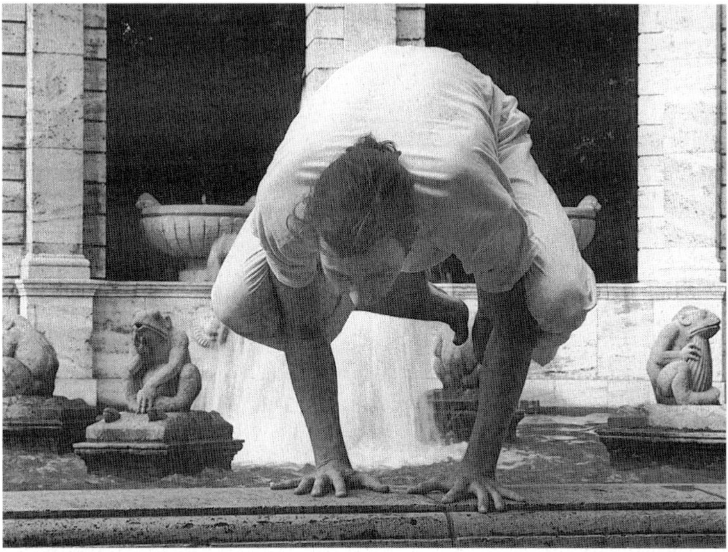

Abb. 19: Krähe

verlagern Sie langsam das Gewicht auf die Hände, indem Sie den Oberkörper nach vorne senken. Es gibt einen Punkt, an dem Sie das Körpergewicht allein auf den Händen spüren können. In diesem Moment heben Sie die Füße vom Boden weg. Balancieren Sie die Stellung aus und suchen Sie sich einen Punkt, den Sie mit den Augen fixieren. Das hilft, das Gleichgewicht zu halten.

Bei dieser Pose benötigt man weniger Kraft oder Geschicklichkeit, als etwas Mut. Viele Menschen haben Angst, nach vorne zu fallen. Wenn es Ihnen auch so geht, üben Sie mit einer Wand oder einem Partner, der Sie vorne an den Schultern hält. Nach einigen Versuchen werden Sie keine Probleme mehr haben.

> Der Unstete kann das → Selbst nicht erkennen, und → Meditation ist für ihn unmöglich; und wer nicht meditiert, kann keinen Frieden finden, und wie kann es Glück geben für den Menschen, der keinen Frieden hat?
>
> ›Bhagavad-Gītā‹, II.66

Übungseinheit 10

Schwerpunkte

- Festigung des Balancegefühls
- Arbeit am unteren Rücken
- Stärkung der Bauchmuskulatur
- Wiederholung Augenübungen

Ablauf der Übungseinheit

- Sonnengruß, 4–5 volle Runden
- Bauchmuskulatur, 7–10mal Beine heben
- Bauchmuskulatur mit aufgestellten Beinen, 7mal
- Schulterübungen, 3–4 Minuten
- Augenübungen, jede Blickkombination 5–10mal

- Krähe, 3mal je 20–40 Sekunden
- Flieger, 2mal je 30 Sekunden pro Bein
- Hunde-Pose, 2 Minuten
- Kobra, 1–2 Minuten
- Heuschrecke, 3mal je 4–5 Atemzüge
- Bogen, 20–40 Sekunden
- Kindspose
- Kopf-Knie-Stellung im Stehen, 2 Minuten
- Stehen mit gestreckten Armen, 1 Minute
- Krähe, 30 Sekunden

Techniken

Heuschrecke
Legen Sie sich auf den Bauch. Bringen Sie die Arme unter den Körper. Die Hände machen entweder eine Faust oder eine Hand faßt die andere. Das Kinn steht auf dem Boden. Nun heben Sie

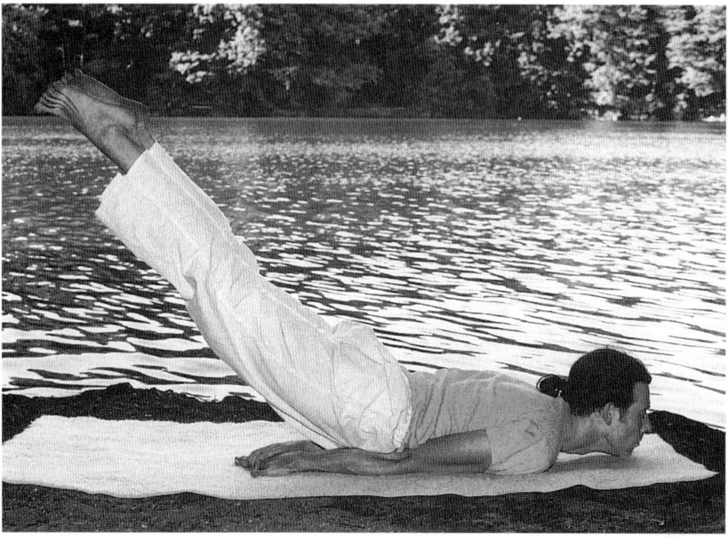

Abb. 20: Heuschrecke

abwechselnd jeweils ein Bein und halten es für zwei bis drei Atemzüge in der Luft. Heben Sie es nur soweit, daß Ihre Hüfte parallel über dem Boden bleibt.

Danach kommen Sie wieder in die Ausgangsposition zurück und richten Ihre Aufmerksamkeit auf Ihren unteren Rücken. Schicken Sie mit jedem Atemzug Energie dorthin. Laden Sie ihn auf, denn die Heuschrecke benötigt in erster Linie Kraft. Wenn Sie sich bereit fühlen, heben Sie mit der Einatmung beide Beine so hoch es geht. Stemmen Sie sich mit den Händen gegen den Boden. Halten Sie diese Stellung einige Atemzüge und senken Sie die Beine dann kontrolliert ab.

Wenn das für Sie zu schwer ist, können Sie auch eine vereinfachte Form üben. Hierbei liegen Sie ebenfalls auf dem Bauch, Arme und Hände sind parallel nach vorne weggestreckt. Mit der Einatmung heben Sie alle vier Glieder, so daß Sie nur noch auf dem Bauch balancieren. Der Kopf bildet die Verlängerung der Wirbelsäule. Zur Übung können Sie auch Arme und Beine erst einzeln bzw. in Kombinationen anheben, bevor Sie in die erwähnte Position gehen.

> Wer Nichthandeln im → Handeln sieht und Handeln im Nichthandeln, ist weise unter den Menschen; er ist ein → Yogi und führt alle Handlungen aus.
>
> ›Bhagavad-Gītā‹, IV.18

Übungseinheit 11

Schwerpunkte

- Vorwärtsbeugen
- Balanceübungen
- Festigung des Gelernten

Ablauf der Übungseinheit

- Sonnengruß, 5 volle Runden
- Beinmuskulatur, ca. 5–7 Minuten
- Schulterstand, 2 Minuten
- Fisch, 1 Minute
- Kopf-Knie-Stellung, 3mal je 30–60 Sekunden
- Kobra, 2mal 1 Minute
- Heuschrecke, 2mal 4–5 Atemzüge
- Kindspose
- Hunde-Pose, 1 Minute
- Stehen mit gestreckten Armen, 1 Minute
- Dreieck, pro Seite 30 Sekunden
- Baum, pro Seite 30–60 Sekunden
- Krähe, 2mal beliebig lang

Techniken

Kopf-Knie-Stellung
Setzen Sie sich mit geschlossenen, gestreckten Beinen hin. Greifen Sie unter Ihr Gesäß und ziehen Sie die Gesäßbacken nach hinten, damit Sie auf Ihren knöchernen Sitzhöckern sitzen. Ihr Oberkörper ist gerade aufgerichtet. Machen Sie ihn lang, z.B. durch Strecken der Arme nach oben oder Abstützen vom Boden mit den Händen. Wenn Sie ein Gefühl für die Länge Ihres Rückens gewonnen haben, beugen Sie sich nach vorne zu den Füßen.

Die Beugung sollte aus dem unteren Rücken erfolgen. Die Po-

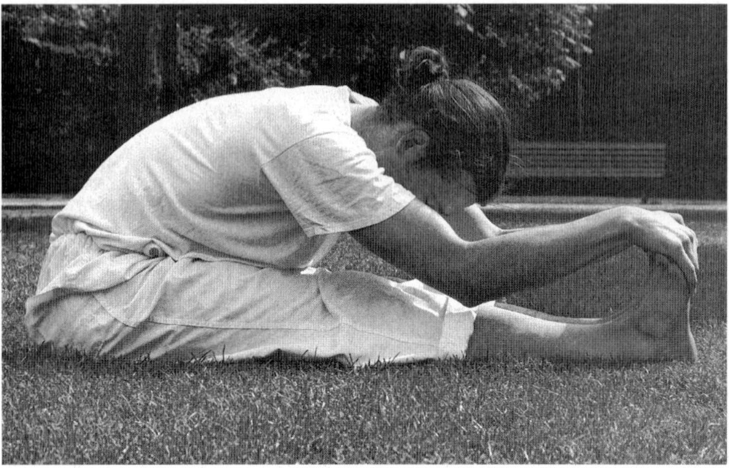

Abb. 21: Kopf-Knie-Stellung, sitzend

se nützt wenig, wenn man sich aus dem oberen Rücken »abknickt«. Wenn Sie weit hinunter kommen, greifen Sie Ihre Zehen. Die Füße zeigen in Richtung Kopf und sollten sich möglichst nicht seitwärts wegdrehen. Wenn Sie sich nicht so weit nach unten beugen können, genügt es, die Knöchel oder Waden zu fassen. Unter Umständen hilft ein Tuch, das um die Füße gewickelt wird.

Versuchen Sie in der Stellung, die Knie durchzudrücken und die Beine auf dem Boden zu lassen. Mit jeder Einatmung machen Sie den Rücken etwas länger, mit jeder Ausatmung sinken Sie tiefer in das Āsana. Der Kopf hängt bequem nach unten. Die Schultern sollten entspannt und offen sein. Denken Sie sich Ihren Brustbereich weit. Mit der Ausatmung kommen Sie aus der Pose nach oben.

Als Gegenstellung können Sie die Hände nach dem Hochkommen etwa 30 Zentimeter hinter den Rücken auf den Boden setzen und Ihren Körper nach oben stemmen. Dabei versuchen Sie, die Zehen möglichst auf den Boden zu bringen. Der Kopf liegt im Nacken oder bildet die Verlängerung der Wirbelsäule. Atmen Sie vier- bis fünfmal tief durch, bevor Sie diese Stellung auflösen.

Baum

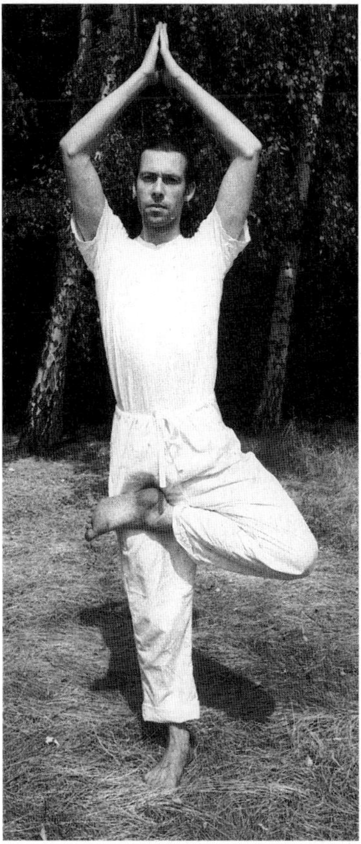

Abb. 22: Baum

Der Baum ist eine schöne Balanceübung, die zugleich auf das Becken wirkt. Stehen Sie mit geschlossenen Beinen. Winkeln Sie Ihr linkes Bein an und legen Sie den Fuß auf den rechten Oberschenkel. Ist das zu schwierig, können Sie ihn auch gegen die Innenseite des Oberschenkels drücken. Heben Sie dann die Arme über den Kopf und drücken Sie die Handflächen leicht gegeneinander.

In dieser Stellung sollten Sie darauf achten, daß Ihr Rücken lang bleibt, Nacken und Schultern nicht angespannt sind und das Becken nicht zu sehr nach einer Seite wegkippt. Suchen Sie sich wieder einen Punkt, den Sie mit den Augen fixieren. Zur Unterstützung des Gleichgewichts können Sie sich z.B. vorstellen, wie ein Baum mit dem Fuß im Boden verwurzelt zu sein und mit den Händen zum Himmel zu wachsen. Wenn Sie das Bein lösen, schütteln Sie es aus, bevor Sie mit der anderen Seite beginnen.

> Strecke die Beine aus, und nachdem du die Zehen der Füße ergriffen hast, bringe die Stirn auf die Knie. Das ist → Pashchimottānāsana. Dieses vortrefflichste aller Āsanas ... läßt den → Atem durch → Sushumna fließen, steigert das Verdauungsfeuer, macht die Lenden schmal und beseitigt alle → Krankheiten.
>
> ›Hatha-Yoga-Pradīpikā‹, I.28–29

Übungseinheit 12

Schwerpunkte

- Arbeit am Nacken
- Vorwärtsbeugen
- Fokus auf den unteren Rücken
- Bewußtsein für die innere Haltung zu den Posen

Ablauf der Übungseinheit

- Joggen oder Tanzen, 15 Minuten
- Schultern und Nacken wie Lektion 1
- Schulterstand, 2 Minuten mit anschließendem Beinesenken, je 3–4mal
- Pflug, 3mal je 20–40 Sekunden
- Fisch, 1–2 Minuten
- Kopf-Knie-Stellung, 1–2 Minuten
- Bogen, 2mal 20–40 Sekunden
- Kindspose
- Dreieck, 2mal je 30 Sekunden pro Seite
- Baum, 1–2mal pro Seite

Techniken

Joggen oder Tanzen
Lassen Sie in dieser Lektion den Sonnengruß aus. Wenn das Wetter schön ist, joggen Sie einfach eine Viertelstunde im nächsten Park oder Wald oder tanzen Sie zu Ihrer Lieblingsmusik in Ihrer Wohnung. Genießen Sie einfach Ihr Dasein und Ihren Körper. Machen Sie Bewegungen, die Ihnen Spaß bereiten. Und denken Sie nicht an irgendein Ziel. Erleben Sie nur den Augenblick!

Grundsätzlich ist es sinnvoll, die Übungseinheiten in der vorgegebenen Reihenfolge durchzuführen. Wenn Sie dazu aber einmal keine Lust haben, machen Sie einen Tag Pause oder führen Sie die Übungen aus, die Ihnen am meisten Spaß machen.

Sie haben inzwischen einiges gelernt. Sicher haben Sie festgestellt, wo Ihre Stärken und wo Ihre Schwächen liegen. Wenn Sie die Yoga-Posen vertiefen wollen, sollten Sie besonders die Āsanas praktizieren, die Ihnen nicht gefallen oder Schwierigkeiten bereiten – so kommen Sie am besten weiter. Achten Sie aber bei allen Übungen darauf, daß Sie nicht übertreiben. Ehrgeiz gilt im Yoga als ein großes → Hindernis. Führt man die Āsanas mit zu viel Ehrgeiz aus, kommt es oft zu Verkrampfungen. Man hält den Atem an, zieht die Schultern hoch oder zwingt sich in Positionen, die man eigentlich noch nicht beherrscht. Betrachten Sie daher das Joggen oder Tanzen ganz bewußt als Inspirationsquelle und erfinden Sie selbst zusätzliche Bewegungsabläufe, die Sie auflockern.

Pflug
Am sinnvollsten ist es, den Pflug im Anschluß an den Schulterstand auszuführen. Dabei senken Sie aus dem Schulterstand beide Beine mit der Ausatmung hinter dem Kopf zur Erde. Die Zehen sind aufgestellt, die Beine sind durchgestreckt und das Kinn berührt das Brustbein. Die Hände sind vom Körper weggestreckt und verschränkt wie auf dem Foto (→ S. 68) oder sie liegen einfach nur flach auf dem Boden. Wenn nötig, stützen Sie den Rücken mit den Händen ab. Der Lendenwirbelbereich sollte nicht einsacken, sondern stets aufgerichtet sein. Denken Sie sich lang

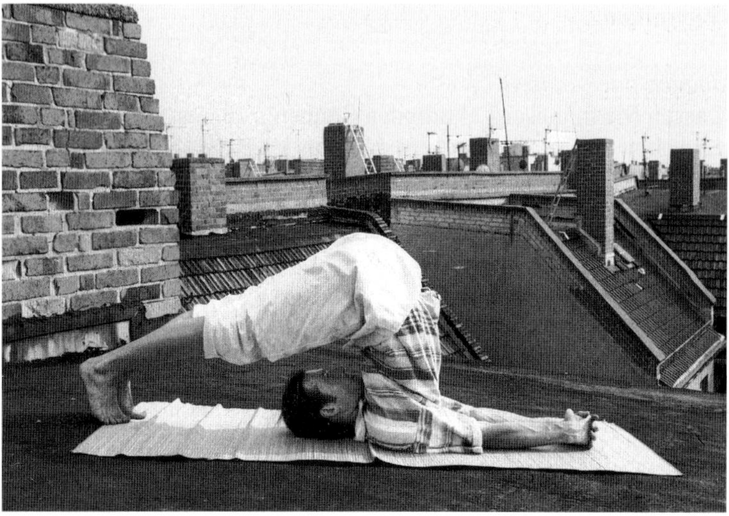

Abb. 23: Pflug

und drücken Sie die Sitzhöcker nach oben – dadurch streckt sich der untere Rücken.

Drehen Sie in dieser Position nicht den Kopf, da viel Gewicht auf den Nackenwirbeln lastet. Bei Bandscheibenproblemen sollten Sie besonders vorsichtig üben oder diese Stellung lieber auslassen. Falls Sie mit den Füßen nicht bis zum Boden kommen, können Sie einen Stuhl oder Klotz als Hilfsmittel verwenden. Die Beine werden auf halber Höhe abgelegt. Mit der Einatmung kommen Sie wieder in den Schulterstand und rollen dann ab.

> So übe der → Yogi unermüdlich alle diese Āsanas bis er keine Schmerzen und keine Ermüdung mehr empfindet.
>
> ›Hatha-Yoga-Pradīpikā‹, I.55

Übungseinheit 13

Schwerpunkte

- Wiederholung und längeres Halten
- Vorbereitung auf den Drehsitz

Ablauf der Übungseinheit

- Sonnengruß, 5 volle Runden
- Beinmuskulatur, 5 Minuten
- Schulterstand, 2-3 Minuten
- Pflug, 1-2 Minuten
- Fisch, 1-2 Minuten
- Hunde-Pose, 30-60 Sekunden
- Kopf-Knie-Stellung, 2 Minuten
- Flieger, 1 Minute pro Bein
- Kobra, 1-2 Minuten
- Heuschrecke, 4-7 Atemzüge
- Katze, 1 Minute
- Drehübung, 1-2 Minuten pro Seite
- Dreieck, 2mal 20-40 Sekunden pro Seite
- Stehen mit gestreckten Armen, 1 Minute
- Kopf-Knie-Stellung im Stehen, 2 Minuten
- Baum, 1 Minute pro Seite
- Krähe, beliebig lang

Techniken

Drehübung
Um Sie langsam auf den Drehsitz (→ Abbildung, S. 80) vorzubereiten, soll Ihnen an dieser Stelle eine sehr entspannende Vorübung vorgestellt werden.

Legen Sie sich auf den Rücken. Stellen Sie das linke Bein so auf, daß der Fuß neben oder auf das rechte Knie kommt. Dann fassen Sie mit der rechten Hand das linke Knie und ziehen es nach rechts zum Boden. Die Hüfte dreht sich mit, der Schulterbereich bleibt nach Möglichkeit am Boden. Der linke Arm wird gerade nach links gestreckt, der Kopf zeigt in dieselbe Richtung. Im Idealfall berühren linke Schulter und linkes Knie den Boden.

Wenn Ihnen das nicht gelingt, macht das nichts, denn Sie können in dieser Lage das »Wunder« einer entspannten Atmung erleben. Atmen Sie fließend in den Bauch und tun Sie sonst gar nichts – versuchen Sie nicht, sich durch Drücken, Ziehen oder Pressen in die Position zu zwingen. Nach einer Weile werden Sie merken, daß sich Schulter und Bein von allein etwas gesenkt haben. Genau um diese Leichtigkeit geht es in allen Posen. Wenn Sie entspannt sind und der Atem fließt, erreichen Sie viel mehr als mit Kraft. Lassen Sie sich also grundsätzlich mit dem Fluß der Atmung in die Āsanas sinken.

> Wenn sein → Geist durch Yoga harmonisch geworden ist, sieht er [der Yogi] das → Selbst in allen Wesen wohnen und alle Wesen im Selbst; er sieht überall dasselbe.
>
> ›Bhagavad-Gītā‹, VI.29

Übungseinheit 14

Schwerpunkte

- Wiederholung und Festigung des Gelernten
- Rückwärtsbeugung
- Vorbereitung auf den Drehsitz und den Liegenden Helden

Ablauf der Übungseinheit

- Sonnengruß, 4 volle Runden
- Drehübung, 1–2 Minuten pro Seite
- Sitzen mit gestreckten Armen, 60–90 Sekunden

- Dreieck, 2mal je 30 Sekunden pro Seite
- Sitzen mit gestreckten Armen, 1 Minute
- Kopf-Knie-Stellung im Stehen, 1–2 Minuten
- Kopf-Knie-Stellung, 2 Minuten
- Kobra, 3mal je 1 Minute
- Heuschrecke, 2mal beliebig lang
- Bogen, 20–40 Sekunden
- Kindspose
- Schulterstand, 2 Minuten
- Pflug, 2 Minuten
- Rad, 20–30 Sekunden
- Ausgleichsstellung
- Krähe, 30–60 Sekunden

Techniken

Sitzen mit gestreckten Armen
Sie sitzen im Fersensitz und schieben Ihre Füße etwas zur Seite, so daß Sie mit dem Gesäß auf den Boden kommen. Falls das für Sie vor allem wegen der Knie ein Problem ist, bleiben Sie einfach im Fersensitz. Es geht bei dieser Übung in erster Linie um eine Dehnung des Oberkörpers und der Arme. Verschränken Sie die Hände und strecken Sie sich mit der Einatmung nach oben.

Rad
Viele kennen das Rad aus dem Sportunterricht in der Schule, haben es aber seitdem nicht praktiziert. Dabei ist es nicht schwer:

Sie liegen auf dem Rücken und stellen Ihre Füße nah beim Gesäß auf. Die Handflächen liegen in Höhe des Kopfes auf dem Boden. Dann stemmen Sie sich mit der Einatmung nach oben. Der Kopf hängt nach unten. Die Füße sollten zu Beginn parallel hüftbreit nebeneinander stehen. Wenn Sie sich höher in das Rad drücken, können sich die Füße etwas nach außen drehen. Mit der Ausatmung verlassen Sie die Pose und nehmen am besten die unten beschriebene Ausgleichsstellung ein.

Achten Sie beim Ausüben des Rads besonders auf Ihren unteren Rücken! Dieses Āsana beugt den Rücken sehr stark nach hinten, daher sollten Sie vorsichtig üben. Wenn irgend etwas weh tut, sind Sie zu kraftvoll in die Pose gegangen.

Wenn Sie sich nicht in das Rad hochstemmen können, bietet sich folgende Alternative: Sie liegen auf dem Rücken und stellen die Beine wie oben beschrieben auf. Dann drücken Sie Ihren Rücken hoch und unterstützen ihn mit den Händen. Das Körpergewicht wird so auf die aufgestellten Ellenbogen und Oberarme abgegeben. Diese Variation ist eine vereinfachte Form der → Brücke.

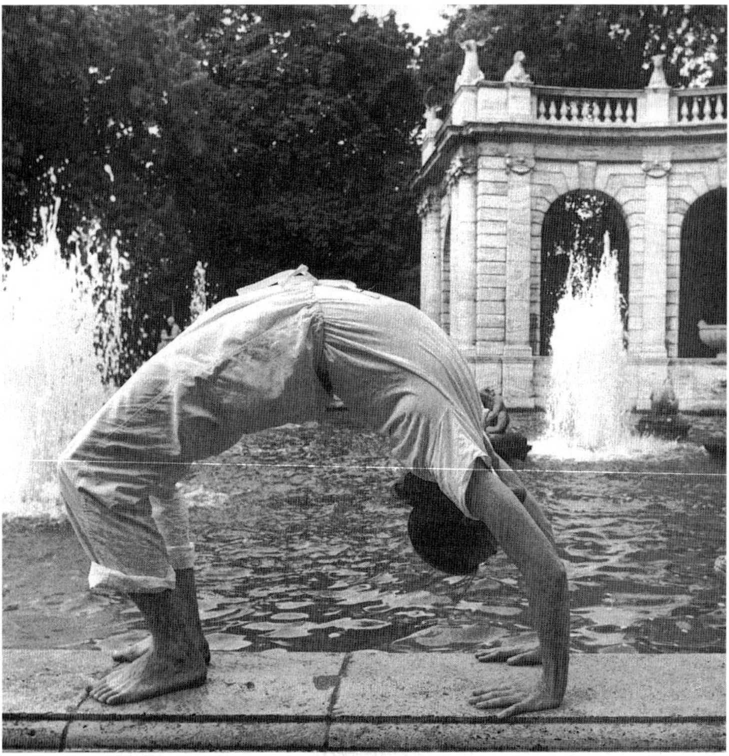

Abb. 24: Rad

Ausgleichsstellung
Auf dem Rücken liegend, ziehen Sie beide Beine an und legen die Arme um die Knie. Ziehen Sie die Beine etwas zum Oberkörper. Zudem können Sie den Kopf in Richtung Knie anheben. Nach einer Weile schaukeln Sie von einer Seite auf die andere und rollen von vorne nach hinten. Auf diese Weise wird Ihr Rücken massiert und entlastet. Neben der Kindspose (→ S. 55) sollten Sie diese Stellung immer nach stark rückwärtsbeugenden Āsanas einnehmen, wenn Sie im Rücken Spannungen wahrnehmen.

> Wenn der → Geist, bezähmt durch Yoga-Praxis, zur Ruhe gekommen ist, und wenn er selbst sein → Selbst schaut, ist er in sich selbst zufrieden.
>
> ›Bhagavad-Gītā‹, VI.20

Übungseinheit 15

Schwerpunkte

- Kopfstand bzw. Vorbereitung auf den Kopfstand
- Handstand
- Balanceübungen
- Vorbereitung auf den Liegenden Helden und den Drehsitz

Ablauf der Übungseinheit

- Sonnengruß, 4 volle Runden
- Bauchmuskulatur, 7–10mal Beine heben
- Bauchmuskulatur mit aufgestellten Beinen, 7–10mal
- Flieger, 30–60 Sekunden pro Seite
- Baum, 1–2 Minuten je Seite
- Krähe, beliebig lange
- Sitzen mit gestreckten Armen, 1 Minute
- Kindspose

- Handstand, 5–10 Atemzüge
- Kindspose
- Kopfstand, 1 Minute
- Kindspose, 1 Minute

Techniken

Konzentrieren Sie sich bei dieser Übungseinheit ganz auf den Kopfstand. Lassen Sie sich Zeit und erzwingen Sie nichts. Meistens ist der Kopfstand eher eine Frage des Mutes als eine der Kraft oder Balance. Nutzen Sie die Gleichgewichtsposen, um ein Gefühl für die Balance Ihres Körpers zu bekommen.

Handstand
Die meisten Menschen haben seit ihrer Jugend keinen Hand- oder Kopfstand mehr gemacht. Beide Übungen sind ungewohnt, viele Menschen haben Angst davor umzufallen oder trauen sich nicht zu, diese Āsanas auszuführen. Die Übungen sind aber gar nicht so schwer, wie sie aussehen, wenn man sie systematisch übt. Damit Sie sich an die Umkehrstellung im Kopfstand gewöhnen, sollten Sie zunächst einmal den Handstand üben. Sammeln Sie in dieser Pose ganz bewußt Erfahrungen mit Ihrem Körper.

Wie bei allen Umkehrhaltungen beginnen Sie auch hier mit der Kindspose, damit bereits etwas Blut zum Kopf fließt. Legen Sie die Hände schulterbreit ca. 20 Zentimeter vor einer Wand auf den Boden. Laufen Sie mit den Füßen nah an die Hände heran. Dann kicken Sie ein Bein mit Schwung nach oben in Richtung Wand; dabei folgt das andere meist automatisch. Mit beiden Füßen stützen Sie sich an der Wand ab. Machen Sie sich lang. Heben Sie den Kopf ein bißchen und fallen Sie nicht zu sehr ins Hohlkreuz. Bleiben Sie einige tiefe Atemzüge in dieser Stellung und kommen Sie dann mit den Beinen wieder zum Boden. Gehen Sie erneut in die Kindspose. Üben Sie den Handstand, bis Sie ihn gut können. Er bereitet Sie gut auf den Kopfstand vor.

Kopfstand

Der Kopfstand hat vielfältige positive Wirkungen und ist daher eine zentrale Übung im Hatha-Yoga. Wenn Sie aber einen zu hohen Blutdruck haben, die Gefahr einer Netzhautablösung besteht oder eine Operation am Schädel hinter sich haben, dürfen Sie diese Pose nicht ausführen.

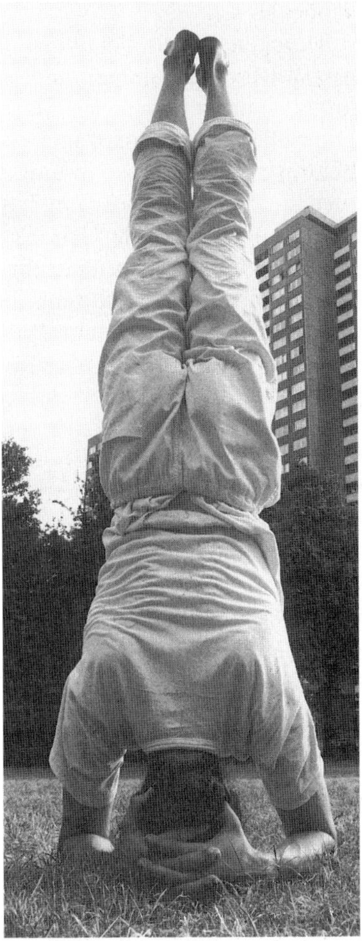

Abb. 25: Kopfstand

Nehmen Sie wie beim Handstand zuerst die Kindspose ein. Entspannen Sie sich völlig. Richten Sie nun den Oberkörper etwas auf und fassen Sie mit beiden Händen den jeweils gegenüberliegenden Ellenbogen. Dann senken Sie den Oberkörper, so daß die Arme auf den Boden kommen. Jetzt öffnen Sie diese und verschränken die Hände. Die Unterarme bilden jetzt eine Art Dreieck. Durch dieses Dreieck werden Sie im Kopfstand stabil.

Legen Sie nun Ihren Kopf direkt an die verschränkten Hände. Der Nacken muß dabei senkrecht zum Untergrund sein! Dann richten Sie den Oberkörper weiter auf, indem Sie mit den Füßen so nah wie möglich zum Kopf laufen. Dann ziehen Sie die Beine zusammen oder nacheinander vom Boden weg. Halten Sie die Beine zunächst noch eingeknickt – die Knie sind dabei etwa auf Bauchhöhe. Erst wenn Sie in dieser Position stabil sind, strecken Sie die Beine langsam nach oben und schließen sie.

Drücken Sie die Schultern in Richtung Ellenbogen, damit Sie im Brustbereich aufgerichtet bleiben. Machen Sie kein Hohlkreuz, sondern versuchen Sie, die Wirbelsäule gerade zu halten. Die Füße sollten locker und entspannt sein. Nach 30–60 Sekunden lösen Sie die Pose in umgekehrter Reihenfolge auf und nehmen kurz die Kindspose ein, bevor Sie sich auf den Rücken legen. Bewegen Sie sanft den Kopf von einer Seite auf die andere, um Spannungen im Nacken abzubauen.

Lassen Sie sich nicht entmutigen, wenn Ihnen der Kopfstand nicht auf Anhieb gelingt. Möglicherweise ist Ihre Arm- und Bauchmuskulatur noch zu schwach. Üben Sie in diesem Fall verstärkt das Heben beider Beine (→ S. 29) und stärken Sie Ihre Arme durch Liegestützen oder die Delphin-Pose (→ Makarāsana). Wenn Sie sich nicht trauen, alleine in den Kopfstand zu gehen, können Sie mit einem Partner üben, der Sie halten kann und Ihnen das Gefühl von Sicherheit vermittelt. Haben Sie die Unsicherheit einmal überwunden und den Kopfstand gehalten, werden Sie es immer schaffen – das ist wie beim Fahrradfahren.

> Jeder, der aktiv Yoga übt, wird ein → Siddha [Meister].
>
> ›Hatha-Yoga-Pradīpikā‹, I.64

Übungseinheit 16

Schwerpunkte

- Festigung des Kopfstandes
- Vor- und Rückwärtsbeugen der Wirbelsäule
- Innere Konzentration

Ablauf der Übungseinheit

- Sonnengruß, 5 volle Runden
- Bauchmuskulatur, 5mal Beine heben
- Kopfstand, 3mal 30–60 Sekunden
- Schulterstand, 2 Minuten, anschließend 3mal jeweils ein Bein senken
- Pflug, 2 Minuten
- Rad, 4–8 Atemzüge
- Ausgleichsstellung
- Fisch, 1 Minute
- Hunde-Pose, 1 Minute
- Heuschrecke, 4–6 Atemzüge
- Kobra, 2 Minuten
- Katze, 1 Minute
- Kopf-Knie-Stellung, 2 Minuten
- Drehübung, 1–2 Minuten pro Seite
- Dreieck, 2mal je 30–40 Sekunden pro Seite
- Baum, 1–2 Minuten pro Seite
- Kopf-Knie-Stellung im Stehen, 2 Minuten

Techniken

Führen Sie alle genannten Übungen konzentriert aus, doch schenken Sie dem Kopfstand besondere Beachtung. Sie können ihn auch unabhängig von der Übungsreihe jederzeit üben, wenn Sie Spaß daran haben.

Versuchen Sie einmal, Ihre Augen bei den Āsanas (außer Sonnengruß und Baum) geschlossen zu halten. Suchen Sie sich einen inneren Punkt, auf den Sie Ihre Konzentration richten können, z.B. den Punkt zwischen den Augenbrauen, das bekannte → Ājnā-Chakra. Lenken Sie Ihre Aufmerksamkeit auf die Atmung. Erspüren Sie, ob der Atem fließt, oder ob er gehalten wird. Wenn ja, warum? Und wo? Beobachten Sie Ihren Körper! Beobachten Sie, wo Sie »zumachen« oder sich verkrampfen.

Eine goldene Regel ist, daß jedes Āsana langsam und bewußt ausgeführt werden sollte. Ebenso wie ein Fahrer sein Auto nicht schlagartig von 0 auf 100 Stundenkilometer beschleunigen kann, sondern Gang für Gang hochschalten muß, können Sie Ihren Körper nicht sofort in seine Maximalposition bringen. Arbeiten Sie immer mit der Atmung. Seien Sie achtsam und steigern Sie sich kontinuierlich. Der lange Weg beginnt mit dem ersten Schritt ...

> Er [der Yogi] halte seinen Körper unbewegt, Kopf und Nacken gerade und ruhig, den Blick auf die Spitze der Nase gerichtet, ohne herumzusehen.
>
> ›Bhagavad-Gītā‹, VI.13

Übungseinheit 17

Schwerpunkte

- Drehsitz und Drehbewegungen der Wirbelsäule
- Festigung des Kopfstands

Ablauf der Übungseinheit

- Joggen oder Tanzen, 15 Minuten
- Kurzentspannung, 2–4 Minuten
- Stehen mit gestreckten Armen, 1 Minute
- Kopfstand, 3mal 1 Minute

- Bogen, 2mal 20–40 Sekunden
- Katze, 1 Minute
- Kopf-Knie-Stellung, 2–3 Minuten
- Fisch, 1–2 Minuten
- Rad, 4–8 Atemzüge
- Ausgleichsstellung
- Kopfstand, 1 Minute
- Stehen und Drehen, 6mal pro Seite
- Drehübung, 1 Minute pro Seite
- Drehsitz, 2mal 20–40 Sekunden je Seite
- Baum, 1–2 Minuten pro Bein
- Krähe, 1 Minute

Techniken

Stehen und Drehen
Stellen Sie sich so hin, daß Ihre Füße etwas mehr als schulterbreit auseinander stehen. Die Arme sind nach vorne weggestreckt. Die Handflächen zeigen nach oben. Mit jeder Einatmung drehen Sie nun den Oberkörper zur Seite. Arme und Kopf gehen mit der Bewegung mit. Sie können die Arme aktiv langstrecken; dann spüren Sie bei der Drehung nach rechts einen leichten Zug im linken Arm und bei der Drehung nach links einen im rechten Arm. Ausatmend drehen Sie sich zur Mitte zurück und machen die gleiche Bewegung zur anderen Seite.

Drehsitz
Unter den vielen verschiedenen Drehübungen im Liegen oder Stehen ist der Drehsitz das effektivste Āsana zur Drehung der Wirbelsäule. Diese Pose versorgt das Rückgrat und damit die dort liegenden Nervenbahnen mit frischem Blut, was sich auch auf die Leistung des Gehirns auswirkt.

Das Foto zeigt den klassischen Halben Drehsitz: Nehmen Sie zuerst den Fersensitz ein. Aus diesem lassen Sie sich zur linken Seite heruntergleiten, so daß Sie auf der linken Außenseite des linken Beins sitzen. Dann stellen Sie das rechte Bein auf der

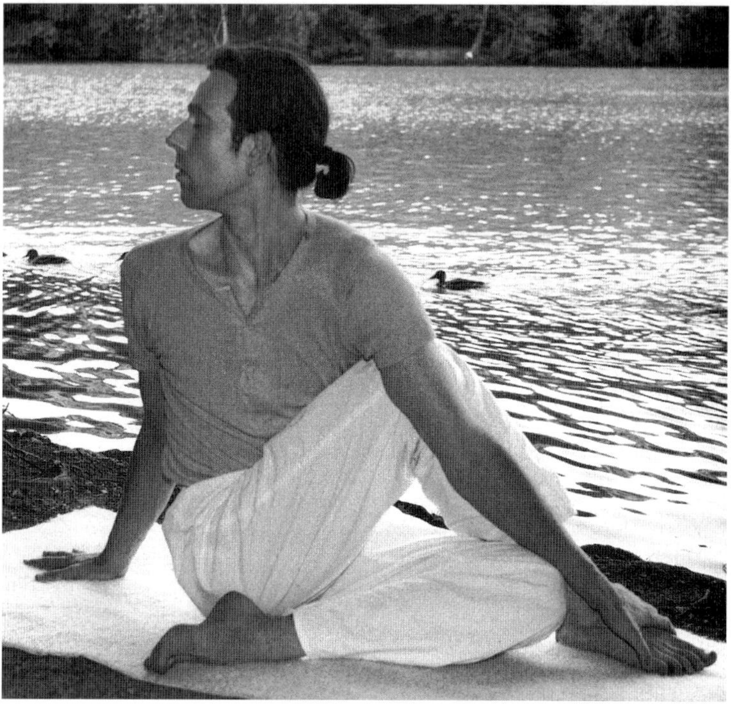

Abb. 26: Drehsitz

Außenseite des linken Knies ab. Beide Gesäßhälften sollten sich jetzt auf dem Boden befinden. Ist dies nicht der Fall, stellen Sie den rechten Fuß weiter nach vorne. Meist senkt sich dadurch das Gesäß.

Stützen Sie die rechte Hand etwa 30 Zentimeter hinter dem Rücken auf den Boden. Heben Sie den linken Arm und strecken Sie sich nach oben. Dann führen Sie den Arm vor dem rechten Knie vorbei und fassen den rechten Knöchel oder Fuß. Der Rücken sollte gerade sein. Achten Sie darauf, daß Sie im unteren Rückenbereich nicht zusammensacken. Wenn das geschieht, ist die Pose vielleicht noch zu schwer für Sie.

Mit der Ausatmung drehen Sie Oberkörper und Kopf nun nach rechts. Der Kopf bildet die Verlängerung der Wirbelsäule, neigt sich also nicht nach unten. Die Schultern sollten entspannt und möglichst auf einer Höhe sein. Mit jeder Ausatmung drehen Sie sich ein wenig weiter in die Stellung, mit jeder Einatmung richten Sie den Oberkörper noch ein bißchen auf. Verlassen Sie ausatmend das Āsana und fahren Sie in der gleichen Weise auf der anderen Seite fort.

Bereitet Ihnen die hier beschriebene Pose Schwierigkeiten, bietet sich eine Variation an: Die Position von Armen und Beinen sowie die Drehtechnik sind gleich, aber das linke Bein ist nicht angewinkelt, sondern nach vorne gestreckt. Dadurch sitzt man bequem und fest auf beiden Gesäßhälften und kann die gleiche Drehung des Oberkörpers ausführen. Der Vorteil der Pose mit angewinkeltem Bein besteht in einer zusätzlichen Öffnung des Beckenbereichs.

> Matsyendrāsana [Drehsitz] hebt den Appetit, weil das Verdauungsfeuer angefacht wird, und zerstört schreckliche Krankheiten im Körper. Wenn es ausgeführt wird, bringt es die → Kundalinī zum Steigen und macht den → Mond fest.
>
> ›Hatha-Yoga-Pradīpikā‹, I.27

Übungseinheit 18

Schwerpunkte

- Festigung von Drehsitz und Kopfstand
- Schnelle Abfolge von Posen

Ablauf der Übungseinheit

- Sonnengruß, 5–6 volle Runden
- Beinmuskulatur, 5 Minuten
- Fisch, 30–60 Sekunden

- Kopfstand, 1–2 Minuten
- Schulterstand, 1 Minute
- Pflug, 1 Minute
- Fisch, 30 Sekunden
- Rad, 20 Sekunden
- Ausgleichsstellung
- Sitzen mit gestreckten Armen, 30–60 Sekunden
- Hunde-Pose, 1 Minute
- Kobra, 1 Minute
- Kindspose
- Kopf-Knie-Stellung, 1–2 Minuten
- Heuschrecke, 15 Sekunden
- Bogen, 20–40 Sekunden
- Kindspose
- Drehen und Stehen, 6mal pro Seite
- Drehsitz, 2mal je 30–60 Sekunden pro Seite
- Stehen mit gestreckten Armen, 30 Sekunden
- Dreieck, 30 Sekunden pro Seite

Techniken

Wenn Sie bisher kontinuierlich geübt haben, werden Sie eine Steigerung Ihrer Flexibilität und Kondition bemerken. Damit haben Sie ein Potential aufgebaut, das Sie jetzt einsetzen können. Versuchen Sie, einige Āsanas hintereinander auszuführen und erst dann eine Entspannungspause zu machen. Bündeln Sie – auch nach eigenem Ermessen – Posen, die ineinander überleiten können. Gut kombinieren lassen sich beispielsweise Schulterstand, Pflug, Fisch, Rad und Ausgleichsstellung oder Kobra, Heuschrecke und Bogen sowie mehrere Balanceübungen.

Experimentieren Sie ruhig, aber vergessen Sie nicht, sich die nötigen Ruhepausen zu gönnen. Achten Sie auch auf den Unterschied zwischen einem längeren Halten der Yoga-Posen und einem kurzen, abwechslungsreichen Aneinanderreihen von Āsanas.

Konzentrieren Sie sich weiterhin auf Kopfstand und Drehsitz. Praktizieren Sie die Stellungen nicht halbherzig, sondern beachten Sie die Feinheiten, auf die bei der Anleitung hingewiesen wurde. Sollten Sie den Kopfstand noch nicht können, ist das kein Grund zu verzweifeln. Es ist allerdings ratsam, daß Sie sich einen Übungspartner suchen, der Ihnen hilft und Sie ermutigt.

> Das → Licht, das in der Sonne ist und die ganze Welt erhellt, das im Mond und im Feuer ist – wisse, daß dies Mein Licht ist.
>
> ›Bhagavad-Gītā‹, XV.12

Übungseinheit 19

Schwerpunkte

- Öffnung des Beckenbereichs
- Seitliches Beugen der Wirbelsäule
- Festigung des Kopfstands
- Vorbereitung auf den Liegenden Helden

Ablauf der Übungseinheit

- Sonnengruß, 4 volle Runden
- Kopfstand, 1–2 Minuten
- Schulterstand mit gespreizten Beinen, 2 Minuten
- Fisch, 1 Minute
- Kopf-Knie-Stellung, 2–3 Minuten
- Baumvariation im Sitzen, beliebig lang pro Seite
- Rad, 4–8 tiefe Atemzüge
- Dreieck, 2mal 30–50 Sekunden
- Sitzen mit gestreckten Armen, 30 Sekunden
- Gedrehte Kopf-Knie-Stellung, 2mal 30–60 Sekunden pro Seite
- Drehübung, 1–2 Minuten pro Seite
- Drehsitz, 60–90 Sekunden pro Seite

- Sitzen mit gestreckten Armen, 1 Minute
- Baum, 1 Minute pro Seite
- Kopfstand, 1 Minute

Techniken

Schulterstand mit gespreizten Beinen
Kommen Sie wie bisher in den Schulterstand und bleiben Sie einige Atemzüge in dieser Position. Dann spreizen Sie die Beine soweit es geht. Bleiben Sie im Becken »weich«. Sinken Sie nicht im Lendenwirbelbereich ein, sondern halten Sie den Rücken auch mit geöffneten Beinen gerade. Mit der Zeit öffnen sich die Beine durch gleichmäßiges Atmen und die Schwerkraft ein bißchen weiter. Zum Schluß die Beine wieder zusammenbringen und wie üblich aus dem Schulterstand abrollen.

Baumvariation
Setzen Sie sich auf den Boden wie bei der Ausgangsposition der Kopf-Knie-Stellung (→ S. 63). Winkeln Sie ein Bein an und legen Sie den Fuß auf bzw. an den anderen Oberschenkel wie beim Baum (→ S. 65). Im Idealfall liegt das Knie des angewinkelten Beins auf dem Boden. Wenn das noch nicht der Fall ist, üben Sie die Dehntechnik, die unten für die Gedrehte Kopf-Knie-Stellung beschrieben ist.

Falten Sie die Hände und heben Sie sie über den Kopf. Strecken Sie Ihren Rücken möglichst lang. Verkrampfen Sie sich dabei nicht im Nacken- und Schulterbereich. Nach einigen tiefen Atemzügen lösen Sie die Hände, beugen sich wie in der Kopf-Knie-Stellung hinunter und fassen den Fuß des ausgestreckten Beins. Das andere Bein bleibt angewinkelt. Achten Sie darauf, daß Sie sich aus der Hüfte und dem unteren Rücken beugen. Ausatmend kommen Sie hoch, strecken das angewinkelte Bein, schütteln es aus und führen die Übung auf der anderen Seite durch.

Gedrehte Kopf-Knie-Stellung
Vorübung: Setzen Sie sich mit gespreizten Beinen auf den Boden.

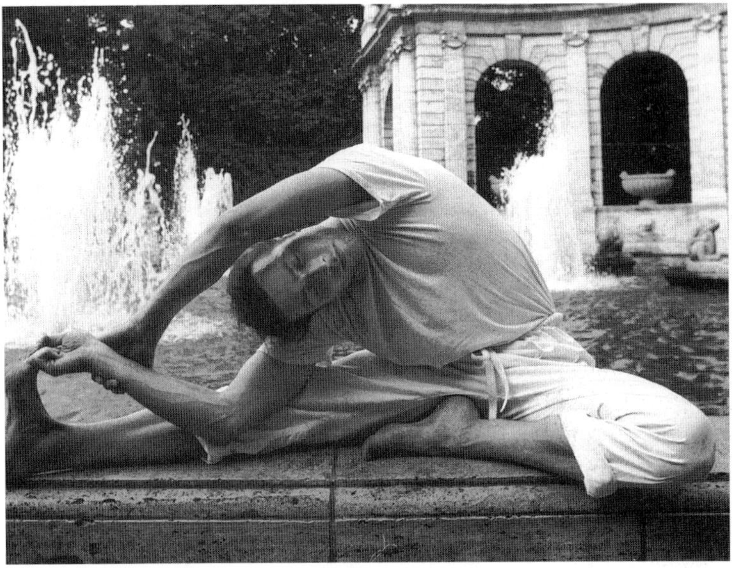

Abb. 27: Gedrehte Kopf-Knie-Stellung

Winkeln Sie das linke Bein so weit wie möglich an. Fassen Sie mit der rechten Hand den großen Zeh des rechten Fußes; nehmen Sie eventuell ein Tuch oder Band zuhilfe. Richten Sie Ihren Oberkörper auf und vergewissern Sie sich, daß Sie auf beiden Sitzhöckern sitzen. Dann legen Sie die linke Hand auf das linke Knie und drücken beide gegeneinander. Das ist dieselbe Technik wie bei der Beindehnung, die in Lektion 1 beschrieben wurde. Nach 15–20 Sekunden lösen Sie die Anspannung im Bein, drücken es mit der Hand vorsichtig etwas tiefer und beginnen von vorne. Machen Sie das solange weiter, bis das Bein sich nicht weiter dehnen läßt.

Nun strecken Sie den linken Arm nach oben, bringen den rechten Ellenbogen an der rechten Knieinnenseite auf den Boden und beugen dabei den Oberkörper nach rechts hinunter. Wenn möglich, greift die linke Hand das Gelenk der rechten. Ziehen Sie etwas am Handgelenk; dann zieht es in Ihrer linken Körperseite. Halten Sie den Rücken möglichst gerade. Der Kopf kann, wie auf dem Foto, nach unten hängen. Falls es für Sie schwierig sein sollte, den rechten Ellenbogen vor der Innenseite des Beins auf den Boden zu bringen, können Sie das rechte Bein etwas anwinkeln. Atmen Sie tief und entspannt. Wenn Sie weiter in die Stellung kommen, vergessen Sie nicht darauf zu achten, ob beide Gesäßhälften noch auf dem Boden sind. Bei konsequentem Üben dieses Āsanas, wird es Ihnen gelingen, den Oberkörper etwas nach oben zu drehen.

> Folgende Nahrungsmittel sind zu vermeiden; sie sind ungesund: Abgestandenes und Aufgewärmtes, zu stark Gesalzenes, zu Saures, Unverdauliches ... Folgende Dinge kann der → Yogi bedenkenlos zu sich nehmen: Weizen, Reis, Gerste, Milch, Ghee, Kandiszucker, Butter, Honig, Trockeningwer, Gurken, die fünf Küchenkräuter, Bohnen und gutes Wasser.
>
> ›Hatha-Yoga-Pradīpikā‹, I.60–62

Übungseinheit 20

Schwerpunkte

- Vertiefung der Übungen aus Lektion 19
- Balance- und Sitzvariation

Ablauf der Übungseinheit

- Sonnengruß, 4 volle Runden
- Beinmuskulatur, ca. 5 Minuten
- Kopfstand, 1–3 Minuten (ggf. mit Beinvariation)
- Schulterstand mit gespreizten Beinen, 2–3 Minuten
- Pflug, 1 Minute
- Fisch, 1–2 Minuten
- Bogen, 2mal 30 Sekunden
- Ausgleichsstellung

- Flieger mit Variation, 1 Minute pro Seite
- Kopf-Knie-Stellung im Stehen, 2 Minuten
- Drehsitz, 2mal je 1 Minute pro Seite
- Gedrehte Kopf-Knie-Stellung, 2 Minuten je Seite einschließlich Zwischenpose
- Kobra, 1–2 Minuten
- Heuschrecke, 4–8 tiefe Atemzüge
- Krähe, beliebig lange
- Kopf-Knie-Stellung im Stehen, 1 Minute
- Baum, 1 Minute pro Seite

Techniken

Die letzten Posen – Baumvariation, Gedrehte Kopf-Knie-Stellung und Drehsitz – arbeiten verstärkt am Hüftbereich. Die anderen Āsanas, die in diesem Übungsteil zusammengestellt sind, bewirken in erster Linie eine Steigerung der allgemeinen Flexibilität. Vor allem wird die Wirbelsäule nach vorne, hinten und zur Seite gestreckt sowie um ihre eigene Achse gedreht. Zudem vermitteln viele Āsanas ein Gefühl für das innere und äußere Gleichgewicht.

Eine gute Grundflexibilität ist die Voraussetzung für die Arbeit am Beckenbereich. Da die Hüfte im Zentrum des Körpers sitzt und sowohl mit der Beinmuskulatur als auch mit dem Rücken in Verbindung steht, laufen beinahe alle Bewegungen direkt oder indirekt über sie ab. Diese und die letzte Übungseinheit sind speziell auf ihre Schulung ausgerichtet. Am Ende dieses Kapitels findet sich zudem eine Liste mit allen Yoga-Posen, die im Lexikonteil beschrieben werden. Nachdem Sie das Übungsprogramm durchgearbeitet haben, können Sie sich somit weitere Posen heraussuchen, die stärker am Hüftbereich arbeiten. Berücksichtigen Sie bei der Ausführung der im Lexikonteil beschriebenen Übungen aber stets Ihre Grenzen. In jedem Fall sollten Sie zunächst das Übungsprogramm beenden.

Kopfstand mit Variation

Wenn Sie sich im Kopfstand bereits sicher fühlen, können Sie in der Stellung zusätzlich Beinvariationen machen: Grätschen Sie die Beine weit auseinander und lassen Sie sie mit dem Atem und der Schwerkraft sinken. Das haben Sie bereits im Schulterstand erprobt. Zum anderen können Sie die Beine wie eine Schere abwechselnd nach vorne und hinten grätschen. Die Zehen zeigen dabei in Richtung Boden. Machen Sie vier bis sechs solcher Wechsel.

Flieger mit Variation
Wahrscheinlich haben Sie gemerkt, daß es schwierig ist, den Flieger über eine längere Zeit zu halten. Ab einem gewissen Punkt benötigt man für die Pose viel Kraft. Um die Stellung dennoch länger zu halten und ihre positiven Effekte zu genießen, können Sie beide Hände vor sich auf den Boden bringen (sind Ihre Arme zu kurz, benutzen Sie einfach einen Klotz oder ein Bänkchen). Stützen Sie einen Teil Ihres Gewichts nun mit den Armen ab, aber halten Sie das gehobene Bein sowie die Hüfte weiterhin parallel zum Boden.

Gedrehte Kopf-Knie-Stellung mit Zwischenpose
Diese Variation bauen Sie entweder zwischen dem Wechsel der Beine ein oder Sie machen daraus ein eigenständiges Āsana. Auf dem Boden sitzend, grätschen Sie die Beine möglichst weit. Richten Sie Ihren Oberkörper auf. Spüren Sie die Länge der Wirbelsäule. Strecken Sie Ihre Arme nach oben, um noch länger zu werden. Dann beugen Sie sich – wie auch bei anderen Posen – aus dem Becken und dem unteren Rücken nach vorne und unten. Knicken Sie nicht im oberen Rücken ab, wenn Sie versuchen, tiefer hinunter zu kommen.

Manche Menschen, nach meiner Erfahrung besonders Frauen mit Hohlkreuz, können sich fast flach auf den Boden legen, andere kommen nur sehr wenig nach unten – jeder Mensch bringt andere anatomische Voraussetzungen mit. Lassen Sie sich also nicht entmutigen, wenn Sie sich nur wenig hinunter beugen können. In diesem Fall hilft ein Kissen unter dem Gesäß, das Ihre Hüfte bereits etwas nach vorne kippt. Sie werden den Unterschied merken.

> Wer Mir [Krishna] in Hingabe ein Blatt, eine Blume, eine Frucht oder ein wenig Wasser opfert – dessen so hingebungsvoll und mit reinem Geist gegebenes → Opfer nehme Ich an.
> ›Bhagavad-Gītā‹, IX.26

Übungseinheit 21

Schwerpunkte

- Erlangen von Routine
- Gleichgewichtsposen
- Vor- und Rückwärtsbeugen

Ablauf der Übungseinheit

- Sonnengruß, 5 volle Runden
- Beinmuskulatur, ca. 5 Minuten
- Handstand an die Wand, 30–60 Sekunden
- Kindspose
- Kopfstand, 2–3 Minuten (ggf. mit Beinvariationen)
- Adler, 1 Minute pro Seite
- Flieger mit Variation, 1 Minute pro Seite
- Kopf-Knie-Stellung, 2–3 Minuten
- Rad, 4–8 tiefe Atemzüge
- Ausgleichsstellung
- Hunde-Pose, 1–2 Minuten
- Bogen, 30–60 Sekunden
- Pflug, 1 Minute
- Fisch mit Beineheben, 3mal 1 Minute
- Drehübung, 1–2 Minuten pro Seite
- Dreieck, beliebig lang
- Drehsitz, beliebig lang
- Baumvariation im Sitzen, 1 Minute pro Bein
- Baum, beliebig lang

- Adler, beliebig lang
- Krähe, 40 Sekunden
- Sitzen mit ausgestreckten Armen, 30–60 Sekunden

Techniken

Im wesentlichen ist diese Lektion so ausgerichtet, daß Sie Ihre eigene Routine entwickeln können. Halten Sie die Stellungen, solange Sie wollen und können – außer Handstand, Kopfstand und Rad. Erspüren Sie Ihre Grenzen und denken Sie immer an die nötige Entspannung zwischen den Posen. Versuchen Sie auch, konzentriert zu sein, d.h. Ihre Aufmerksamkeit auf das Hier und Jetzt zu richten.

Adler
Diese Gleichgewichtsübung wirkt vorbeugend gegen Krampfadern, da sie die Beine entlastet. Im Stehen knicken Sie im rechten Bein leicht ein. Dann »wickeln« Sie Ihr linkes Bein darum und pressen beide Beine leicht gegeneinander. Die Arme wickeln Sie so umeinander, wie auf dem Foto zu sehen ist und drücken sie ebenfalls gegeneinander. Nach etwa einer Minute lösen Sie die Stellung auf und führen sie genau umgekehrt aus. Halten Sie Rücken und Kopf dabei aufrecht. Suchen Sie sich, wie bei den anderen Gleichgewichtsposen, mit den Augen einen Punkt zum Fixieren.

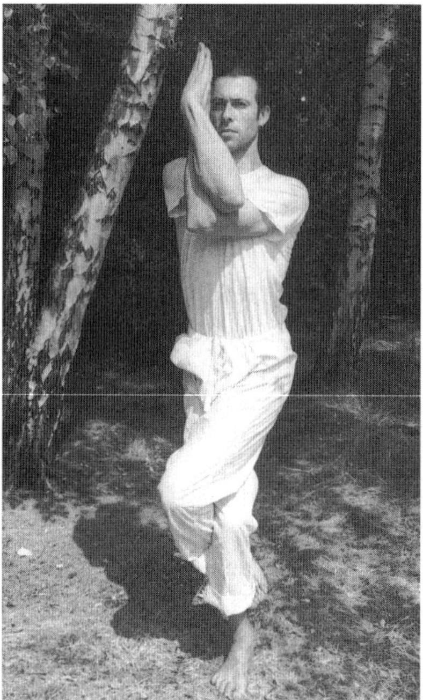

Abb. 28: Adler

Fisch mit Beineheben
Gehen Sie wie gewohnt in den Fisch. Im Unterschied zur normalen Fisch-Stellung heben Sie abwechselnd jeweils ein Bein nach oben. Das angehobene Bein ist durchgestreckt, und die Zehen zeigen zum Kopf.

> Alles, was du tust, alles, was du ißt, alles, was du opferst, alles was du gibst, jede → Askese, oh → Arjuna, bringe es Mir [Krishna] zum Opfer.
>
> ›Bhagavad-Gītā‹, IX.27

Übungseinheit 22

Schwerpunkte

- Rückwärtsbeugen
- Arbeit an der vorderen Oberschenkelmuskulatur

Ablauf der Übungseinheit

- Sonnengruß, beliebig viele Runden
- Beinmuskulatur, 5–7 Minuten
- Schulterstand mit anschließendem Beinesenken, 2–3 Minuten 4mal pro Bein
- Pflug, 2 Minuten
- Fisch, 1 Minute
- Kopf-Knie-Stellung, 2–3 Minuten
- Katze, 1 Minute
- Kamel, 3mal je 20–40 Sekunden
- Katze, 1 Minute
- Hunde-Pose, beliebig lange
- Zwischenpose der Gedrehten Kopf-Knie-Stellung, 1 Minute
- Stehen mit angewinkeltem Bein
- Halber Bogen mit jeweils einem Bein, 1 Minute pro Seite

- Kamel, 30 Sekunden
- Ausgleichsstellung
- Sitzen mit gestreckten Armen, 1 Minute
- Kopf-Knie-Stellung, 2–3 Minuten

Techniken

Diese Lektion bereitet Sie auf den Liegenden Helden vor. Wie so oft, ist die Stellung für einige Menschen sehr leicht, für andere sehr schwer. Speziell für diejenigen, denen der Liegende Held schwerfällt, sind die folgenden Übungen gedacht.

Kamel
Knien Sie sich etwas mehr als schulterbreit hin. Stützen Sie sich dann mit den Händen auf den Fersen ab. Falls Sie beim Zurückbeugen unsicher sind, bringen Sie die Hände nacheinander nach

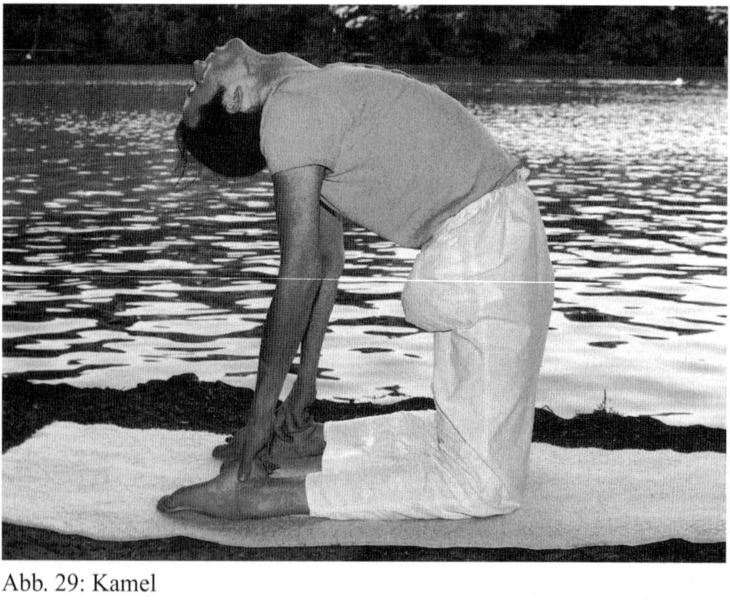

Abb. 29: Kamel

hinten. Der Kopf hängt locker nach unten, und die Hüfte wird nach vorne weggedrückt. Versuchen Sie auch, die Oberschenkel nach vorne zu drücken (sie müssen sich dabei nicht unbedingt bewegen). Öffnen Sie den Brustkorb und atmen Sie trotz der Anstrengung tief durch.

Wenn das Kamel Ihnen leichtfällt, greifen Sie mit den Händen schrittweise bis zu den Kniekehlen und beugen sich so weiter in das Āsana hinein. Die Pose wird ausatmend verlassen. Es empfiehlt sich, danach eine Gegenstellung wie z.B. die Kindspose einzunehmen. Achten Sie während der ganzen Übung besonders auf Ihren Lendenwirbelbereich. Dort sollten keine stechenden Schmerzen auftreten, sonst sind Sie für Ihre Beweglichkeit zu weit gegangen.

Stehen mit angewinkeltem Bein

Diese Übung bereitet Sie ebenfalls auf den Liegenden Helden vor. Beim Sitzen mit gestreckten Armen konnten Sie bereits versuchen, Ihre Knie etwas nach außen zu drehen. Bei dieser stehenden Pose lernen Sie, Ihre Oberschenkelmuskulatur zu dehnen:

Sie stehen auf dem rechten Bein. Den linken Fuß halten Sie hinter dem Gesäß mit der linken Hand fest. Wieder können Sie eine aktive Drucktechnik anwenden, indem Sie Fuß und Hand gegeneinanderdrücken. Versuchen Sie dabei, das linke Knie zum rechten Knie zu bringen, so daß die Oberschenkel parallel sind. Der Körper ist gerade. Fallen Sie nicht ins Hohlkreuz, sondern drücken Sie den unteren Rücken nach hinten weg. Den rechten Arm können Sie nach oben strecken, um ein Gefühl der Länge zu erhalten. Oder Sie halten sich mit ihm fest, wenn Sie Gleichgewichtsprobleme bei dieser Pose haben. Führen Sie die Übung auch mit dem anderen Bein aus.

Halber Bogen mit einem Bein

Auch wenn Sie den vollen Bogen beherrschen, üben Sie zur Vorbereitung auf den Liegenden Helden bitte nur den Halben Bogen, so wie er in Übungseinheit 7 erklärt ist (→ S. 54–55). Drücken Sie hierbei ähnlich wie beim Stehen mit angewinkeltem Bein den Fuß und die Hand gegeneinander.

> Wahrlich, es gibt in dieser Welt keine Läuterung vergleichbar der → Erkenntnis. Wer im Yoga vollkommen ist, findet sie zur rechten Zeit im → Selbst.
>
> ›Bhagavad-Gītā‹, IV.38

Übungseinheit 23

Schwerpunkte

- Liegender Held und Vorbereitungen
- Längeres Halten von Kopfstand und Drehsitz

Ablauf der Übungseinheit

- Sonnengruß, beliebig viele Runden
- Kopfstand, 2–4 Minuten (ggf. mit Beinvariationen)
- Sitzen mit gestreckten Armen, 1 Minute
- Adler, 1 Minute pro Seite
- Drehen im Stehen, 6mal pro Seite
- Drehübung, 1–2 Minuten pro Seite
- Drehsitz, beliebig lang pro Seite
- Baum, 1 Minute pro Seite
- Baumvariation im Sitzen, 1 Minute pro Seite
- Kobra, 2 Minuten
- Heuschrecke, 4–8 tiefe Atemzüge
- Bogen, 2mal 30 Sekunden oder länger
- Kamel, 2mal 30 Sekunden oder länger
- Ausgleichsstellung
- Stehen mit angewinkeltem Bein
- Liegender Held, 2mal 30–90 Sekunden
- Kindspose
- Gedrehte Kopf-Knie-Stellung mit Zwischenpose, beliebig lang
- Hunde-Pose, 1–2 Minuten

- Stehen mit gestreckten Armen, 30 Sekunden
- Dreieck, beliebig lang
- Kopf-Knie-Stellung im Stehen, 1 Minute

Technik

Liegender Held
Es gibt zwei Variationen, um in den Liegenden Helden zu kommen. Zunächst die klassische Variante: Gehen Sie in den Fersensitz, drücken Sie dann die Unterschenkel etwas nach außen, so daß Sie mit dem Gesäß auf dem Boden sitzen. Wenn Ihnen das keine Probleme mit den Knien bereitet, beugen Sie sich langsam nach hinten, bis Sie schließlich ganz mit dem Rücken auf der Erde liegen. Die Arme werden vom Kopf weggestreckt.

In dieser Stellung drücken Sie aktiv Knie und Unterschenkel gegen den Boden und stemmen die Hüfte etwas nach oben, indem Sie das Gesäß zusammenziehen. Entstehen Schmerzen im unteren Rücken, sind Sie zuweit in das Āsana gegangen. Beugen Sie sich dann nur noch halb so weit nach unten und stützen Sie sich auf die Unterarme oder Hände auf. Gehen Sie immer nur soweit hinunter, wie es für Sie angenehm ist. In jeder Position werden

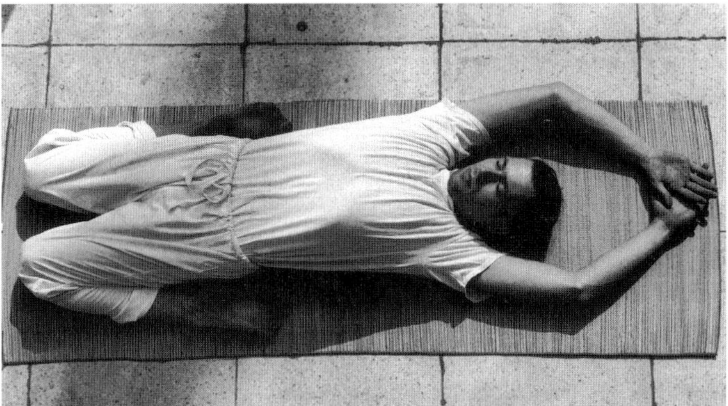

Abb. 30: Liegender Held

Sie einen mehr oder minder starken Zug in der Oberschenkelmuskulatur spüren. Das ist beim Liegenden Helden beabsichtigt.

Falls Sie Kniebeschwerden haben, ist Ihre Ausgangsposition der Fersensitz. Aus diesem beugen Sie sich wie gerade beschrieben nach hinten. Meistens ist das schwerer, und Sie kommen nur bis auf die Unterarme hinunter. Versuchen Sie dabei die Knie zusammenzuhalten, denn beim Hinunterbeugen öffnen sie sich leicht. Nach der Übung sollten Sie die Kindspose einnehmen.

> Die Zeichen für Vollkommenheit im Hatha-Yoga sind: der Körper wird dünn, die Sprache fließend, die inneren → Klänge sind deutlich hörbar, die Augen sind klar und strahlend, der Körper ist frei von allen Krankheiten, die Samenflüssigkeit ist konzentriert, das Verdauungsfeuer ist stärker, und die → Nadis [Energiekanäle] sind rein.
>
> ›Hatha-Yoga-Pradīpikā‹, II.78

Übungseinheit 24

Schwerpunkte

- Vertiefung des Liegenden Helden
- Entwicklung von Routine
- Variation des Schulterstands

Ablauf der Übungseinheit

- Sonnengruß, 4 volle Runden
- Beinmuskulatur, ca. 5 Minuten
- Kopfstand, 2–3 Minuten
- Schulterstand, 2–3 Minuten
- Pflug, 2 Minuten
- Rad, 4–8 Atemzüge
- Gedrehte Kopf-Knie-Stellung, 2 Minuten pro Seite

- Stehen mit gestreckten Armen, 1 Minute
- Kamel, 30–60 Sekunden
- Ausgleichsstellung
- Liegender Held, 30–90 Sekunden
- Zwischenpose der Gedrehten Kopf-Knie-Stellung, beliebig lang
- Hunde-Pose, 1–2 Minuten
- Baumvariation im Sitzen, 1 Minute pro Seite
- Krähe, 30 Sekunden
- Flieger, 1 Minute pro Seite
- Schulterstand mit zusammengelegten Fußsohlen, 1–2 Minuten
- Kobra, 2–3 Minuten
- Bogen, 30–50 Sekunden
- Drehsitz, 1–2 Minuten pro Seite

Techniken

Sie haben in den vergangenen Lektionen bereits viele Āsanas kennengelernt. Im Prinzip kann man sich mehrere Jahre allein damit beschäftigen. Üben Sie die oben angegebene Stellungsabfolge daher mit Ruhe und Gelassenheit. Erzwingen Sie nichts, sondern freuen Sie sich über das, was Sie bereits können. Viel Arbeit und Disziplin liegt ja bereits hinter Ihnen.

Schulterstand mit zusammengelegten Fußsohlen
Kommen Sie wie gewöhnlich in den Schulterstand. Nach einigen tiefen Atemzügen senken Sie die Beine und bringen die Fußsohlen zusammen. Atmen Sie in der Vorstellung tief bis in das Becken hinein, und versuchen Sie, es mit jedem Atemzug ein bißchen zu öffnen. Der Rücken bleibt gestreckt. Um die Pose aufzulösen, strecken Sie die Beine wieder nach oben und rollen wie gewohnt ab.

> Der Yogi, der in dem Āsana Vollkommenheit erlangt hat, übt → Prāṇāyāma nach den Anweisungen seines → Gurus, wobei seine → Sinne beherrscht sind und er sich während der ganzen Zeit nahrhaft und maßvoll ernährt.
>
> ›Hatha-Yoga-Pradīpikā‹, II.1

Zusätzliche Übungsprogramme

Im folgenden sind drei verschiedene Übungsprogramme zusammengestellt, die Sie nach Belieben praktizieren können. Jede der drei Reihen von Yoga-Posen hat eine unterschiedliche Wirkung, die Sie selbst testen können. Wenn Sie die 24 Lektionen erfolgreich gemeistert haben, dürften die Übungsprogramme Ihnen nicht schwerfallen. Praktizieren Sie je nach Lust und Laune eins von ihnen und genießen Sie seine wohltuende Wirkung.

Schnelle Folge

Dieses Programm wirkt speziell gegen Trägheit und depressive Stimmungen. Gehen Sie mit Elan daran, denn es fordert Ihre Kondition und Flexibilität. Die einzelnen Stellungen sollten nicht zu lange gehalten werden, sondern möglichst fließend ineinander übergehen.

Übungsverlauf

- Aufwärmen entweder mit Sonnengruß oder Joggen/Tanzen
- Kopfstand
- Schulterstand
- Pflug
- Entspannungslage (Shavāsana)
- Kopf-Knie-Stellung

- Pflug
- Schulterstand
- Sitzen mit gestreckten Armen
- Pflug
- Zwischenpose der Gedrehten Kopf-Knie-Stellung
- Pflug
- Hunde-Pose
- Pflug
- Schulterstand
- Rad mit Ausgleichsstellung
- Kopfstand
- Tiefenentspannung, 5–7 Minuten

Meditative Folge

Im Gegensatz zur vorangegangenen Übungsreihe sollten die Stellungen nun sehr lange gehalten werden und somit ein Ruhigwerden unterstützen. Seien Sie bei allen Āsanas konzentriert, lassen Sie den Atem fließen und sinken Sie Schritt für Schritt in die Posen. Wenn möglich, schließen Sie so oft es geht die Augen. Nehmen Sie sich Zeit für dieses Programm. Es kann hilfreich sein, während der Übungen entspannende Musik zu hören.

Übungsverlauf

- Sonnengruß, 5–6 volle Runden
- Kopfstand, 4–5 Minuten
- Schulterstand, 5–10 Minuten
- Pflug, 4–5 Minuten
- Rad, 30–60 Sekunden
- Ausgleichsstellung und Kurzentspannung, mindestens 2 Minuten
- Kopf-Knie-Stellung, 5 Minuten
- Kobra, 3–4 Minuten
- Bogen, 30–60 Sekunden
- Drehübung, 2 Minuten pro Seite

- Drehsitz, beliebig lang pro Seite
- Gedrehte Kopf-Knie-Stellung, 3 Minuten pro Seite
- Tiefenentspannung, 10 Minuten

Gleichgewichtsfolge

Diese Übungsreihe ist speziell zur Förderung des inneren Gleichgewichts konzipiert. Anhand der verschiedenen Balanceposen können Sie erkennen, ob Sie gerade in sich ruhen oder stark in Gedanken sind. Wenn Sie diese Reihe von Āsanas konzentriert üben, stellt sich durch das äußere Halten der Posen auch ein inneres Gleichgewicht ein. Bleiben Sie solange in den Stellungen wie es Ihnen angenehm ist.

Übungsverlauf

- Sonnengruß, 4 volle Runden mit Pause nach jeder Runde
- Handstand, 5–10 Atemzüge
- Kopfstand mit Beinvariationen
- Krähe
- Stehen mit angewinkeltem Bein
- Liegender Held, 1–2 Minuten
- Flieger
- Kamel
- Krähe
- Stehen auf Zehenspitzen
- Baum
- Heuschrecke, 2mal 4–8 Atemzüge
- Katze, 1 Minute
- Kopfstand, 3 Minuten
- Schulterstand mit zusammengelegten Fußsohlen, 1 Minute
- Schulterstand mit gegrätschten Beinen, 2 Minuten
- Fisch, 1 Minute
- Adler
- Flieger
- Kopfstand, 2 Minuten

Alphabetische Liste der Yoga-Posen

Die folgende Liste benennt alle Āsanas, die ausführlich im zweiten Teil dieses Buches beschrieben sind. Den deutschen Bezeichnungen der Āsanas folgt immer der Sanskrit-Begriff, um Verwechslungen, die aufgrund der oft unterschiedlichen Übersetzungen entstehen können, zu vermeiden. Wenn Sie die Posen unter ihrer Sanskrit-Bezeichnung nachschlagen, finden Sie dort eine genaue Anleitung zur Ausübung sowie eine Reihe von Variationen der Stellung. Zudem werden praktische Übungshilfen und -tricks genannt und die gesundheitsförderne Wirkung der einzelnen Āsanas angesprochen. Beachten Sie bei der Ausführung die grundsätzlichen Regeln der Yoga-Praxis wie beispielsweise das Ergänzen einer vorwärtsbeugenden Stellung mit einer rückwärtsbeugenden, so können die folgenden Posen im Laufe der Zeit eine wertvolle Ergänzung Ihres eigenen Übungsprogramms werden. Einige Posen sind allerdings sehr anspruchsvoll und sollten eventuell mit einem → Yoga-Lehrer geübt werden. Mit 80 Grundstellungen und noch einmal so vielen Variationen ist dies Stoff für ein ganzes Leben!

Adler (Garudāsana)
Baum (Vrikshāsana)
Befreite Pose (Muktāsana)
Bein-Hände-Stellung (Eka-Pāda-Hasthāsana)
Bein-Kopf-Stellung (Eka-Pāda-Shīrshāsana)
Berg (Parvatāsana)
Bogen (Dhanurāsana)
Boot (Paripūrna-Nāvāsana)
Brücke (Setu-Bandhāsana)
Delphin (Makarāsana)
Diamant-Stellung (Vajrāsana)
Drehsitz (Matsyendrāsana)
Dreieck (Trikonāsana)
Elefantenrüssel-Pose (Eka-Hastha-Bhujāsana)
Embryo-Pose (Garbhāsana)

Erweiterte Frosch-Pose (Uttāna-Mandukāsana)
Erweiterte Schildkröte (Uttāna-Kūrmāsana)
Fisch (Matsyāsana)
Frosch (Mandukāsana)
Gaslösende Stellung (Vātāyanāsana)
Gebogene Stellung (Vakrāsana)
Gebundener Lotus (Bandha-Padmāsana)
Gedrehte Kopf-Knie-Stellung (Jānu-Shirshāsana)
Gedrehter Seitenwinkel (Parivritta-Pārshvakonāsana)
Gefährliche Pose (Sankatāsana)
Gehobene Pose (Utkatāsana)
Geöffnete Bein-Fuß-Stellung (Prasārita-Pādottānāsana)
Gespreizte Vorwärtsbeuge (Upavishta-Konāsana)
Glückliche Pose (Svāstikāsana)
Goraksha-Pose (Gorakshāsana)
Göttliche Pose (Anantāsana)
Günstige Pose (Bhadrāsana)
Hahn-Pose (Kukkutāsana)
Halbmond (Ardha-Candrāsana)
Handstand (Adho-Mukha-Vrikshāsana)
Helden-Pose (Vīrāsana)
Heuschrecke (Shalabhāsana)
Hunde-Pose (Adho-Mukha-Svānāsana)
Kamel (Ushtrāsana)
Knie-Fuß-Stellung (Vatyanāsana)
Kniende Stellung (Supta-Vajrāsana)
Kobra (Bhujangāsana)
Kopf-Knie-Stellung (Pashchimottānāsana)
Kopf-Knie-Stellung im Stehen (Pāda-Hasthāsana)
Kopf-Zehen-Stellung (Shīrshangushtāsana)
Kopfstand (Shirshāsana)
Krähe (Kākāsana)
Kranich (Bekāsana)
Krieger (Vīrāsana)
Krishna-Pose (Krishna-Āsana)
Kuhkopf (Gomukhāsana)
Leichenstellung (Shavāsana)

Liegender Held (Supta-Vīrāsana)
Lotus-Sitz (Padmāsana)
Löwe (Simhāsana)
Mächtige Pose (Urgāsana)
Marīchi-Pose (Marīcyāsana)
Ohr-Knie-Stellung (Karna-Pīdāsana)
Pfau (Mayūrāsana)
Pfeil-und-Bogen-Pose (Akarna-Dhanurāsana)
Pflug (Halāsana)
Rad (Chakrāsana)
Reiher (Krauncāsana)
Schildkröte (Kūrmāsana)
Schlaufe (Pāshāsana)
Schulterstand (Sarvangāsana)
Schwingende Pose (Lolāsana)
Seitliche Rumpfbeuge (Pārshvottānāsana)
Sitzende Vorwärtsbeuge (Baddha-Konāsana)
Skorpion (Vrishikāsana)
Sonnengruß (Sūrya-Namaskar)
Spagat (Ānjaneyāsana)
Stab-Pose (Dandāsana)
Tänzer (Natarājāsana)
Taube (Kapothāsana)
Totenstellung (Shavāsana)
Verborgene Pose (Guptāsana)
Vollendete Pose (Siddhāsana)
Yoga-Mudrā-Pose (Yoga-Mudrā)
Zehenspitzen-Stellung (Pādandgushtāsana)

Atemübungen

Der Atem verbindet uns von Anfang an mit dem Leben. Viele unserer körperlichen wie geistigen Prozesse können wir dem eigenen Willen unterwerfen, sie verdrängen oder verändern. Nur der Atem, dieser innigste Kontakt mit der Welt, behauptet seine Selbständigkeit. Jeder muß atmen, ob er will oder nicht.

Bei der Praxis des Hatha-Yoga geht es immer wieder um die zentrale Frage: Wie wird geatmet?

Die Frage läßt sich auf zwei Ebenen beantworten. Zum einen ist der Atem beim Ausführen aller Körperposen äußerst wichtig. Das Ausüben der Āsanas ist mit dem Gang der Atmung sehr eng verbunden. Am auffälligsten ist das, wenn Sie den Atem anhalten oder sich verkrampfen. Dann bekommen Sie aufgrund der unzureichenden Sauerstoffzufuhr am nächsten Tag Muskelkater. Wird hingegen durch tiefe und gleichmäßige Atmung genug Sauerstoff bereitgestellt, arbeitet der Muskel störungsfrei und läßt sich zudem besser dehnen. In einige Posen läßt man sich z. B. einfach mit der Atmung hineinsinken (→ S. 70).

In dieser Hinsicht hat die Atmung also vor allem eine physiologische Bedeutung. Sie sorgt dafür, daß Körper und Organismus optimal arbeiten. Um bestmöglich mit dem Atem umzugehen, benötigt man ein »Atembewußtsein«. Der erste Teil dieses Kapitels stellt Ihnen daher Übungen vor, mit denen Sie Ihre Atmung bewußt wahrnehmen lernen. Im Yoga-Unterricht erlebt man immer wieder, daß Schüler zwar irgendwie atmen, aber nur sehr selten wirklich bewußt. Wird eine Yoga-Stellung komplexer, stockt der Atem oder wird gehalten. Dann sieht man krebsrote Gesichter mit zusammengepreßten Lippen …

Es empfiehlt sich also, die bescheidenen Atemübungen durchzuführen, wenn man mit Yoga-Stellungen beginnt. So rüstet man sich von Anfang an für eine erfolgreiche Yoga-Praxis. Darüber hinaus ist ein ausgebildetes Atembewußtsein das beste Fundament für alle weiteren Atemtechniken im Yoga.

Zusätzlich zu seiner physiologischen Bedeutung besitzt der Atem eine sehr enge Verbindung mit dem Bewußtsein. Erinnern Sie sich einmal an ganz entspannte Momente, wie das genüßliche Lesen eines Romans, und auf der anderen Seite an gereizte Situationen, wie die Konfrontation mit einem Vorgesetzten. Im ersten Fall bemerkt man den Atem kaum noch, im zweiten ist die Kehle wie zugeschürt, und das Atmen fällt schwer. Die entspannte oder wütende Haltung in solchen Situationen drückt sich immer in der Atmung aus.

Es ist eines der größten Verdienste der Yogis, diese gegenseitige Abhängigkeit von → Atem und → Geist erkannt und in ein System gebracht zu haben. Sie nennen das → Prānāyāma, Kontrolle des Atems (→ S. 116), und haben dafür verschiedene Techniken entwickelt, die grundsätzlich alle den gleichen Zweck verfolgen: Über die Kontrolle der Atmung soll der Geist bzw. das Bewußtsein beeinflußt werden. Durch eine rhythmische Atmung versucht man, den Geist von seiner Sprunghaftigkeit und Wirrnis zu befreien (vgl. → Vritti). Einige dieser Atemtechniken sind im zweiten Teil dieses Kapitels erläutert. Sie werden bemerkenswerte Erfahrungen damit machen. Doch arbeiten Sie zuerst an Ihrem Atembewußtsein!

Das Atembewußtsein entwickeln

Kreuzatmung

Stellen Sie sich mit fast geschlossenen Beinen hin. Strecken Sie die Arme waagerecht nach vorne. Die Handflächen weisen nach oben. Mit jeder Einatmung öffnen Sie den Brustkorb, indem Sie die Arme auf gleicher Höhe zu den Seiten führen, so daß Ihr Körper ein Kreuz bildet. Ausatmend schließen Sie die Arme wieder. Wenn Sie die Übung mit geschlossenen Augen machen, können Sie noch deutlicher spüren, wie sich mit der Einatmung der Brustbereich weitet. Führen Sie die Kreuzatmung ein bis zwei Minuten durch und ruhen Sie sich dann aus.

Danach versuchen Sie, die Übung bewußt falsch zu machen, indem Sie Ihre Arme mit der Ausatmung öffnen und mit der Einatmung schließen. Sicher bemerken Sie einen deutlichen Unterschied. In allen Posen und Atemtechniken ist der Atem Ihr Freund. Bewegen Sie sich daher stets mit der Atmung.

Baumatmung

Stellen Sie sich hüftbreit hin. Falten Sie die Handflächen vor der Brust zusammen. Dann beugen Sie leicht die Knie, eventuell gehen Sie sogar in die Hocke. Mit jeder Einatmung strecken Sie die Arme lang nach oben und kommen gleichzeitig aus der Hocke, bis Sie auf den Zehenspitzen stehen. Ihr Körper sollte jetzt so weit wie möglich gedehnt sein. Mit der Ausatmung senken Sie die gefalteten Hände und gehen wieder in die Knie. Werden Sie klein. Sie können Sich vorstellen, mit jeder Einatmung wie ein großer Baum zum Himmel zu wachsen. Machen Sie diese Übung ein bis zwei Minuten lang. Danach bleiben Sie mit geschlossenen Augen stehen und spüren der Atmung nach.

RAM-Atmung

Diese Übung ist der vorangegangenen ähnlich, jedoch setzen Sie hierbei zusätzlich Ihre Stimme ein. Stellen Sie sich wieder hüftbreit hin. Die Arme hängen entspannt seitlich des Körpers. Mit der Einatmung heben Sie langsam beide Arme, als wollten Sie einen Kreis beschreiben, bis die Hände sich über dem Kopf berühren. Gleichzeitig stellen Sie sich auf die Zehenspitzen. Mit der Ausatmung senken Sie die Arme und Fersen langsam wieder. Gleichzeitig geben Sie ausatmend die Silbe RAM von sich. Strecken Sie die Silbe, bis Ihre Arme ganz abgesenkt sind. Fühlen Sie die Vibration im Brustkorb, die hierdurch entsteht. Auch diese Übung können Sie ein bis zwei Minuten praktizieren. Sicher gelingt Ihnen das spielend. Sie können die RAM-Atmung erweitern, indem Sie nach jeder Einatmung etwas länger auf den Zehenspitzen stehenbleiben, den Atem dabei kurz anhalten, und erst dann auf RAM ausatmen.

Stop-and-Go-Atmung

Unsere Atmung besteht grundsätzlich aus drei Phasen: Einatmen, Ausatmen und Atemanhalten. Das Anhalten des Atems, das in der yogischen Atem-Praxis als → Kumbhaka bekannt ist, fällt uns normalerweise nicht auf. Doch ist jeder Atemwechsel von einer kleinen Atempause gekennzeichnet. Für einen kurzen Moment hört die Atmung einfach auf. Diesen Moment sollen Sie in der folgenden Übung kennenlernen.

Setzen Sie sich bequem in den Fersen- oder Schneidersitz und atmen Sie entspannt ein bis zwei Minuten durch die Nase ein und aus. Nach einiger Zeit wird sich Ihre Atmung verlangsamen und der Atem rhythmisch fließen. Nun unterbrechen Sie den Fluß der Atmung, indem Sie nach jedem Einatmen für ein, zwei Sekunden den Atem anhalten, bevor Sie wieder ausatmen. Nach dem Ausatmen machen Sie das gleiche. Erst dann atmen Sie ein, halten wieder kurz den Atem usw. Machen Sie das etwa zwei Minuten lang. Achten Sie darauf, daß der vorher fließende Gang der Atmung nicht ins Stocken gerät.

Dehnungsatmung

Legen Sie sich auf den Rücken in die Entspannungslage (→ Shavāsana). Legen Sie beide Hände auf den Bauch und atmen Sie in den Bauchbereich hinein. Fühlen Sie, wie die Bauchdecke sich hebt und senkt. Atmen Sie mal ganz tief, mal eher flach. Wie fühlt sich der Bauch an? Dann legen Sie beide Hände seitlich an den Brustkorb und atmen tief in diesen Bereich. Spüren Sie, wie die Rippen an den Seiten gedehnt werden und der Brustkorb sich füllt. Zuletzt bringen Sie Ihre Hände zwischen Brust und Schlüsselbein und atmen auch in diese Region tief hinein. Jetzt haben Sie alle Bereiche Ihrer Lunge angesprochen. Versuchen Sie nun, wie bei der vollen → Yoga-Atmung, vier bis acht Atemzüge lang den gesamten Lungenbereich zu füllen, indem Sie nacheinander in Bauch-, Brust- und Schlüsselbeinregion hineinatmen und in gleicher Reihenfolge wieder ausatmen. Nach diesen tiefen Atemzügen strecken Sie die Arme nach oben über den Kopf und atmen entspannt und normal für ein bis zwei Minuten in die dadurch gedehnte Lunge.

Laufatmung

Mit dieser Übung sollen Sie sich Ihrer Atmung ganz automatisch, sozusagen ohne Ihr Zutun, bewußt werden; allerdings ist die Übung sehr anstrengend und sollte nur durchgeführt werden, wenn Sie über genügend Kondition verfügen. (Gegebenenfalls ist es ratsam, die Übung nur über die Hälfte der vorgegebenen Zeit auszuführen). Sie laufen für 10 bis 15 Minuten auf einer Stelle, entweder in Ihrer Wohnung oder im Freien. Dabei strecken Sie die Arme nach oben. Seien Sie dynamisch und heben Sie die Beine richtig vom Boden, also kein Trippelschritt. Vielleicht suchen Sie sich einen Punkt, auf den Sie Ihren Blick richten. Das wird Ihnen inneren Halt geben.

Dieses Laufen mit nach oben gestreckten Armen wird Sie durch verschiedene Atemphasen bringen. Anfangs ist alles noch leicht, dann wird es langsam anstrengend, und der Atem wird unregelmäßig. Sie versuchen, Kraft zu schöpfen, kommen aber noch nicht an Ihre tiefere Reserve. Irgendwann gelangen Sie an einen Punkt, an dem Ihr Atem sich zu rhythmisieren beginnt. In dieser Phase können Sie Ihren Atem als sehr gleichförmig wahrnehmen, doch ist er deutlich hörbar. Wenn Sie jetzt noch weiter laufen, wird auch das Geräusch des Atmens verschwinden. Sie atmen leise und gleichmäßig.

In diesem Zustand bereitet das Laufen plötzlich keine Probleme mehr. Man befindet sich an der Schwelle zur Trance. Hören Sie bitte vorher auf zu laufen. Legen Sie sich hin, bewegen Sie sich nicht und lauschen Sie einfach nur Ihrem Atem und Körpergefühl. Rekapitulieren Sie die verschiedenen Atemerfahrungen. Erinnern Sie sich an die Qualität der einzelnen Atemphasen.

Alle Atemübungen sind dazu gedacht, Ihnen schrittweise ein Bewußtsein für Ihren Atem zu vermitteln. Sie können sich daher Zeit für die Übungen nehmen und sie mehrfach wiederholen. Vergessen Sie auch nicht, den Raum vorher zu lüften. Eine tiefe und regelmäßige Atmung wird Ihnen nicht nur während des Übens der Yoga-Posen zugute kommen, sondern Ihren Organismus insgesamt vitalisieren. Durch die tiefe Bauchatmung hebt und senkt sich das Zwerchfell, das Lungen und Bauchbereich regelmäßig trennt. Durch die Bewegung massiert es ganz nebenbei Ihre Eingeweide. Vielleicht spüren Sie schon nach einigen Tagen eine deutliche Verbesserung Ihrer Verdauung.

Atemtechniken

Hier noch einige Hinweise zu den Atemtechniken (→ Prāṇāyāma): 1. Bei allen folgenden Techniken schließen Sie möglichst Ihre Augen und setzen sich, falls nicht anders angegeben, in eine entspannte Position. 2. Nehmen Sie sich Zeit und lassen Sie sich bei den Übungen nicht stören. 3. Es ist sinnvoll, etwa zwei Stunden vorher nichts gegessen zu haben. 4. Schalten Sie auch keine Musik ein, sondern gehen Sie ganz nach Innen und bleiben Sie konzentriert. 5. Bei Schnupfen oder verstopfter Nase sollten Sie die Atemtechniken nicht durchführen. 6. Es ist hilfreich, vor allen Übungen eine Nasenspülung (→ Jala-Neti) zu machen. Dadurch werden die Atemwege gereinigt und geöffnet. Kaufen Sie sich eine Schnabeltasse in der Apotheke und spülen Sie mit lauwarmem (salzigem) Wasser beide Nasenlöcher aus. Regelmäßig praktiziert, werden Sie kaum noch Probleme mit Schnupfen haben. 7. Praktizieren Sie Prāṇāyāma entweder isoliert oder ausschließlich nach den Körperübungen. Machen Sie keine Atemübungen vor den Āsanas, sonst werden unterschiedliche

Körperenergien durcheinander gebracht. 8. Falls Sie rauchen, werden Sie speziell bei Kapālabhāti Ihren Atemapparat spüren, unter Umständen wird sich viel Schleim lösen. Wenn Sie mit Prānāyāma fortfahren, werden Sie das Rauchen sicher kritisch hinterfragen. Yoga fördert soviel positive Energie in Ihnen, daß ich Sie nur ermuntern kann, sich diesem Thema zu stellen.

Wechselatmung (→ Anuloma-Viloma)

Technik

Diese Atemtechnik arbeitet mit dem wechselseitigen Ein- und Ausatmen durch jeweils ein Nasenloch sowie dem Anhalten des Atems. Um sicher zu gehen, daß Sie mit der Atmung keine Probleme haben, sollten Sie die Übung Schritt für Schritt machen.

Schritt 1: Setzen Sie sich bequem in den Fersen- oder Schneidersitz. Atmen Sie durch beide Nasenlöcher ein und zählen Sie dabei innerlich bis vier. Dann atmen Sie durch beide Nasenlöcher aus und zählen still bis acht. Atmen Sie wie beschrieben wieder ein. Machen Sie das zwei Minuten lang und wenn Sie keinerlei Probleme dabei haben, fahren Sie mit dem nächsten Schritt fort.

Schritt 2: Wieder zählen Sie beim Einatmen bis vier, halten aber dann den Atem an. Zählen Sie innerlich bis 16. Hierauf atmen Sie auf acht aus und beginnen wieder mit der Einatmung. Atmen Sie jeweils durch beide Nasenlöcher. Wenn das Anhalten des Atems ohne Verkrampfung vonstatten geht, gehen Sie zum nächsten Schritt über.

Schritt 3: Jetzt können Sie die volle Wechselatmung üben. Legen Sie die linke Hand auf das linke Knie. Daumen und Zeigefinger berühren sich, die anderen drei Finger sind weggestreckt. Diese Geste nennt man → Cin-Mudrā. Die rechte Hand wird ebenfalls zu einer Handgeste geformt, nämlich zur → Vishnu-Mudrā. Dabei sind Daumen, kleiner und Ringfinger von der Hand weggestreckt und die anderen beiden Finger an den Daumenballen gelegt.

Bringen Sie die Rechte in Vishnu-Mudrā zur Nase. Der Daumen verschließt das rechte Nasenloch und Sie atmen erst einmal ganz durch das linke Nasenloch aus. Dann atmen Sie links ein und zählen innerlich bis vier. Drücken Sie nun beide Nasenlöcher mit Daumen und Ringfinger zu. Zählen Sie innerlich bis 16. Jetzt öffnen Sie die rechte Nasenseite und atmen auf acht aus. Anschließend atmen Sie rechts auf vier ein, verschließen wieder beide Nasenlöcher und zählen bis 16. Zuletzt öffnen Sie das linke Nasenloch und atmen auf acht aus.

Das ist eine Runde der wechselseitigen Nasenatmung. Sie schließen die nächste Runde an, indem Sie wieder links einatmen, verschließen, ausatmen usw. Beginnen Sie stets links und hören Sie auch links auf. Falls es Ihnen schwerfällt, den Atem anzuhalten, lassen Sie diese Phase vorerst aus, atmen jedoch wie beschrieben wechselseitig weiter. Praktizieren Sie anfangs etwa zehn Runden und steigern Sie diese im Verlauf von ein paar Wochen auf 20. Nach der Übung bleiben Sie eine Weile sitzen und spüren dem Gang Ihrer Atmung nach. Wenn Ihnen das Zählen während des Übens zuviel wird, können Sie sich auch eine Kassette besprechen.

Wirkung

Die Wechselatmung ist eine besonders entspannende Atemtechnik. Sie harmonisiert den Fluß der Atmung und der Energie im Körper und beruhigt den Geist. Einige Runden vor einer Meditation helfen Ihnen, die innere Ruhe zu finden. Ferner bereitet die Wechselatmung auf höhere Atemtechniken vor.

Bienenatmung (→ Bhrāmarī)

Technik

Setzen Sie sich wieder bequem hin und atmen Sie einige Male entspannt durch beide Nasenlöcher ein und aus. Dann atmen Sie durch beide Nasenlöcher ein, wobei Sie einen leichten Schnarchton erzeugen. Dieser Ton wird im Kehlbereich erzeugt. Atmen Sie ein, bis sich Ihre Lunge angenehm gefüllt hat. Halten Sie hierauf den Atem etwa fünf bis zehn Sekunden lang an. Dann atmen Sie durch beide Nasenlöcher aus und geben dabei einen feinen

Summton (wie eine Biene) von sich. Atmen Sie möglichst lange aus, der Summton hilft Ihnen dabei. Praktizieren Sie diese Übung über 10–15 Runden.

Wenn Ihnen das Atemanhalten Schwierigkeiten bereitet, lassen Sie es aus; summen Sie dann sofort nach dem Einatmen. Der Summton ist zwar als heller, höherer Ton gedacht, experimentieren Sie aber auch mit anderen Tonhöhen, die beispielsweise Ihren Brustbereich in Schwingung versetzen.

Wirkung
Die Bienenatmung macht die Stimme klar und rein, befreit den hinteren Rachenraum von übermäßigem Schleim und hilft gegen Schlaflosigkeit. Außerdem eignet sich Bhrāmarī zur Vorbereitung auf die Wehen, da es die Ausatmung erheblich verlängert.

AUM-Atmung

Diese Atemtechnik ist eine Variation von → Sahita-Kumbhaka, bei der mit Tonschwingungen gearbeitet wird. Atmen Sie durch beide Nasenlöcher ein und dann durch den Mund wieder aus, wobei Sie ein langgezogenes »Ahhh« von sich geben. Das bringt den Bauchraum in Schwingung. Wiederholen Sie das fünfmal und geben Sie dann ebenso oft ein langes »Uhhh« von sich. Ihr Brustraum sollte dabei vibrieren. Nun schließen Sie die Lippen und summen ebenfalls fünfmal ein langes »Mhhh«. Zuletzt verbinden Sie bei der Ausatmung die drei Buchstaben, indem Sie nacheinander A, U und M »singen«. Sie können die Buchstaben auch zu dem Laut → Om zusammenfassen. Dieser Laut ist die heiligste Silbe der Yogis und eine direkte Manifestation des Absoluten. Wiederholen Sie sie einige Male und fühlen Sie die Schwingung Ihres gesamten Körpers. Sie bewirkt eine Lockerung des Atembereichs und den Abbau von Streß und innerer Unruhe.

Schnarchatmung (→ Ujjāyī)

Technik
Dieses Prānāyāma wird ähnlich wie die Bienenatmung (→ S. 111) praktiziert. Atmen Sie mit einem Schnarchton durch beide Nasenlöcher ein. Der Ton ist jedoch etwas feiner, so als wollten Sie durch Ihr Schnarchen niemanden aufwecken. Schließen Sie dazu die Stimmritze sanft, d.h. kontrahieren Sie die Halsmuskulatur im Kehlkopfbereich leicht. Dann halten Sie den Atem wieder für einige Zeit an und verschließen die Nase mit der rechten Hand in → Vishnu-Mudrā. Die Linke liegt während der Übung in → Cin-Mudrā auf dem linken Knie. Sie geben das linke Nasenloch frei und atmen hierdurch aus. Dann beginnen Sie von vorne. Ähnlich wie bei der Wechselatmung können Sie den Atemfluß rhythmisieren, indem Sie auf vier einatmen, auf 16 halten und auf acht ausatmen. Beginnen Sie mit zehn Runden und steigern Sie diese im Laufe der Zeit auf 20 Runden.

Wirkung
Ujjāyī unterstützt in erster Linie das Verdauungssystem und hilft somit auch bei → Verdauungsproblemen. Zudem stärkt es die Nerven und befreit die Atemwege von zuviel Schleim.

Schnelle Bauchatmung (→ Kapālabhāti)

Für diese Atemtechnik sollte der Magen wirklich leer sein, da hierbei der Bauch in rascher Folge kontrahiert wird (bei hohem → Blutdruck oder Epilepsie darf diese Übung nicht ausgeführt werden). Hier zunächst eine kleine Vorübung, mit der man ein Gefühl für die Bewegungen des Bauchs bekommt. Gehen Sie in die Vierfüßlerposition (→ S. 40) und atmen Sie mehrere Male bewußt stark durch die Nase aus, so daß sich Ihr Bauch zusammenzieht. Tun Sie sonst nichts. Ganz von alleine wird sich mit der Einatmung und durch die Schwerkraft Ihre Bauchdecke wieder wölben. Spüren Sie diesem Auf und Ab bewußt nach, bevor Sie mit der nächsten Übung beginnen.

Technik
Für Kapālabhāti nehmen Sie eine bequeme, aber stabile Sitzhaltung ein. Beide Hände liegen in → Cin-Mudrā auf den Knien. Atmen Sie drei- bis viermal tief durch, bevor Sie beginnen. Dann atmen Sie immer wieder sehr schnell und stoßhaft aus der unteren Bauchregion aus. Das geschieht, wie im folgenden auch, durch die Nase. Dabei sollte man deutlich hören, wie der Atem ausgestoßen wird; der Bauch sollte sich jeweils zusammenziehen. Die Einatmung geschieht passiv, d.h. Sie lassen einfach den Atem ohne Ihr Zutun einströmen, so daß sich die Bauchdecke wieder hebt. Nach einigen Runden atmen Sie so tief aus, daß die gesamte Lunge geleert wird. Dann atmen Sie tief ein und wieder aus. Hierauf füllen Sie Ihre Lunge zu drei Vierteln und halten den Atem an, solange es angenehm ist. Beginnen Sie nun wieder von vorne.

Während der ganzen Zeit sind Ihre Augen geschlossen. In der Phase des Atemanhaltens sollten Sie sich innerlich einen Konzentrationspunkt suchen. Der Punkt zwischen den Augenbrauen eignet sich besonders, wenn Sie sich vorstellen wollen, wie Energie Ihre Wirbelsäule entlang nach oben steigt. Der Punkt am Nabel eignet sich, wenn Sie visualisieren möchten, wie Ihr Solarplexus (Sonnengeflecht) mit Energie aufgeladen wird.

Die schnelle Bauchatmung scheint leicht zu sein, doch es gibt eine Reihe von Fehlern, die man dabei machen kann. Halten Sie Schultern und Nacken entspannt. Verkrampfen Sie auch Ihr Gesicht (z.B. Stirn oder Mund) nicht. Bleiben Sie gerade sitzen. Erzeugen Sie keine zusätzlichen Laute; die einzigen Geräusche sollten durch die Atmung entstehen. Arbeiten Sie sich langsam in die Übung ein, d.h. beginnen Sie nicht sofort mit sehr schnellen Atemzügen, sondern werden Sie mit der Atmung schneller. Das ist viel leichter. Um die anfänglich ungewohnten Bewegungen des Bauchs und des Atems zu spüren, können Sie eine Hand auf den Bauch und eine unter die Nasenlöcher legen.

Als Anfängerin bzw. Anfänger starten Sie mit drei Runden (erst 40, dann 50 und abschließend 60 Ausatmungen). Üben Sie, bis Sie wirklich das Gefühl haben, sich nicht zu verkrampfen oder Spannungen in Gesicht oder Bauchraum aufzubauen. Erst dann können Sie die Ausatmungen auf maximal 150 steigern.

Wirkung
Die Übung hat zahlreiche Wirkungen. Zum einen werden Herz, Magen, Milz, Bauchspeicheldrüse und Leber angeregt und damit die Verdauung verbessert. Zum anderen beseitigt Kapālabhāti übermäßigen Schleim der Atemwege und stärkt die Bauchmuskeln. Darüber hinaus wird dem Organismus neue Energie zugeführt und die → Schlangenkraft angeregt.

Chaosatmung

Die letzte Atemtechnik ist kein Prānāyāma, sondern eine Übung, mit der man fühlen kann, welchen Einfluß der Atem auf das Bewußtsein hat. Die vorangegangenen Prānāyāmas haben, wenn sie richtig ausgeführt werden, einen beruhigenden, erfrischenden oder stabilisierenden Effekt. Genau dies wollten die alten Yogis damit erzielen, um sich auf höhere geistige Techniken vorzubereiten. Wenn der Atem völlig ungerichtet ist, laufen auch im Bewußtsein »chaotische«, unkontrollierte Prozesse ab. Es ist dann nicht konzentriert auf eine Sache gerichtet, sondern »springt hin und her«. Mitunter kann das erwünscht sein, z.B. wenn man verborgene Gefühle hervorrufen möchte, zu denen man sonst keinen Zugang hat. Verschiedene Richtungen der Atemtherapie machen sich das zunutze. Für Sie geht es aber im Moment darum, den Zusammenhang von Atem und Bewußtsein zu spüren. Darum vergleichen Sie bitte Ihre bisher gesammelten Erfahrungen mit den kommenden.

Übung 1
Stellen Sie sich gerade hin. Schließen Sie die Augen, besser noch verbinden Sie sie. Dann atmen Sie etwa fünf Minuten heftig durch die Nase ein und aus. Achten Sie jedoch darauf, nicht zu hyperventilieren (es ist ratsam, sich ein Schlußzeichen durch einen Wecker geben zu lassen). Vermeiden Sie bewußt, dabei in einen Rhythmus zu fallen, halten Sie die Atmung dagegen chaotisch (also mal langsam, mal schnell). Zur Unterstützung dieser heftigen Atmung können Sie mit den Armen herumwedeln, die

Schultern oder den Rumpf bewegen o.ä. Allerdings sollten Sie nicht durch den Raum laufen. Wenn Sie mit der heftigen Atmung aufhören, bleiben Sie einfach noch eine Weile stehen und beobachten sich. Falls unerwartete Gefühle aufkommen, geben Sie ihnen ruhig nach. Lassen Sie es zu, wenn Sie lachen, weinen oder schreien möchten. Diese Technik setzt die unterschiedlichsten Gefühle frei, da durch das chaotische Atmen die Kontrolle des Bewußtseins über die Emotionen unterbrochen wird.

Übung 2
Produzieren Sie Gefühle durch Ihre Atmung. Schauspieler machen dies auch oft. Atmen Sie z.B. sehr stockend, pressen Sie den Atem in den Bauch, halten Sie ihn. Stoßen Sie ihn böse heraus. Vielleicht kommt Wut auf. Atmen Sie z.B. sehr, sehr fein und langsam. Fühlen Sie sich leicht und schön. Vielleicht kommt ein Glücksgefühl auf. Wenn Sie Spaß hieran haben, denken Sie sich eigene Übungen aus.

Einführung in den Prānāyāma

Prānāyāma (→ Prāna = Atem, Lebenskraft, kosmische Energie; Āyama = Kontrolle, Zähmung, Streckung) ist die Regulierung der Lebenskraft mit Hilfe des Atems. Die Yogis erkannten bereits vor langer Zeit, daß die Art und Weise, wie wir atmen, einen subtilen Einfluß auf unser Bewußtsein hat und entwickelten spezielle Atemtechniken, um den Atem gezielt einzusetzen. Durch die regelmäßige Praxis von Prānāyāma erfährt das Bewußtsein Ruhe und Frieden. Prānāyāma reinigt zudem den Geist von all den unnötigen und überflüssigen Gedanken, die ständig den Strom des Bewußtseins durchziehen.

So vorbereitet, kann man eine intensive Meditationspraxis beginnen, deren Ziel es ist, den Geist konzentriert werden zu lassen bzw. auf einen Punkt zu richten (→ Ekāgratā). Die körperliche Ruhe und Ausdauer, die man für den Prānāyāma benötigt, erzielt man allerdings meist nur nach einem erfolgreichen Ausüben der Yoga-Posen. Die einzelnen Techniken im Yoga – Posen, Atemtechniken, Meditation – sind eng miteinander verflochten (speziell im Hatha- und Rāja-Yoga). So beschäftigt sich der Hatha-Yoga intensiv mit dem Körper. Ihn gesund und leistungsfähig zu halten, ist dabei ein zentrales Anliegen. Dabei helfen einerseits die Āsanas und andererseits die Prānāyāma-Praxis. Beide stabilisieren den Körper. Allerdings dienen diese Übungen im Grunde wiederum nur der Vorbereitung auf dem Weg zur Erleuchtung, denn Krankheit und Trägheit würden den Yogi davon abhalten, seinen Körper Schritt für Schritt zu kontrollieren und einer extremen → Disziplin zu unterwerfen.

Um die Funktion und Wirkungsweise des Prānāyāma besser zu verstehen, muß man zunächst etwas mehr über die Lehre des körperorientierten Yoga wissen. Von zentraler Bedeutung ist dabei z.B. das Bild der Koshas.

Koshas

Im Gegensatz zum westlichen Bild von einem »einschichtigen« Körper, geht der Yoga von einem mehrschichtigen aus. Danach gibt es nicht nur einen groben stofflichen Körper aus Fleisch und Blut, sondern eine Reihe von feineren Körpern oder Hüllen. Diese Hüllen, auch → Koshas genannt, sind sozusagen übereinandergeschichtet wie die Schalen einer Zwiebel.

Die erste Schicht besteht aus dem groben physischen Körper, aus Haut, Bindegewebe, Muskeln und Knochen, sie wird auch Nahrungshülle genannt, da sie sich aus den eingenommenen Nahrungsmitteln bildet. Dann kommt der sogenannte Energiekörper. Solange diese vitale Schicht, deren Manifestation der Atem ist, existiert, lebt ein Mensch. Sie hält Körper und Geist zusammen. Die nächste Hülle ist die Geisthülle, welche das Bewußtsein und die Wahrnehmungsorgane (→ Indriya) beherbergt. Die vierte Schicht ist die Erkenntnishülle, in der der Intellekt und das → Ego sitzen. Zuletzt kommt die Wonnehülle. Sie umschließt das, was wir Seele nennen.

Um die Seele zu erreichen bzw. freizusetzen, muß man alle fünf Koshas durchdringen, das heißt reinigen und aufheben. Die Yogis versuchen das speziell im Hatha-Yoga mit verschiedenen Mitteln. So wird die Nahrungshülle durch eine besondere Auswahl der Nahrung gereinigt, (dazu mehr im Kapitel »Ernährung« → S. 122). Die Energiehülle wiederum wird vor allem durch Prānāyāma gereinigt und durchdrungen.

Nādīs und Prāna

Nach den alten Yoga-Schriften wird der unsichtbare, feinstoffliche Energiekörper von ca. 72 000 feinen Energiekanälen, → Nādīs genannt, durchzogen, die man mit den Nervenbahnen vergleichen könnte. Allerdings sind die Strukturen des Energiekörpers nicht mit denen des physischen Körpers identisch. Es sind lediglich der Veranschaulichung dienende Bilder.

Durch die Nādīs fließt die Lebensenergie Prāna. Unter Prāna versteht man im Yoga die kosmische Energie, die die Welt und alle Lebewesen durchströmt. Mit jedem Atemzug nehmen wir neue, frische Energie auf und geben alte, verbrauchte ab. Unser gesamter Körper ist bis in die kleinste Pore mit Prāna gefüllt. Die Atemtechniken helfen, diese Körperenergie auszugleichen und zu optimieren. Auf diese Weise wird der Energiekörper aufgeladen.

Da die meisten Energiekanäle verstopft oder verunreinigt sind, kann Prāna nicht ungehindert im Körper fließen. Ein wichtiges Ziel des Prānāyāma ist daher, die Nādīs zu reinigen, um den Prāna wieder in Fluß zu bringen. Hierin besteht der gesundheitliche Wert der Atemtechniken.

Von den 72 000 Nādīs sind drei im Yoga besonders wichtig. Ihre Reinigung steht im Vordergrund der Prānāyāma-Praxis: 1. Der → Idā-Nādī (Mondkanal). Diese Energiebahn verläuft von der linken Seite des Steißbeins bis zum linken Nasenloch. 2. Der → Pingala-Nādī (Sonnenkanal), der sich von der rechten Seite des Steißbeins bis zum rechten Nasenloch zieht. 3. Der → Sushumnā-Nādī (Zentralkanal). Er liegt innerhalb der Wirbelsäule und verläuft vom Steißbein bis zum Scheitel. Die ersten beiden Energiekanäle ziehen sich spiralförmig um die Wirbelsäule nach oben, innerhalb derer der dritte und wichtigste Kanal liegt.

Chakras

Auf dem Weg nach oben bilden die drei Energiebahnen durch ihren Verlauf einige Knotenpunkte. Diese Knotenpunkte kann man sich leichter vorstellen, wenn man einen geraden Strich auf einem Blatt Papier zieht und jeweils links und rechts eine wellenförmige Linie nach oben verlaufen läßt. Die drei Linien schneiden sich mehrmals. Im Yoga werden diese Schnittpunkte als → Chakras bezeichnet. Um eine bildliche Vorstellung von den Chakras zu bekommen, könnte man sie sich als Nervengeflechte im Körper vorstellen.

Chakras sind »Energieräder« oder Energiezentren, die den freien Fluß der Lebensenergie im Körper in der Regel blockieren. Die drei Hauptnādīs Idā, Pingala und Sushumnā, die wie starke elektrische Leitungen vom unteren Ende der Wirbelsäule bis hinauf zum Kopf führen, werden von den Chakras, die man mit elektrischen Widerständen vergleichen könnte, unterbrochen. Durch intensiven Prānāyāma und bestimmte Körperhaltungen (→ Bandha) kann man die körpereigene »Stromstärke« erhöhen und dadurch einen Widerstand nach dem anderen überwinden. Die Energieräder (Chakras) beginnen zu kreisen und die Energie (Prāna) nach oben hin durchzulassen.

Ein weniger modernes Bild für den Vorgang des Aufsteigens der Lebensenergie ist der bekannte Vergleich mit einem Bambusrohr. Es ist innen hohl und wird immer wieder von einer feinen Membran unterbrochen. Füllt man Wasser in ein Bambusrohr, wird es an der ersten Membran aufgehalten. Durchsticht man jedoch die Häute mit einem Eisenstab, kann das Wasser ungehindert durchfließen. Nichts anderes passiert beim Aufstieg von Prāna.

Im Yoga geht man allgemein von sieben Chakras aus. Die Buddhisten nehmen an, daß es neun davon gibt, und die Tibeter arbeiten mit vier. Bei der Verbildlichung von Chakras, Nādīs und dem Energiekörper handelt es sich um ein Modell, das den Yogis zur Orientierung dient. Es ist eine Art innere Landkarte oder Leitsystem auf dem Weg zur → Erleuchtung.

Die Kundalinī-Energie erwecken

Der Hatha-Yoga sieht den Körper des Menschen als eine Art Miniaturweltall, als ein mikrokosmisches Abbild des Universums. Die Lehre des Yoga geht davon aus, daß sich die schöpferische Kraft des Kosmos (→ Prakriti) Stück für Stück in grobstofflichen Formen der Welt manifestiert hat. Den verschiedenen Manifestationsebenen der Prakriti entsprechen die verschiedenen → Elemente Äther, Luft, Feuer, Wasser und Erde. Im Element Erde schließlich ist die schöpferische Kraft zum Stillstand gekommen. Der Yoga sieht eine Entsprechung dieses Manifestationsprozesses im Körper des Menschen. Jedem Chakra ist ein Element zugeordnet, das der jeweiligen Manifestationsebene der schöpferischen Kraft entspricht. Durch Prānāyāma kann diese Kraft wieder »erweckt« werden, so daß sie schließlich in ihre einstige, vollkommene Form zurückkehrt. Das ist der Prozeß des Einswerdens mit Gott, der Moment der Erleuchtung, der Befreiung oder der Glückseligkeit.

Voraussetzung für diese »Rückkehr« ist das Aufsteigen der stärksten Körperenergie, der → Kundalinī. Sie sitzt am Steißbein, am untersten Chakra. Steigt die Kundalinī im Hauptkanal (Sushumnā-Nādī) auf, so durchdringt sie Schritt für Schritt die einzelnen Chakras. Zuvor müssen allerdings die anderen Energiebahnen, besonders Idā- und Pingala-Nādī, gereinigt sein. Erreicht schließlich die Kundalinī das oberste Chakra am Kopf, so ist die göttliche Energie auf der mikrokosmischen Ebene des Körpers befreit – und der Yogi hat den Zustand der Erleuchtung, das Ziel des körperorientierten Yoga, erreicht. Der Körper wird dabei von seiner groben in eine feinstoffliche, göttliche Form verwandelt (→ Divya-Deha) und jede der fünf Hüllen (Kosha) gereinigt. Um das Erwecken und Aufsteigen der Kundalinī-Energie zu erreichen, richtet der Yogi seine Aufmerksamkeit auf die Chakras und Nādīs und befreit sich somit von allen inneren Blockaden.

Für Sie als Anfängerin bzw. Anfänger geht es natürlich in erster Linie um die positiven gesundheitlichen Auswirkungen, die Sie durch das Üben von Prānāyāma erzielen können und nicht um die Suche nach Erleuchtung. Dieses Kapitel sollte Ihnen lediglich zeigen, in welchem größeren Zusammenhang Prānāyāma und Āsanas stehen.

Üben Sie die Atemtechniken und Körperübungen nach den Anleitungen in den entsprechenden Kapiteln (→ S. 109 und S. 21). Übertreiben Sie nicht und verändern Sie die Übungen nicht. Wenn Sie Ihre Yoga-Kenntnisse vertiefen wollen, sollten Sie sich einen guten → Yoga-Lehrer suchen (→ Adressen, S. 420).

Ernährung

Es gibt unzählige Ernährungskonzepte, die trotz aller Verschiedenheit eines gemeinsam haben: Sie alle lenken den Blick bewußt auf die Ernährung. Meist wird das eigene Ernährungsverhalten selten hinterfragt und ein Leben lang beibehalten. Abgesehen von konstitutionellen Unterschieden ist dieses Ernährungsverhalten immer auch Ausdruck der Haltung sich selbst und dem Leben gegenüber. Ernährung spielt daher im Yoga eine zentrale Rolle. Auch hier wird das Streben nach → Reinheit auf körperlicher und geistiger Ebene deutlich. Mit Hilfe der Ernährung baut der Yogi nicht nur seinen physischen Körper auf, sondern reinigt gleichzeitig die unterste seiner fünf Hüllen (→ Kosha), die Nahrungshülle. Unterstützt wird diese Reinigung der Nahrungshülle durch die Praxis der Yoga-Stellungen. Wie diese soll die richtige Ernährungsweise den Körper stabilisieren und harmonisieren. Im Yoga wird der Körper mit einem Tempel (→ Deha, → Divya-Deha) verglichen. Daher spielt die Qualität des Essens eine sehr wichtige Rolle. Falsche oder zuviel Nahrungsmittel »verunreinigen« den Körper und somit auch den Geist.

Vegetarische Ernährung

Yogis essen kein Fleisch, da sie in allen Erscheinungen der Natur höhere oder niedere Lebewesen sehen. Die gesamte Natur ist für sie beseelt. Dieses Leben zu achten und sich entfalten zu lassen, ist ein moralischer Anspruch, den es nach Möglichkeit zu erfüllen gilt. Dieser Anspruch ist im Begriff der Gewaltlosigkeit → Ahimsā auf den Punkt gebracht. Der Yogi möchte keinem Lebewesen Gewalt antun. Letztlich fällt diese Gewalt nämlich immer auf ihn zurück. Dies wird vor dem Hintergrund der Lehre vom Schicksal (→ Karma) deutlicher: Demnach lebt der Mensch nicht allein für ein Leben. Seine Seele wird immer wiedergeboren und je nach moralischem Verhalten im vorhergehenden Leben auf einer höheren oder niedrigeren Stufe inkarniert. Dabei kann eine Seele durchaus auch in einem Tier inkarniert werden. Daher tötet der Yogi keine Tiere. Das Gebot der Gewaltlosigkeit ist allerdings nur ein Aspekt der yogischen Ernährung.

Die drei Gunas

Entsprechend der Weltsicht des Yoga, nach welcher die gesamte Natur, also auch Pflanzen, Tiere und Menschen, durch drei verschiedene Aspekte (→ Gunas) geprägt ist, werden auch den Nahrungsmitteln diese drei unterschiedlichen Qualitäten zugeordnet. Die einzelnen Gunas sind → Tamas, → Rajas und → Sattva. Die Qualität einer Sache, z.B. eines Apfels, wird durch das unterschiedliche Mischungsverhältnis der drei Gunas definiert. Man kann sich das so vorstellen wie bei einem Fernsehbild. Es setzt sich nur aus den drei Grundfarben Grün, Rot und Blau zusammen, doch durch das Prinzip additiver Farbmischung können beliebig viele bunte Bilder erzeugt werden. So entstehen auch die vielen Formen in der Natur durch die unterschiedliche Zusammensetzung von Tamas, Rajas und Sattva. Dadurch schmeckt ein Apfel beispielsweise süß und nicht salzig, ist fest und nicht weich oder flüssig.

Sattva

Sattva-Essen ist rein, leicht, klar, beruhigend und friedvoll. Dazu gehören Lebensmittel wie frisches Obst und Gemüse, Honig, Milch, Käse, Butter, Joghurt, Getreide, Nüsse, Hülsenfrüchte, Keimlinge und bestimmte Kräuter. Sie wirken beruhigend auf Geist und Körper und machen den Menschen friedfertig und rein. Daher ist es leicht zu erraten, daß die yogische Ernährung von Sattva geprägt sein sollte, um Körper und Geist gesund zu erhalten. Gesundheit ist eine wesentliche Voraussetzung für den Schüler, um Fortschritte auf dem Weg des Yoga zu machen.

Rajas

Rajas-Essen ist leidenschaftlich, bewegend, trocken. Darunter fallen beispielsweise bittere und saure Lebensmittel sowie scharfe Gewürze, Salz, Zucker oder stark wirkende Kräuter, aber auch Fisch und Eier. → Genußmittel wie Tee, Kaffee oder Schokolade werden ebenfalls dazu gezählt. Eine Ernährungsweise, die große Anteile von Rajas hat, reizt den Körper. Wenn man mehr als eine Kanne Kaffee getrunken hat, kann man das leicht beobachten. Man zittert oder der Magen fängt an zu brennen. Durch die Überreizung des Körpers mit Rajas-Lebensmitteln wird das seelisch-geistig-körperliche Gleichgewicht gestört, das ein Yogi anstrebt.

Tamas

Tamas-Lebensmittel haben dumpfe, träge und dunkle Eigenschaften. Zusätzlich zu den körperlichen Beeinträchtigungen durch Überreizung und Überstimulierung, wie sie auch von Rajas-Speisen hervorgerufen werden, wirken sie negativ auf den Geist. Eine Ernährungsweise, die stark durch Tamas geprägt ist, wird daher die Gesundheit beeinträchtigen und das yogische Ziel eines geistig-körperlichen Gleichgewichts untergraben, indem sie Körper und Geist Energie entzieht. Zu den Speisen und Genußmitteln mit großem Tamas-Anteil gehören Fleisch, Alkohol, Zigaretten, Drogen, aber auch fermentierte Stoffe wie z.B. Essig. Darüber hinaus raten viele Yoga-Zweige auch vom Verzehr von Knoblauch, Zwiebeln und Pilzen ab, da diese Nahrungsmittel sich ungünstig auf die Atem- und Meditationspraxis auswirken (Näheres dazu in: D. Chopra, ›Die Körperseele‹, → Literaturhinweise).

Wenn man länger und intensiver Āsanas und Prāṇāyāma praktiziert, wird man bemerken, daß sich beispielsweise Alkohol- und Zigarettenkonsum schlecht mit einer regelmäßigen Yoga-Praxis vereinbaren lassen. Sehen Sie das bitte weniger als moralischen Aufruf, sondern als eine Erkenntnis aus der Praxis. Abweichend von dieser generellen Richtlinie kennt der Yoga allerdings auch Praktiken, bei denen Drogen bewußt eingesetzt werden (→ Aushadhi, → Panca-Ma-Kara).

Maßvolles Essen

Was nützt die beste vegetarische Ernährungsweise mit hohem Anteil von Sattva-Lebensmitteln, wenn man zu viel, zu schnell, zu gierig oder zu oft ißt? Die Ernährung sollte in jedem Fall maßvoll sein. Ein Bild aus alten Yoga-Schriften illustriert das richtige Verhältnis: »Iß zwei Viertel, trinke ein Viertel und laß ein Viertel frei für Gott in deinem Magen.« Maßvolles Essen (→ Mita-Āhāra) fördert das körperliche und geistige Wohlbefinden und stärkt Gesundheit und Willenskraft. Das Verdauungssystem wird nicht überlastet, wie es bei uns üblich ist; Körper und Geist können die ihnen zugeführte Energie weit besser nutzen. Viele Zivilisationskrankheiten lassen sich so, bei gleichzeitiger Ausübung der Yoga-Posen, auf ganz einfache Art beseitigen. Insgesamt werden Sie sich bei einer bewußten Ernährungsweise sehr viel wohler fühlen.

Ernährung und der Gedanke der Askese

Der Gedanke der Askese ist im Yoga ebenso zentral wie der der Reinigung und sehr eng mit letzterem verbunden. Durch den bewußten Verzicht auf weltliche Genüsse stärkt der Yogi seine Willenskraft. Er macht sich damit unabhängig von seiner Außenwelt und schärft seinen Geist. Dieser Ansatz wird in vielen anderen Kulturen im Zusammenhang mit der Tradition des → Fastens deutlich. Während des Fastens wird die Normalität bzw. Gewohnheit regelmäßigen Essens aufgehoben. Man verzichtet bewußt. Man nimmt Abstand von der Welt und vom alltäglichen Leben. Vordergründig wird hierbei der Körper gereinigt, aber gleichzeitig geschieht dies nicht ohne Wirkung auf das Bewußtsein. Fastenerfahrene kennen das: man wird klarer, man beobachtet schärfer, man zieht sich in sich selbst zurück, man wird empfindlicher und anderes mehr.

Das Fasten ist natürlich ein extremer Ausdruck des Askesegedankens, und man muß nicht sofort eine Fastenkur beginnen, weil man tiefer in die Materie Yoga eindringen will. Aber in einem bewußten Verzicht auf die normale Nahrungsaufnahme emanzipiert sich der eigene Wille gegenüber der Macht der Gewohnheit. Dem Geist bleibt mehr »Raum« zu beobachten, zu erfahren, sich selbst zu erkunden. Völlerei (→ Atyāhāra) ist das genaue Gegenteil einer yogischen Ernährungsweise. Vielmehr sollte man darauf schauen, wann und wieviel man ißt, ohne daraus einen Kampf mit sich selbst zu machen. Das steigert die Disziplin und die Achtsamkeit. Jeder kennt das unsägliche Gefühl von Trägheit und Schlaffheit, wenn der Magen überfüllt wurde. Hochzeiten, Geburtstage, Firmenfeiern, Weihnachten, Ostern – es gibt zahlreiche Anlässe. Ein Maßhalten beim Essen zieht natürlich an einem besonders festsitzenden Zahn: der Gier. Diese abzubauen, ist ebenfalls Zweck einer disziplinierten Ernährungsweise, wie sie die Yogis praktizieren. Viele Yogis und spirituell orientierte Menschen legen daher einmal wöchentlich einen Fastentag ein, um immer wieder ihren Willen zu stärken und ihre Gier zu schwächen.

Praktische Tips

Zusammenfassend kann man sagen, daß es bei der Ernährung gemäß der Yoga-Lehre um die Reinigung des Körpers durch reine Nahrung geht, die einen möglichst hohen Sattva-Grad hat; daß der Gedanke der Askese zu einem bewußten und maßvollen Umgang mit dem Essen führt; daß aufgrund ethischer Motive auf Fleisch und Fisch verzichtet wird; und daß durch das Vermeiden gewisser Genußmittel und Stimulanzien spirituelle Ziele und ein geistiges Gleichgewicht erreicht werden sollen.

Für den Einstieg in eine yogische oder zunächst vegetarische Ernährungsweise empfehle ich Ihnen, daß Sie sich vegetarische Kochbücher und solche der makrobiotischen und āyurvedischen Küche besorgen (→ Literaturhinweise, S. 417). Letztere ist die immer beliebter werdende Küche der Yogis. Kochen Sie einfach drauf los, experimentieren Sie und entdecken Sie die – vielleicht – ungeahnte Vielfalt und Kreativität einer vegetarischen Ernährung. Oder besuchen Sie zur Anregung einen vegetarischen Kochkurs.

Probieren Sie ruhig einmal eine Zeitlang aus, nur Sattva-Nahrung zu sich zu nehmen. Sie werden bald bemerken, daß Sie innerlich gelassener werden. Zuerst werden Ihnen natürlich die stimulierenden und aufputschenden Stoffe einer Ernährungsweise fehlen, bei der der Rajas- oder Tamas-Anteil überbetont ist, vielleicht wird Ihnen Ihr neues Essen fade vorkommen. Aber allmählich wird sich die ungewohnte Reinheit in Ihnen bemerkbar machen. Sie werden stärker in sich ruhen, vielleicht eine weichere Haut bekommen oder keine Probleme mehr mit Sodbrennen haben. Sattva-Essen stärkt das geistig-körperliche Gleichgewicht und unterstützt das regelmäßige Üben von Āsanas und Prānāyāma.

Hier noch einige grundsätzliche Hinweise für eine gesunde und ökologische Ernährung:

- Kaufen Sie stets frisches Obst und Gemüse der Saison, wenn möglich aus der näheren Umgebung. Das gilt auch für Milch und Milchprodukte.
- Versuchen Sie immer öfter, Fleisch durch andere Gerichte zu ersetzen.
- Vermeiden Sie Lebensmittel aus Dosen oder solche, die mit künstlichen Konservierungsstoffen haltbar gemacht wurden.
- Achten Sie auf Zusatzstoffe und Geschmacksverstärker, je weniger, desto besser! Alle Nahrungsmittel sollten möglichst unbehandelt sein.
- Kochen Sie mit wenig Fett und verwenden Sie Honig statt Zucker zum Süßen.
- Versuchen Sie Weißmehlprodukte zu vermeiden und Vollkornprodukte zu nutzen. Essen Sie insgesamt mehr Getreide.
- Ersetzen Sie Süßigkeiten wenn möglich durch Obst.
- Verzichten Sie auf Fastfood, und nehmen Sie für Pausen zwischendurch Obst, Müsli oder ein belegtes Brot mit.
- Kochen Sie frisch, d.h. wärmen Sie nach Möglichkeit nichts auf, vor allem nicht in der Mikrowelle. Verzichten Sie auf Fertigprodukte.
- Trinken Sie möglichst Mineralwasser oder Säfte, keine künstlichen Limonaden.
- Kaufen Sie nach Möglichkeit viele Nahrungsmittel im Biola-

den. Sie enthalten weniger Schadstoffe, sind meist ökologisch verträglich(er) und enthalten mehr Lebensenergie (→ Prāna).
- Essen Sie langsam und bewußt. Richten Sie sich unter Umständen drei bis vier feste Essenszeiten ein.
- Experimentieren Sie, ob Sie Ihre Genußmittel einschränken können. In erster Linie geht es ums Maßhalten, erst später sollten Sie sich fragen, ob Sie Alkohol oder Zigaretten ganz aufgeben wollen.

Übungen

Die besten Tips nützen natürlich nichts, wenn man grundsätzlich unbewußt ißt. Die nachfolgenden Übungen dienen alle dazu, in dieser Hinsicht bewußter zu werden. Sehen Sie sie also nicht als radikalen Wechsel Ihrer Ernährungsweise, sondern als zeitlich begrenzte Experimente!

Bewußter essen
Wir essen häufig unbewußt – aus Langeweile, aus Ärger, aus Frustration, aus Schmerz, aus Gewohnheit, aus Geselligkeit, aus tausenderlei Gründen! In der Regel ist Essen in unserer westlichen Gesellschaft Ersatzhandlung. Sehr selten wissen wir genau, warum wir essen. Eine maßvolle und regelmäßige Ernährungsweise, geschärft vielleicht durch Phasen der Abstinenz, fördert und fordert den Blick auf das Warum. Wenn Sie Klarheit darüber gewinnen, weshalb Sie essen, dann haben Sie bereits viel Klarheit über sich selbst gewonnen.

Die »asketische« Party
Warten Sie auf die Einladung zur nächsten Party oder Feier. Nehmen Sie sich für diesen Abend vor, einmal auf Ihr gewöhnliches Genuß- und Eßverhalten zu verzichten. Lassen Sie, wenn Sie rauchen, Ihre Zigaretten zu Hause. Essen Sie an diesem Abend nur vegetarisch. Trinken Sie nur Saft und Wasser. Bleiben Sie aber auf der Party und beobachten Sie sich und andere. Was fällt Ihnen im Verhalten der anderen auf? Was geschieht mit Ihnen? Fühlen

Sie sich unsicher und ausgeschlossen oder fühlen Sie sich wohl? Wie sind Ihre Körperreaktionen? Wie gehen Sie an diesem Abend auf andere zu? Haben Sie dennoch Spaß, können mittanzen und mitlachen? Spielen Sie für einen Abend den »Asketen«, Sie werden bestimmt interessante Erfahrungen dabei machen.

Rückkehr zum Genußmittel
Versuchen Sie einmal, für einen Monat auf Tee und Kaffee zu verzichten. Gönnen Sie sich nur einmal in der Woche, vorzugsweise am Wochenende, eine Tasse Tee oder Kaffee. Das kann zwar ein »schwerer« Monat werden. Doch Sie werden die Genußsteigerung des Kaffee- oder Teetrinkens deutlich spüren – und ein Monat ist ja auch keine Ewigkeit.

Das Gleiche können Sie natürlich mit dem Rauchen probieren. Vielleicht rauchen Sie nur eine oder zwei Zigaretten genüßlich am Abend. Sie werden unweigerlich bewußter mit diesen wenigen Zigaretten umgehen, als mit den vielen, die Sie normalerweise rauchen. Denken Sie sich ähnliches für Ihren Alkoholkonsum aus.

Die große Langeweile
Versuchen Sie, ein bis zwei Wochen lang täglich das gleiche zu essen und zu trinken, wenn möglich stets zur gleichen Zeit. Vergessen Sie allerdings nicht, sich ausgewogene Mahlzeiten zusammenzustellen. Das Essen wird Ihnen sicher bald langweilig werden und fad schmecken. Bestimmt werden Sie sich fragen, warum Sie diesen Unsinn machen. Denken Sie aber nicht viel darüber nach und bleiben Sie konsequent. Es ist ja nur für ein oder zwei Wochen. Sie werden in viele Situationen kommen, in denen Ihr Geist oder Ihre Gewohnheit etwas ganz anderes wollen. Doch Sie machen gleichzeitig wertvolle Erfahrungen, denn Ödnis und Langeweile sind das Tor zu nachhaltigen Erkenntnissen. Nach diesem Experiment werden Sie eine Sensibilisierung Ihrer Geschmacksnerven beobachten, jede Mahlzeit wird zu einer ungewohnten Freude. Vielleicht werden Sie auch etwas weniger essen als zuvor, da Sie mit mehr Aufmerksamkeit essen.

Wenn Sie dieses Experiment ausweiten und zugleich Ihren Körper entschlacken wollen, können Sie eine zehntägige Reiskur machen. Essen Sie morgens, mittags und abends nur eine oder zwei Schalen warmen Reis. Dazu können Sie Kräutertees oder Wasser trinken. Der Reis enthält alle wichtigen Nährstoffe, die der Körper in dieser Zeit braucht. Durch diese einseitige Ernährung baut der Körper Schlacken, Gifte und überflüssige Fette ab.

Bewußt einkaufen

Mit nichts anderem auf der Welt haben wir einen so engen Kontakt wie mit den Nahrungsmitteln, die wir konsumieren. Wir lagern ihre Inhaltsstoffe oft für Jahre in Gewebe, Knochen oder Organe ein (→ Anna-Maya-Kosha). Vergegenwärtigen Sie sich diesen Zusammenhang immer wieder, wenn Sie einkaufen gehen. Sehen Sie sich Nahrungsmittel und deren Herkunft und Behandlungsmethode genau an – bevor Sie zubeißen. Jeder Kubikzentimeter Ihres Körpers besteht aus eingelagerten Nahrungsstoffen.

Das Kurzfasten

Wenn Sie noch nie gefastet haben, versuchen Sie das folgende Kurzfasten, um Erfahrungen zu sammeln. Die Jahreszeit, eigentlich traditionell Frühling, ist bei einer kurzen Fastenperiode nicht so wichtig. Essen Sie einen, eventuell zwei Tage lang nur Obst. Am zweiten Tag machen Sie einen Einlauf, am besten mit einem Klistierbehälter, der im Sanitätsfachgeschäft erhältlich ist. Man kann natürlich auch einen Trichter verwenden. Am dritten und vierten Tag verzichten Sie vollständig auf feste Nahrung. Nehmen Sie jeweils über den Tag verteilt zwei bis drei Liter Obst- oder Gemüsesaft sowie Wasser zu sich. Am Abend des vierten Tages brechen Sie das Fasten ab und essen zwei Löffel Joghurt und einige Erdbeeren, Weintrauben ohne Kerne oder leichtes Obst (maximal 250 Gramm). Am fünften Tag essen Sie Salat, Obst und wieder etwas Joghurt zum Anregen der Verdauung. Am sechsten Tag kehren Sie allmählich mit gedünstetem Gemüse und Hafergrütze zu Ihrer normalen Ernährungsweise zurück. Während der ganzen Zeit empfiehlt es sich, regelmäßig Āsanas zu praktizieren, Spaziergänge zu machen oder zu meditieren. Sollten akute Probleme auftreten, brechen Sie das Fasten ab.

Wenn Sie länger fasten wollen, sollten Sie sich gut darauf vorbereiten. Besprechen Sie Ihr Vorhaben mit Ihrem Arzt oder lesen Sie weiterführende Bücher zu diesem Thema (Anregungen dazu → Literaturhinweise, S. 417).

Meditation

Es gibt auf der Welt viele verschiedene Formen der Meditation. Buddhisten lauschen ihrem Atem, Mystiker versuchen, die Seele mit Gott zu vereinen (unio mystica), Zen-Buddhisten rätseln über einen Koan, Christen beten, Sufis tanzen... Wie verschieden die Meditationstechniken auch sein mögen, sie alle haben als Ziel die Erfahrung jenseits von Raum und Zeit, den Zustand der Glückseligkeit. Die Lehre des Yoga stellt einen systematischen Weg dar, Meditation zu erlernen. Ihr Ziel ist es, die Schranken zwischen »Ich« und Welt aufzuheben.

Yoga und Meditation

Der Yoga versteht sich als »wissenschaftliche« Methode zur Erlangung der Freiheit. Das Ziel seiner Anhänger ist → Erleuchtung, die grundsätzlich jeder erreichen kann, vorausgesetzt alle yogischen Regeln werden beachtet und die Techniken werden in der richtigen Weise angewendet. Besonders der Achtfache Pfad Patanjalis (→ S. 146) führt den Yogi systematisch zur Befreiung. Es ist der Pfad des Königlichen Yoga (→ Rāja-Yoga), einer der vier Pfade, die im Kapitel »Die vier klassischen Yoga-Pfade«, S. 17 beschrieben sind. Die anderen Yoga-Pfade versuchen, die Befreiung über das Aufblühen des Herzens, den selbstlosen Dienst oder die rationale Erkenntnis zu erlangen.

Der Rāja-Yoga zeichnet sich vor allem dadurch aus, daß er Geist und Körper einbezieht. Bei Meditation geht es – besonders im Hatha-Yoga – nicht nur um die Erleuchtung des Geistes, sondern um die ganzheitliche Befreiung des Menschen. Auf dem Weg zur Befreiung muß der Yogi verschiedene Stufen überwinden.

Voraussetzungen für erfolgreiche Meditation

Ethisches Handeln

Zunächst einmal versucht der Yogi, ein tugendhaftes Leben zu führen. Dabei schreiben ihm eine Reihe von Regeln (→ Yama) und Geboten (→ Niyama) vor, was zu tun und zu lassen ist. Man kann das durchaus mit den zehn Geboten der Bibel vergleichen. Eines dieser Gebote ist bereits im Kapitel »Ernährung« (→ S. 122) beschrieben: Ahimsā, die Gewaltlosigkeit. Durch richtiges ethisches Verhalten versucht der Yogi, sein Gewissen zu reinigen und sich gegen alle störenden, ablenkenden und destruktiven Einflüsse auf dem Pfad des Yoga abzuschirmen. Dieses sittliche Leben, wird es unverkrampft geführt, fördert inneren Frieden und steigert die Aufmerksamkeit.

Āsanas

Körperstellungen (Āsanas), wie sie auch in diesem Buch beschrieben sind helfen, Körper und Geist gesund zu halten und in ein stabiles Gleichgewicht zu bringen. Zudem sind die Āsanas eine gute Vorbereitung auf die Meditation. Denn entgegen dem natürlichen Bewegungsdrang, der unserem Körper innewohnt, werden hier ja Positionen lange gehalten. Damit wird der gewöhnliche Ablauf des Lebens verändert. Vielleicht bemerken Sie nach Ihren Übungsstunden, wie der Körper von einem Gefühl von Ruhe und Frieden durchströmt wird. Sie fühlen sich einfach im Moment wohl und leben damit ein Stück mehr im Hier und Jetzt.

Prānāyāma

Atemkontrolle ist der nächste Schritt. Er ist das Bindeglied zwischen körperlichen und geistigen Übungen. Durch die körperliche Stabilität unterstützt, die durch die Āsanas entsteht, wird hier der Geist mit Hilfe des regulierten Atems beruhigt. Der Geist bzw. das Bewußtsein ist normalerweise ständig in Bewegung. Versuchen Sie nur einmal zwei, drei Sekunden nicht zu denken! Es wird Ihnen nicht gelingen. Prānāyāma versucht, über die Verbindung von Atem und Bewußtsein, den Fluß des Bewußtseins zu

»glätten«. Die Gedanken werden beim Üben der entsprechenden Techniken ruhiger, langsamer und weniger. Das ist das Ziel aller Atemtechniken im Yoga.

Pratyāhāra
Körperübungen und Atemtechniken versuchen, den Bewußtseinsstrom zu verengen und konzentriert zu halten. Die Voraussetzung für Meditation ist jedoch, daß der Yogi die Konzentration vollständig auf einen Punkt richten kann (→ Ekāgratā). Um die Konzentration auf einen Punkt zu richten, muß das Bewußtsein einer Reinigung unterzogen werden: Neben den eigenen Gedanken, Erinnerungen, Sorgen oder Träumen versetzen vor allem die unzähligen Sinnesreize, die ständig auf uns einwirken, das Bewußtsein in Unruhe. Besonders unsere Augen und Ohren werden mit »Wahrnehmungsbrocken« bombardiert. Der Yogi, der den Zusammenhang von Wahrnehmung und Bewußtsein kennt, kehrt sich bewußt nach innen, um damit seine Sinne von den äußeren Objekten »abzuziehen«.

Wenn Sie sich an einen Urlaub in der Natur erinnern, in dem Sie viel gewandert sind und gezeltet haben, dann erinnern Sie sich vielleicht auch an die innere Ruhe, die einkehrt, wenn man nicht ständig mit neuen Eindrücken überschüttet wird. Prānāyāma und Pratyāhāra versuchen also beide, den Gedankenstrom zu beruhigen, nur auf unterschiedliche Weise.

Meditation und Autonomie des Bewußtseins

Erst wenn das Bewußtsein nicht mehr wild hin- und herspringt, angetrieben durch all die Sinneseindrücke sowie die Impulse aus dem Unterbewußtsein, erst dann ist die Voraussetzung dafür geschaffen, mit ihm zu arbeiten. Das ist der Zeitpunkt, an dem der Yogi sich in sich selbst zurückzieht. Er richtet alle Gedanken auf einen einzigen Punkt (Ekāgratā), was dem gewöhnlichen Geisteszustand eigentlich nicht entspricht. Die völlige Autonomie des Bewußtseins wird durch verschiedene Konzentrations- und Meditationsstufen erreicht, die auch → Samyama genannt werden.

Konzentration

Zur Erlangung der Konzentration helfen dem Yogi verschiedene Übungen, von denen einige in diesem Kapitel vorgestellt werden (→ S. 136). Um das Bewußtsein auf einen Punkt zu richten, verwendet die Lehre des Yoga zunächst verschiedene Hilfsmittel, die auf höheren Meditationsebenen nicht mehr benutzt werden. So konzentriert sich ein Yogi beispielsweise auf das Bild einer Gottheit (→ Īshvara), eine besondere Klangschwingung (→ Mantra), die er unablässig wie einen Rosenkranz rezitiert, oder auf Töne (→ Nāda), Licht (→ Jyotis) oder Energiezentren (→ Chakra), die er in seinem Inneren wahrnimmt. Er versucht dabei, sein Bewußtsein mit nichts anderem als diesem Meditationsobjekt zu füllen.

In der Regel dauert es Jahre, bis man diese Konzentrationsübungen beherrscht und das Bewußtsein gereinigt ist. Erst dann setzt die eigentliche Meditation ein. Der Unterschied zwischen Konzentration und Meditation ist schwer auszumachen, weshalb sie zusammen auch als Samyama bezeichnet werden. Patanjali beschreibt im → ›Yoga-Sūtra‹, III.1 Konzentration als »Fixierung des Denkens auf einen einzigen Punkt«. Erst wenn die Konzentration über längere Zeiträume gehalten werden kann, geht sie in Meditation, den »Strom geeinten Denkens« (›Yoga-Sūtra‹, III.2) über.

Meditation

Alten Yoga-Schriften zufolge beginnt Meditation, wenn der Yogi imstande ist, seine Konzentration zwölf mal zwölf kontrollierte Atemzüge lang auf ein Meditationsobjekt zu richten. Meditation ist die Fortführung der Konzentration mit dem Ziel, die Trennung zwischen dem Meditierenden als Subjekt und der äußeren Welt als Objekt zu überwinden und damit Freiheit von allen Bindungen an die Welt und den Wünschen des Egos zu erlangen.

In der Regel empfindet sich das »Ich« als Subjekt und getrennt von der Welt – und damit natürlich auch von Gott. Selbst die eigenen Gedanken und Gefühle werden für das Ich zum Objekt. Verkürzt gesagt entspringt hier die Quelle allen Leidens und aller Verwirrung. Wenn der Mensch es schafft, diese Dualität zu überwinden und er sich mit allem eins fühlt, also keine der unendlich vielen Grenzen mehr empfindet, dann ist er befreit. Dieser Zustand kann durch die Meditation erreicht werden. In ihr versucht der Yogi, sein eigenes Denken zu transformieren und aus dem dualistischen Verhältnis zum Ganzen zu befreien. Die Spaltung zwischen ihm und dem Objekt, über das er meditiert, wird aufgelöst.

Alle Konzentrations- und Meditationsübungen sind somit eine Vorbereitung auf diesen Moment, in dem die höchste Stufe, der → Samādhi, auch Versenkung genannt, erreicht wird. Ist der Yogi eins mit der gesamten Schöpfung geworden, so ist er erleuchtet.

Meditationstechniken

Meditation ist sehr schwer für Anfänger, denn das Bewußtsein ist unablässig mit unzähligen Gedanken beschäftigt. Daher beginnt man eine erfolgreiche Meditationspraxis erst, wenn man durch Körperübungen und Atemkontrolle ruhiger und konzentrierter geworden ist.

Traditionell nimmt man für die Meditation eine Meditationspose wie z.B. den Vollen oder Halben → Lotus-Sitz ein. Zuerst verbeugt man sich, indem man die Stirn auf den Boden bringt. Dann richtet man die Wirbelsäule auf und führt das Kinn leicht in Richtung Brustbein, so daß der Rücken vom Steißbein bis zum Schädel gerade ist. Die Hände werden in einer Geste (→ Mudrā) entweder auf die Knie gelegt oder im Schoß gefaltet. Die Augen sind geschlossen, das Gesicht ist entspannt, die Zunge wird unter den Gaumen gelegt und die Atmung fließt ruhig und harmonisch. Nach einigen anfänglichen tiefen Atemzügen wird das Bewußtsein auf einen Konzentrationspunkt (z.B. Herz, Punkt zwischen den Augenbrauen, Scheitel) gerichtet, und man beschäftigt es mit dem jeweiligen Konzentrationsobjekt (z.B. einem Mantra oder einem Bild Gottes).

Im folgenden sind Konzentrationsübungen zusammengestellt, die Ihnen den Einstieg in die Meditation erleichtern. Einige nützliche Tips vorweg, die Sie beachten sollten:

- Meditieren Sie anfangs lieber nur wenige Minuten, dafür aber mehrmals am Tag.
- Richten Sie sich einen besonderen Platz her, den Sie nur für Ihre Meditationen nutzen. Hier können Sie Blumen oder Bilder von Menschen aufstellen, die Ihnen ein Vorbild sind. Außerdem können Sie Räucherstäbchen abbrennen oder eine Duftlampe brennen lassen, um eine angenehme Atmosphäre zu schaffen.
- Wenn es Ihnen möglich ist, meditieren Sie in den frühen Morgen- oder Abendstunden. In diesen Zeiten herrscht eine besondere Stimmung.
- Ein sauberer Körper und frische Kleidung geben einen hilfreichen Rahmen für die Meditation.
- Seien Sie nicht ehrgeizig und lassen Sie sich nicht entmutigen, wenn die erste Zeit Ihrer Meditationspraxis vielleicht mehr Unruhe und Gedanken produziert, statt Ruhe und Frieden zu schenken. Haben Sie einfach Ausdauer.
- Meditieren Sie immer dann, wenn Sie sich nach den Körperübungen (Āsanas) oder auch körperlichen Betätigungen wie Sauna, Sport oder Tanzen friedlich und erschöpft fühlen. Das sind besonders geeignete Momente, um das Bewußtsein zu beruhigen.

Kontemplation

Versuchen Sie einmal, Ruhe und Versenkung mitten im Alltag zu finden. Gehen Sie ganz spielerisch in eine Situation hinein, wenn Sie von ihr angezogen werden. Geben Sie ihr nach und lassen Sie sich vom Strom des Augenblicks forttragen. Ich schlage Ihnen hier drei solcher Übungen vor, Sie können aber gerne auch eigene erfinden.

Übung 1
Setzen Sie sich in ein Café oder auf einen Platz und beobachten Sie einfach nur die Menschen, die kommen und gehen. Nehmen Sie sich Zeit zum Beobachten. Vergessen Sie für ein bis zwei

Stunden alles andere auf der Welt; tun Sie so, als hätten Sie seit Monaten keine Menschen mehr gesehen. Tauchen Sie in den Moment ein.

Übung 2
Verweilen Sie – z.B. bei Ihrem nächsten Spaziergang – an einem See. Setzen Sie sich ans Ufer und sehen Sie sich das Spiel des Wassers genau an. Verlieren Sie sich im Auf und Ab der Wellen, dem Schimmern des Sonnenlichts oder den Bewegungen der Wassertiere. Bleiben Sie mindestens eine halbe Stunde.

Übung 3
Blicken Sie bei Ihrer nächsten Zugreise für eine Stunde aus dem Fenster. Saugen Sie die dahinfliegende, wechselhafte Landschaft innerlich auf. Schauen Sie aber auch hinaus, wenn Sie durch dunkle Tunnels fahren oder graue Stadtkulissen vorbeiziehen. Lesen Sie während dieser Zeit nicht, hören Sie keine Musik und versuchen Sie auch nicht nachzudenken.

Trātaka

Diese Konzentrationsübung stärkt die Augen und gehört eigentlich zu den → Reinigungstechniken des Hatha-Yoga. Schauen Sie mit starrem Blick, ohne zu blinzeln auf einen Gegenstand, z.B. eine Kerze oder ein Bild. Wenn Ihre Augen zu tränen anfangen, schließen Sie sie und rufen sich innerlich das Gesehene vor Augen. Verblaßt das Bild, öffnen Sie wieder die Augen, starren erneut auf den Gegenstand und schließen die Augen, wenn wieder Tränen kommen. In dieser Weise fahren Sie mit → Trātaka für zehn Minuten fort. Sie können die Übung mit der Zeit bis auf eine Stunde ausdehnen.

Konzentration auf ein Motiv

Bei dieser Übung können Sie sich die Sprunghaftigkeit des Geistes zunutze machen. Wählen Sie sich gedanklich ein Motiv, z.B. Blumen, Tiere, Gemälde. Schließen Sie die Augen und konzentrieren Sie sich beispielsweise auf eine Rose.

Verblaßt sie nach einigen Momenten, konzentrieren Sie sich auf eine Nelke. Verschwindet auch diese, so wechseln Sie zur nächsten Blume und so fort. Machen Sie diese Übung jeweils 10–15 Minuten lang.

Nāda-Brahma

Traditionell wurde diese Technik in tibetischen Klöstern praktiziert. Die Mönche wurden nachts geweckt, machten eine Stunde Nāda-Brahma und legten sich dann wieder schlafen. Diese Übung ist der Bienenatmung Brāhmarī (→ S. 111) sehr ähnlich. Man sitzt in einer bequemen Haltung und schließt für die gesamte Dauer der Übung die Augen.

- Atmen Sie 30 Minuten lang durch die Nase ein und aus. Bei der Ausatmung geben Sie einen langgezogenen Summton von sich, der Brust- und Kopfbereich zum Schwingen bringt. Schalten Sie mit jedem Summen mehr und mehr ab. Konzentrieren Sie sich völlig auf Atmung und Summton.
- Danach bewegen Sie Ihre Hände auf Bauchhöhe in langsamen, kreisenden Bewegungen auswärts. Die Handflächen zeigen dabei nach oben. Lassen Sie die Hände auf diese Weise siebeneinhalb Minuten ganz sanft und betont kreisen. Stellen Sie sich vor, daß Sie alte, verbrauchte Energie abgeben.
- Lassen Sie die Hände nun in gleicher Weise siebeneinhalb Minuten nach innen kreisen. Stellen Sie sich vor, wie Sie mit jedem Kreisen kosmische Energie von außen zu sich nehmen, als würden Sie die Energie zum Bauch »schaufeln«.
- Die letzte Phase besteht aus absoluter Stille und Bewegungslosigkeit. Sitzen Sie einfach 15 Minuten mit geschlossenen Augen da und atmen Sie ruhig weiter.

Damit Sie wissen, wielange Sie die einzelnen Phasen üben müssen, können Sie sich eine Kassette mit Tonsignalen aufnehmen, die Ihnen jeweils die Anweisung zum Wechsel geben. Zudem gibt es eine CD von Kamal, auf der unterstützende Musik in der oben beschriebenen Länge aufgenommen ist, welche die vier Phasen strukturiert (›Into Silence‹, Nightingale Records, 1993).

Mantra-Meditation

Mantras sind Klangschwingungen, die eine verwandelnde Kraft auf das Bewußtsein ausüben und zugleich eine Art Gebet sind. Die Mantras wurden ursprünglich von den Weisen im Himalaya empfangen und dann an ihre Schüler weitergegeben. Sie enthalten eine spezielle göttliche Energie.

Bekannte Mantras sind »Om Namah Shivāya« (Verbeugung vor Gott → Shiva), »Om Namo Nārāyanaya« (Verbeugung vor Gott → Vishnu) oder »Om Namo Vāsudevaya« (Verbeugung vor → Krishna als Sohn Vāsudevas). Am besten suchen Sie sich für diese Form der Meditation einen geeigneten Lehrer. Sie können aber auch ein Buch lesen, das Mantras enthält. Wählen Sie ohne viel Überlegung einen Mantra, der Ihnen gefällt. Oft entspricht er unbewußt Ihrem Wesen.

Da Mantras sehr subtil auf das Bewußtsein wirken, sollte man schon fortgeschritten im Yoga sein, bevor man diese Form der Meditation praktiziert. Man sitzt wie oben beschrieben in einer Meditationshaltung (→ S. 136) und rezitiert den Mantra immer wieder, wobei man die Rezitation mit der Atmung kop-pelt. Bei »Om Namah Shivāya« beispielsweise atmet man auf »Om Namah« ein und auf »Shivāya« aus. Die folgende Übung zeigt, wie man Mantras mit Atemübungen kombinieren kann.

Samanu

Es handelt sich bei → Samanu um eine Atemtechnik, die genauso wie die Wechselatmung Anuloma-Viloma (→ S. 110) ausgeführt wird, jedoch zusätzlich mit der Rezitation von Mantras und Visualisierung arbeitet.

- Setzen Sie sich bequem hin, schließen Sie die Augen und entspannen Sie sich für einige Momente. Dann atmen Sie durch das linke Nasenloch ein und wiederholen innerlich viermal Yam. Stellen Sie sich dabei vor, wie Sie frischen Wind zu Ihrem Herzen bringen. Halten Sie den Atem, rezitieren Sie 16mal Yam, visualisieren Sie noch immer Wind in Ihrer Herzgegend und zusätzlich einen grauen Davidsstern. Mit der Ausatmung durch das rechte Nasenloch stellen Sie sich vor, wie der Wind durch Ihren Körper strömt und alle Energiebahnen reinigt. Dabei achtmal Yam wiederholen.
- Rechts einatmen, viermal Ram rezitieren und Feuer visualisieren, das sich in der Bauchgegend sammelt. Halten Sie den Atem an, konzentrieren Sie sich auf Ihren Bauch, wo Sie sich ein rotes, nach unten gerichtetes Dreieck vorstellen und wiederholen Sie 16mal Ram. Mit der Ausatmung links stellen Sie sich vor, wie das Feuer alle Energiebahnen Ihres Körpers ausbrennt und reinigt. Dabei achtmal Ram rezitieren.
- Links mit viermal Tam einatmen, den Atem anhalten und auf die Nasenspitze konzentrieren. Hier stellen Sie sich einen weißen Kreis vor und göttlichen Honig (→ Amrita), der nun in die gereinigten Kanäle des Körpers fließt. Tam 16mal wiederholen.
- Rechts ausatmend wiederholen Sie achtmal Lam und konzentrieren sich auf Ihr Steißbein, wo Sie ein gelbes Viereck sehen. Visualisieren Sie, wie frische Erde Ihren Körper füllt.

Das ist eine Runde Samanu. Wenn Sie weitere Runden anschließen wollen, atmen Sie rechts auf viermal Lam ein, halten 16mal mit Lam und atmen links auf achtmal Lam aus. Visualisiert werden stets das gelbe Viereck und die Erde. Dann beginnen Sie wieder links mit Yam. Führen Sie maximal fünf Runden durch.

Samanu ist eine sehr komplexe Technik, die man sehr konzentriert praktizieren sollte. Sie werden bemerken, daß bei korrekter Ausführung kaum Raum für andere Gedanken und Bilder bleibt. Sie können Samanu isoliert praktizieren oder im Anschluß an Ihre Atemübungen (Prāṇāyāma). Wenn Sie gut damit zurechtkommen, eignet sich auch → Sahita-Kumbhaka für Sie.

Verschließen der Sinne

Ständig halten Wahrnehmungsreize wie Musik, Gerüche oder Bilder uns davon ab, uns auf uns selbst zu besinnen. Die folgende Technik, → Shan-Mukhī-Mudrā genannt, hilft, die Sinne zu sammeln und die Aufmerksamkeit ins eigene Zentrum zu lenken.

Halten Sie beide Ohren mit den Daumen zu. Legen Sie Ihre Zeigefinger auf die geschlossenen Augen und die Mittelfinger seitlich an die Nasenlöcher, aber so, daß Sie noch atmen können. Kleiner Finger und Ringfinger verschließen die Lippen. So wird Ihr gesamtes Gesichtsfeld mit Hilfe der zehn Finger gegen die Außenwelt abgeschirmt. Spüren Sie diesem Gefühl nach. Versuchen Sie, langsam Ihren Blick nach innen zu lenken. Machen Sie diese Übung 10–15 Minuten lang.

Āsana-Meditation

Wenn Sie etwas geübter in den Āsanas sind, können Sie einzelne Stellungen nutzen, um meditative Zustände zu schaffen. Achten Sie hierbei aber auf Ihre körperlichen Leistungsgrenzen.

Gehen Sie für 15–20 Minuten in den Schulterstand. Das Kinn ist dabei gegen das Brustbein, die Zunge wenn möglich gegen den Gaumen gepreßt. Die Atmung sollte leicht und fließend sein. Schließen Sie während der ganzen Zeit die Augen und richten Sie Ihren inneren Blick auf den Punkt zwischen den Augenbrauen oder die Kehle. Nach dem Verlassen der Pose können Sie sich entweder hinlegen oder sitzend meditieren. Spüren Sie dem Gefühl von Frieden und Erschöpfung nach, das Ihren Körper durchflutet.

Auch andere Stellungen wie Kopfstand, Kobra oder Drehsitz eignen sich für ein längeres, meditatives Halten. Experimentieren Sie mit einigen Āsanas. Führen Sie eventuell eine Reihe von zwei oder drei solcher langen Stellungen durch.

Konzentration auf den Körperkreislauf

Als letzte Übung können Sie folgende Meditationstechnik praktizieren, bei der stilles Sitzen, Atemkontrolle und Visualisierung verbunden werden.

Sitzen Sie bequem mit geschlossenen Augen und geradem Rücken. Atmen Sie einige Male tief durch, bevor Sie beginnen. Dann stellen Sie sich bei jeder Ausatmung vor, daß Ihr Atem an der Körpervorderseite vom Scheitel hinunter bis zum Damm fließt. Mit jeder Einatmung fließt der Atem an der Körperrückseite vom Damm bis hinauf zum Scheitel. Dadurch entsteht die Vorstellung, daß der Atem in einem ununterbrochenen Kreislauf durch den Körper strömt. Üben Sie diese Atemmeditation für 10–15 Minuten.

Selbsterforschung und Meditation

In diesem Kapitel sind Ihnen verschiedene Übungen vorgestellt worden, von denen Sie die eine oder andere bestimmt anspricht. Alle Meditationstechniken sind aber nur Hilfsmittel, nicht Selbstzweck. Sie helfen Ihnen, einen Rahmen zu finden, innerhalb dessen sich Meditation ereignen kann – denn lernen kann man Meditation nicht. Der chinesische Philosoph Lao-tse meint hierzu:

> Das, was man darüber sagen kann, entspricht nicht der Wahrheit. Was gesagt werden kann, ist nicht wahr, und die Wahrheit kann nicht gesagt werden. Das ist alles, was man darüber sagen kann, und nur soviel ist wahr.

Stellen Sie sich einen Menschen vor, der seit seiner Geburt in einem fensterlosen Keller lebt und noch nie einen Schritt vor die Tür gemacht hat. Versuchen Sie, ihm etwas vom Himmel oder vom Sonnenschein zu erzählen. Er wird Sie auslachen oder nicht verstehen. Wenn Sie aber rufen: »Paß auf, ein Wasserrohrbruch, der Keller stürzt ein!«, wird dieser Mensch instinktiv hinaus ins Freie rennen und Sonne, Himmel und Vögel sehen.

Genauso ist es mit der Meditation. Man kann nichts genaues darüber berichten. Man kann lediglich einige Methoden entwickeln, damit man aus seinem Keller stürmt. Diese Techniken kann nur jemand ausarbeiten, der bereits Sonne und Himmel kennt – also ein Erleuchteter.

Das Problem dabei ist, daß man als interessierter Mensch des Westens eine Technik praktiziert, die vor vielen Jahrhunderten entwickelt wurde. Wir sind heute von anderen Zwängen geprägt, unsere Psyche ist ganz anders geprägt, und auch unser Bewußtsein ist ein anderes. Viele Meditationstechniken, die früher wirkungsvoll waren, müssen es heute nicht mehr sein. Um daher zum Kern des eigenen Selbst vorzudringen, muß man zuerst das eigene Bewußtsein erforschen und auch neue Meditationsmethoden anwenden.

Dabei helfen eine genaue Selbstbeobachtung, wie sie der Yoga als Leidenschaftslosigkeit (→ Vairāgya) und Unterscheidungskraft (→ Viveka) entwickelt hat, gegebenenfalls aber auch eine Psychotherapie, die mehr Klarheit über die eigenen Denk- und Verhaltensmuster liefert, oder künstlerische Betätigung. Versuchen Sie zuerst, sich selbst zu erforschen und so anzunehmen, wie Sie sind. Seien Sie aufrichtig mit sich selbst. Je mehr Klarheit Sie über sich gewinnen, desto erfolgreicher wird Ihre Meditation sein.

Die diszipliniertestе Meditationspraxis nützt nichts, wenn man hart gegen sich selbst ist; unser Bewußtsein ist durch Erziehung und Gesellschaft ohnehin schon in vielfältiger Weise unterdrückt. Meditation führt dann zum Gegenteil von Befreiung. Setzt man sich einfach hin und versucht zu meditieren, werden die verrücktesten Gedanken und Gefühle hochkommen. Wenn man sich dann befiehlt, entspannt und leer zu sein, unterdrückt der Teil des eigenen Bewußtseins, der sich vornimmt zu meditieren, den übrigen Teil des Bewußtseins, der all diese unglaublichen Bilder hochsprudeln läßt. So wird auf viel höherer Ebene Unterdrückung und Unfreiheit wiederholt. Seien Sie also nicht zu ehrgeizig und diszipliniert und vergessen Sie vor allem nicht die Freude an der Meditation. Man kann weder Meditation selbst, noch ihre Ergebnisse erzwingen.

Der Achtfache Pfad

Die Yoga-Sūtras und der Achtfache Pfad Patanjalis

Wenngleich er den Yoga nicht »erfunden«, sondern nur systematisch zusammengetragen hat, gilt → Patanjali doch als der »Vater des Yoga«. Seine Biographie ist umstritten, zumal es wahrscheinlich mehrere bekannte Männer seines Namens gegeben hat. Zahlreiche Legenden ranken sich um Patanjali. So soll er als kleine Schlange einer Frau namens Gonika in die offenen Hände gefallen sein, als sie mit diesen der Sonne Wasser zum Opfer darbrachte. Patanjali wird daher oft mit dem Oberkörper eines Menschen und einem schlangenförmigen Unterleib dargestellt. Sein Name deutet ebenfalls auf diese mythische Herkunft hin: Pata heißt »Schlange« oder »gefallen«, Anjali heißt »Hände zum Gebet gefaltet«.

Patanjali verfaßte die vier bekannten → ›Yoga-Sūtras‹, in denen er die bekanntesten Yoga-Techniken seiner Zeit zusammentrug und Yoga auf intelligente und überzeugende Weise zu einem philosophischen System entwickelte, das Teil der klassischen Hindu-Philosophie (→ Darshana) wurde. Patanjalis dualistischer Ansatz ist zwar in die hinduistische Philosophie eingegangen, hat sich aber nicht durchsetzen können, da das indische Denken traditionell nichtdualistisch ist. Er faßte die unterschiedlichen Strömungen des Yoga zusammen und entwickelte ein bis heute für die meisten Yoga-Schulen gültiges System. Auch dieses Buch stützt sich auf den Ansatz Patanjalis.

Das erste Sūtra, Samādhi-Pāda, beschäftigt sich mit den Bewegungen des Bewußtseins. Es zeigt, wie unruhig und schwankend der menschliche Geist ist und empfiehlt Yoga als Mittel zu dessen Beruhigung. Das zweite Sūtra, Sādhana-Pāda, ist besonders wichtig, denn in ihm beschreibt Patanjali den Achtfachen Weg, mit dessen Hilfe der Mensch dieses Ziel erreichen kann. Hier finden sich im Ansatz all die Mittel, die auch in diesem Buch beschrieben werden: Āsanas → S. 21, Prānāyāma → S. 116, Ernährung → S. 122, Meditation → S. 132 und vieles mehr. Im nächsten Sūtra, dem Vibhūti-Pāda, werden die übernatürlichen Kräfte (→ Siddhi) und Wahrnehmungsfähigkeiten aufgezählt, über die ein Mensch, der konsequent Yoga praktiziert, im Laufe der Zeit verfügt. Sie sind eine Art Versuchung auf dem spirituellen Weg, denn sie können den Yogi hindern, sein höchstes Ziel – die Befreiung – zu erreichen, wenn er ihnen verfällt. Im letzten Sūtra, dem Kaivalya-Pāda, beschreibt Patanjali die Erleuchtung und Befreiung der Seele (→ Ātman).

Aus heutiger Sicht sind die Yoga-Sūtras schwer zu verstehen, nicht nur wegen ihrer Sprache, sondern vor allem wegen der ihnen zugrundeliegenden Denkweise. Patanjali lebte in einer Zeit und Kultur, die sehr verschieden von der unsrigen war. Seine Sūtras sind daher immer wieder interpretiert worden. Bei der Darstellung des Achtfachen Pfades in diesem Kapitel ist vieles weggelassen, da die Lehre Patanjalis sehr komplex ist und ihr Sinn oft erst nach jahrelanger Yoga-Praxis deutlich wird. Es geht hier vielmehr darum, die wesentlichen Grundzüge des Achtfachen Pfades zu skizzieren. Für alle, die sich eingehender mit dieser Materie beschäftigen wollen, empfiehlt sich die Lektüre des Originals. Um Ihnen eine anschauliche Vorstellung von dem zu geben, was Patanjali sehr philosophisch diskutiert, werden viele seiner Gedanken mit Hilfe von Beispielen aus unserem Alltag beschrieben. Vielleicht ist der eine oder andere inspirierende Gedanke dabei, der Sie auf Ihrem ganz persönlichen Weg weiterbringt. Fassen Sie also den Achtfachen Pfad als eine Anregung für Ihre eigene Yoga-Praxis auf.

Die Beschaffenheit des Bewußtseins

Wenn man verstehen will, was Yoga und damit der Achtfache Weg abgesehen von Gesundheit und Wohlbefinden beabsichtigen, muß man sich zunächst mit dem Bewußtsein beschäftigen.

Denn dieses spielt bei der angestrebten Befreiung des Menschen eine entscheidende Rolle.

Um diesen Zusammenhang zu verdeutlichen, hier ein Beispiel aus dem Alltag: Sie fahren mit der U-Bahn und sehen die vielen anderen Fahrgäste. Unter dem Gesichtspunkt, daß alle mit Hilfe der Bahn von einem bestimmten Ort zu einem anderen Ort wollen, sind alle gleich. Für den einzelnen Fahrgast kann es in dieser Situation aber erhebliche Unterschiede geben. Derjenige, der einen Fahrschein besitzt, fährt in aller Seelenruhe. Für die Schwarzfahrer dagegen ist die Fahrt anstrengend, da sie Angst haben, erwischt zu werden, und Ausschau nach möglichen Kontrolleuren halten. Letztlich ist es aber allein ihr Bewußtsein, das die einzelnen Fahrgäste in den jeweiligen Zustand versetzt. Die Person mit dem Fahrschein könnte nämlich zufällig ihr Portemonnaie in einer anderen Jacke gelassen haben und somit unwissentlich schwarzfahren. Sie fährt ohne Aufregung mit, weil ihr Bewußtsein sie mit der Illusion des Ticketbesitzes beruhigt.

Das Bewußtsein zu kontrollieren und letztlich der höheren Wirklichkeit Gottes zuzuführen, ist der lange und harte Weg des Yoga zur Freiheit. Patanjali fragt daher zunächst nach den Bedingungen des Bewußtseins. Für ihn existieren fünf grundlegende Schwankungen oder Bewegungen (→ Vritti) im menschlichen Geist:

- Schlaf (→ Nidrā), in dem man keine Erfahrungen macht und nicht aktiv denkt,
- Phantasie oder Einbildung (→ Vikalpa), die einen etwas glauben machen, was nicht der Wirklichkeit entspricht,
- Erinnerung (→ Smriti), deren Gedanken an die Vergangenheit binden und nichts mit der augenblicklichen Situation zu tun haben müssen,
- Erkenntnis (→ Pramāna), die entweder durch Wahrnehmung, logische Schlußfolgerung oder durch Wissensvermittlung (z.B. Bücher, Lehrer) erlangt wird,
- fehlerhaftes oder falsches Wissen (→ Viparyaya), das aus Unkenntnis der Zusammenhänge oder aus falschen Annahmen entsteht.

Auf das vorige Beispiel angewendet bedeutet das folgendes:

Wenn der Fahrgast, der seinen Geldbeutel in einer anderen Jacke zu Hause liegen gelassen hat, sich sicher fühlt, dann unterliegt er einer falschen Schlußfolgerung, also Viparyaya.

Wie kommt es aber, daß unser Bewußtsein so unruhig ist und einem beständigen Wandel unterliegt? Patanjali erklärt das mit den fünf Ursachen des Leidens (→ Klesha). Sie sind versteckt im Unterbewußtsein des Menschen und beeinflussen von dort aus das Bewußtsein. Sie sind der Antrieb für gedankliche Bewegungen. Solange die Kleshas nicht unter Kontrolle sind, unterliegt der menschliche Geist den Vrittis und kann nicht zu Ruhe und Frieden kommen. Die fünf Leidensgründe nach Patanjali sind:

- Unwissenheit (→ Avidyā) im weitesten Sinne des Wortes,
- Ich-Identifikation (→ Asmitā), durch die der Mensch sich als ein von der Welt getrenntes Individuum empfindet,
- Abneigung, Aversion (→ Dvesha) gegen Dinge, Menschen, Ideen usw.,
- der Lebenswille (→ Abhinivesha), der den Menschen an den Körper und dessen Erhaltung bindet,
- Leidenschaften (→ Rāga), die ebenfalls von bindender Natur sind.

Solange die Kleshas aktiv im Menschen wirken, kommt er nicht zur Ruhe. Immer gibt es Ziele, Pläne und Wünsche. Immer existieren Ängste und Leidenschaften, immer ist der Mensch auf die Zukunft ausgerichtet, statt im Hier und Jetzt zu bleiben und das Leben so zu nehmen, wie es ist. Der Yoga hat die subtilen Zusammenhänge von Körper und Geist, von Unterbewußtsein und Bewußtsein schon früh erkannt und Methoden entwickelt, diese zu steuern und den Menschen dadurch zur Freiheit zu führen.

Der Yogi versucht auf seinem Weg (→ Sādhana) stets im Moment zu leben und allem und jedem Leidenschaftslosigkeit (→ Vairāgya) entgegenzubringen, um seine Bindung daran zu verlieren. So befreit er sich Schritt für Schritt auf allen Ebenen des Körper-Geistes, und das Maß seiner Identifikation mit diesem nimmt Stufe für Stufe ab. Durch diesen Prozeß wird das Bewußtsein – und natürlich auch der Körper – beruhigt. Die große Öffnung für das »göttliche Sein« findet statt.

Auch Sie werden die Erfahrung machen, daß sich völlig andere

Gefühle einstellen bzw. das Bewußtsein sich verändert, wenn Sie versuchen, sich und anderen gegenüber gleichmütig zu sein. So werden Sie z.B. beobachten können, wie Angst in Ihnen aufkommt, wenn ein freilaufender, bellender Hund auf Sie zustürmt. Diese Angst kann dann blitzschnell in Wut umschlagen, und Sie ärgern sich vielleicht über den Hundebesitzer. Wenn Sie gelassen bleiben, werden Sie erkennen, wie die Dinge zusammenhängen und keinen Streit mit dem Hundebesitzer suchen, sondern sich Ihrer eigentlichen Angst vor dem Hund stellen.

Vairāgya ist daher immer gekoppelt mit dem Unterscheidungsvermögen (→ Viveka). Durch Viveka werden die Zusammenhänge klar. Man lernt sie und sich selbst schrittweise besser kennen, indem man gelassen bleibt und genau hinsieht, was und wie etwas passiert. Vairāgya und Viveka zusammen führen systematisch zum eigenen Selbst. Indem sie öffnen und den Blick freigeben, ermöglichen sie den Zugang zum göttlichen Wissen (→ Vidyā).

Der Achtfache Pfad heute

Natürlich ist es für uns westliche Menschen nicht so einfach, die Anweisungen des Achtfachen Pfads umzusetzen. Wie schon mehrfach betont, leben wir in einer modernen Zivilisation, die uns auf eine ganz bestimmte Weise geprägt hat. Dem Achtfachen Pfad einfach zu folgen, wäre daher nicht sehr sinnvoll. Ein großer zeitgenössischer Hatha-Yogi, B.K.S. → Iyengar, sagt nicht umsonst, daß es für Menschen unserer Zeit vor allem wichtig ist, Körperstellungen und Atemtechniken zu üben. Die ethischen Verhaltensregeln, wie z.B. die angeratene Disziplin und Standhaftigkeit auf dem Yoga-Weg, mögen zwar von großer Weisheit zeugen, doch muß man sich immer vergegenwärtigen, mit welchen Voraussetzungen jemand an Yoga herangeht. Als Anfänger sucht man meist Entspannung und möchte etwas für die Gesundheit tun. Wichtig ist daher zunächst, sich selbst kennenzulernen, d.h. den Mut aufzubringen, alle schlechten wie guten Facetten der eigenen

Persönlichkeit ehrlich zu betrachten. Man kann nicht gleich mit Ruhe, Gelassenheit und Selbstbeherrschung anfangen.

Praktizieren Sie Yoga so oft Sie möchten; oder setzen Sie sich einfach für fünf Minuten hin und erleben Sie die Stille. Lassen Sie sich vor allem durch den Weg Patanjalis inspirieren. Sie werden erleben, daß sich bei regelmäßigem Üben das Bewußtsein nach und nach verändert. Dieser Bewußtseinswandel führt Sie von selbst auf Ihrem Weg weiter. Bleiben Sie daher offen, lassen Sie die Veränderungen zu, die Sie erleben werden, aber achten Sie immer auch Ihre Grenzen.

Erste Stufe: Verhaltensregeln (→ Yama)

Die Yamas sind moralische Verhaltensregeln sowohl für die Gesellschaft als auch für das Individuum – den christlichen zehn Geboten ähnlich. Sie wollen die Wurzel allen Leidens ausrotten, nämlich Gier, Lebenswillen und Wünsche. Hier ein kurzer Überblick zu den fünf Yamas:

Gewaltlosigkeit (→ Ahimsā)
Der Yogi soll zu keiner Zeit und unter keinen Umständen anderen in Gedanken, Wort oder Tat Gewalt antun. Damit ist besonders die Gewaltbereitschaft im Bewußtsein eines Menschen gemeint, also das Wesen der Gewalt selbst. So ist es z.B. verwerflich, beim Kampf für eine gute und hilfreiche Sache, Gewalt anzuwenden, da sich dabei das Wesen der Gewalt nur in eine »schönere« Form kleidet. Hinter dem Gebot von Ahimsā, das sich beispielsweise in der vegetarischen Ernährung des Yogi äußert, steht die Liebe zu allen Lebewesen der Schöpfung. Der Yogi achtet jede Form des Lebens und ist bemüht, anderen zu helfen. Er richtet sich nicht einmal gegen den Gewalttäter, sondern allein gegen dessen Gewalt. Da Gewalt meist aus Unwissenheit und Angst entsteht, sollte Ahimsā von Furchtlosigkeit (→ Abhaya) und dem Aufgeben jeglicher Wut (→ Krodha) begleitet werden.

Natürlich ist eine so umfassende Form der Gewaltlosigkeit kaum praktizierbar. Im Bestreben, gewaltfrei zu handeln, stauen wir unsere Wut vielleicht an, statt sie abzureagieren. Deshalb ist es häufig sicher besser, seiner Wut gleich »Luft zu machen«, z.B. indem man jemandem sofort seine Meinung sagt und damit das Verhältnis zu diesem Menschen auf Dauer verbessert.

Versucht man dagegen, Ahimsā als Liebe auszuüben, kann man viel erreichen. Der Zustand unserer Umwelt, das Sterben von Fauna und Flora, die Zerstörung von Lebensräumen sind der globale Ausdruck eines Verlustes der Liebe zu unserer Erde. Versuchen Sie daher lieber, Gewaltlosigkeit in Form von Liebe zu allen Lebewesen zu praktizieren, statt sich immer zu beherrschen.

Wahrheit (→ Satya)

»Du sollst nicht lügen«, sagt die Bibel, und nichts anderes ist mit Satya gemeint. Der Wahrheit stets den ersten Platz einzuräumen, reinigt und öffnet das Herz für eine höhere, göttliche Wirklichkeit. Auch dieses Gebot bezieht sich auf Gedanken, Worte und Taten. Satya zu praktizieren, heißt klar und einfach zu werden. Das mag in unserer Gesellschaft anfangs zu persönlichen Verlusten führen, da viele Konventionen geradezu unehrliches Verhalten und Reden fordern.

Begierdelosigkeit, Nichtstehlen (→ Asteya)

Man soll Dinge nicht stehlen, mißbrauchen oder Mißwirtschaft mit ihnen treiben. Ein großes Maß an Leiden und Unzufriedenheit in unserer heutigen materialistischen Gesellschaft entsteht durch den einseitigen Blick auf Konsumgüter. Dabei wird oft vergessen, daß Besitz, für den man ja in vielerlei Hinsicht Sorge tragen muß, auch belastet. Insofern wird das Leben durch Asteya leichter. Der Geist muß keine Gedanken an all die Gegenstände verlieren, und das Herz wird frei vom Druck des Neides.

Besitzlosigkeit (→ Aparigraha)

Nach Patanjali sollte man nur soviel Besitz haben, wie notwendig und daher auch nichts Unnötiges annehmen (z.B. Geschenke), da dies immer auch zu Verpflichtungen führt. Für die Dinge, die man benötigt, sollte man ehrlich arbeiten, da auf diese Weise ein Bezug zu ihnen entsteht.

Der einzelne wird selbst entscheiden, worauf er, um überflüssiges Leid zu vermeiden, verzichten kann.

Enthaltsamkeit (→ Brahmacarya)
Der Yogi versucht grundsätzlich, Samenverlust zu vermeiden, denn der → Samen bedeutet für ihn Leben. Im engeren Sinne bedeutet Brahmacarya Keuschheit und ein allein für Gott gelebtes Leben. Das Bewußtsein wird so allein auf die höhere Wirklichkeit gerichtet und dabei von keinen weltlichen Belangen abgelenkt. Allerdings sehen einige Yoga-Schriften in Ehe und Beruf keinen Widerspruch zum Yoga-Weg, denn nur ein Mensch, der die menschliche Liebe kennengelernt hat, kann sich nach der göttlichen sehnen. So sind viele Yogis verheiratet. Andere dagegen legen ein Keuschheitsgelübde ab und widmen ihr Leben allein der → Selbst-Verwirklichung. Wenn die eigene Sexualität allerdings noch nicht ausgelebt wurde und zu starr unterdrückt wird, hindert das den Yoga-Schüler auf seinem Weg der Befreiung mehr, als es ihn unterstützt. Das Gebot von Brahmacarya kann man jedoch auch als Aufforderung zu einem maßvollen Umgang mit der Sexualität verstehen. Dazu gehört auch, daß man im anderen Menschen kein Objekt sieht, sondern sich selbst in ihm erkennt und liebt.

Zweite Stufe: Selbstdisziplin (→ Niyama)

Während die Yamas nicht nur das Leben des einzelnen, sondern auch das der Gemeinschaft zu regeln versuchen, richten sich die Niyamas speziell an den → Sādhaka, der den Weg des Yoga beschreitet.

Reinheit (→ Shauca)
Mit Shauca bezeichnet Patanjali das Bestreben nach Reinheit auf allen Ebenen. Äußerlich zeigt sich das Gebot der Reinheit in einem gepflegten Körper und einem einfachen, sauberen Ort zum Üben von Yoga-Techniken. Physisch versucht man Shauca durch das Üben von Āsanas und Prānāyāma und eine reine Ernährung

zu erreichen. Āsanas und Prānāyāma beleben den Stoffwechsel und helfen, den Körper zu entschlacken. Reine Nahrung verhindert die Einlagerung neuer Giftstoffe. Innerlich zeigt sich das Streben nach Reinheit beispielsweise darin, daß man meditiert und keine Schimpfworte benutzt. Inneres Shauca schenkt dem Bewußtsein Frieden und fördert das positive Denken.

Zufriedenheit (→ Samtosha)
Zufriedenheit bedeutet, allem und jedem gelassen und wunschlos gegenüberzustehen. Sie ist die Voraussetzung für innere Harmonie und Konzentration. Mit Zufriedenheit ist allerdings kein »falscher Frieden« gemeint. Versuchen Sie also nicht, ausgeglichen zu wirken, sondern zeigen Sie auch Ihre Unzufriedenheit und lernen Sie, Schritt für Schritt damit umzugehen, indem Sie nach ihren Ursachen forschen. Samtosha kann dabei helfen, einen Blick für das Kleine, Nebensächliche und Unspektakuläre zu entwickeln. Gewinnen Sie Zufriedenheit aus den vielen kleinen Dingen, die Ihnen das Leben schenkt.

Askese und Opfer (→ Tapas)
Tapas ist das Gegenteil von jeglicher Genußsucht. Es ist das konsequente Verfolgen des Yoga-Weges, denn Disziplin und Reinheit stärken Körper und Geist. Tapas am Anfang der Yoga-Praxis zu üben, ist wenig ratsam, da sich eine zu starke Selbstbeherrschung negativ auswirken kann. Wir sind ohnehin durch Erziehung und Gesellschaft derart stark geprägt, daß wir uns zu oft beherrschen, statt unseren Gefühlen und Wünschen zu folgen. Es empfiehlt sich jedoch, immer wieder Phasen wie ein Frühjahrsfasten einzulegen, die durch Verzicht den Blick auf die Schönheit des Lebens schärfen. Das steigert auch das Genußempfinden und läßt Zufriedenheit entstehen. Ein gemäßigtes Tapas kann die Bescheidenheit fördern.

Studium der Schriften (→ Svādhyāya)
Dieses Gebot fordert das Studium der heiligen Schriften und damit die Erforschung des eigenen Selbst. Die heiligen Schriften geben dem Sādhaka Kraft, Wissen und Orientierung auf seinem Weg.

Dieses Gebot muß für uns westliche Menschen nicht bedeuten, daß wir Hindu-Schriften lesen. Yoga ist ja weniger eine Religion, als eine Technik, die den Glauben in einem Menschen grundsätzlich fördert. Jeder dringt auf seinem individuellen Weg zum Selbst vor. Yoga kann daher auf eine neue, unverkrampfte Art wieder zur Auseinandersetzung mit der eigenen Religion führen.

Hingabe an Gott (→ Īshvara-Pranidhanā)
Dieses letzte Niyama besagt, daß alles Handeln für Gott geschieht und nicht für das eigene Ego. Wird alles Handeln in diesem Bewußtsein ausgeführt, löst sich das Ego schrittweise auf. Wenn man heute versucht, dieses Niyama zu befolgen, kann man zwei Verhaltensweisen üben, die in unserer Gesellschaft scheinbar in Vergessenheit geraten: das Entwickeln von → Demut und das Aufgeben von → Stolz. Dadurch kann mehr Wärme zwischen den Menschen entstehen.

Dritte Stufe: Körperposen (→ Āsanas)

Wird eine Pose richtig und konzentriert ausgeführt, belebt und stärkt sie nicht nur den Organismus, sondern auch die Disziplin des Geistes. Das Bewußtsein ist im Idealfall ganz mit der Stellung beschäftigt und wird somit auf einen Punkt gerichtet (→ Ekāgratā). Die dem Körper aufgezwungene »Starre« in den Āsanas trägt ferner dazu bei, die Gegensätze (→ Dvandva) wie Bewegung/Stillstehen oder Sitzen/Stehen abzuschwächen, die den Menschen normalerweise in ständiger Bewegung halten und so auch für innere Unruhe sorgen.

Da Körper und Geist eng zusammenhängen und der Körper sozusagen das Gefäß der Seele ist, schaffen die Āsanas mit Gesundheit die Voraussetzung, um ohne Beeinträchtigung mit dem Geist arbeiten und sich der Seele nähern zu können.

Āsanas sind für uns der beste Einstieg in den Yoga. Sie bringen uns mit unserem Körper wieder in Kontakt, aber auf andere Weise als z.B. Bodybuilding oder Skifahren, denn sie arbeiten subtil an der Harmonisierung des gesamten Körper-Geistes. Üben Sie

Āsanas solange, bis Sie das Gefühl haben, sich selbst näher gekommen zu sein. Dann können Sie zu anderen Stufen des Achtfachen Pfades übergehen. Natürlich sollten Sie die Āsanas auf höheren Stufen weiterhin üben, nur werden Sie bemerken, daß sie einen anderen Stellenwert bekommen.

Vierte Stufe: Atemtechniken (→ Prānāyāma)

Prānāyāma ist das Bindeglied zwischen körperlichen und geistigen Disziplinen. Durch die ersten drei Stufen sollen Körper und Geist gereinigt und stabilisiert werden. Ist dieses Ziel erreicht, rät Patanjali zu einer konkreten Arbeit am Bewußtsein. Zusätzlich soll die individuelle Energie (→ Prāna) mit der kosmischen vereinigt werden.

Erst auf dieser stabilen Stufe ist es sinnvoll, über die Atemkontrolle eine Kontrolle des Geistes anzustreben.

Einfache Atemtechniken, wie sie im Kapitel »Atemübungen« dargestellt sind (→ S. 104), können Sie aber ohne Probleme von Anfang an praktizieren. Wenn Sie intensiver oder mit fortgeschritteneren Techniken arbeiten wollen, sollten Sie sich allerdings einen Lehrer suchen.

Fünfte Stufe: Rückzug der Sinne (→ Pratyāhāra)

Pratyāhāra ist die Vorbereitung auf alle Konzentrations- und Meditationstechniken. Der Yogi versucht auf dieser Stufe, seine Sinne von der Außenwelt abzuziehen und ganz in sich selbst einzutauchen. Er will jede Begierde und Bindung, die ihn noch mit der äußeren Welt verbindet, hinter sich lassen und in seinen Gedanken ganz und gar rein werden (→ Sattva). Der Geist wird mit keinen äußeren Wahrnehmungsinhalten mehr belastet und dadurch stark beruhigt. Wieder sind die vorangegangenen Stufen Voraussetzung, um Pratyāhāra überhaupt erfolgreich praktizieren zu können.

Eine stark vereinfachte Version dieser Technik empfiehlt sich aber angesichts der Reizüberflutung in unserer modernen Gesellschaft für jeden, egal ob man Yoga praktiziert oder nicht. Wenn Sie Pratyāhāra im Alltag üben, so kann das bedeuten, daß Sie immer öfter bewußt auf Fernsehen, Radio oder Zeitschriften verzichten, nicht jeden freien Moment mit Musik oder Lesen »zuschütten«, sondern empfänglich werden, für das wenige, was da ist. Bevor man seine Sinne zurückziehen kann, muß man sie erst einmal kennengelernt haben. Schärfen Sie daher Ihre Wahrnehmung. Das wird Sie mehr zu sich selbst bringen und Ihnen innere Ruhe schenken.

Sechste bis achte Stufe: Geistige Sammlung (→ Samyama)

Die drei letzten Stufen des Achtfachen Pfades, die man auch als Samyama bezeichnet, lassen sich nur schwer darstellen. Die einzelnen Phasen bis hin zum Samādhi gehen ineinander über und sie gelingen dem Yogi oft erst nach jahrzehntelanger Yoga-Praxis.

Zusammenfassend kann man sagen, daß der Achtfache Weg, um zur endgültigen Befreiung zu führen, → Disziplin und Hingabe erfordert. Man muß ihn Schritt für Schritt weitergehen, den individuellen Voraussetzungen entsprechend und ohne → Zweifel an seiner Weisheit zu haben.

Konzentration (→ Dhāranā)

Auf dieser Stufe arbeitet der Yogi mit verschiedenen geistigen Hilfsmitteln, um sein Bewußtsein zu konzentrieren. Meist richtet er seinen Geist dabei auf ein Meditationsobjekt wie ein Bild oder Mantra. Ein altes Bild verdeutlicht das: → Om ist der Bogen, die Seele ist der Pfeil und Gott ist die Zielscheibe. Um den Geist länger auf ein Objekt zu richten, muß man all die vorangegangenen Techniken zur Stabilisierung des Körper-Geistes beherrschen. In Dhāranā herrscht noch ein Dualismus zwischen dem Menschen und der Welt, zwischen Meditierendem und Meditationsobjekt. Denn auf dieser Stufe bleibt das Meditationsobjekt noch Stütze für den Konzentrationsprozeß und damit das Denken dualistisch.

Meditation (→ Dhyāna)
Ist die Konzentration über einen längeren Zeitraum möglich, geht der Yogi zur Meditation über, bei der sich der Dualismus von Denkendem und Gedachtem auflöst. An diesem Punkt wird das Bewußtsein transzendiert. Der Yogi wird allmählich mit der Welt eins. Das Denken benötigt jetzt keine Stütze mehr, da es die Grenzen der Subjektivität verlassen hat und anfängt, sich selbst in allem zu erkennen. Das Bewußtsein des Yogi wird zu einem göttlichen Bewußtsein, das mit dem gesamten Kosmos verbunden ist.

Versenkung (→ Samādhi)
Am Ende der Meditation steht die völlige und endgültige Auflösung des Dualismus. Für den Yogi gibt es keine Unterscheidung von Subjekt und Objekt mehr, alles ist eins, alles ist Gott (→ Brahman). Dieser erleuchtete Zustand kann nicht genau beschrieben, sondern nur erfahren werden. Die alten vedischen Weisen bezeichneten ihn mit → Neti-Neti, was soviel heißt wie »nicht dies, nicht das«. Hat der Yogi den Samādhi erreicht, ist er für immer befreit. Er befindet sich im Zustand höchster Glückseligkeit.

Erfahrung und Selbsterkenntnis

> Die wahre Grundlage der Wiedergeburtstheorie ist die Evolution der Seele, oder genauer ihr Herausblühen aus der verschleiernden Materie und ihr schrittweises Sich-selbst-finden.
>
> Shri Aurobindo ›Der integrale Yoga‹

Im Gegensatz zu Pflanzen und Tieren haben wir Menschen Bewußtsein und Reflexionsvermögen, die uns erlauben, Erfahrungen zu sammeln und uns selbst zu erkennen. Die Lehre des Yoga sieht es daher als positive Fügung an, wenn sich eine Seele in Form eines Menschen reinkarniert.

Das Leben als Schule

Die hinduistische und damit auch die yogische Vorstellung von Reinkarnation und Fügung (→ Karma) zu verstehen, fällt uns westlich geprägten Menschen in der Regel trotz allen Interesses schwer. Unser gesamtes Fühlen und Denken ist von einer linearen Zeitvorstellung bestimmt. Wir glauben, nur dieses Leben zu haben, daher ist alles, was wir tun, nur auf diese Zeitspanne ausgerichtet. Zyklische Zusammenhänge zu begreifen, die über das eigene, kurze Leben hinausreichen, scheint dabei schwer möglich.

Die hinduistische Lehre

Der Yoga geht davon aus, daß der Mensch viele Wiedergeburten und Tode durchläuft, bis er endlich mit → Weisheit erfüllt ist und seine Seele befreit wird. In Gang gehalten wird dieser Kreislauf der Reinkarnationen durch das Lebensrad (→ Samsāra). Solange der Mensch die göttliche Weisheit noch nicht erfahren hat, dreht sich das Rad unaufhörlich, wobei es durch sechs Speichen angetrieben wird. Sie symbolisieren die aus dem Mangel an Weisheit resultierenden Gefühle und Eigenschaften des Menschen: Freude (→ Sukha) und Leiden (→ Duhkha), Tugendhaftigkeit (→ Dharma) und Tugendlosigkeit (→ Adharma) sowie Zuneigung (→ Rāga) und Abneigung (→ Dvesha).

Durch diese gegensätzlichen Impulse wird der Mensch in all seinen Handlungen bestimmt. Erst, wenn er sich nicht mehr mit seinen Gefühlen und Handlungen identifiziert, wenn er sein → Ego überwindet und in allem das Göttliche erkennt, wird er aus dem ewigen Kreislauf befreit.

Karma ist die Lehre von der Verbindung zwischen Ursache und Wirkung. Wenn man ein Glas fallen läßt (Ursache), so wird es auf dem Boden zersplittern (Wirkung). Physikalisch betrachtet, leuchtet dieses Prinzip ein. Schwieriger wird es, wenn man diese Gesetzmäßigkeit auf den moralischen Bereich anwendet, wie es der Yoga tut. Danach haben alle Handlungen im Leben eines Menschen Auswirkungen auf das nächste Leben. Sie bestimmen sozusagen die Startbedingungen. Hat ein Mensch moralisch gut und in Übereinstimmung mit der universellen, göttlichen Ordnung gehandelt, so rückt er der eigenen Befreiung ein Stück näher. Das könnte beispielsweise bedeuten, daß er in seinem nächsten Leben mit einem gesunden, kräftigen Körper geboren wird, mit Hilfe dessen er den Prozeß des Hatha-Yoga effektiv weiterführen kann.

Je mehr der Yogi sich in Übereinstimmung mit dem Göttlichen befindet, desto kleiner wird sein Karma, desto weniger Faktoren bestimmen seine künftigen Leben, bis er irgendwann überhaupt nicht mehr von seinem Karma bestimmt wird. Ist dieser Punkt erreicht, ist er aus dem Lebenskreislauf Samsāra befreit und mit göttlicher Weisheit erfüllt. Für den Yogi ist das gesamte Leben eine große Schule.

Lebenspraxis

Es wäre schlicht eine Überforderung, wenn Sie beginnen würden, Ihr gesamtes Verhalten in bezug auf kommende Wiedergeburten zu verändern. Konzentrieren Sie sich auf das Hier und Jetzt und betrachten Sie Ihr Leben als Chance, Erfahrungen und Selbsterkenntnis zu sammeln. In konkreten Auseinandersetzungen lernt die Seele sozusagen und erfährt immer mehr über ihren göttlichen Ursprung.

Um mehr über das eigene Selbst zu erfahren, versucht der Yoga, die ständige Unruhe des Körpers und vor allem die des Geistes zu besänftigen. Körperstellungen, Atemtechniken, Ernährung, Meditation sowie die Verhaltensregeln zielen darauf hin. Die Seele selbst ist gemäß der Lehre des Yoga vollkommen und friedvoll. Durch die Identifikation mit dem Körper-Geist aber entsteht Unruhe, welche die Sicht auf die Seele verschließt. Dieser Zusammenhang wird anhand eines Beispiels deutlicher:

Durch das Tragen unterschiedlicher Kleidung drückt man meistens auch seinen momentanen inneren Zustand aus. Umgekehrt hat die Kleidung eine ganz bestimmte Wirkung auf den Träger. Eine Uniform zum Beispiel läßt die meisten Menschen ganz anders auftreten als eine Jeans. Die Kleidung ist zwar objektiv gesehen nur eine Hülle, aber für die meisten ist sie viel mehr.

Nicht anders ist es mit Körper und Geist. Es sind – gewohnte und starke – Hüllen (→ Upādhi), mit denen man sich identifiziert. Doch man ist nicht der Körper und der Geist. Oder würden Sie behaupten, daß Ihre Kleider Sie selbst sind? Daß Mönche beispielsweise stets dieselbe Kleidung tragen, ist ein äußerer, hilfreicher Ausdruck für das Durchbrechen dieser Identifikation. Sie streben wie die Yogis danach, sich nur noch mit dem Göttlichen zu identifizieren.

Je länger Sie Yoga praktizieren, desto klarer wird Ihnen wahrscheinlich, daß die wirklichen Veränderungen im eigenen Leben sich nicht im äußeren Verhalten vollziehen, sondern im Bewußtsein. Yoga ist eine Methode, die am Bewußtsein arbeitet. Sie haben in diesem Buch viele Techniken dafür kennengelernt, und ihre Anwendung wird Sie sicher ein ganzes Stück weiterbringen: Eine regelmäßige Praxis fördert das Selbstvertrauen. Sie wird Ihnen Kraft und Klarheit schenken. Klarheit, Situationen zu erkennen. Kraft, Situationen zu verändern. Das Leben wird spannend, wird zu einer großen Herausforderung, zu sich selbst vorzudringen. Es ist die Schule, die Sie lehrt, Ihre Ängste zu überwinden und Ihr Inneres zu erkennen.

Wir tun so vieles, was wir nicht tun wollen. Wir sagen so manches, was wir nicht sagen wollen. Und wir unterlassen das meiste, was wir gerne tun würden. Hinter allem steht die Angst. Die Angst vor Verlust, die Angst vor Ausgrenzung, die Angst vor dem Unbekannten. Yoga für uns im Westen kann bedeuten, erst einmal in der eigenen Psyche und dem Körper »aufzuräumen«.

Lassen Sie sich von Ihrer inneren Stimme leiten. Zuerst wird sie ganz leise, kaum hörbar sein. Aber im Zuge Ihrer Yoga-Praxis wird sie lauter. Ich möchte nochmals betonen: Sie werden Kraft und Klarheit bekommen, aber Sie müssen sich selbst gegenüber aufrichtig sein. Vielleicht paßt die eine oder andere Technik nicht zu Ihnen. Probieren Sie sie trotzdem noch eine Zeitlang aus, aber wenn sich nichts ändert, versuchen Sie eben etwas anderes. Natürlich muß man manche Übungen länger ausprobieren, um ihren Wert zu erfahren. Auch das gehört zu dem wechselvollen, individuellen Weg des Yoga.

Sie können natürlich Yoga-Posen praktizieren und vegetarisch essen und es dabei belassen. Sie werden bestimmt gesünder und zufriedener. Wenn Sie aber tiefer in sich selbst dringen wollen, dann setzen Sie sich zudem ganz bewußt mit dem Leben auseinander. Experimentieren Sie dabei ruhig ein bißchen. Machen Sie Dinge anders, die Ihnen lange schon ein Dorn im Auge sind. Versuchen Sie vor allem, positiv zu denken. Spüren Sie dem Gang des Lebens nach, lassen Sie sich tragen. So werden Sie sich mehr und mehr für das Leben öffnen.

Experimente

Wie bereits angedeutet, ist es sehr schwer, das eigene Selbst zu verwirklichen. Hier drei Übungen, die gezielt mit dem Ego arbeiten. Wenn Sie für dieses Thema bereit sind, sollten Sie sie ruhig einmal ausprobieren. Muten Sie sich allerdings nicht zu viel zu und überlegen Sie vorher, ob die Experimente mit Ihrem Alltagsleben vereinbar sind.

Spieglein, Spieglein an der Wand...
Entfernen Sie für die Dauer eines Monats alle Spiegel aus Ihrer Wohnung und vermeiden Sie auch außerhalb den Blick in den Spiegel. Achten Sie auch darauf, Fenster nicht unbewußt als Spiegel zu benutzen. Leben Sie wie gewöhnlich, aber benutzen Sie keine Spiegel zum Rasieren, zum Schminken oder zur Kontrolle des Outfits. Beobachten Sie während der Zeit die Einstellungen, die Sie sich selbst gegenüber haben. Achten Sie auf Momente, in denen Sie gerne in den Spiegel schauen würden. Warum? Was passiert, wenn Sie nach einem Monat wieder Ihr Spiegelbild betrachten?

Rückzug der Sinne (→ Pratyāhāra)
Versuchen Sie, für zwei bis vier Wochen auf alle Medien zu verzichten, wenn das mit Ihrem Beruf vereinbar ist. Lesen Sie keine Tageszeitungen oder Bücher, hören Sie kein Radio oder andere Musik, und sehen Sie nicht fern und gehen Sie nicht ins Kino oder Theater. Beobachten Sie, in welchen Situationen Sie fernsehen wollen. Warum wollen Sie unterhalten werden? Was tun Sie, wenn nichts Neues an Sie herangetragen wird? Wie gehen Sie mit der Langeweile um, die vielleicht entsteht?

Das Schweigen
Schweigen (→ Mauna) gehört zu den Askesetechniken des Yoga, die die Aufmerksamkeit und Energie nach innen richten. Der Yogi versucht, unnötige Gespräche zu vermeiden, um sich mit ganzer Kraft der Selbst-Erkenntnis zu widmen.

Legen Sie bei nächster Gelegenheit ein Schweigewochenende

ein. Reden und telefonieren Sie nicht, schreiben Sie auch keine Mitteilungen an andere auf, sondern versuchen Sie, sich ganz auf sich zu konzentrieren. Beobachten Sie Ihre Gefühle. Fühlen Sie sich isoliert oder wohl? Wie ist es, wenn Sie nach dem Wochenende erstmals wieder reden?

Einweihung in den Yoga

Ein Buch ist ein guter Einstieg in den Yoga, um Anregungen zu bekommen und auszuprobieren, ob dies eine geeignete Technik für Sie ist. Viele Menschen bei uns im Westen praktizieren Yoga eine Zeitlang und machen dann wieder etwas anderes. Wenige gehen den einmal eingeschlagenen Weg weiter und bleiben unnachgiebige Sucher. Wenn Sie im Zuge Ihrer eigenen Yoga-Praxis das Bedürfnis nach spiritueller Führung haben, ist es ratsam, sich einer → Yoga-Schule oder Gruppe anzuschließen. Spirituelle Gemeinschaft (→ Satsanga) kann wohltuend und hilfreich sein. In einem solchen Rahmen ist es meist leichter, den eingeschlagenen Weg weiterzugehen und sich nicht von allerlei → Zweifeln zermürben zu lassen. Spirituelle Gemeinschaft kann jedoch auch blind machen, beispielsweise wenn sie ihre Mitglieder subtil zu Konformität zwingt. Prüfen Sie daher ganz genau, ob der eingeschlagene Weg Ihnen auch entspricht.

Seinem Wesen nach ist Yoga eine sehr lebendige Technik. Wie bereits zu Anfang dieses Buches erläutert, wird Yoga traditionell von einem Lehrer an einen → Schüler weitergegeben. Der → Lehrer, selbst durch alle Irrungen und Wirrungen des Yoga-Pfades gegangen, und im günstigsten Fall von allen weltlichen Zwängen befreit, kennt die Gefahren auf dem spirituellen Weg und kann seinem Schüler ganz individuell helfen, auftauchende Schwierigkeiten zu überwinden.

Das Wort → Guru hat hier seinen Ursprung: »Gu« bedeutet Dunkelheit und »Ru« Zerstörer der Dunkelheit. Ein Guru hat durch seine → Selbst-Verwirklichung die Dunkelheit spiritueller

Unkenntnis hinter sich gelassen. Daher ist er fähig, auch seinen Schüler zur Befreiung zu führen.

In der Yoga-Tradition wird der Schüler von seinem Lehrer zum geeigneten Zeitpunkt eingeweiht (→ Dīkshā). Dabei kommt es zu einer Energieübertragung. Der Meister zündet sozusagen das spirituelle → Licht im Schüler an und läßt damit den göttlichen Funken in ihm aufflammen. Die Flamme jedoch zu nähren und größer werden zu lassen, bleibt stets die Sache des Schülers – und der göttlichen → Gnade.

> asato mā sad gamaya
> tamaso mā jyotir gamaya
> mrityor mā amritam gamaya
>
> Vom Nichtsein führe mich zum Sein
> Von der Dunkelheit führe mich zum Licht
> Vom Tode führe mich zur Unsterblichkeit
>
> Gebet aus den ›Upanishaden‹

Yoga-Lexikon

A

Abhaya
(Furchtlosigkeit). Für den gewöhnlichen Menschen ist Furcht (→ Bhaya) ein Bestandteil des emotionalen Spektrums. Sie entsteht, weil der Mensch die Welt als etwas Fremdes und von seiner Person Getrenntes wahrnimmt. Erst durch → Erleuchtung bzw. Verwirklichung des → Selbst erfährt ein Mensch keine Furcht mehr, da sich für ihn alle Dualität aufgelöst hat, d. h. der Unterschied zwischen Subjekt und → Objekt verschwunden ist.

Abhaya-Mudrā
ist die Geste der Furchtlosigkeit. Man sitzt mit gekreuzten Beinen im halben → Lotus-Sitz, die linke Handfläche liegt nach oben offen im Schoß, die rechte Hand ist auf Brusthöhe erhoben, die Finger weisen zur Decke. Sie wird von → Meistern benutzt, um bei anderen Menschen Furcht (→ Bhaya) zu zerstreuen. → Mudrā.

Abhicāra
bezeichnet eine Form von → Magie, welche unter Verwendung von Zaubersprüchen vor allem negative Ziele verfolgt.

Abhimāna
(Stolz) ist eine psychische Eigenschaft, die auf dem spirituellen Weg überwunden werden muß, denn sie ist ein Produkt des → Egos, das dem transzendentalen → Selbst entgegensteht. Stolz verhindert eine wirkliche Öffnung des Menschen für seine Mitmenschen und das Leben.

Abhinivesha
(Wille zum Leben) zählt zu den fünf Gründen des Leidens (→ Klesha). Vom spirituellen Standpunkt aus gesehen, ist es die auf Unwissenheit (→ Avidyā) beruhende Identifikation des Menschen mit seinem → Körper. Sie läßt ihn den Tod als Endpunkt seines Lebens sehen und ihn daher umso stärker an seinem Körper festhalten. Aus der Identifizierung mit dem sterblichen Körper resultieren die alltäglichen Probleme, insbesondere alle Formen des Festhaltens und Kämpfens. → Trishna.

Abhisheka
ist das Besprengen des Körpers mit Wasser. Es ist eine rituelle Form der Einweihung bei yogischen Zeremonien, speziell im → Tantrismus. Das Wort kann auch Initiation (→ Dīkshā) im allgemeinen bedeuten.

Abhyāsa
bedeutet »Praxis« und ist ein zentraler Aspekt im spirituellen Leben.

Nur durch fortwährende Praxis kann man sich befreien und die Spiele des → Egos überwinden. Der Yoga ist eine Disziplin, die mit einer Vielzahl von Mitteln versucht, den Praktizierenden durch kontinuierliches Üben und Anwenden von Unterscheidungskraft (→ Viveka) aus der spirituellen Unwissenheit (→ Avidya) zu befreien und zum eigenen → Selbst zu führen. Neben der praktischen Anstrengung ist Leidenschaftslosigkeit (→ Vairāgya) bzw. → Entsagung von zentraler Bedeutung für den Yoga-Schüler.

Abhyāsa-Yoga
ist jede Form des Yoga, die beständig geübt wird. Der Schwerpunkt liegt dabei auf der Kontinuität der spirituellen Praxis (→ Abhyāsa).

Absolutes
(→ Brahman). Die Tradition des Yoga kennt eine letzte, transzendentale Wirklichkeit. Diese ist eigenschaftslos und existiert jenseits von Materie, Zeit und Bewußtsein. Es gibt unterschiedliche Konzeptionen dieses Absoluten, wobei die philosophisch radikalste von ihnen, der → Advaita-Vedānta, keinen Unterschied zwischen dem Absoluten und der Seele (→ Ātman) sieht. Demnach ist jeder Mensch in seinem innersten Wesen selbst diese absolute Wirklichkeit, nur ist das Wissen darum durch die Kraft der Illusion (→ Māyā) verborgen. → Befreiung bedeutet in diesem Sinn, daß für einen Yogi kein Unterschied mehr zwischen Ātman und Brahman spürbar ist und er sich mit Gott, dem Leben und den Menschen einsfühlt.

Abstinenz
Wie viele andere religiöse Systeme, versucht der Yoga, die Sexualkraft zuerst zu unterbinden und dann zu transformieren, um sie höheren spirituellen Zielen zuzuführen. (Der → Tantrismus allerdings erweckt die Sexualkraft zunächst, um sie hierauf zu transformieren). Der grundlegende Gedanke dabei ist, die sexuelle Energie im → Körper anzusammeln, damit sie z.B. für die → Meditation genutzt werden kann. Die Gefahr für den Praktizierenden besteht darin, zwischen wirklichem Desinteresse und einer erzwungenen Unterdrückung nicht aufrichtig zu unterscheiden. → Brahmacarya, → Maithunā, → Sexualität.

Ācārya
(Lehrer). Im → ›Mahābhārata‹ wird der Lehrer mit einem Fährmann verglichen und sein Wissen mit einer Fähre. Er führt den → Schüler aus seiner Unwissenheit (→ Avidyā) zur → Befreiung. Die Führung beginnt mit einer traditionellen Einweihung (Initiation, → Diksha), bei der der Lehrer in

direktem energetischen Kontakt mit dem Schüler steht. Der Ācārya kann ein → Guru sein; das ist jedoch keine Bedingung.

Ācārya-Upāsana
(Verehrung des Lehrers). Yoga ist ein System direkter und transformierender Übertragung, d.h. das Wissen wird jeweils vom → Lehrer an den → Schüler weitergegeben. Daher kommt dem Lehrer (→ Guru) eine wichtige Bedeutung zu. Er hilft dem Schüler, sich spirituell zu verwirklichen. Die Tradition verlangt, daß dieser seinen Lehrer verehrt, was einige Lehrmeister allerdings ausgenutzt haben. → Guru-Bhakti, → Sevā.

Achtfacher Pfad
Im Yoga und → Buddhismus gibt es einander ähnliche Wege zur → Befreiung. Sie zeichnen sich beide dadurch aus, daß → Körper, → Geist und → Psyche systematisch einer Transformation unterzogen werden.
→ Patanjali, der Begründer des → Klassischen Yoga, hat dem Achtfachen Pfad (Ashta-Anga-Yoga) folgende Form gegeben: 1. Moralische Verbote (→ Yama). 2. Moralische Gebote (→ Niyama). 3. Körperposen (→ Āsana). 4. Atemkontrolle (→ Prānāyāma). 5. Rückzug der Sinne (→ Prathyāhāra). 6. Konzentration (→ Dhārana). 7. Meditation (→ Dhyāna). 8. Versenkung (→ Samādhi). Folgt der spirituell Strebende diesen Gliedern (Anga) Schritt für Schritt, nehmen Reife und → Weisheit zu. Eine genaue Beschreibung der einzelnen Abschnitte findet sich im Kapitel »Der Achtfache Pfad« (→ S. 146).
Der »Edle Achtfache Weg« (Ariya Attangika Magga) → Buddhas, mit dessen Hilfe die Erleuchtung (→ Nirvāna) erreicht wird, besteht aus folgenden Stufen: 1. Einsicht, daß alle Existenz bedingt ist. Das → Ego garantiert weder Kontinuität noch bietet es wirklichen Halt. Es ist vergänglich, und daher ist eine Identifikation nicht lohnenswert. 2. Rechter Entschluß – das bedeutet allem Vergänglichen zu entsagen, Gutes zu tun und auf jegliche Gewalt zu verzichten (→ Ahimsā). 3. Rechte Rede – d.h. Vermeiden von Lüge, unsinniger und überflüssiger Rede (→ Mauna, → Prajalpa). 4. Rechte Lebensführung – nicht Stehlen, Töten und der Verzicht auf unerlaubten Geschlechtsverkehr (ähnelt den yogischen Moralvorschriften → Yama, → Niyama). 5. Richtiger Lebensunterhalt – bedeutet Verzicht auf Betrug, Wucherei und Verrat zugunsten einer ehrlichen Arbeit (→ Asteya). 6. Rechtes Bemühen – d.h. Entfaltung einer positiven Aktivität des Geistes, das Vermeiden negativer Gedanken und Gefühle. 7. Richtiges Ausrichten des Geistes – d.h. ehrliche Selbstbeobach-

tung und Erforschung unbewußter Prozesse. 8. → Konzentration – bedeutet kontinuierliche Anwendung von Meditationspraktiken, um das Bewußtsein zu transzendieren und schließlich zur Erleuchtung zu gelangen. Darüber hinaus gibt es in der Tradition des Yoga andere mehrgliedrige Pfade: 6-facher Pfad (→ Shad-Anga-Yoga), 7-facher Pfad (→ Sapta-Sādhana), 15-facher Pfad (→ Panca-Dasha-Anga-Yoga).

Adbhūta
(Erstaunen) ist eine der grundlegenden Gemütsstimmungen. Der Mensch ist in der Regel einem ständigen Wechsel dieser Stimmungen ausgesetzt. Der Yogi versucht, sie zu überwinden und gleichmütig zu werden (→ Vairāgya).

Adesha
Unmittelbarer Gottesbefehl, den ein Yogi erhält.

Ādhāra
(Unterstützung). Der Begriff bezieht sich auf verschiedene Orte im → Körper, auf die sich der Yogi konzentriert, um seinen → Geist zu disziplinieren oder seine körpereigenen Energien (→ Prāna) nutzbar zu machen. In den verschiedenen Yoga-Schriften werden zwischen 6 und 16 Unterstützungspunkte angegeben. Dies können folgende Körperteile sein: Scheitel (→ Brahma-Randhra), Kopf, Stirn, Punkt zwischen den Augenbrauen, → Nase, → Zäpfchen, Kehle, Hals, → Herz, → Nabel, Genitalien, Vorhaut, Oberschenkel, Knie, Knöchel und Zehen. → Chakra, → Desha.

Adharma
kann neben vielen anderen Bedeutungen »Gesetzeslosigkeit« heißen. Adharma entspringt der Unwissenheit (→ Avidyā) und ist durch ein Übergewicht von Gier (→ Rajas) und Trägheit (→ Tamas) gekennzeichnet. → Dharma.

Adhikara
(Qualifikation). Da Yoga ein System direkter Übertragung vom → Lehrer zum → Schüler ist, muß letzterer für eine Transmission der spirituellen Lehren geeignet sein. Andernfalls kann eine solche Übertragung von Wissen und Energie nicht gelingen und bei beiden zu Schaden führen.

Adhikārin
(qualifizierte Person). Es gibt verschiedene Kriterien, nach denen entschieden wird, ob ein → Schüler es wert ist, in die Lehren des Yoga eingeweiht zu werden. Nur eine geeignete Person kann den ganzen Weg bis zur → Befreiung gehen. Traditionsgemäß werden vier Eignungstypen unterschieden: 1. Der schwache Schüler. Er ist nervös, kränklich, abhängig, schlecht erzo-

gen, schlaff, dumm und unenthusiastisch. Für ihn genügt eine Einweihung in den → Mantra-Yoga. 2. Der mittelmäßige Schüler. Er ist geduldig, strebt nach Tugendhaftigkeit, redet gemäßigt und tendiert bei allen Dingen dazu, nicht zu übertreiben. Dieser Schüler eignet sich für die Disziplin des → Laya-Yoga. 3. Der überdurchschnittliche Schüler. Er verfügt über Eigenschaften wie Verständnis, Zuverlässigkeit, Vertrauen, den Willen, den Lehrer zu verehren, die Neigung zur Meditation, Vitalität und die Freude an der Praxis von Yoga. Für ihn ist → Hatha-Yoga geeignet. 4. Der außergewöhnliche Schüler. Er ist so tugendhaft, daß man ihn für einen Lehrer halten könnte. Zu seinen Eigenschaften gehören Charme, Vitalität, → Reinheit, → Furchtlosigkeit, Geschicklichkeit, Kontrolle über die → Sinne, Freiheit von Verblendung, Kenntnis der Yoga-Schriften, Jugendlichkeit, → Geduld, Glauben, Stabilität und Heldenhaftigkeit. Außerdem übt er beständig Formen des Yoga, gehorcht dessen Gesetzen völlig und kennt alle Gelübde, die je nach Stufe abzulegen sind.

Adho-Mukha-Shvānāsana
(Hunde-Pose). Der Ausführende streckt sich hierbei wie ein Hund zum Boden. Sie wirkt positiv auf das → Herz und kann zur Ergänzung eines rückwärtsbeugenden → Āsanas eingenommen werden. Ferner stärkt die Stellung Fußgelenke und Wadenmuskulatur.
Ausführung: 1. Legen Sie sich bäuchlings auf den Boden, bringen Sie die Hände unter die Schultern, drücken Sie sich dann nach hinten wie ein sich streckender Hund und setzen Sie die Zehen auf. 2. Der Körper ruht jetzt auf Zehen, Knien und Handflächen. Das ist der sogenannte Vierfüßler. Das Becken wird zur Decke hin gekippt. 3. Atmen Sie aus und stemmen Sie sich aus dieser Haltung zurück, so daß die Fußsohlen möglichst flach auf den Boden kommen. Beine und Arme sind durchgestreckt und schulter- bzw. hüftbreit geöffnet. Der Kopf ist in einer Linie mit der Wirbelsäule. Der ganze Körper beschreibt nun die Form eines umgekehrten »V«. Der Brustkorb sollte aktiv geöffnet und der Körper schrittweise nach hinten gedrückt werden. 4. Halten Sie die Stellung für zwei bis drei Minuten, richten Sie sich mit der Ausatmung wieder auf und stellen Sie sich für einen Moment gerade hin.

Adho-Mukha-Vrikshāsana
(Handstand). Neben → Kopf- und → Schulterstand, → Skorpion und deren Variationen ist der Handstand eine der wertvollen Umkehrstellungen. Bei diesen Umkehrposen wird der Kopf mit frischem Blut versorgt, und die inne-

ren Organe können sich aushängen, da die Gravitationskraft sie normalerweise stets in den Beckenraum drängt. Darüber hinaus wird die Arbeit der Venenklappen entlastet, da in der Stellung das Blut automatisch zum → Herzen zurückfließt. Der Handstand stärkt Schultern, Arme und Handgelenke. Er ist zwar eine Balancestellung, aber mehr noch eine Übung des positiven Denkens – denn wenn man mit Zweifeln in die Pose geht, wird sie kaum gelingen. Personen mit zu hohem → Blutdruck sollten diese Pose evtl. nicht ausführen.
Ausführung: Es ist empfehlenswert, sich beim Handstand gegen eine Wand zu lehnen oder ihn mit Hilfe eines Übungspartners auszuführen, da der freie Handstand nur von wenigen gemeistert wird. 1. Nehmen Sie zuerst die → Kindspose ein, damit der Kopf sich langsam mit Blut füllt. 2. Dann stellen Sie die Hände – schulterbreit geöffnet – nebeneinander auf den Boden und bringen die Beine so nah wie möglich zu den Händen. 3. Atmen Sie aus und kicken Sie mit beiden Beinen hoch (ggf. zuerst mit einem und das zweite nachführen). 4. Beim Lehnen an der Wand wird der Körper so ausgerichtet, daß die Beine geschlossen und mittig sind. Der Brustkorb wird geöffnet und der Kopf leicht in den Nacken gelehnt. Die Schultern sollten gehoben, die Zehen und der gesamte Körper möglichst »langgemacht« werden. Dabei werden Kreuz- und Steißbein nach oben gezogen. Die Stellung wird so lange gehalten, wie es die Kraft der Arme ermöglicht, aber mindestens 30 Sekunden. 5. Nach dem Herunterkommen nimmt man wieder die Kindspose ein und wechselt dann in die Entspannungslage.

Adhyāropa
bezeichnet eine falsche Vorstellung. → Shankara gibt hierfür das bekannte Beispiel vom Seil, das in der Dunkelheit fälschlicherweise für eine Schlange gehalten wird. Durch → Weisheit, die wie → Licht im Dunklen wirkt, erkennt der spirituell Strebende die Welt jedoch so, wie sie wirklich ist – als Ausdruck des Höchsten (→ Brahman).

Adler
→ Garudāsana.

Advaita
(Nicht-Zweiheit) bezeichnet die Natur der transzendentalen → Wirklichkeit, also der höchsten Realität → Gottes, die nicht dualistisch ist. Die individuelle Seele (→ Ātman) und die Wirklichkeit Gottes sind qualitativ eins. Der gewöhnliche Mensch kann dies in der Regel nicht erfassen, da sein Denken in der dualistischen Subjekt-Objekt-Beziehung gefangen ist. Das Gegenteil von Advaita ist Dvaita

(Dualität). Sie entspringt nach der Lehre des → Advaita-Vedānta spiritueller Unwissenheit (→ Avidyā).

Advaita-Vedānta

(Schau der Nicht-Zweiheit) bezieht sich auf die metaphysischen Lehren der → ›Upanishaden‹ und ihrer Nachfolgewerke. Der Nicht-Dualismus (→ Advaita) ist die vorherrschende philosophische Tradition im → Hinduismus. Ihm schließen sich auch der → Vor- und der → Nachklassische Yoga an. Nur der → Klassische Yoga, der von seinem Begründer → Patanjali zu einem philosophischen System (→ Darshana) ausgebaut wurde, verfolgt eine dualistische (Dvaita) Metaphysik. Hierbei wird von Patanjali eine ewige Spaltung zwischen Bewußtsein und Materie postuliert. Yoga dagegen war in seinem Ursprung panentheistisch; demnach entspringt alles dem → Göttlichen, ist aber nicht mit ihm identisch. Der Yogi versucht, auf dem spirituellen Weg sein Bewußtsein Schritt für Schritt zu heben, bis er das ursprüngliche Bewußtsein (→ Cit) verwirklicht hat. Dieses ist eins mit der höchsten → Wirklichkeit. → Shankara, → Vedānta.

Āgama

(Tradition). Eines der drei Mittel gültiger Erkenntnis (→ Pramāna). Es steht für bezeugtes oder durch eine Autorität gesichertes Wissen. → Smriti, → Shruti.

Āgāmi-Karma

→ Karma, das eine Person in diesem Leben anhäuft und das in einem der künftigen Leben zur Wirkung kommt. → Prārabdha-Karma, → Sancita-Karma.

Aghorī Sekte

Diese Sekte lebt nach der Lehre des → Tantrismus. Sie entstand etwa im 14. Jh. Der Öffentlichkeit sind ihre Anhänger suspekt, da sie regelmäßig Friedhöfe besuchen, verdorbene Speisen zu sich nehmen, menschliche Schädel als Gefäße benutzen und andere ekzentrische Verhaltensweisen an den Tag legen. Bis Ende des 19. Jahrhunderts haben die Aghorī auch noch Menschenfleisch gegessen.

Āgneyi-Dhāranā-Mudrā

(feurige Konzentrationsgeste). Konzentrationstechnik, die wie folgt ausgeführt wird: Man lenkt für zweieinhalb Stunden seine → Aufmerksamkeit und → Lebenskraft auf das Verdauungsfeuer (→ Agni) in der Magengegend, um die dortigen Energien anzuregen. Die Vollendung dieser Technik soll den Praktizierenden immun gegen Hitze machen.

Agni

(Feuer). Eins der fünf Elemente (→ Bhūta), aus denen der → Kosmos gebildet ist. Es steht in der Reihenfolge zwischen Luft und Wasser. Ferner bezieht sich Agni auf die Energie, die bei der Verdauung entsteht.

Auch der Gott des Feuers heißt Agni. Er ist eine zentrale → Gottheit in der alten vedantischen Religion. Seine Rolle wird vielseitig interpretiert; u.a. ist er der Mittler zwischen Menschen- und Götterwelt, da er die Opfergaben zu den Göttern befördert.

Agni-Yoga
(Yoga des Feuers). Mit dieser Yoga-Methode versucht man, die → Schlangenkraft zu erwecken. Der Yogi bedient sich dabei einer Kombination aus → Atemtechnik und → Konzentration, wobei diese durch Visualisierungen ergänzt werden können. → Kundalinī-Yoga.

Aham
ist das Pronomen »Ich« und steht im spirituellen Kontext für das begrenzte Ichgefühl oder das wahre Ich (→ Ātman).

Ahamkāra
bedeutet so viel wie »Ich-Macher« und bezieht sich auf das → Ego als Ursache des Gefühls der Individuation. Es ist die Illusion, die das Ego erzeugt und die dem Menschen das Gefühl vermittelt, daß er einen festen und von der Welt getrennten »Körper-Geist« hat, bzw. daß die → Handlungen, die er vollzieht, »seine eigenen« sind usw. Dadurch entsteht die bekannte Trennung zwischen Subjekt und → Objekt – sowohl auf die äußere Welt (»die anderen«), als auch auf das eigene Sein bezogen (»eigene Gefühle«, »eigene Gedanken«). Der Yoga versucht, wie viele andere spirituelle Traditionen, das Ego zu transzendieren und den Menschen aus seiner befangenen Identität zu befreien und zu seinem wirklichen Selbst (→ Ātman) zu führen. Die Widerstände des Egos machen den spirituellen → Pfad zu einer höchst anspruchsvollen und individuellen Lebensweise. Nur tugendhaft und aufopferungsvoll zu sein bedeutet nicht unbedingt, daß damit das Ego überwunden wäre, vielmehr kann es eine Rolle sein, in der es brilliert. → Asmitā, → Jīva.

Āhāra
(Essen, Ernährung). Die Art und Weise der Ernährung spielt im Yoga eine große Rolle. Die Qualität des Essens zeigt sich danach direkt im → Körper und indirekt in → Geist und Psyche. Der Zusammenhang zwischen Nahrung, geistig-psychischem und emotionalem Befinden ist sehr komplex und eine grundlegende Annahme im Yoga. Die Nahrung wird in Schriften wie der → ›Bhagavad-Gītā‹ in die drei Eigenschaften → Sattva (rein), → Rajas (aktiv) und → Tamas (trä-

ge) unterteilt. Dem Yogi wird geraten, sich möglichst mit Sattva-Nahrungsmitteln zu ernähren, da die übrigen beiden Ernährungsweisen seinen spirituellen → Fortschritt bremsen (z.B. → Genußmittel wie Alkohol). Die Gītā gibt folgende Beschreibung: »Speisen, die Leben, → Reinheit, Stärke, Gesundheit, Freude und Heiterkeit steigern, die schmackhaft, wohlriechend, kräftig und angenehm sind, schmecken dem sattvigen Menschen. Speisen, die bitter sind, sauer, salzig, zu stark gewürzt, scharf, trocken oder brennend, werden von rajasigen Menschen bevorzugt und bringen Schmerz, Kummer und → Krankheit. Das Abgestandene, Geschmacklose, Faulige, Übriggebliebene und Unreine ist die bevorzugte Nahrung tamasiger Menschen« (XVII.8-10).

Es ist schwer zu sagen, welche die ideale Ernährungsweise ist, da bei jedem Menschen andere Faktoren wirken. Abgesehen von den vielen uns heute bekannten Ernährungsansätzen gilt nach wie vor die Regel der alten Yogis: Egal was verzehrt wird, es sollte in Maßen geschehen (→ Mita-Āhāra). → Anna-Yoga, → Vegetarismus.

Āhāra-Jaya

Maßvolles Essen, das manchmal zu den moralischen Vorschriften (→ Yama) gezählt wird und damit auf die Bedeutung des Essens hinweist. → Āhāra, → Mita-Āhāra.

Ahimsā

Wird zumeist mit »Gewaltlosigkeit« übersetzt und zählt zu den moralischen Vorschriften (→ Yama). Nach → Patanjalis Konzeption des → Achtfachen Pfades müssen diese Vorschriften unter allen Umständen eingehalten werden. Dabei ist der Sinn von »Gewaltlosigkeit« weit umfassender, als es auf Anhieb scheint: Ahimsā ist in Gedanken, Wort und Tat zu befolgen, was für die allermeisten Menschen an Unmöglichkeit grenzt. Nicht alle Richtungen des → Hinduismus verschreiben sich dieser absoluten Gewaltfreiheit. So erlaubt der → Brahmanismus beispielsweise das Schlachten von Tieren zu heiligen Opferzwecken. Der → Tantrismus erlaubt sogar den Verzehr von Fleisch. Auch die Handlung der → ›Bhagavad-Gītā‹, des wichtigsten Buches der Yogis, findet vor dem Hintergrund eines blutigen Krieges statt. Hier ermuntert der Gott → Krishna den Krieger → Arjuna sogar dazu, seiner Pflicht zum Töten nachzukommen, um seinem → Dharma gerecht zu werden. Zuweilen wird die Gītā symbolisch gedeutet und der → Krieg als Sinnbild für die Kämpfe im alltäglichen Leben betrachtet. → Himsā.

Ajapa-Mantra
ist das unausgesprochene → Mantra. Als → »Hamsa« wird es beständig mit dem Ein- und Ausatmen wiederholt. Durch die Atmung wird der Zweisilber unbewußt automatisch 21.600mal pro Tag rezitiert; so jedenfalls die → ›Gheranda-Samhitā‹. Die Silbe »Ham« ist mit der Ein- und die Silbe »Sa« mit der Ausatmung verbunden. Mehrmals hintereinander wiederholt, kann man aus Hamsa-Hamsa-Hamsa das So´Ham-So´Ham hören, was »Er (bin) ich« bedeutet und auf die Einheit des Menschen mit dem → Göttlichen hindeutet. → Japa, → Mantra-Yoga, → So´Ham.

Ājnā-Chakra
Punkt zwischen den Augenbrauen, das sechste der sieben Hauptenergiezentren (→ Chakra) im → Körper. Es wird auch »Steuerrad« genannt, weil ihm neben der Herzgegend (→ Anāhata-Chakra) besondere Bedeutung zukommt. Ein weiterer Name ist »Drittes Auge«, da längere Meditation auf diesen Punkt neben → Weisheit und Klarheit die Fähigkeit hervorbringt, telepathische Nachrichten zu senden und zu empfangen. Bildlich wird das Ājnā-Chakra als ein zweiblättriger grau-weißer → Lotus dargestellt. In seinen Blüten befindet sich je ein Zeichen des → Sanskrit-Alphabetes, in seiner Mitte ein absteigendes Dreieck als Symbol des weiblichen Prinzips (→ Shakti) und darin ein Phallus (→ Linga) für das männliche Prinzip (→ Shiva). Wenn die Schlangenkraft (→ Kundalinī-Shakti) vom untersten Chakra am Fuß der Wirbelsäule aufsteigt, ist das »Dritte Auge« die letzte Station auf dem Weg zum »Tausendblättrigen Lotus« (→ Sahasrāra-Chakra) am Scheitel des Kopfes. Das dem Ājnā-Chakra zugeordnete → Mantra ist → Om. → Tilaka.

Ajnāna
Synonym für → Avidyā (Unwissen). Aufgrund spiritueller Blindheit identifiziert sich der Mensch mit seinem → Körper und → Geist und fühlt sich von der Welt getrennt. Hieraus entstehen alle Formen des → Leidens. Das Gegenteil von Ajnāna ist Weisheit (→ Jnāna), die schließlich zur → Selbst-Verwirklichung führt.

Akarna-Dhanurāsana
(Pfeil-und-Bogen-Pose). Mit dieser Pose ahmt man einen Krieger nach, der kraftvoll seinen Bogen spannt. Die Übung fördert die Flexibilität der Hüft- und Fußgelenke und streckt die Beinmuskulatur.
Ausführung: Man sitzt aufrecht auf dem Boden, die Beine sind geschlossen und gestreckt. Mit der linken Hand faßt man den linken großen Zeh, das Bein bleibt auf dem Boden. Die rechte Hand greift

den rechten Zeh, dabei zieht man Fuß und Bein so zum Körper, daß der Zeh etwa zum Ohr kommt. Zieht man in der richtigen Weise, kann man eine Dehnung in der oberen Innenseite des Oberschenkels fühlen. Zur Erweiterung der Pose ist es möglich, das zurückgezogene Bein zu strecken und am Kopf vorbei zu führen. Die Übung kann abwechselnd mit dem rechten und dem linken Bein einige Male wiederholt werden.
Variation: In derselben Ausgangsposition ergreift man mit beiden Händen den linken Fuß und zieht ihn zum Kopf hoch, bis er das linke Ohr berührt. Diese Übung sollte ebenfalls abwechselnd mehrmals wiederholt werden.

Ākāsha
(Strahlung). In erster Linie bedeutet das Wort »Strahlender innerer Raum« und bezeichnet das → Herz als geheimen Sitz des → Selbst. Im fortgeschrittenen Stadium der → Meditation nimmt der Yogi u.a. dort verschiedene Lichterscheinungen wahr. Diese Erfahrungen werden nach einigen Yoga-Schriften nochmals in fünf verschiedene Stufen unterteilt, die von einem einfachen Leuchten bis hin zu einem Strahlen reichen, das um einige tausend Mal heller ist als die Sonne. Der Yogi versucht, mit diesen Lichtphänomenen zu verschmelzen. Sie dienen ihm als Schritte auf seinem Weg zum wahren Selbst.

Akāsha kann auch »Äther« bedeuten und sich damit auf die fünf Elemente (→ Bhūta) beziehen, aus denen der manifestierte → Kosmos besteht. → Jyotir, → Tāraka-Yoga.

Ākāshi-Dhāranā-Mudrā
(ätherische Konzentrationsgeste). Eine von fünf → Konzentrationstechniken, die in der → ›Gheranda-Samhitā‹ beschrieben werden. Die → Aufmerksamkeit und → Lebenskraft werden für zweieinhalb Stunden auf das → Äther-Element gerichtet, was man durch Atemkontrolle fördert. Diese Übung regt die psychosomatische Energie im → Körper an und dient als eine der vielen Vorstufen zu höherer → Meditation. → Mudrā.

Akupunktur
Die alte chinesische Technik zur Heilung und Stabilisierung des Menschen geht ähnlich wie der Yoga von Energiebahnen im Menschen aus, die den → Körper durchziehen. In der Akupunktur heißen sie → Meridiane, im Yoga → Nādīs. Die Chinesen kennen 14 Hauptmeridiane, die den Hauptnādīs der Yogis entsprechen. Der Akupunkteur stimuliert die Lebensenergie »Ki« durch Setzen von Nadeln an gewissen Punkten. Die Technik des → Hatha-Yoga ist damit vergleichbar. Indem der Yogi

seinen Körper aktiv in bestimmte Posen (→ Āsana) bringt, regt er ebenfalls die Lebensenergie (→ Prāna) an. Auf dem Anregen der Energiebahnen beruht u.a. der heilende Effekt auf den Körper-Geist. Vor allem die → Yoga-Therapie nutzt den Zusammenhang von medizinischem Wissen der Chinesen und yogischer Körpertechnik. → Marman.

Ālambusā-Nādī
Eine der Hauptleitungen (→ Nādī) im → Körper, durch welche die Lebensenergie (→ Prāna) fließt. Sie entspringt im unteren Bauchbereich und endet am Kopf, wobei der Endpunkt unterschiedlich als Auge, Ohr oder Mund angegeben wird.

Ālasya
wird mit »Faulheit« übersetzt und ist ein Hindernis (→ Antarāya) auf dem spirituellen → Pfad. Sie hat ihre Ursache in geistiger wie körperlicher Trägheit und muß überwunden werden, da sie jede Disziplin verhindert und den Praktizierenden von höheren Zielen abhält. Auch das soziale Umfeld kann Faulheit fördern. Sie ist die unterste Stufe einer Entwicklung, die über Trägheit (→ Tamas) und Agilität (→ Rajas) zu Reinheit (→ Sattva) verläuft. Eine Möglichkeit der Überwindung von Ālasya besteht in der Ausübung von → Sītkarī, einem der acht Haupttypen der Atemkontrolle (→ Prānāyāma).

Alchimie
Der Grundgedanke der Alchimie ist auch dem Yoga bekannt. Er besteht in der (magischen) Verwandlung niederer Stoffe in höhere und findet z.B. im »Stein der Weisen« seinen Ausdruck. Bezieht man das alchimistische Denken auf → Körper und Bewußtsein, so ist das Ziel des Yoga, diese zu einer höheren, göttlichen Form zu verwandeln. In den Ansätzen des → Tantrismus und → Hatha-Yoga wird dieses Denken besonders deutlich, da beide mit bestimmten Techniken versuchen, den Körper energetisch und stofflich umzuwandeln. Die Erlangung gewisser übernatürlicher Kräfte (→ Siddhi) in einigen Zweigen des Yoga kann ebenfalls in diesem Zusammenhang gesehen werden. Einige erleuchtete → Meister behaupten, völlig frei über Materie und Energie verfügen zu können, wodurch sich Phänomene wie die Materialisation ihrer Körper an verschiedenen Orten erklären lassen. → Magie, → Okkultismus.

Aloluptva
bedeutet »Nichtschwanken« und bezieht sich auf die erste Stufe der Vollendung eines Yogis, auf der er nicht mehr an seinem Weg zweifelt und sich dem spirituellen Prozeß vollkommen hingibt.

Altar
In hinduistischen Häusern wie auch bei Yogis findet man einen Hausaltar, auf dem verschiedene → Götter, der selbstgewählte persönliche Gott (→ Ishta-Devatā) oder der eigene Lehrer (→ Guru) verehrt werden. Es ist ein abgeschiedener, reiner Platz, der mit Blumen und Räucherstäbchen geschmückt ist und nicht mit Schuhen betreten werden darf. Ein solcher Ort fördert die Konzentration auf das → Göttliche und ist eine der vielen äußeren Hilfen für den Yogi auf seinem spirituellen → Pfad nach Innen. Besonders Anhänger des → Bhakti-Yoga benutzen derlei Formen und Rituale, um ihre Liebe zu Gott zu stützen. → Bhakta, → Bhakti.

Amanaskatā
Zustand des → Erleuchteten, in dem der Geist (→ Manas) transzendiert ist. Er ist frei von Gedanken und → Wünschen.

Amānitva
(Demut) ist eine der Tugenden von Yogis, die aus zunehmender → Weisheit resultiert. → Abhimāna, → Darpa.

Amarolī-Mudrā
ist eine Praktik, die uns heute wieder von Heilpraktikern empfohlen wird. Sie besteht aus dem täglichen Trinken des eigenen Urins. Die → ›Hatha-Yoga-Pradīpikā‹ (III.96) spezifiziert, daß man nur das mittlere Drittel des eigenen Urins genießen solle, das erste und letzte Drittel seien wertlos und sogar schädlich. → Mudrā, → Sahajolī-Mudrā, → Vajrolī-Mudrā.

Ambā
(Mutter). Einer der vielen Namen für die göttliche Mutter → Shakti.

Āmbhasi-Dhāranā-Mudrā
(wässrige Konzentrationsgeste). Gehört zu den fünf → Konzentrationstechniken, die in der → ›Gheranda-Samhitā‹ genannt werden. Hierbei richtet man → Geist und → Atem für zweieinhalb Stunden auf das → Wasser-Element, das man sich weiß wie eine Muschel oder den Mond vorstellt. Gleichzeitig rezitiert man schweigend das → Bīja-Mantra »Vam« des Wasser-Elementes. Die Schrift verspricht, daß diese Technik von → Leid und Kummer befreit. Allerdings muß sie geheimgehalten werden, da sonst ihre Wirksamkeit verloren geht (Ein solcher Hinweis auf Geheimhaltung findet sich oft in den alten Yoga-Schriften). → Mudrā.

Amrita
(Unsterblichkeit). Im → Hatha-Yoga bezieht sich das Wort Amrita auf den »Nektar der Unsterblichkeit«. Dieser tropft von einem geheimen Ort im Kopf in den Rumpf.

Im Gegensatz zum gewöhnlichen Menschen weiß der Yogi von diesem Nektar und versucht ihn zu nutzen.

Wie vielen Begriffen im Hatha-Yoga liegt dem Amrita die Vorstellung von der Schlangenkraft (→ Kundalinī-Shakti) zugrunde. Der Nektar fließt durch zwei Kanäle (→ Nādī) im → Körper; einmal durch den linken (→ Idā-Nādī), zum anderen durch den mittleren Hauptkanal (→ Sushumnā-Nādī), und ernährt so den Körper. Ist die Schlangenkraft erweckt, verstärkt sich der Fluß des Nektars. Das Ziel ist, den gesamten Körper mit Amrita zu durchfluten, ihn so gegen das Altern und → Krankheiten zu schützen und ihm Stärke, magische Kräfte (→ Ashta-Siddhi) und sogar Unsterblichkeit zu verleihen. → Soma.

Amrita-Nādī
(Kanal der Unsterblichkeit). Diese Leitbahn (→ Nādī) reicht angeblich vom Kopf zum → Herzen und von dort in die Unendlichkeit. Sie gehört zum Zentralkanal (→ Sushumnā-Nādī) im → Körper. → Amrita.

Anāhata-Chakra
ist das vierte Hauptenergiezentrum (→ Chakra) im → Körper und wird nach seinem Sitz auch Herz-Chakra oder »Lotus des Herzens« genannt. Wie in anderen spirituellen Traditionen auch, ist das → Herz ein ganz besonderer Ort. Die Yogis sehen hier den Sitz des → Göttlichen bzw. des → Selbst. Hier entspringt der heilige Klang → Om. Neben dem Punkt zwischen den Augenbrauen (→ Ājnā-Chakra) ist das Anāhata-Chakra der bevorzugte Punkt zur → Meditation, auf den vor allem emotionale Menschen ihre Konzentration richten. Regelmäßige → Konzentration auf das Herz führt zu übernatürlichen Fähigkeiten (→ Siddhi), Hellsichtigkeit und enormem Wissen.

Bildlich wird das Chakra als zwölfblättriger tiefroter → Lotus dargestellt, in dessen Blütenblättern je ein Zeichen aus dem → Sanskrit steht. In der Mitte finden sich zwei kreuzende Dreiecke in Form eines Davidsterns. Die Samensilbe (→ Bīja-Mantra) ist »Yam« und das dazu gehörige Element der → Wind.

Anämie
Bei Anämie kann folgende Übungsreihe helfen, auch wenn sie eine Behandlung durch einen Arzt oder erfahrenen Yoga-Lehrer nicht ersetzen kann: → Kopfstand, → Pflug, → Fisch, → Liegender Held, → Hund, → Drehsitz und → Schulterstand. Alle diese Übungen können auch in weniger schweren Variationen ausgeführt werden. Sie sollten nicht zu lange andauern.

Ānanda
(Wonne, Seligkeit). Im Yoga werden zwei Formen von Ānanda unterschieden, nämlich die normale Freude und die transzendentale → Wonne, die der Erleuchtete genießt. → Sukha.

Ānanda-Maya-Kosha
(Wonnehülle). Die letzte und feinste der fünf »Hüllen« (→ Kosha), aus denen der → Körper zusammengesetzt ist. In ihr verbirgt sich das transzendentale → Selbst. Sie besteht aus reiner → Wonne. Die gröbste, äußerste Schicht ist der physische Körper (→ Anna-Maya-Kosha).

Ānanda-Samāpatti
Versenkungszustand auf hoher Ebene, bei dem der Yogi die → Konzentration auf seine inneren »Sinnesorgane« (→ Indriya) richtet. In diesem Zustand erfährt der Meditierende reine → Wonne, jedoch ist dieser Zustand zeitlich begrenzt. Eine noch höhere Stufe ist die »formlose Versenkung« (→ Nirvikalpa-Samādhi).

Ananta
(unendlich) ist ein anderer Name für den Gott → Vishnu.

Anantāsana
(Göttliche Pose) ist eine der vielen Posen zur Dehnung der Beine und Kniesehnen, sie eignet sich daher als Aufwärmübung zu Beginn einer → Āsana-Reihe. 1. Man liegt auf der linken Seite auf dem Boden. Der linke Arm wird angewinkelt und aufgestützt, so daß der Kopf in der linken Hand ruhen kann. 2. In der Einatmungsphase rechtes Bein anwinkeln, mit der rechten Hand die Zehen fassen und langsam nach oben zur Decke strecken. Idealerweise sollten die Zehen zum Boden zeigen und der ziehende Arm durchgestreckt sein. Wenn die Dehnung Schwierigkeiten bereitet, kann ein Tuch um die Knöchel hilfreich sein. Der → Körper balanciert in dieser Pose auf der Seite, kann aber nötigenfalls an eine rückwärtige Wand angelehnt werden. 3. Nach 30 Sekunden kontrolliert aus der Stellung kommen und auf die rechte Seite wechseln.

Anātman
(Nicht-Selbst) bezieht sich auf alles, was verschieden vom Selbst (→ Ātman) ist, wie z.B. die äußere Erscheinungswelt oder die Illusionen des → Egos.

Anavasthitatva
bedeutet Unstetigkeit, Instabilität und zählt zu den Hindernissen (→ Antarāya) auf dem Weg des Yoga. → Aloluptva.

Anga
(Glied). Neben dem Körperteil, insbesondere dem Phallus, be-

zeichnet Anga die verschiedenen Stufen des yogischen → Pfades. Am bekanntesten ist der → Achtfache Pfad von → Patanjali, dem Begründer des → Klassischen Yoga. Daneben existieren noch, je nach Tradition, der Sechsfache Weg (→ Shad-Anga-Yoga), die Siebenfache Disziplin (→ Sapta-Sādhana) sowie der Vierfache Weg, dessen Bestandteile für die anderen Angas grundlegend sind – nämlich Posen (→ Āsana), Atemtechnik (→ Prānāyāma, → Prāna-Samrodha), Meditation (→ Dhyāna) und Versenkung (→ Samādhi).

Angst
→ Bhaya.

Animan
ist eine der großartigen übernatürlichen Kräfte (→ Siddhi), die man aus dem Beherrschen der → Elemente erlangt. Wer sie besitzt, kann sich selbst unendlich klein machen.

Ānjaneya
ist eine andere Bezeichnung für → Hanumān.

Ānjaneyāsana
ist der bekannte Spagat, bei dem ein Bein nach vorne und ein Bein nach hinten gestreckt möglichst flach auf dem Boden liegen. Dadurch erreicht man eine starke Dehnung der Beine und des Beckens. Der Spagat sollte langsam und schrittweise geübt werden.

Ausführung: 1. Knien Sie sich auf den Boden und stützen Sie sich auf beiden Seiten des Körpers mit den Händen ab. 2. Dann führen Sie das linke Bein nach vorne und das rechte Bein nach hinten. Strecken Sie die Beine dabei so weit wie möglich durch. 3. Drücken Sie Hüften und Beine zum Boden, aber halten Sie weiterhin das Gewicht mit den Händen, sofern Sie nicht extrem flexibel sind.

Zur Vorbereitung eignet sich folgende Übung: 1. Ein Bein wird so weit wie möglich nach hinten gestreckt. Der Fußrücken liegt auf dem Boden. Das andere Bein steht senkrecht zum Boden gebeugt. 2. Die Hände werden vor der Brust gefaltet, die Hüfte drückt man in Richtung Boden, so daß eine starke Dehnung der Oberschenkel eintritt. 3. Man hebt die gefalteten Hände zur Decke und beugt den Rumpf nach hinten. Tief und entspannt atmen und einige Sekunden halten. Wenn Sie sehr biegsam sind, können Sie zusätzlich das langgestreckte Bein fassen und zum Kopf ziehen. 4. Kommen Sie aus der Pose und wechseln Sie die Beine. Als Gegenstellung zur Entlastung des Rückens eignet sich die → Kindspose.

Anna
(Nahrung, Essen). → Āhāra.

Anna-Maya-Kosha
bedeutet »Schicht, die aus Nahrung aufgebaut ist« und bezeichnet die physische Hülle als gröbste der fünf Hüllen (→ Kosha), aus denen der menschliche → Körper zusammengesetzt ist. Sie alle verdecken das transzendentale → Selbst im Menschen. Anna-Maya-Kosha kann durch → Āsana, → Kriyā und richtige Ernährung gereinigt werden.

Anna-Yoga
ist eine Form des Yoga, bei der ein gesundes Verhältnis zum Essen im Mittelpunkt steht, angefangen vom Anbau bis zum endgültigen Verzehr. → Vegetarismus.

Antahkarana
(inneres Instrument). Das Antahkarana ist Bestandteil des → Astralkörpers. Es umfaßt die verschiedenen Funktionen des Geistes, nämlich Intellekt oder höherer Verstand (→ Buddhi), Ich-Bewußtsein (→ Ahamkāra) und niederer Geist oder Unterbewußtsein (→ Manas bzw. → Citta). Mit seiner Hilfe orientiert sich der Mensch in der Welt, indem er (neue) Informationen aufnimmt, sie mit bereits gespeicherten vergleicht, eine Willensentscheidung vornimmt und entsprechend handelt.

Anta-Kāla
(Sterbezeit) ist die sogenannte »letzte Stunde«, die für den Yogi außerordentlich wichtig ist. Im Gegensatz zur materialistischen Auffassung vom → Tod als einem Endpunkt, wird der Tod im Yoga als ein Übergang zu anderen Ebenen (→ Loka) gesehen, in denen der Mensch für eine gewisse Zeit verbleibt, um daraufhin wiedergeboren zu werden (wenn er nicht noch höher aufsteigt). Um auf eine möglichst hohe Ebene zu kommen, konzentriert sich der Yogi in der Stunde seines Todes auf das → Ājnā-Chakra und versucht, beim Verlassen seines Körpers seine gesamte → Aufmerksamkeit zu behalten. Nur die völlige Versenkung in das → Absolute verhindert eine Wiedergeburt.

Da der → Astralkörper sich erst einige Stunden nach dem Tod vom physischen Körper trennt, ist es wichtig, daß u.a. Verwandte mit gewissen Ritualen und Gebeten diese Astralreise positiv beeinflussen. Auch in unseren Breitengraden finden sich Relikte solcher Traditionen, z.B. die Totenwache oder das Handhalten am Sterbebett. → Kāla.

Antara-Kumbhaka
ist das Anhalten des → Atems mit gefüllten Lungen, das bei sehr vielen Atemtechniken angewendet wird. → Bāhya-Kumbhaka, → Kumbhaka.

Antarāya
(Hindernis) bedeutet die Ablenkung vom spirituellen → Pfad. In der Regel ist es schwierig, sich für längere Zeit einer Sache ganz zu verschreiben. Das Bewußtsein ist immer empfänglich für Ablenkungen aller Art und richtet sich ungern ausschließlich auf das → Göttliche. Folgende psychisch-geistigen Formen der Ablenkungen (→ Vikshepa) können Hindernisse auf dem spirituellen Pfad sein: Depression (→ Daurmanasya), falsche Einsicht (→ Bhrānti-Darshana), Faulheit (→ Ālasya), Instabilität (→ Anavasthitva), Kopflosigkeit (→ Pramāda), Leiden (→ Duhkha), Schlaffheit (→ Styāna), Zerstreuung (→ Avirati) und Zweifel (→ Samshaya). Manchmal werden hierzu auch die außergewöhnlichen Kräfte (→ Siddhi) gezählt, was folgende Geschichte illustriert. Einmal traf → Buddha an einem See auf einen → Meister, der über Wasser gehen konnte. Er fragte ihn, wie er das geschafft habe. Der Mann antwortete, daß er zehn Jahre hart dafür meditiert habe. Da sagte Buddha ihm: »Wenn ich dem Fährmann dort eine Münze gebe, bringt er mich auch so über den See.«

Antar-Dhauti
(inneres Reinigen) gehört zu den sechs Reinigungspraktiken (→ Kriyā) des → Hatha-Yoga, mit deren Hilfe der Yogi versucht, seinen → Körper außen wie innen rein zu halten. Antar-Dhauti umfaßt die folgenden vier Praktiken:
1. Windreinigung (Plavini). Man drückt stoßweise Luft in den Magen, verschließt den Kehlkopfdeckel und wiederholt dies, bis der Magen gefüllt ist. Dann rülpst man die Luft zusammen mit den verbrauchten Gasen wieder aus. In der → ›Gheranda-Samhitā‹ findet sich eine Alternative, bei der die geschluckte Luft willentlich durch den Anus ausgeschieden wird. 2. Wasserreinigung (Kunjar-Kriyā oder Vamana-Dhauti). Man trinkt ca. acht Gläser lauwarmes Salzwasser, macht mehrmals → Uddhiyana-Bandha und drückt den Bauch zusammen. Nach einiger Zeit steckt man den Finger in den Mund und erbricht. Dieses Dhauti ist eine gute Vorbereitung auf das → Fasten. Eine ähnliche Technik ist → Gaja-Karanī. 3. Feuerreinigung (Agni-Sara). Diese Übung besteht aus dem häufigen kurzen Zusammenziehen des Bauches. Sitzend oder stehend atmet man ganz aus und hält die Luft an, wobei man mit leerer Lunge schnell den Bauch einzieht und wieder entspannt (ca. 20mal). 4. Tuchreinigung (Vastra-Dhauti). Indem man einen ca. sechs Zentimeter breiten und vier bis fünf Meter langen Gazestreifen in Salzwasser taucht und langsam hinunterschluckt, werden die Innenwände des Magens gereinigt.

Nach einiger Zeit zieht man den Gazestreifen vorsichtig wieder heraus. Diese Technik bedarf der Gewöhnung und wird zu Beginn nur stückweise gelingen. Nach dem Herausziehen sollte man etwas Milch trinken, um die Kehle zu fetten. Die → ›Gheranda-Samhitā‹ rechnet zusätzlich → Bahish-Krita-Dhauti zu den vier Antar-Dhautis. → Dhauti.

Anu
(Atom). Bereits vor über 2000 Jahren formulierten die griechischen Philosophen Leukipp und Demokrit die Auffassung von den Atomen als kleinste, unsichtbare Einheiten, aus denen sich die Materie zusammensetzt. Zur gleichen Zeit existierte auch im alten Indien eine ähnliche Lehre.

Darüber hinaus sieht der → Shaivismus im Anu das individuierte, »atomische« Lebewesen (→ Jīva), im Gegensatz zum universellen, transzendentalen → Selbst.

Anugraha
(Gunst, Gefallen). Wie im Christentum gibt es im → Yoga die Vorstellung der göttlichen → Gnade, ohne die → Selbst-Verwirklichung letztendlich nicht möglich scheint. Damit läßt sich erklären, warum bisweilen die höchste → Anstrengung auf dem spirituellen → Pfad nicht zum Ziel führt. Allerdings wurde die Idee der Gnade, bei der Gott (→ Īshvara) wesentlich ist, erst von den Kommentatoren nach → Patanjali formuliert. Bei diesem spielt der Gnadenakt keine Rolle. Im integralen Yoga → Aurobindos hat Gnade eine zentrale Bedeutung als Herabkunft des → Göttlichen → Prasāda.

Anuloma-Viloma
(Wechselatmung) ist eine der effektivsten Atemtechniken. Sie bereitet die Energiekanäle (→ Nādīs) im Körper auf höhere → Prānāyāmas vor und reinigt sie, damit im Laufe der Zeit die → Schlangenkraft von ihrem Sitz am Steißbein (→ Mūlādhāra-Chakra) aufsteigen kann. Ferner wirkt Anuloma-Viloma ausgleichend auf den Fluß der Atmung. Bei einem gesunden Menschen geht der → Atem ungefähr 110 Minuten durch das eine Nasenloch und dann für die gleiche Dauer durch das andere. Störungen in diesem Verhältnis, die sich auf das Wohlbefinden auswirken, können durch regelmäßiges Praktizieren der Wechselatmung behoben werden.
Ausführung: 1. Man nimmt eine bequeme Sitzhaltung oder → Meditationspose ein und schließt die Augen. Der innere Punkt der Konzentration liegt zwischen den Augenbrauen. Die linke Hand wird in → Cin-Mudrā auf das linke Knie gelegt und die rechte Hand wird in → Vishnu-Mudrā zur Nase ge-

führt. 2. Man atmet durch das linke Nasenloch ein, hält den Atem bei verschlossener Nase und atmet durch das rechte Nasenloch aus. Hierauf beginnt man wieder durch das rechte Nasenloch einzuatmen, hält dann den Atem und atmet zuletzt links aus. Das ist eine Runde Anuloma-Viloma. Anfänger sollten mit zehn ganzen Runden beginnen und sich allmählich auf 20 steigern. Das Verhältnis der Dauer von Einatmung, Atemanhalten und Ausatmen sollte immer 1:4:2 sein. Im Kapitel Atemtechniken ist die Wechselatmung und ihre Vorstufen ausführlich beschrieben (→ S. 110). *Variationen:* 1. Anuloma-Prānāyāma: Hierbei wird im gleichen Zählrhythmus wie oben durch beide Nasenlöcher eingeatmet, die Luft angehalten und dann durch das linke Nasenloch entlassen. Man beginnt von vorne mit dem Einatmen durch beide Nasenlöcher und atmet nach dem Luftanhalten durch das rechte aus. Im folgenden geschieht die Ausatmung dann immer wechselseitig durch ein Nasenloch. 2. Pratiloma-Prānāyāma: Der Vorgang ist hier genau umgekehrt. Man atmet jeweils durch ein Nasenloch ein, hält den Atem, atmet schließlich durch beide Nasenlöcher aus und beginnt von vorne mit dem anderen Nasenloch.

Bei dieser Technik ist es wichtig, entspannt zu sein und nichts zu forcieren. Der Atem sollte ruhig und ausschließlich durch die Nase fließen. Die Augen sind geschlossen und der Geist konzentriert. Es ist möglich, die Dauer der einzelnen Phasen zu steigern, wenn man geübter ist, z.B. 7 Einatmen, 28 Halten, 14 Ausatmen. Wichtig bei den Variationen ist, daß das Grundverhältnis 1:4:2 beibehalten wird. Fortgeschrittene können verschiedene → Bandhas anwenden, um den Fluß des → Prāna zu verbessern, und das Atemverhältnis ändern. → Samanu.

Anumāna

(Schlußfolgerung) gehört zu den drei Wegen der Erkenntnis (→ Pramāna). Anumāna ist die logische gedankliche Folgerung aus dem Vergleich zweier Sachverhalte.

Ānvīkshikī

ist einer der vier Erkenntniszweige (→ Vidyā). Er ermöglicht die bessere Unterscheidung zwischen wahrem (→ Ātman) und unwahrem Selbst (→ Anātman).

Ap

(Wasser). Das Element Wasser gehört zu den fünf Grundelementen (→ Bhūta), aus denen die → Natur aufgebaut ist. Wasser ist eng verbunden mit den Körperflüssigkeiten Urin, Speichel, Samen, Blut und Schweiß. Das Symbol des Wasserelements ist der Halbmond, seine Farbe das Weiß und seine Samensilbe (→ Bīja-Mantra) »Vam«. Das zweite Energiezentrum im → Körper, das → Svadhisthana-Chakra, ist mit ihm verknüpft. → Jala, → Tattva.

Apāna
gehört zu den fünf Strömen, welche die Lebenskraft (→ Prāna) im → Körper ausmachen. Apāna hat die Tendenz, im Körper nach unten zu fließen, während Prāna nach oben steigt. Zusammen ernähren und erhalten sie den Körper. Verschiedene Yoga-Schriften siedeln Apāna im unteren Teil des Körpers an, z.B. im Anus oder im Beinbereich. Ihm wird die Farbe Orange-Rot zugeschrieben. Es ist verbunden mit der Ausatmung und den Ausscheidungen. Vermischt es sich mit Prāna, was u.a. das Ziel der Atemtechniken (→ Prānāyāma) und Verschlüsse (→ Bandha) ist, kann die → Schlangenkraft erweckt werden.

Aparānta-Jnāna
ist das Wissen des Yogi um den Zeitpunkt des eigenen → Todes. Viele Yogis haben auch in unserer Zeit diese Fähigkeit (→ Siddhi) eindrucksvoll bewiesen und der Welt damit ein Zeichen hinsichtlich der Kraft des Yoga gegeben. Für den Yogi ist es wichtig, diesen Moment des Übergangs mit vollster → Aufmerksamkeit zu begehen, damit er nach dem physischen Tod in höhere Ebenen aufsteigen kann. → Anta-Kāla.

Aparigraha
ist eines der fünf Gebote (→ Yama) im → Klassischen Yoga. Das Wort bedeutet Freigiebigkeit und auch Besitzlosigkeit. Für den Yogi bedeutet es, ohne Besitz zu leben. Allerdings gibt es unterschiedliche Auffassungen darüber, wieviel ein der Welt → Entsagender noch sein eigen nennen darf. Sie schwanken von grundsätzlicher Ablehnung von Eigentum, die sogar den Besitz von Kleidung ausschließt, bis zur Akzeptanz des Notwendigsten.

Ārambha-Avasthā
ist die erste von insgesamt vier Stufen (→ Avasthā) des Yogi auf dem Weg zu seiner Vollendung. Es gibt verschiedene Auffassungen darüber, worin sie besteht. Eine beim → Hatha-Yoga weit verbreitete Meinung ist, daß diese Stufe erreicht wird, wenn die Energiekanäle (→ Nādīs) im → Körper gereinigt sind und dieser auf höhere Praktiken vorbereitet ist.

Ārati
ist die Anbetung des → Göttlichen mit einer Kampferflamme. Der brennende Kampfer wird vor dem Bild des Gottes geschwenkt. Damit verbrennt der Verehrer (→ Bhakta) symbolisch sein → Ego und seine → Wünsche. So wie der Kampfer

ohne Rückstände verbrennt, so gibt sich auch der Yogi ohne einen Rest von Zweifel dem Göttlichen hin. Die Ārati wird besonders gern im → Bhakti-Yoga zelebriert.

Arcanā
wird in manchen Yoga-Schriften zu den moralischen Geboten (→ Niyama) gezählt und bedeutet Anbetung oder Verehrung. → Bhakti-Yoga.

Ardha-Candrāsana
(Halbmond) ist nach dem Mond (→ Candra) benannt. Die Pose ist dagegen eine anspruchsvolle Gleichgewichtsübung, die den Darm- und Blasenbereich sowie die Beinmuskulatur stärkt.
Ausführung: 1. Man steht mit geschlossenen Beinen, dann bringt man das rechte Bein als Standbein nach vorne. 2. Nun beugt man sich langsam mit dem Oberkörper nach unten und legt die rechte Hand auf dem Boden ab. Wichtig ist, daß die Hand genau in einer Linie mit dem aufgestellten rechten Fuß ist. Die Finger können dabei gespreizt und die Hand gewölbt sein. 3. Das linke Bein wird nach hinten gestreckt, so daß es etwa parallel zum Boden ist. 4. Der linke Arm wird in einem Bogen am Kopf vorbei nach oben geführt, so daß er senkrecht nach oben gestreckt ist. Die Pose schließt ab, indem das Gesicht zum Himmel gerichtet und der Rumpf ebenfalls nach oben »aufgedreht« wird. Die Pose möglichst mehr als 30 Sekunden halten, danach Seiten wechseln.

Fortgeschrittene versuchen, die Bewegungen von Armen und Beinen in einen Fluß zu bringen. Hilfreich bei diesem → Āsana kann es sein, einen Klotz unter die Hand am Boden zu legen, so daß man sich nicht zu weit hinunterbeugen muß. Ebenso kann eine Wand zum Abstützen für das ausgestreckte Bein dienen, um das Gleichgewicht leichter zu halten.
Variationen: 1. Vereinfachter Halbmond. Für diejenigen, für die die Drehung des Beckens oder das Balancehalten ein Problem ist, kann die beschriebene Pose abgewandelt werden. Wie erwähnt, dient ein Bein als Standbein, während das andere nach hinten ausgestreckt ist. Die Arme werden seitlich weggestreckt und der Körper balanciert auf einem Fuß. Der Kopf ist in einer Linie mit der Wirbelsäule. Dabei sollte das Becken parallel zum Boden sein und sich nicht zu stark zu einer Seite neigen. Um die Pose länger zu halten, kann man sich auch mit beiden Händen auf dem Boden abstützen (→ S. 58, »Flieger«). 2. Eingedrehter Halbmond. Wieder steht man auf dem rechten Bein, jedoch wird jetzt die linke Hand in einer Linie mit dem Standbein auf den Boden gebracht. Das linke Bein wird nach

hinten gestreckt und der rechte Arm zeigt zur Decke. Rumpf und Gesicht dreht man über rechts nach oben.

Arishta
(Zeichen). Für den Yogi spielen Omen eine wichtige Rolle. Er sieht in ihnen eine tiefere Bedeutung und ist bestrebt, seinen Blick für das Erkennen solcher Zeichen zu schärfen, vor allem für Anzeichen seines nahenden → Todes.

Arjuna
Held aus der → ›Bhagavad-Gītā‹, dem berühmten Ausschnitt aus dem → ›Mahābhārata‹, in dem der Gott → Krishna dem Krieger Arjuna den → Pfad des Yoga erklärt und ihn in seinen Kampfespflichten unterweist. Ähnlich wie Hamlet halten intellektuelle Zweifel Arjuna davon ab, seine Aufgaben, d.h. sein → Dharma, zu erfüllen. Krishna jedoch zeigt ihm den Sinn seines → Handelns und stellt es in einen größeren Zusammenhang, obwohl Arjuna der Krieg zu Beginn sinnlos erscheint, da er gegen seine eigene Familie kämpfen muß. Durch das Überwinden persönlicher Vorstellungen und Bindungen betritt Arjuna den Weg des Yoga, der unter anderem durch selbstloses Dienen gekennzeichnet ist.

Ārogya
(→ Gesundheit) ist eine wesentliche Voraussetzung für das Weiterkommen. Richtige Ernährung und das Üben von Körperposen (→ Āsana) sind nützliche Mittel zur Stabilisierung des → Körpers.

Artha
(Wohlstand) ist eines der vier weltlichen Ziele (→ Purushartha) und gilt nicht als verwerflich, solange hierbei Moral und Ordnung (→ Dharma) gewahrt bleiben.

Arthritis
Folgende Posen können bei rheumatischer Arthritis helfen, ersetzen jedoch nicht die Konsultation eines Arztes: → Fisch, achsiale Drehbewegungen der Wirbelsäule wie → Drehsitz und Vorübungen (→ S. 69, »Drehübung« und S. 79, »Stehen und Drehen«), → Kopf-Knie-Stellung sowie die → Gedrehte Kopf-Knie-Stellung, → Hund, → Kopf- und → Schulterstand mit → Pflug. Alle Posen können mit Hilfen oder in vereinfachter Form ausgeführt werden. Nach den Übungen können die eigenen Gelenke zusätzlich sanft massiert werden.

Arthritis der Schultern
Hier können folgende Übungen helfen: Variationen von → Dreieck und → Halbmond (besonders mit Streckungen der Arme und Schul-

tern), → Seitliche Rumpfbeuge, → Schulterstand, → Pflug, → Kobra, Streckung der Arme im sitzenden → Helden, Variationen von → Krähe und → Drehsitz. Für Geübte zusätzlich: → Skorpion, → Handstand und → Schlaufe. Alle diese Übungen beanspruchen die Schultern stark und sollten mit entsprechender Vorsicht und nur nach Absprache mit dem Arzt ausgeführt werden.

Arroganz
→ Abhimāna, → Amānitva, → Darpa.

Asamprajnāta-Samādhi
ist die »überbewußte Versenkung«. Dieser Zustand liegt außerhalb allen Vorstellungsvermögens und bedeutet das Einswerden des Meditierenden mit der äußeren Welt. Er folgt auf die vier Stufen des → Samprajnāta-Samādhi und ist im Gegensatz zu diesen bewußt herbeigeführten → Samādhis ein »ungerufener« Zustand, d.h. er stellt sich ohne ausdrückliche Veranlassung ein und ist damit eher eine Folge der vorher erreichten Stufen.

Die Trennung von Subjekt und → Objekt, die für den gewöhnlichen Menschen viel → Leid erzeugt, ist im Asamprajnāta-Samādhi überwunden. Wenn dieser Versenkungszustand für längere Zeit anhält, wird nicht nur das normale Bewußtsein (→ Citta) aufgelöst, sondern auch alle noch verbleibenden unterbewußten »Aktivatoren« (→ Samskāra). Diese »Aktivatoren« lagern normalerweise im Bewußtsein und sind die »Samen« für alle Gedanken des Bewußtseins. Ohne »Samen« entstehen keine Gedanken, ohne Gedanken keine neuen, bindenden → Handlungen. Hierauf folgt die → Befreiung bzw. → Erleuchtung, da der Meditierende sich von seinem → Karma löst. Die »überbewußte Versenkung« vollzieht sich schrittweise und kann anfangs nicht lange gehalten werden, was u.a. darauf zurückzuführen ist, daß sich die »Aktivatoren« gegen ihre Auflösung wehren. → Versenkung.

Asamsārī
ist ein anderer Name für → Shakti und heißt wörtlich »Diejenige, die frei ist vom Kreislauf von Geburt und → Tod.«

Āsana
Körperstellungen, die vor allem im → Hatha-Yoga praktiziert werden. Die wörtliche Bedeutung von Āsana ist »Sitz« und bezeichnet den Platz, auf dem der Yogi sitzt, aber auch die bequeme → Meditationspose. Die Sitzhaltung sollte stabil, aufrecht und entspannt sein, z.B. wie beim → Lotus-Sitz.

Der Yoga kennt viele solcher Posen, aber erst der Hatha-Yoga hat die Sitzposen zu einem raffinierten System effektiver Körperübungen ausgebaut. Die Angaben über die Anzahl der Posen schwanken erheblich. Moderne Yoga-Handbücher beziffern sie auf etwa 200. Allen Āsanas gemeinsam ist ihre harmonisierende, gesundheitsfördernde Wirkung. Sie schützen vor → Krankheit, stärken den Organismus und stabilisieren die Emotionen. Mit den Posen versucht der Yogi, zusätzlich zu seinen geistigen Anstrengungen, auch auf der körperlichen Ebene, Gegensätze (→ Dvandva) wie Freude/Traurigkeit oder Kälte/Wärme auszugleichen, denen gewöhnliche Menschen ausgesetzt sind. Wenngleich die Āsanas sehr populär sind, stellen sie nur einen Aspekt des umfassenden Systems des Hatha-Yoga dar. Mittlerweile werden viele Körperübungen in anderen Bereichen wie Tanz oder Körperarbeit außerhalb des Yoga eingesetzt.

Āsana-Jaya
ist die vollkommene Beherrschung einer Körperpose (→ Āsana). → Körper und → Atem sind dabei ganz entspannt. Man kann das völlige Ruhigstellen des Körpers als eine Vorstufe zur → Konzentration sehen, da der Praktizierende den natürlichen Bewegungsdrang zugunsten einer starren Pose unterdrückt.

Āshrama
(Ashram) ist vergleichbar mit dem abendländischen Kloster und bezeichnet einen Ort, an dem der Mensch keinen Kampf (Shrama) zu führen braucht. In einem Ashram versammelt ein → Meister seine → Schüler um sich, um sie in die geheimen Lehren und Techniken des Yoga und der heiligen Schriften einzuführen. Traditionell wurden in Indien Kinder spirituell orientierter Eltern im Alter von acht zu einem Meister geschickt, um für zwölf Jahre bei ihm zu lernen (→ Guru-Kula). Heute sind Ashrams bei Besuchern aus dem Westen sehr beliebt, die sich dort für eine kürzere oder längere Zeit vom stressigen Alltagsleben zurückziehen. Die meisten Ashrams verlangen nur ein geringes Entgeld, erwarten aber, daß die Besucher sich an den täglich anfallenden Arbeiten beteiligen.

Ashta-Anga-Yoga
(Yoga der acht Glieder). → Achtfacher Pfad.

Ashta-Siddhi
(acht Kräfte) sind die klassischen, übernatürlichen Eigenschaften und Fähigkeiten (→ Siddhi), über die vollendete → Meister des Yoga verfügen. Sie stellen sich im Laufe des spirituellen Wachstums ein, können aber auch zum → Hindernis weiteren → Fortschritts werden.

Die Astha-Siddhis beinhalten folgende Kräfte: Schrumpfen (→ Animan), Ausdehnen (→ Mahiman), willentliche Verlängerung, Freiheit des Willens (→ Prakamya), Schweben (→ Laghiman), universelle Meisterschaft, Gottgleichheit (Ishitritva) und perfekte Erfüllung der Wünsche (→ Kāma-Avasāyitva).

Ashvini-Mudrā
ist eine der vielen »Gesten« (→ Mudrā). Der Anusmuskel wird hierbei wiederholt zusammengezogen. Die Ausführung soll den → Körper verjüngen, die → Schlangenkraft erwecken und → Krankheiten des Rektums heilen.

Asketismus
Das Asketentum ist noch älter als der Yoga. Teilweise hat es die Entwicklung des Yoga beeinflußt; so hat der Yoga das Element der Askese mit dem des brahmanischen → Opfers verschmolzen. Im Gegensatz zu Anhängern anderer spiritueller Traditionen hofft der Asket (→ Tapasvin) nicht auf Gnade (→ Prasāda) von göttlicher Seite, sondern versucht unerbittlich, die Gesetze der → Natur durch die Kraft seines Willens zu bezwingen. Das Durchstechen der Zunge z.B. ist für den Asketen eine Demonstration der perfekten Beherrschung der → Sinne und des Willens. Eins seiner höchsten Ziele ist das Erlangen übernatürlicher Fähigkeiten (→ Siddhi). → Samnyāsa, → Tapas.

Asmitā
ist das Bewußtsein, ein von der Welt getrenntes Wesen zu sein. Dieses Gefühl der Individuation führt zu Leiden (→ Klesha), da das → Ego als getrennte Einheit Wünsche und Ziele hat, die nicht immer in Erfüllung gehen oder mit der Umwelt kollidieren. → Ahamkāra.

Asteya
(Nicht stehlen) ist eines der moralischen Verbote (→ Yama) im Yoga. Nach einer mittelalterlichen Yoga-Schrift ist nicht nur der Akt des Stehlens verboten, sondern auch das gedankliche oder verbal geäußerte Begehren des Besitzes einer anderen Person.

Asthma
Gegen verschiedene Einschränkungen der Lungentätigkeit hilft das Üben folgender Posen: → Schulterstand, → Fisch, → Kobra, → Bogen und → Dreieck. Sie können Asthma nicht sofort beheben, doch kann das regelmäßige Praktizieren von Yoga-Posen es über Jahre hinweg merklich lindern. Ergänzt werden sollten die Körperstellungen durch die Atemtechniken → Anuloma-Viloma, → Kapālabhāti, → Brahmari und durch positives Denken.

Āstikya
wird manchmal zu den moralischen Geboten (→ Niyama) gezählt und ist das Vertrauen in das offenbarte Wissen (→ Shruti) und die Tradition (→ Smriti) des Yoga.

Astralkörper
Der Yogi geht davon aus, daß sein Astralkörper für die Zeit seines irdischen Lebens mit einem physischen → Körper verbunden ist. Beide trennen sich in der Stunde des → Todes wieder voneinander. Der astrale Körper beherbergt all die Eindrücke (→ Samskāra) aus den vorangegangenen Leben. Er setzt sich aus den drei Hüllen (→ Kosha) → Prāna-Maya-Kosha, → Mano-Maya-Kosha und → Vijna-Maya-Kosha zusammen und ist der feinstoffliche Teil eines Menschen.

Astralreisen und die Fähigkeit gewisser Menschen (Medien), die Aura anderer zu sehen, sind nicht nur im Yoga bekannt. Sie deuten auf tatsächliche Phänomene hin, die bisher wissenschaftlich nicht zu beweisen sind. → Chāyā.

Atem, Atmung
Es ist eine fundamentale Entdeckung der alten Kulturen (nicht nur der indischen), daß Atmung und → Geist auf das engste zusammenhängen. Das Lateinische zeigt das deutlich durch die Wortverwandtschaft von spirare (atmen) und spiritus (Atmung; Geist, Seele). Andere Sprachen weisen ebenfalls Ähnlichkeiten auf.

Über eine veränderte Atmung oder Techniken der Atemkontrolle (→ Prānāyāma) lassen sich unterschiedliche Geisteszustände hervorrufen – Erkenntnisse, die man sich nicht nur im Yoga, sondern mittlerweile auch bei Atemtherapie, Körperarbeit, Tanz usw. zunutze macht. Große → Meister und Yogis können willentlich ihre Atmung auf ein Minimum reduzieren. → Prāna.

Atemkontrolle
→ Prānāyāma.

Atemlosigkeit
Hilfreich bei Atemlosigkeit sind Entspannung (→ Shavāsana), verschiedene Atemtechniken (→ Ujjāyī, einfaches → Anuloma-Viloma) sowie → Kopfstand, → Schulterstand, → Pflug, → Kopf-Knie-Stellung (auch im Stehen), → Rad und → Hund. Ferner empfiehlt es sich, im Liegen längere Zeit in den Bauch zu atmen und einige Runden der → Yoga-Atmung durchzuführen.

Äther
→ Ākāsha.

Ātithya
(Gastfreundschaft) wird in manchen Yoga-Schriften zu den moralischen Geboten (→ Niyama) gerechnet.

Ātivāhika
bezeichnet den wandernden → Körper nach dem → Tod. Bevor der Verstorbene in einem neuen Körper wiedergeboren wird, kann er in diesem Übergangskörper die Früchte seines Handelns (→ Phala) genießen.

Ātma-Darshana
(Aufdämmern des → Selbst) ist ein Synonym für → Erleuchtung.

Ātma-Droha
Verrat am wahren Selbst (→ Ātman). Mit diesem Wort werden materialistische, atheistische oder erkenntnislose Menschen bezeichnet, die keinen Bezug zu ihrer Seele finden.

Ātman
(Selbst, Seele). Ātman (als Nomen) bezeichnet das Selbst, die Ego-Persönlichkeit (→ Jīva) oder das transzendentale → Selbst.

Das transzendentale Selbst ist ein Kernbegriff im Yoga wie auch im Hinduismus. Dieses Selbst wird von den fünf Hüllen (→ Kosha) verdeckt, die den menschlichen → Körper bilden. Das Selbst ist ewig und damit Teil des → Absoluten. Das Absolute, auch → Brahman genannt, kann der bedingte, nicht erleuchtete → Geist nicht erfassen. Daher kann das Selbst nicht wahrgenommen oder beschrieben werden. Nur durch Mittel wie → Meditation und → Versenkung, die zur Selbst-Erkenntnis und damit zur Transzendenz des Geistes führen, kann das Selbst verwirklicht werden. Mit anderen Worten: nur das Selbst erkennt das Selbst im Selbst. Alle Versuche einer Beschreibung zeugen nur vom Dualismus von Beschreibendem und Beschriebenem. Dieser Dualismus löst sich auf, wenn das Selbst verwirklicht und Teil des Absoluten (Brahman) geworden ist.

Ātman-Nivedana
(Opfern des → Selbst) ist die Grundlage des Yoga der Hingabe (→ Bhakti-Yoga). Dieser verlangt die völlige Aufgabe des → Egos und die bedingungslose Anbetung des → Göttlichen.

Atyāhāra
bedeutet Völlerei und wirkt dem → Fortschritt im Yoga entgegen. Ein voller Magen beeinträchtigt die → Konzentration und erschwert das Üben von Yoga-Posen, wodurch → Geist und → Körper kraftlos werden. → Āhāra.

Aufgabe
→ Dharma.

Aufmerksamkeit
Wichtige Vorstufe für alle höheren Konzentrations- und Meditationspraktiken. Indem der Yogi seine Aufmerksamkeit intensiv auf sei-

nen Körper und dessen Veränderungen sowie sein Verhalten richtet, schult er sein Konzentrationsvermögen. So kann er z.B. alltäglichen Abläufen wie Gehen, Essen oder Zähneputzen seine volle Aufmerksamkeit schenken. Die Wirkung der Aufmerksamkeit auf Geist und Körper kann durch Atemtechniken (→ Prāṇāyāma) gesteigert werden. Ein ruhiger → Atem beruhigt den Geist.

Augenbeschwerden
Der Yoga bietet verschiedene → Augenübungen. Sofern keine Augenoperationen zurückliegen oder → Bluthochdruck besteht, können → Kopf-, → Schulterstand und → Hund geübt werden. Sie können durch Variationen der → Kopf-Knie-Stellung ergänzt werden. Bei drohender Netzhautablösung ist von Umkehrstellungen abzuraten! → Trātaka.

Augenübungen
Es ist wichtig, neben den übrigen Partien des Körpers, auch die Augenmuskeln zu trainieren.
Ausführung: Setzen Sie sich hin, schließen Sie die Augen und atmen Sie einige Male tief ein und aus. Öffnen Sie die Augen und schauen Sie abwechselnd so weit wie möglich nach links und rechts. Wiederholen Sie dies ohne dabei das Gesicht anzuspannen fünf- bis siebenmal. Darauf schließen Sie die Augen und entspannen Sie kurz. In der gleichen Weise blicken Sie nach oben und unten sowie zu den Endpunkten gedachter Diagonalen. Beschreiben Sie dann mit den Augen einige Male einen Kreis, mit und gegen den Uhrzeigersinn. Abschließend fokussieren Sie abwechselnd einen entfernten und einen nahen Punkt, z.B. indem Sie auf die Spitze des erhobenen Daumens und die Wand gegenüber blicken. Lassen Sie die Augen in geschlossenem Zustand ausruhen. Hilfreich ist es, wenn man die Handflächen stark gegeneinander reibt und die warmen Hände dann sanft auf die Lider legt.

Die Augenübungen können individuell ergänzt werden. Man kann den eigenen Namen oder Zahlen mit den Augen in die Luft schreiben oder verschiedenen Linien mit dem Blick folgen. Alle Übungen sollten ohne Kontaktlinsen bzw. Brille durchgeführt werden. Zur Ergänzung eignen sich → Trataka und Übungen für die Gesichtsmuskulatur wie der → Löwe.

Aum
Andere Schreibweise für → Om.

Aurobindo Ghose
(1872-1950). Indischer Weiser, der eine große Anzahl von Büchern über Yoga und Kommentare zur → ›Bhagavad-Gītā‹ schrieb. In sei-

ner Konzeption eines »Integralen Yoga« versucht er, die → Befreiung des einzelnen und die Entwicklung der Menschheit in Bezug zu setzen. Dabei tritt er für eine globale Transformation des Bewußtseins ein, die die Welt vor Krisen, Hunger und Gewalt retten soll und setzt auf die → Gnade Gottes.

Aushadhi
(Drogen). Gelegentlich verwenden Yogis pflanzliche Drogen, um ihren Bewußtseinszustand zu verändern. Bei bestimmten Riten im → Tantrismus wird bewußt Alkohol eingesetzt. Ebenso spielen Pflanzendrogen in der indischen → Alchimie eine Rolle. → Genußmittel.

Avadhūta
ist das Abwerfen aller weltlichen Gedanken und Belange. Ein verwirklichter → Meister, der der Welt entsagt hat, befindet sich in höchstem Versenkungszustand (→ Nirvikalpa-Samādhi). Für ihn hat die Welt keine Bedeutung mehr, er versucht vielmehr, in allem das → Göttliche zu erkennen.

Āvarana-Shakti
(Kraft der Unwissenheit). Verschleiernde Kraft des → Geistes, die das Körperbewußtsein entstehen läßt und somit das wahre → Selbst verbirgt. → Jīva, → Maya.

Avasthā
(Stufe). 1. Bezeichnet die verschiedenen Stufen der spirituellen Reife im Yoga, die auch → Bhūmi genannt werden. Sie reichen von der Einweihung bis zur vollkommenen Reife. → Ārambha-, → Ghata-, → Nishpatty-, → Paricāya-Avasthā.

2. Avasthā faßt die vier Zustände des Bewußtseins zusammen: Wachzustand (→ Jāgrat), Träumen (→ Svapna), Schlaf (→ Nidrā) und Zustand der Selbst-Verwirklichung (→ Turya). Manchmal wird noch die vollkommene → Erleuchtung als fünfter Zustand hinzugezählt. Darüber hinaus kann das Wort verschiedene Stufen der Atemkontrolle (→ Prānāyāma) bezeichnen.

Avatāra
(Avatar). Inkarnation des göttlichen Bewußtseins auf Erden. Im Gegensatz zum gewöhnlichen Menschen wird ein Avatar nicht aus Gründen des → Karma wiedergeboren, sondern aus freier Entscheidung. Ein Avatar arbeitet zum Wohl der Menschen und der göttlichen Ordnung (→ Dharma), entsprechend dem jeweiligen Weltzeitalter (→ Yuga). Der Yoga kennt verschiedene Inkarnationsreihen des göttlichen Bewußtseins. Die bekannteste ist die des Gottes → Vishnu. So soll der Gott → Rāma seine siebte und der Gott → Krishna seine achte Verkörperung sein. Auch der Leh-

rer des → Nachklassischen Yoga, → Dattātreya, gilt als eine Inkarnation Vishnus.

Avidyā
Spirituelle Blindheit als Gegensatz zur Weisheit (→ Jnāna), Synonym für → Ajnāna. Aufgrund spiritueller Unwissenheit widmet sich der Mensch eigennützigen → Handlungen und ist so dem ewigen Kreislauf von Tod und Wiedergeburt (→ Samsāra) unterworfen.

Avirati
(Zerstreuung) stellt eines der Hindernisse (→ Antarāya) im Yoga dar, da die eigene Energie nicht auf ein höheres Ziel gelenkt und darum nicht sinnvoll genutzt wird. Die entgegengesetzte Haltung ist → Disziplin, mit der der Yogi → Körper und → Geist zu beherrschen versucht.

Āyurveda
Heilpraktik des Yoga, die auf eine der vier → Veden zurückgeht. Der Āyurveda und insbesondere die Āyurvedische Ernährung erfreut sich im Westen zunehmender Beliebtheit. Grundlegend ist wie im Yoga die Auffassung, daß die → Natur aus drei unterschiedlichen Hauptbestandteilen (→ Guna) zusammengesetzt ist, nach denen sich die Auswahl der Lebensmittel in der Āyurvedischen Ernährung richtet. Der Āyurveda hat Diagnose- und Therapietechniken entwickelt, durch welche man die Qualität der Körperflüssigkeiten (→ Dosha) erfassen und regulieren kann.

B

Baden
kann vor den Körperübungen (→ Āsana) besonders wohltuend sein, da es entspannt und die Muskulatur weich macht. Baden als Ritual → Snāna.

Baddha-Konāsana
(sitzende Vorwärtsbeuge) ist eine einfache, aber effektive Übung, die Nieren, Prostata und Blase stärkt und bei → Menstruationsbeschwerden hilft. Man sitzt mit offenen angewinkelten Beinen auf dem Boden, legt die Fußsohlen aneinander und zieht sie möglichst nah zum Becken. Dann umfaßt man die Füße und beugt sich mit der Ausatmung nach vorne. Dabei sind die Arme vor den Unterschenkeln gestreckt, und der Kopf wird in Verlängerung der Wirbelsäule gehalten. Die Beugung sollte aus dem unteren Rücken erfolgen, damit das Rückgrat möglichst gerade ist. Halten Sie die Pose einige Minuten und atmen Sie in die Dehnung der Oberschenkel, wobei Sie diese langsam sinken lassen. Richten Sie sich mit dem Ausatmen wieder auf. *Variation:* Die Stellung der Füße ist dieselbe, nur werden die Unterarme beim Hinabbeugen auf die Schenkel gelegt und diese so nach unten gedrückt. Gleichzeitig drücken die Schenkel gegen die Unterarme. Dieser wechselseitige Druck wird etwa 20–30 Sekunden gehalten, dann entspannt man die Beine und läßt sich durch das Gewicht der Unterarme tiefer in die Pose sinken.

Baddha-Padmāsana
(Gebundener Lotus). Variation des → Lotus-Sitzes, schwierig für den Anfänger. Vom Lotus-Sitz ausgehend kreuzt man die Arme hinter dem Rücken und faßt mit der rechten Hand den rechten Fuß und mit der linken den linken Fuß. Die Übung weitet den Brustkorb und dehnt die Schultermuskeln. Eine stärkere Dehnung der Rückenmuskulatur kann man bewirken, indem man sich nach vorne beugt (→ Yoga-Mudrā).

Bahish-Krita-Dhauti
Eine in der mittelalterlichen → ›Gheranda-Samhitā‹ beschriebene → Reinigungstechnik des → Hatha-Yoga, deren Ausführung schwer nachvollziehbar ist: Zuerst soll man die »Kuhgeste« (→ Kāki-Mudrā) machen, indem man den Bauch mit Luft füllt, die man hinunterschluckt und für eineinhalb Stunden dort beläßt. Dann drückt man die Luft tiefer zu den inneren Organen, wobei man bis zum Bauchnabel im Wasser steht. Schließlich soll man

die Eingeweide durch den After hinauspressen, und sie im Wasser waschen. Es wird geraten, diese anatomisch schwer vorstellbare Reinigungspraktik nur unter Aufsicht einer erfahrenen Person zu praktizieren. → Dhauti.

Bāhya-Kumbhaka
Anhalten (→ Kumbhaka) des → Atems bei entleerten Lungen. Diese Technik ist schwieriger als das Luftanhalten bei gefüllten Lungen (→ Antara-Kumbhaka) und kann jeweils zwischen Aus- und Einatmung eingebaut werden, um den Effekt von → Prānāyāma zu verstärken.

Bala
(Kraft). Im Zuge der Yoga-Praxis erlangt der Yogi körperliche und geistige Kräfte. Verschiedene Schriften warnen vor der Verführung durch die Kräfte, die den Praktizierenden von seinem spirituellen Ziel abbringen können. Außergewöhnliche Kräfte stärken das → Ego, das auf dem Weg des Yoga überwunden werden soll. → Siddhi.

Bālagopāla
(Kuhhirtenjunge). Einer der Namen für → Krishna. → Gopāla.

Bandha
(Fessel). Bandhas sind Verschlußtechniken im → Hatha-Yoga, die der Yogi anwendet, um das Fließen der Energie (→ Prāna) im Körper zu optimieren. Vor allem in Kombination mit den Atemtechniken (→ Prānāyāma) werden Bandhas eingesetzt – vorausgesetzt, daß der Praktizierende die Atemtechnik beherrscht. Es werden drei solcher Verschlüsse unterschieden: → Jālandhara-Bandha (Anwinkeln des Kinns zur Brust und Zurücklegen der Zunge an den Gaumen), → Uddīyāna-Bandha (Zusammenziehen des Bauches, wodurch die inneren Organe verlagert werden) und → Mūla-Bandha (Zusammenziehen des Anusmuskels).

Darüber hinaus bezeichnet das Wort Bandha im Yoga das unerleuchtete Dasein des Menschen. Weil er spirituell blind (→ Avidyā) ist, ist er dem Kreislauf von Geburt und Wiedergeburt (→ Samsāra) unterworfen, ohne jemals eins mit dem → Absoluten zu werden. Weiterhin bezeichnet Bandha das »Heften« des Bewußtseins an ein bestimmtes Meditationsobjekt während der → Konzentration.

Bandscheibenprobleme
geben grundsätzlich Anlaß zur äußerst vorsichtigen Ausübung der Posen. Starke Drehungen und Dehnungen sollten vermieden werden. Zu empfehlen sind alle aufrechten Posen sowie die → Kopf-Knie-Stellung (auch im Stehen) und das → Boot. Dabei ist die Vorstellung

einer langgestreckten Wirbelsäule hilfreich.

Basti
Yogische Form des Einlaufs, traditionelle Reinigungstechnik (→ Shat-Karma) des → Hatha-Yoga. Im Wasser sitzend, steckt der Yogi ein zwölf Zentimeter langes Röhrchen in den After, kontrahiert rhythmisch seine Bauchmuskulatur und pumpt so Wasser in den Enddarm. Nach etwa einer Viertelstunde preßt er das Wasser wieder hinaus.

Moderne Lehrbücher empfehlen den weniger komplizierten Gebrauch eines Trichters. Bei Beherrschung der Technik ist ein monatlicher Einlauf zu empfehlen, zu Beginn eines → Fastens kann er öfter durchgeführt werden.

Baum
→ Vrikshāsana.

Baumelnde Stellung
→ Lolāsana.

BDY
Berufsverband Deutscher Yogalehrer. Adresse → Anhang.

Befreite Pose
→ Muktāsana.

Befreiung
→ Jīvan-Mukti, → Moksha.

Begriffsbildung
→ Vikalpa.

Bein-Hände-Stellung
→ Eka-Pāda-Hasthāsana.

Bein-Kopf-Stellung
→ Eka-Pāda-Shīrshāsana.

Beinschmerzen
Hilfreich bei Beinschmerzen können eine Folge aus → Held, → Liegendem Held, → Lotus-Sitz, → Sitzender Vorwärtsbeuge, → Hund und → Adler sowie die Umkehrstellungen → Kopf- und → Schulterstand sein. Die Beine werden dabei gedehnt und durch die Umkehrung entlastet.

Bekāsana
(Kranich). Anspruchsvolle Gleichgewichtspose für Fortgeschrittene. Sie fördert Blutbildung und -zirkulation und hat eine belebende Wirkung auf die Nerven. Man steht aufrecht, beugt sich etwas nach unten und bringt mit Hilfe der Hände den linken Fuß in den Nacken. Dann richtet man den Oberkörper so gerade wie möglich auf. Die Hände können vor der Brust gefaltet werden. Bei Unsicherheit oder ungenügender Flexibilität helfen eine Wand oder ein Übungspartner, vorerst die Balance zu halten. Fortgeschrittene beugen sich aus der aufrechten Stellung hinunter, legen die Hände auf den Boden und den

Kopf ans Knie. Die Übung wird anschließend mit dem anderen Bein wiederholt.

Berg
→ Meru, → Parvatāsana.

Berufsverband Deutscher Yogalehrer
Adresse → Anhang.

Bescheidenheit
→ Hrī.

Bhadrāsana
(Günstige Pose) dehnt die Oberschenkel und Waden. Man setzt sich mit gestrecktem Rücken auf den Boden, legt die Fußsohlen aneinander und bringt die Füße so nah wie möglich zum Becken. Die Hände drücken die Knie zum Boden. → Gorakshāsana.

Bhagavad-Gītā
(Lied Gottes). Bekannteste Schrift der Yogis. Das Buch ist nur Teil eines umfangreicheren Werkes, des indischen Nationalepos → ›Mahābhārata‹. Man nimmt an, daß die 700 Verse (→ Shloka) der Gītā im 3. oder 4. Jahrhundert vor unserer Zeitrechnung geschrieben wurden.

Die Handlung der ›Bhagavad-Gītā‹ spielt vor dem Hintergrund eines großen Krieges zwischen den verfeindeten Sippen der Pandavas und Kauravas. Aufgrund von Rivalitäten zwischen beiden Herrschergeschlechtern, die auf den gleichen König → Bharata zurückgehen, kämpfen Freunde und Verwandte gegeneinander. In dieser Situation bittet Prinz → Arjuna von der Sippe der Pandavas den Gott → Krishna um Hilfe. Krishna wird Arjunas → Lehrer und führt ihn in die Lehren des Yoga ein. Krishna lehrt ihn drei Wege zur Befreiung, nämlich → Bhakti-Yoga (Yoga der Hingabe), → Jnāna-Yoga (Yoga der Weisheit) und → Karma-Yoga (Yoga des Handelns). Das theistische Element der Schrift besteht darin, daß völlige Hingabe (→ Bhakti) an Krishna als Verkörperung Gottes erwartet wird. Die ›Bhagavad-Gītā‹ entfaltet diese Lehren vor dem Ideal des uneigennützigen → Handelns (→ Naishkarmya-Karman), das höher angesehen wird als die → Entsagung allen weltlichen Handelns. → Dharma.

Bhagavat
(Gesegneter). Ehrerbietige Lobrede auf → Gottes (in erster Linie → Krishnas) Herrlichkeit und seine sechs göttlichen Eigenschaften: 1. Allmacht, Allwissenheit, Allgegenwärtigkeit; 2. Rechtschaffenheit (→ Dharma); 3. Glanz, Herrlichkeit; 4. → Gnade, Reichtum; 5. → Weisheit, → Erleuchtung; 6. Gleichmut (→ Vairāgya).

Bhāgavata-Sekte
Diese Sekte verehrt → Krishna und → Vishnu, die »Gesegneten« (→ Bhagavat). Früheste Zeugnisse der Bhāgavata-Sekte finden sich u.a. in der → ›Bhagavad-Gītā‹ und im → ›Mahābhārata‹.

Bhairavī
(Die Schreckliche) ist eine mythologische Bezeichnung für die Göttin → Shakti in ihrer angsterregenden Gestalt.

Bhajan
Religiöses Lied des einzelnen im Gegensatz zum kollektiven Gesang (→ Kīrtana). Das Lied besteht meist aus einer Aneinanderreihung der Namen → Gottes, die auf diese Weise auf das Bewußtsein wirken.

Bhakta
Anbeter, Verehrer. Er hat seine ganze Person der Anbetung (→ Bhakti) eines Gottes (→ Īshvara) verschrieben. In der Anbetung verkündet der Bhakta seine Abhängigkeit von höheren Mächten. Sein Ziel ist, in allem das → Göttliche zu schauen und eins mit seinem angebeteten Gott zu werden. Diese Form des Yoga nimmt ähnlich wie die mystische Liebe zu Gott den Weg über das → Herz und weniger über die Erkenntnis wie der → Jnāna-Yoga. Typisch für einen Bhakta ist oft ein → Altar mit Bildern und Figuren seines Gottes, Blumen, Kerzen und anderen Gegenständen, die sein Herz dem Göttlichen öffnen sollen.

Bhakti
Ausschließliche Liebe zu Gott, völlige Hingabe an Gott oder den Lehrer (→ Guru). → Bhakta.

In der → ›Bhagavad-Gītā‹, dem wichtigsten Buch der Yogis, wird Bhakti über alle anderen Formen des Yoga gestellt. Im letzten Kapitel, das alle Wege noch einmal zusammenfaßt, die der Gott → Krishna den Krieger → Arjuna gelehrt hat, verkündet Krishna: »Wenn er → Brahman [das Absolute] wird und heiter im Selbst weilt, empfindet er weder Kummer noch → Wunsch; allen Wesen gegenüber ist er gleichgesinnt und erlangt höchste Hingabe an Mich [Krishna]. Durch Hingabe erkennt er Mich in Wahrheit, erkennt, was und wer Ich bin; wenn er Mich dann in Wahrheit erkannt hat, geht er unverzüglich ins Höchste ein« (XVIII. 55f.). Nur die unerschütterliche Liebe zu Gott ermöglicht den Eingang in das Höchste und damit die Überwindung des Egos (→ Jīva). Allerdings sprechen andere Yoga-Schriften davon, daß → Weisheit und Hingabe einander bedingen und fördern. → Bhakti-Yoga, → Guru-Bhakti.

Bhaktivedanta Swami Prabhupada
(1896–1977). Gründer der 1966 entstandenen Internationalen Krishna Gemeinschaft (International Society for Krishna Consciousness), die im Westen meist durch die in Orange gekleideten, »Hare Krishna« singenden Jünger bekannt wurde. Die Krishna-Anhänger folgen dem Weg des → Bhakti-Yoga.

Bhakti-Yoga
(Yoga der Hingabe). Einer der vier Hauptpfade im Yoga neben → Jnāna-Yoga, → Karma-Yoga und → Rāja-Yoga. Ziel des Bhakti-Yoga ist das Erlangen höchster Wahrheit, die den Yogi in allem das → Göttliche erblicken läßt. Das Anbeten eines persönlichen Gottes, Singen und Wiederholen der Namen Gottes sowie das Erzählen von Geschichten über Heilige und Gott sollen das → Herz öffnen und die Ego-Zentriertheit (→ Jīva) überwinden. Die wichtigsten Inhalte eines Bhakti-Yogi sind Demut, Selbstaufgabe und das Gefühl, ein Werkzeug Gottes zu sein.

Maßgeblich sind für ihn dabei neun Praktiken: Das Vernehmen der heiligen Schriften (→ Shravana), das Singen (→ Kīrtana) von Lobliedern auf → Gott, das Meditieren auf Gott (→ Smarana), zu Füßen Gottes dienen (→ Pada-Sevana), das rituelle Verehren des Herrn (→ Arcanā), das Verbeugen bzw. Niederwerfen vor dem Bild Gottes (→ Vandana), absolute Hingabe an Gott, Freundschaft mit Gott, um ihm näher zu kommen. Das höchste Ziel ist die »Selbstaufgabe« (→ Ātman-Nivedana), das Verschmelzen mit Gott. → Altar, → Prapatti.

Bharata
König, dessen Nachfahren (die Bharatas) den größten Krieg Indiens führten. Er wird im → Mahābhārata-Epos geschildert. Bharata ist zugleich ein Name für Indien und dessen Bewohner.

Bhastrikā
(Blasebalg). Eine der acht Hauptatemtechniken (→ Prānāyāma) im → Hatha-Yoga. Es handelt sich um eine schwierige Technik, die nur von Fortgeschrittenen ausgeführt werden sollte. Sie baut auf der → Kapālabhāti-Technik auf, weshalb man letztere bereits völlig beherrschen sollte. Übende, die Probleme mit → Herz und → Blutdruck haben, sollten die Bhastrikā-Atmung nicht praktizieren.
Ausführung: 1. Man nimmt eine bequeme → Meditationsstellung ein und atmet einige Male durch die Nase tief ein und aus. 2. Dann atmet man etwa zehnmal heftig mit dem gesamten Atmungssystem ein und aus, wobei Brust- und Bauchbereich stoßartig zusammengezogen werden und die Luft aus ihnen

herausgepreßt wird. Dabei entsteht ein Geräusch, dessen Vibration im Rachen und in der Nase wahrgenommen wird. 3. Nach der letzten Ausatmung atmet man tief ein (ca. drei Viertel der Lunge füllen) und hält die Luft solange wie möglich an. 4. Schließlich wird der → Atem durch das linke Nasenloch abgelassen.

Während des Luftanhaltens (→ Kumbhaka) können die drei Verschlußtechniken (→ Bandha) angewandt werden, um den Effekt der Übung zu steigern. Anfangs sind drei Runden ausreichend. Man kann sie auf maximal acht steigern. Die »Blasebalg-Atmung« soll die drei Knoten (→ Granthi) im Körper lösen. Diese Knoten – → Brahma-Granthi, → Vishnu-Granthi und → Rudra-Granthi – blockieren den Hauptkanal (→ Sushumnā-Nādī) entlang der Wirbelsäule, so daß die Energie (→ Prāna) nicht frei im Körper fließen kann. Sind sie gelöst , kann die Schlangenkraft entlang der Wirbelsäule zum obersten Energiezentrum (→ Chakra) aufsteigen.
Variation: Die Atemtechnik ist dieselbe wie oben beschrieben, nur atmet man zuerst einige Male ausschließlich durch das rechte Nasenloch ein und aus, hält dann den Atem und fährt nach drei bis fünf entspannenden, normalen Atemzügen in der gleichen Weise mit dem linken Nasenloch fort. Hierauf kann man wieder mit dem rechten Nasenloch beginnen usw.

Bhava
bezeichnet die fünf Haltungen, die ein Gottverehrer (→ Bhakta) seinem persönlichen Gott (→ Ishta-Devatā) gegenüber einnehmen kann. Sie alle dienen der Öffnung seines → Herzens: 1. Shāntabhava (friedliche und heitere Atmosphäre, in der er sich ohne genauer bestimmte Beziehung Gott nahe fühlt), 2. Dasyabhava (der Bhakta empfindet sich als ein Diener oder Kind Gottes), 3. Sakhyabhava (vertraute, freundschaftliche Beziehung), 4. Vatsalyabhava (der Verehrer bringt seinem Herrn elterliche, fürsorgliche Gefühle entgegen), 5. Madhurabhāva (Gott nimmt die Rolle einer bzw. eines Geliebten ein). → Bhakti-Yoga.

Bhaya
(Furcht, Angst). Ein Grundelement der menschlichen Existenz ist die Angst. Mehr als andere Gefühle bestimmt sie das Verhalten einer Person. Daher wird Furcht als Mangel (→ Dosha) des im → Ego gefangenen Individuums angesehen und soll überwunden werden. Verwirklichte → Meister haben jede Angst überwunden und handeln souverän in allen Lebenslagen. → Abhaya.

Bhedabhāva
(Zustand der Trennung). Bezeichnet im → Bhakti-Yoga die Erfahrung des Gottverehrers (→ Bhakta), daß → Gott als nicht gegenwärtig empfunden und deswegen mit umso größerer Sehnsucht gesucht wird.

Bhikshu
(Bettler). Wandermönch (→ Samnyāsin), welcher der Welt entsagt hat. → Samnyāsa.

Bhoga
(Freude, Genuß). Nach der → ›Bhagavad-Gītā‹ einer der Gründe für das Leiden (→ Duhkha), da Genuß vergänglich ist und den → Wunsch nach weiteren Genußmitteln nur verstärkt: »Freuden, die aus Kontakten stammen, lassen nur Schmerz entstehen, denn sie haben einen Anfang und ein Ende, oh → Arjuna, der Weise findet an ihnen keine Freude« (V.22).

Der → Tantrismus versucht, Bhoga und den Weg zur → Befreiung zu verbinden, da er sinnlicher ausgerichtet ist.

Bhrama
gehört zu den Hindernissen (→ Vighna) im Yoga, die spirituellen → Fortschritt erschweren. Es handelt sich hierbei um die Verwirrung des → Geistes, der sich nicht gerne disziplinieren läßt. Ein konzentrierter Geist jedoch ist die Voraussetzung für die → Meditation und die Überwindung des Bewußtseins.

Bhrāmarī
(Biene). Diese Atemtechnik (→ Prānāyāma) wirkt wohltuend auf Stimmbänder und Muskeln in der Rachenregion und fördert einen meditativen Zustand. Sie hilft auch gegen Schlaflosigkeit. Es empfiehlt sich, sie nach → Kapālabhāti einzusetzen, um die Wirkung dieser Atemübung zu steigern. Im Kapitel Atemtechniken finden Sie eine genaue Anleitung → S. 111.

Bhrānti
(Täuschung, Verblendung). Eines der vielen Hindernisse (→ Antarāya) im Yoga auf dem Weg zur → Befreiung. Nur durch jahrelange → Meditation kann die Verblendung des dualistisch denkenden Geistes überwunden und → Weisheit erlangt werden.

Bhrānti-Darshana
(falsche Einsicht). Eins der Hindernisse (→ Antarāya) im Yoga. Grundsätzlich gibt es kein falsches Wissen, falsch ist es nur dann, wenn es dem spirituellen Ziel abträglich ist. Es ist wichtig, daß ein → Lehrer erkennt, wenn sein → Schüler falschen Erkenntnissen folgt.

Bhrū-Madhya
Punkt auf der Stirn zwischen den Augenbrauen. Die meisten Yoga-Schriften verwenden den Begriff synonym mit → Ājnā-Chakra. Es ist einer der Hauptkonzentrationspunkte bei der → Meditation.

Bhū
Erde, Welt oder → Universum.

Bhūcara-Siddhi
Die Fähigkeit eines Yogi, durch die Kraft des Willens zu schweben. Sie zählt zu den übernatürlichen Kräften (→ Siddhi), die sich im Laufe spiritueller Perfektion einstellen. → Schweben.

Bhujangāsana
heißt wörtlich »Schlangen-Pose« und wird »Kobra« genannt, weil die Haltung einer angreifenden Kobra ähnelt. Das → Āsana wirkt gegen → Krankheiten aller Art, erhöht die Körpertemperatur, stärkt Gebärmutter, Eierstöcke, oberen Brust- und Rückenbereich und hilft, die → Schlangenkraft zu erwecken.
Ausführung: 1. Man liegt flach auf dem Bauch, die Beine sind geschlossen und ausgestreckt, Fußrücken und Stirn ruhen auf dem Boden. 2. Die Hände werden unter den Schultern auf den Boden gelegt. Mit der Einatmung hebt man zuerst den Kopf und dann den Oberkörper nach oben. Die Hüfte bleibt auf dem Boden. 3. Die Schultern werden nach hinten und unten gezogen, so daß sich der Brustkorb öffnet. Die Arme sind angewinkelt. Der Kopf kann entweder in den Nacken gelegt oder als Verlängerung der Wirbelsäule gestreckt werden. Mit jeder Ausatmung ist es möglich, ein wenig höher zu gehen; sollte jedoch der untere Rückenbereich schmerzen, muß der Oberkörper wieder etwas gesenkt werden. 4. Die Stellung 20–40 Sekunden halten und mit der Ausatmung zuerst den Oberkörper und dann den Kopf ablegen.
Variationen: 1. Einfache Kobra. Anstatt sich mit den Händen abzustützen, verschränkt man sie auf dem Rücken und übt einen nach rückwärts gerichteten Zug aus. Man kann so den Rumpf nur wenige Zentimeter vom Boden abheben, was eine Überstreckung der Wirbelsäule verhindert. Die einfache Kobra ist sehr gut für Anfänger geeignet. 2. Volle Kobra. Wieder stemmt man sich, wie bei der ersten Übung, mit den Händen vom Boden ab, nur setzt man sie diesmal näher bei der Hüfte auf. Ist man in der Pose, werden beide Unterschenkel angewinkelt, um nach Möglichkeit mit den Füßen den Kopf zu berühren. Die Beine sind bei der vollen Kobra etwas gespreizt. Fortgeschrittene können gleichzeitig Rumpf und Beine heben. In dieser Pose werden die Ar-

me durchgedrückt. 3. Zehenspitzenkobra. Man liegt wie bei der gewöhnlichen Kobra auf dem Boden. Die Beine sind etwas geöffnet. Mit der Einatmung wird der Rumpf angehoben und die Arme werden ganz durchgestreckt, so daß das Becken etwa zehn Zentimeter über dem Boden ist. Der Körper ruht jetzt ausschließlich auf den Handflächen und den Zehen. Die Arme werden nach außen gedreht, die Schulterblätter zusammengepreßt und das Gesäß leicht angespannt. Die Augen schauen zur Decke. Durch das Gewicht des Körpers, das in dem Āsana gehalten werden muß, ist die Variation anstrengender als die Grundübung, weshalb man darauf achten sollte, gleichmäßig zu atmen. Nach 20–30 Sekunden kann man die Pose ausatmend wieder auflösen.

Bhujanga-Mudrā
(Schlangen-Geste). Eine der »Gesten« (→ Mudrā) im → Hatha-Yoga. Man streckt den Kopf wie eine sich aufbäumende Schlange nach vorne und zieht Luft durch den Mund ein. Diese Geste wirkt bei Magen- und → Verdauungsproblemen.

Bhūmi
(Erde). 1. Platz, an dem der Yogi seine Übungen (→ Āsana) macht. 2. Das Element Erde (→ Prithivī). 3. Die verschiedenen Stufen in der spirituellen Entwicklung des Yogi. Die letztgenannte Bedeutung bezeichnet ein Stufenmodell in der yogischen Entwicklung. Obwohl man den → Fortschritt eines → Schülers und dessen Entwicklungszeiträume nicht voraussagen kann, dient ein solches Modell der Orientierung. Ein spezielles Stufenmodell ist die → Sapta-Jnāna-Bhūmi.

Bhūmika-Jnāna
Das Wissen von den spirituellen Entwicklungsstufen eines Yogi. → Sapta-Jnāna-Bhūmi.

Bhūta
Die fünf Elemente, aus denen der materielle → Kosmos besteht. Es sind in energetisch absteigender Reihenfolge Äther (→ Ākāsha), Luft (→ Vāta), Feuer (→ Agni), Wasser (→ Ap) und Erde (→ Prithivī). Nach der Lehre des → Hatha-Yoga finden die Elemente ihre mikrokosmische Entsprechung in den Energiezentren (→ Chakra) des menschlichen → Körpers. Die Absicht des Hatha-Yogi ist es, die → Schlangenkraft am untersten Chakra zu erwecken und diese nach oben zum Scheitel (→ Sahasrāra-Chakra) aufsteigen zu lassen. Dabei entspricht die energetische Situation des untersten Chakras dem Element Erde, die des darauf folgenden Chakras dem Element Wasser usw. Steigt die Schlangen-

kraft entlang der Chakras nach oben, wird ihre Energie immer feinstofflicher.

Bhūta-Jaya
(Meisterschaft der Elemente). Eine der übernatürlichen Kräfte (→ Siddhi). Die Fähigkeit, die Kraft der Elemente (→ Bhūta) zu überwinden.

Bhūta-Shuddhi
Das Reinigen der Elemente (→ Bhūta). Ebenfalls gebräuchlich ist in diesem Zusammenhang der Begriff → Kundalinī-Yoga. Dabei soll der menschliche → Körper in einen göttlichen Körper (→ Divya-Deha) transformiert werden, wobei die → Schlangenkraft an der Wirbelsäule bis zum höchsten Energiezentrum (→ Sahasrāra-Chakra) am Scheitel aufsteigen muß.

Bhuvar-Loka
Die Welt zwischen → Himmel und Erde, die von den Toten besiedelt wird. → Loka.

Bīja
(Samen). 1. Bezieht sich auf die Ursachen des Leidens (→ Klesha), die man »Samen des Fehlers« (→ Dosha) nennt. 2. Ist eine Abkürzung für → Bīja-Mantra. 3. Bezeichnet das Meditationsobjekt bei der → Meditation.

Bīja-Mantra
(Samensilbe). Bīja-Mantras sind eine besondere Form der → Mantras. Sie sind einsilbig, bedeutungslos und pure Energie. Die mehrsilbigen Mantras setzen sich aus Bīja-Mantras zusammen. Darüber hinaus werden die Samensilben mit Göttern (→ Devatā) und spezifischen energetischen Orten (→ Chakra) im → Körper assoziiert. Der Überlieferung nach sollen die Weisen (→ Rishi) aus dem → Himalaya sie von den Göttern bekommen haben.

Bindu
Im → Hatha-Yoga und → Tantrismus bedeutet Bindu Samen und bezieht sich auf das sexuelle Verhalten des Yogi. Der Samen (→ Retas) wird als wertvolle Energie angesehen, die nicht verschwendet werden sollte. Eine Speicherung und gleichzeitige Umwandlung der sexuellen Energie, die die stärkste Energie des Körpers ist, gilt als Mittel, den → Geist und die → Lebenskraft im Körper zu stabilisieren. Häufiger Samenverlust wird deshalb als ein → Hindernis auf dem spirituellen Weg betrachtet. Um den Samen zu behalten, wird dem Yogi vom Geschlechtsverkehr (→ Maithunā) abgeraten.

Ist ein Praktizierender jedoch noch sexuell aktiv, beispielsweise auf der Stufe des Hausherrn (→ Grihastha), bieten sich ihm eine Reihe von Techniken, die ihn vor Samenverlust bewahren oder verlorenen Samen in den Körper zurückführen. Diese Methoden sind → Khecarī-Mudrā, → Yoni-Mudrā und → Vajrolī-Mudrā. Der Samen hat im Yoga noch eine andere Bedeutung als die eines Energieträgers. Entsprechend dem Gedanken von der Vereinigung des Gegensätzlichen wird Samen als aus zwei Typen – männlicher und weiblicher Retas – bestehend gedacht, die zu vereinigen sind. Dieses Ziel ist schwierig zu erreichen und führt, wenn es gelingt, zur → Befreiung. Notwendig ist dabei die Aktivierung und das Aufsteigen der Schlangenkraft (→ Kundalinī-Shakti) entlang der Wirbelsäule, weil durch diese der männliche, weiße Samen aus der Kopfregion und der weibliche, rötliche Samen aus der Genitalregion verschmolzen werden. Wenn nicht, wie im Tantrismus, sexuelle Energie freigesetzt wird, um sie dann zu nutzen, kann die völlige Enthaltsamkeit zu psychologischen Problemen führen und so den Fortschritt auf dem spirituellen Weg hemmen. → Sexualität, → Shukra, → Rajas.

Bindu-Jaya
wird als Zeichen des → Fortschritts im → Hatha-Yoga gesehen. Es ist die Überwindung der sexuellen Anspannung, die zum Samenverlust führt. → Bindu.

Blasebalg-Atmung
→ Bhastrikā.

Blutdruck, hoher
(Hypertonie). Ist er durch Streß bedingt, so sind besonders → Wechselatmung, → Yoga-Atmung, Entspannung und einfache Meditationsübungen zu empfehlen. Bei der Ausführung der Körperposen (→ Āsana) sollte auf die Umkehrhaltungen wie → Kopfstand oder → Schulterstand sowie rasche Atemübungen (z.B. → Kapālabhāti) verzichtet werden. Variationen von → Kopf-Knie-Stellung, → Held und → Pflug sind dagegen hilfreiche Übungen.

Blutdruck, niedriger
(Hypotonie). Bei niedrigem Blutdruck helfen → Kopfstand, → Schulterstand, → Pflug, → Kopf-Knie-Stellung, → Held und → Ohr-Knie-Stellung.

Bodhisattva
Ein im → Buddhismus ausgeprägter Begriff, der eine erleuchtete Person bezeichnet, die noch auf Erden weilt, um dem Wohl der Menschen zu dienen.

Bogen
→ Dhanurāsana.

Boot
→ Paripūrna-Nāvāsana.

Böses
→ Adharma, → Pāpa, → Moral.

Brahma
Einer der drei Götter des → Hinduismus. Er stellt den schöpferischen Teil dar, Gott → Vishnu den erhaltenden und → Shiva den zerstörerischen. Alle drei sind Teil von → Īshvara, dem persönlichen, manifestierten Gott, der nicht identisch ist mit dem überpersönlichen Absoluten (→ Brahman). Zuweilen wird Brahma auch Mahāt (der Große) oder Kosmischer Geist genannt. Auf Abbildungen wird er mit vier Köpfen dargestellt, die in alle vier Himmelsrichtungen blicken.

Brahma-Chakra
Synonym für → Mūlādhāra-Chakra, das unterste Energiezentrum im Körper.

Brahmacarya
Keuschheit. Vom ernsthaften spirituellen → Schüler wird verlangt, daß er ein Gelübde ablegt, auf sexuellen Verkehr (→ Maithunā) zu verzichten. Unter anderem dient diese Abstinenz der Erhaltung der Samenkraft (→ Bindu), um diese Energie in spirituelle Kraft umzuwandeln.

Die verschiedenen Yoga-Schriften enthalten unterschiedliche Angaben, wie eng Brahmacarya einzuhalten ist. Allen Schriften gemeinsam ist die Auffassung, daß das Zölibat zu den moralischen Vorschriften (→ Yama) zählt, denen der Yogi Folge leisten muß. Die → ›Bhagavad-Gītā‹ sieht in einer keuschen Lebensweise eine Form der Askese (→ Tapas), andere Schriften verbieten den Geschlechtsverkehr in Gedanken, Wort und Tat zu allen Zeiten und unter allen Umständen. Ausnahmen gelten z.B. für den Ehemann (→ Grihastha), dem der Geschlechtsverkehr mit der Ehefrau in Maßen erlaubt ist. Ein Brahmacarin, den man in der Regel an seiner orangen Kleidung erkennt, legt sein Gelübde erst nach gewissen Fortschritten auf dem spirituellen → Pfad ab, um seine Entscheidung wohlüberlegt zu treffen. Es gibt große → Meister und Heilige wie → Shankara, die auch vor diesem Entschluß nie Geschlechtsverkehr hatten. Neben dem Schutz vor Energieverlust hilft das Zölibat dem Wahrheitssuchenden, in seiner Suche nach dem → Göttlichen keiner Ablenkung nachzugeben.
→ Sexualität.

Brahma-Dvāra
(Brahmas Tor). Die Öffnung am Steißbein, die vom Kopf der verborgenen Schlange (→ Kundalinī-Shakti) versperrt wird. Ziel des → Hatha-Yogas ist, diese Schlange zu aktivieren und sie hinauf zum Kopf steigen zu lassen. Gelingt

dies, findet der Yogi → Erleuchtung. → Brahma-Granthi.

Brahma-Granthi
(Brahmas Knoten). Einer der Knoten (→ Granthi), die den freien Energiefluß (→ Prāna) im Körper verhindern. Werden diese Knoten im Hauptkanal (→ Sushumnā-Nādī) in der Wirbelsäule gereinigt und gelöst, z.B. durch Atemtechniken wie → Bhastrikā, kann die → Schlangenkraft zum Kopf aufsteigen. Der Brahma-Granthi liegt am Steißbein, dem untersten Energiezentrum (→ Mūlādhāra-Chakra). → Brahma-Dvāra.

Brahma-Loka
Reich des Absoluten (→ Brahman), die höchste Existenzebene überhaupt. Nur der → Erleuchtete geht in den Brahma-Loka ein. → Loka.

Brahma-Muhūrta
Zeit zwischen vier und sechs Uhr morgens, die sich am besten zur → Meditation eignet. Während des Sonnenaufgangs, wenn das weltliche Treiben noch nicht im Gange ist, herrscht eine besonders friedliche und ruhige Stimmung.

Brahman
In der Philosophie des → Vedānta bedeutet Brahman das Absolute, die ewige und höchste Wirklichkeit. Es steht als höchstes Prinzip über allen Lebewesen und Göttern (→ Devatā).

In den frühen → ›Upanishaden‹ und in späteren Schriften ist die Entwicklung des Begriffs nachzuvollziehen. Zuerst bezeichnete man damit den Ursprung des Universums, dann den → Kosmos selbst (»Alles ist Brahman«), später erweiterte man die Vorstellung dahingehend, daß Brahman in allem vorhanden sei (Pantheismus). Aus dieser Auffassung folgte die Vorstellung der Identität von Brahman und → Ātman (Selbst), die die einzelne Seele (Ātman) unsterblich macht.

Brahman ist das unmanifestierte Prinzip, das hinter aller Schöpfung (→ Prakriti) steht. Erst verbunden mit der Kraft der Illusion (→ Māyā) manifestiert sich Brahman in einer göttlichen Form (→ Īshvara). Diese Verbindung des höchsten Prinzips mit der schöpferischen Kraft der Māyā führte zur Entstehung des Kosmos und zur Evolution.

Brāhmana
(Brahmane). Gelehrte Hüter der → vedantischen Lehre (→ Vedānta) und Mitglieder der obersten Kaste (→ Varna) im Gesellschaftssystem des → Hinduismus.

Brahma-Nādī
(Brahmas Leitung). Feiner Energiekanal (→ Nādī) im → Citrinī-Nādī, der ein Teil des → Vajra-

Nādī ist. Der Vajra-Nādī wiederum liegt im Hauptkanal (→ Sushumnā-Nādī). Die Lehre des Yoga geht davon aus, daß im → Körper 72000 Nādīs existieren, von denen 14 wichtige Hauptkanäle sind.

Brahma-Nirvāna
Vollkommene Überwindung der Dualität und Vereinigung mit der höchsten Wirklichkeit (→ Brahman), die auf den Versenkungszustand von → Nirvikalpa-Samādhi folgt.

Brahmanismus
Frühe Stufe in der Entwicklung zum → Hinduismus, die der vedischen Phase folgte. Die Gesellschaftsordnung des Brahmanismus war von der Macht des Priestertums und den Anfängen der Kastenordnung geprägt und entwikkelte das → Opferritual. → Brāhmana.

Brahma-Randhra
Öffnung des Zentralkanals (→ Sushumnā-Nādī) am Scheitel des Kopfes, wird auch »Rad der Auslöschung« genannt. Ziel des → Hatha- Yogi ist es, die → Schlangenkraft vom Fuß der Wirbelsäule bis herauf zum Kopf aufsteigen zu lassen. → Brahma-Dvāra, → Brahma- Granthi.

Brahma-Vidyā
Das Wissen vom → Absoluten, das nur ein erleuchteter → Meister hat. → Erleuchtung.

Brahma-Vihāra
Das Bestreben, Friedfertigkeit zu entwickeln. Das bedeutet eine Änderung des Verhaltens anderen Menschen und Lebewesen gegenüber, da diesen unabhängig von Stand oder persönlichen Schwierigkeiten nur positive Gefühle entgegengebracht werden. Die wichtigsten Gefühle, die an die Mitmenschen weitergegeben werden sollen, sind Freundlichkeit (→ Maitrī), Freude (→ Muditā), Mitleid (→ Karunā) und Gleichmütigkeit. In der spirituellen Praxis birgt diese Technik die Gefahr des unechten Verhaltens und der Unterdrückung der eigenen emotionalen Wirklichkeit.

Buddha
(Der Erleuchtete, Erwachte). Der historische Stifter des → Buddhismus, der auch Siddharta oder Gautama genannt wird. Er lebte von ca. 560 bis 480 v. Chr. und entstammte einem alten Adelsgeschlecht. Der Überlieferung nach verließ er mit 29 Jahren seine Heimat, um Erleuchtung zu finden. Zuerst übte sich Buddha in strenger Askese (→ Asketismus) und wanderte für sechs Jahre als Bettelmönch umher. Schließlich erkannte er, daß eine zu strenge Lebensweise ebenso wenig zum spirituellen Ziel

führt wie eine zu weltliche, worauf er sich für einen gemäßigten Mittelweg entschied.

Er meditierte unter einem Feigenbaum, wobei er sich vornahm, erst wieder aufzustehen, wenn er Erleuchtung erlangt hätte. Nach sieben Tagen wurde er zu einem »Erwachten« (Buddha) und alle seine → Wünsche waren ausgelöscht, wodurch er das → Nirvāna erreicht hatte. Danach zog er durch Nordindien und verkündete seine Lehre, die von seinen Jüngern überliefert wurde. Diese Lehre besteht aus den »Vier edlen Wahrheiten«: 1. Das Leben ist Leiden (→ Duhkha). 2. Der Lebenswille ist die Ursache dieses Leidens. 3. Wird diese Begierde nach Leben überwunden, löst sich das Leiden auf. 4. Das kann mit Hilfe des »Edlen achtfachen Weges« (→ Achtfacher Pfad) erreicht werden. Buddhas Lehre vom spirituellen Pfad ist für den Yoga von großer Bedeutung. Einzelne Elemente aus Buddhas Pfad scheinen eine Ausarbeitung yogischer Techniken zu sein. So existieren in Buddhas Lehre z.B. Körperposen (→ Āsana) und Atemtechniken (→ Prānāyāma). Quellen berichten, daß er mit der Tradition des Yoga und → Sāmkhya vertraut war.

Als Buddha bezeichnet man auch einen Menschen, der nach der buddhistischen Lehre Erleuchtung erlangt hat.

Buddhi

Höherer Intellekt des Menschen. Es handelt sich hierbei um einen Schlüsselbegriff der Tradition von Yoga, → Vedānta und → Shamkhya. Die Buddhi steht dem niederen Intellekt (→ Manas) gegenüber. Manchmal wird der Begriff mit → Weisheit gleichgesetzt, da Buddhi den Ort bezeichnet, an dem die wahre Weisheit entspringt.

Darüber hinaus hat Buddhi eine philosophische Bedeutung und bezeichnet das erste Produkt, das die → Natur hervorbringt und aus dem alle anderen geistigen wie materiellen Formen (→ Tattva) der → Evolution hervorgehen.

Buddhismus

Weltreligion, die auf → Buddha zurückgeht. Der Buddhismus breitete sich ab dem 6. Jh. v. Chr. vom nördlichen Vorderindien über den größten Teil Asiens aus. Ursprünglich war der Buddhismus eine Reformbewegung, die Veränderungen der alten brahmanischen Kultur Indiens anstrebte, da Buddha sowohl die Autorität der → Vedānta als auch das Kastensystem (→ Varna) des → Brahmanismus ablehnte. Allerdings übernahm Buddha den Gedanken der Wiedergeburtslehre (→ Samsāra) und des → Karma. Im 3. Jh. v. Chr. war der Buddhismus in Indien Staatsreligion und nahm seinen Weg in andere asiatische Länder. Heute ist er auf dem indischen Subkontinent nahezu erloschen.

Kernstück des Buddhismus ist die Lehre von den vier Ansichten: 1. Alles ist unbeständig (Anicca). 2. Alles Befleckte ist leiderfüllt (→ Duhkha). 3. Alle Phänomene (d.h. Mensch und Universum) sind leer und ohne Selbst (Anattā, → Ātman). 4. → Nirvana ist Frieden. Daraus folgt, daß der Buddhismus nichts Ewiges kennt, weder Materie noch Seele, weder einen personifizierten → Gott noch ein unpersönliches → Absolutes. Der Mensch und die Welt existieren vielmehr durch Daseinsfaktoren, die in funktionaler Abhängigkeit voneinander entstehen und vergehen (→ Dharma). Aus den vier Ansichten leiten sich die »Vier edlen Wahrheiten« ab: 1. Dasein ist dem Leiden unterworfen. 2. Ursache des Leidens ist die Begierde (Ich-Sucht und Lebensbegierde). 3. Die Beseitigung der Begierde hebt das Leiden auf. 4. Das zur Aufhebung des Leidens nötige Mittel ist der → Achtfache Pfad. Von dieser Lehre ausgehend unterscheidet man drei Richtungen des Buddismus. Der Hīnayāna (Kleines Fahrzeug), die ursprüngliche Lehre Buddhas, kennt keine persönliche Seele und keinen Gott. Der Mahāyāna (Großes Fahrzeug), der zu Beginn unserer Zeitrechnung entstand und heute die eigentliche Weltreligion des Buddhismus darstellt. Hier werden neben Buddha auch Götter und → Bodhisattvas verehrt. Der den Menschen Heil bringende Bodhisattva spielt im Mahāyāna eine zentrale Rolle. Der Vajrayāna (Diamantfahrzeug), der sich in der zweiten Hälfte des 1. Jahrtausends bildete, nahm Elemente des → Tantrismus in die buddhistische Lehre auf. Besonders die Lehre des Mahāyāna und Vajrayāna weisen Parallelen mit den yogischen Traditionen auf. Das Ziel des Buddhisten ist, im Leben Gewaltlosigkeit (→ Ahimsā) und Mitleid (→ Maitrī) zu kultivieren und Befreiung (Nirvāna) zu finden. Man schätzt seine Anhänger auf 100-500 Millionen. Die Zahlen sind ungenau, da die Zugehörigkeit zum Buddhismus nicht diejenige zu anderen Religionen ausschließt.

Buddhi-Yoga

(Yoga der Unterscheidungskraft). Spezielle Form des Yoga, die mehrfach in der → ›Bhagavad-Gītā‹ erwähnt wird: »Handeln ist dem Yoga der Weisheit weit unterlegen, oh → Arjuna. Nimm Zuflucht bei der Weisheit, unglücklich sind die, für die die Früchte (→ Phala) Motiv der Handlung sind« (II.49). Für den Yogi sind Erfolg oder Mißerfolg unwichtig, weil er nicht auf Belohnung oder Ergebnis seines → Handelns blickt. Der Buddhi-Yogi sucht den Weg zur Selbsterkenntnis durch wachsendes Unterscheidungsvermögen, das in → Weisheit wurzelt. → Jnāna-Yoga, → Viveka.

Brücke
→ Setu-Bandhāsana.

C

Caitanya
1. Das vollkommen erwachte spirituelle Bewußtsein. 2. Ostindischer Weiser (1486–1533), der die Verehrung des Gottes → Krishna wiederbelebte. Caitanya war ein Anhänger des → Bhakti (Hingabe) und wurde zu Lebzeiten als eine → Inkarnation Krishnas verehrt.

Cakra
→ Chakra.

Cakshus
(Auge). → Divya-Cakshus, → Indriya, → Jnāna-Cakshus.

Candana
Sandelholzpaste, die den Teilnehmern bestimmter Zeremonien (z.B. → Pūjā) auf die Stirn gestrichen wird.

Candī
Name für die Göttin → Durgā.

Candra
(Mond, Gott des Mondes). Wie die Sonne (→ Sūrya), wird auch der Mond im Yoga durch einen Ort im menschlichen → Körper symbolisiert. Der Mond befindet sich im oberen Teil des Körpers (verschiedene Quellen geben als Ort das Ende der Wirbelsäule, die → Nase oder das → Zäpfchen an). Von hier fließt eine ambrosische Flüssigkeit, der »Nektar der Unsterblichkeit« (→ Amrita, → Soma), in den unteren Teil des Körpers, wo sie von der Sonne aufgenommen wird.

Nach Ansicht der Yogis vergeuden die meisten Menschen diese wertvolle Flüssigkeit, indem sie sie unkontrolliert abfließen lassen. Yogis dagegen haben Techniken entwickelt, den Fluß des »Nektars« zu steuern und ihn zur Umwandlung ihres Körpers zu nutzen. Invertierte Körperstellungen (→ Āsana) wie der → Kopf-, → Schulter- oder → Handstand dienen dazu, dem abwärtsgerichteten Fließen entgegenzuwirken und die Mondflüssigkeit nicht an die Sonne abzugeben. Ähnliches kann durch diverse Verschlußtechniken (→ Bandha) wie → Jālandhara-Bandha oder die → Khecarī-Mudrā bewirkt werden. Auch die Atemtechnik → Samanu arbeitet mit → Konzentration auf den Mond und Amrita. Der Begriff → Hatha-Yoga spiegelt diese Vorstellung wider: »Yoga« bedeutet Vereinigung, »Ha« Sonne und »Tha« Mond. → Mikrokosmos.

Candra-Bheda
Atemtechnik (→ Prānāyāma) des → Hatha-Yoga, bei der die gleiche Technik wie bei → Sūrya-Bheda

angewendet wird mit dem Unterschied, daß man immer durch das linke Nasenloch ein- und durch das rechte ausatmet. Das Prānāyāma kühlt den → Körper.

Candrashekhara
Ein Name für → Shiva. Auf den traditionellen Abbildungen wird er mit einem zunehmenden Mond (→ Candra) auf dem Kopf dargestellt.

Cathurta
(vierte Stufe). Der Begriff bezieht sich in der Philosophie des → Vedānta auf das transzendentale → Selbst, das über den drei Bewußtseinsstufen (→ Avashta) Wachen, Träumen und Schlafen steht. Im → Klassischen Yoga kann Cathurta auch eine spezielle Atemtechnik bezeichnen, nämlich das vollkommene Anhalten des → Atems. → Kevala-Kumbhaka, → Turīya.

Chakra
(Rad; Energiezentrum). 1. Kreis, den männliche und weibliche Praktizierende in einem tantrischen Sexualritual um ihren → Lehrer bilden. 2. Psychoenergetische Zentren im menschlichen → Körper. Sie sind Ansammlungen der Lebensenergie (→ Prāna) und werden bildlich – je nach ihrer Stellung – als → Lotusblumen mit einer unterschiedlichen Anzahl von Blättern sowie anderen esoterischen Zeichen dargestellt.

In der Regel gehen die verschiedenen Yoga-Schulen, besonders → Hatha-Yoga und → Tantrismus, von sieben Chakras aus, wobei dem siebten eine besondere Rolle zukommt: 1. → Mūlādhāra-Chakra (Zentrum am Steißbein, Kreuzbeingeflecht). 2. → Sādhishthāna-Cakra (über dem Schambein, Sakralgeflecht). 3. → Manipura-Cakra (Nabelgegend, Sonnengeflecht, Solarplexus). 4. → Anāhata-Chakra (Herzgegend, Herzgeflecht). 5. → Vishuddha-Chakra (Kehle, Kehlkopfgeflecht). 6. → Ājnā-Chakra (Punkt zwischen den Augenbrauen, Stirnhöhlengeflecht). 7. → Sahasrāra-Chakra (Scheitel).

Andere yogische Modelle gehen von 9, 12 oder 16 Chakras aus. Diese befinden sich meist an Gelenken oder anderen wichtigen Körperstellen. Ein Modell mit zwölf Energiezentren gibt folgende Orte an: 1. Bhramara-Chakra, über dem Scheitel. 2. Sahasrāra-Dala-Chakra, der tausendblättrige Lotus am obersten Punkt des Kopfes. 3. Purna-Giri-Pitha-Chakra auf der Stirn. 4. Ājnā-Chakra, der Punkt zwischen den Augenbrauen. 5. Balavat-Chakra an der Nase. 6. Vishuddha-Chakra am Kehlkopf. 7. Anāhata-Chakra am → Herzen. 8. → Manas-Chakra im → Nabel. 9. Manipura-Chakra unterhalb des Nabels. 10. Kundalinī-Chakra im

Schoß. 11. Svādhishthāna-Chakra am Penis. 12. Ādhāra-Chakra am Steißbein. Die westliche Medizin hat wiederholt den Versuch unternommen, diese Energiezentren mit den Nervenplexi des Körpers gleichzusetzen. Das entspricht nicht der Auffassung des Yoga, der die Chakras nicht im physischen, sondern im → Astralkörper ansiedelt. Zum anderen ordnet der Yoga ihnen Funktionen zu, die mit denen der Nerven nicht vergleichbar sind. Vielmehr betrachtet der Yogi die Chakras als mikrokosmische Abbilder des → Kosmos im Körper. So wie sich das Universum aus dem Höchsten Bewußtsein (→ Brahman) einmal Stufe für Stufe herausgebildet hat, versucht der Yogi im eigenen Körper die Umkehr der → Evolution nachzuvollziehen und sie so rückgängig zu machen. Das geschieht durch das schrittweise Reinigen und Öffnen der einzelnen Chakras sowie das Aufsteigen der Schlangenkraft (→ Kundalinī-Shakti), wobei das Ziel ist, Teil des Höchsten Bewußtseins zu werden. → Shat-Chakra-Bheda.

Chakrāsana

(Rad). Eine Pose, die den Rücken stark nach hinten beugt. Sie streckt den gesamten Rücken und die inneren Organe.

Ausführung: 1. Legen Sie sich mit dem Rücken gerade auf den Boden. Die Beine werden zum Gesäß gezogen, die Hände unter die Schultern gelegt, wobei die Ellbogen abgewinkelt sind. 2. Mit der Ausatmung stemmen Sie sich nach oben, wobei zuerst Hüft- und Brustbereich gehoben werden. Zuletzt werden die Arme durchgedrückt. Der ganze Körper ist jetzt zu einem Bogen gewölbt. 3. Man atmet einige Male tief in den gedehnten Körper. Hierbei werden vorsichtig und langsam Hände und Füße näher zusammengeschoben. Halten Sie die Pose etwa 20–30 Sekunden, senken Sie den Körper mit der Ausatmung vorsichtig wieder ab und wechseln Sie in die → Kindspose. In der Rad-Pose neigt man dazu, Beine und Füße nach außen zu drehen. Daher ist es wichtig, auf die Parallelstellung der Füße zu achten, auch wenn Sie dadurch nicht so weit in die Pose kommen.

Alternativ kann man aus dem Stand in die Rad-Pose kommen und diese ebenso wieder beenden. Man steht mit geöffneten Beinen, neigt sich stark zurück, wobei die Beine einknicken. Dann läßt man sich entweder auf die Handflächen fallen oder greift bei geringerer Flexibilität die Knöchel, drückt die Hüfte stark heraus, und legt dann die Hände auf dem Boden ab.

Variation: Fühlt man sich im Rad sicher, kann man wechselseitig die Arme bzw. die Beine heben und zuletzt jeweils das rechte Bein und den linken Arm und umgekehrt.

Dies ist eine zusätzliche Balanceübung.

Chari-Karma
Eine → Reinigungstechnik im → Hatha-Yoga. Sie soll gegen Erkrankungen der Milz, → Hämorrhoiden und Verdauungsstörungen helfen. Man führt den Mittelfinger bis zur Hälfte in das Rektum ein und bewegt ihn hin und her, bis Anus und Enddarm gedehnt sind.

Chāyā
(Reflexion). 1. Die Fähigkeit des Yogi, die Aura einer anderen Person wahrzunehmen, ein Zeichen seines spirituellen → Fortschritts. 2. Die philosophische Frage des → Klassischen Yoga und → Shamkhya danach, wie es dem Geist möglich ist, → Wissen zu erlangen. Beide Traditionen nehmen an, daß die → Natur empfindungslos und deshalb nicht empfänglich für Zustände des Bewußtseins ist. Da der Geist in seinen verschiedenen Formen (→ Manas, → Buddhi, → Citta) ebenfalls ein Produkt der Natur ist, dürfte er kein Bewußtsein haben. Chāyā ist die »Reflexion« des höchsten Bewußtseins (transzendentales → Selbst), das jenseits der Natur im Geist existiert.

Cihna
(Anzeichen). Körperliche und geistige Eigenschaften, die sich beim Yogi infolge spirituellen Fortschritts einstellen, so z.B.: → Gesundheit, Schönheit, Klarheit, Stärke, angenehmer Geruch, schöner Klang der Stimme, ebenmäßiger Körper. Darüber hinaus wächst der Appetit, die → Verdauung wird angeregt und der spirituell Praktizierende wird fröhlich, mutig und enthusiastisch. Die Yoga-Schriften weisen in diesem Zusammenhang auf eine erfolgreiche Reinigung der Energiebahnen (→ Nādī) hin. Es ist anzunehmen, daß veränderte Ernährung (→ Āhāra) und die intensive körperliche Betätigung sowie die gesamte geistig-seelische Ausrichtung auf höhere ethische Werte zum ganzheitlichen Wohlbefinden beitragen.

Cin-Mātra
Zustand des reinen Seins oder Bewußtseins. Synonym für → Ātman.

Cin-Mayatva
Die Annahme, daß das → Universum eine Manifestation des Bewußtseins ist.

Cin-Mudrā
Eine der »Gesten« (→ Mudrā) im → Hatha-Yoga. Sie wird entweder bei der → Meditation und → Atemkontrolle oder beim Ausführen der Posen (→ Āsana) angewendet. Hierbei bilden Daumen und Zeigefinger einen Kreis, während die übrigen drei Finger ausgestreckt nebeneinander liegen. Der Daumen ist Zei-

chen für den → Kosmos und der Zeigefinger für das → Ego, die symbolisch vereinigt werden.

Cit, Citi

(Bewußtsein). Bezeichnung in den Schriften des Yoga und → Vedānta für das transzendentale Bewußtsein. Es umfaßt die vier Bewußtseinszustände Wachen, Träumen, Schlafen und → Versenkung. → Caitanya, → Cin-Mātra, → Citta.

Citrinī-Nādī

(glänzender Kanal). Energiebahn (→ Nādī) innerhalb des Zentralkanals (→ Sushumnā-Nādī), der entlang der Wirbelsäule läuft. Hier verläuft auch der für die → Schlangenkraft wichtige → Brahma-Nādī (Brahmas Bahn).

Citta

(Geist, Bewußtsein) wird gelegentlich mit → Buddhi gleichgesetzt. Dieser Begriff kann auch das Unterbewußtsein bezeichnen.

Im → Klassischen Yoga steht Citta ebenfalls für das Bewußtsein, das jedoch wie die gesamte → Natur einem permanenten Wechsel unterliegt, der sich aus dem Spiel der Kräfte der drei natürlichen Grundbestandteile (→ Guna) ergibt. Diese Wechsel oder Schwankungen (→ Vritti) werden dadurch sichtbar, daß das Bewußtsein wahre und falsche Erkenntnisse hat, Begriffe bildet, schläft oder sich im Wachzustand befindet. Im menschlichen Bewußtsein werden diese Schwankungen durch die sogenannten unbewußten Aktivatoren (→ Samskāra) hervorgerufen, die erst durch die Verwirklichung des transzendentalen → Selbst ausgeschaltet werden. Sind die Aktivatoren nicht stillgelegt, zwingen sie das Bewußtsein zu den verschiedensten → Handlungen. Dies hindert den Yogi daran, ein höheres Bewußtsein (→ Citi) zu erlangen, da er durch diese Handlungen bestimmt wird (→ Karma). Citta darf nicht mit dem höheren Bewußtsein (Citi) verwechselt werden, das nach Ansicht des Klassischen Yoga nicht Teil der → Natur ist, sondern ein übergeordnetes Prinzip.

Citta-Sharīra

(Hülle aus Geist). Gelegentlich wird im Yoga zwischen einem fleischlichen → Körper und einem Körper aus Geist unterschieden, der unvergänglich ist. → Deha, → Sharīra.

Citta-Vritti-Nirodha

heißt wörtlich: Beruhigung (→ Nirodha) der Unruhe (→ Vritti) des Geistes (→ Citta). → Patanjali definiert mit diesem Begriff den Yoga, für den das Zügeln der gedanklichen Aktivität grundlegend ist. Erst wenn keine störenden Gedanken und Gefühle die innere Stille mehr beeinträchtigen, ist die Erfahrung des eigenen → Selbst möglich.

D

Dahara
Der feinstoffliche Platz im → Herzen, der → Körper, → Geist und transzendentales → Selbst verbindet. Das Herz ist der Ort, wo der unsterbliche, aus dem Nichts produzierte Klang → Om vernommen werden kann.

Daiva
Das Schicksal, das aus den unterschiedlichen → Handlungen einer Person resultiert. Auch die Taten (→ Karma) aus vorangegangenen Leben bestimmen das gegenwärtige Schicksal eines Menschen. Somit sind (weltliche) Situation oder spiritueller → Fortschritt eines Menschen nie allein das Resultat eines einzigen Lebens.

Daivata
Bildnis eines → Gottes im Tempel.

Dama
(Beherrschung, Zwang). Gilt mitunter als Verhaltensvorschrift (→ Yama). Die Lebensweise des Yogi ist generell durch Disziplin und Beherrschung gekennzeichnet, die ihn von den Schwankungen des weltlichen Lebens unabhängig machen sollen. → Nirodha.

Dambha
(Prahlerei). Eine der Untugenden, die neben Überheblichkeit, Eigendünkel, Zorn, Härte und Unwissenheit eine negative Natur fördern. Diese ist im Gegensatz zur göttlichen Natur bindend (→ Karma) und verhindert den spirituellen → Fortschritt.

Dāna
(Freigebigkeit) wird gelegentlich zu den moralischen Geboten (→ Niyama) im Yoga gerechnet. Dabei werden unterschiedliche Grade der Wohltätigkeit eines Menschen unterschieden: 1. Reine Freigebigkeit, die zur rechten Zeit am rechten Ort ohne Erwartung einer Belohnung erwiesen wird. 2. Eingeschränkte Wohltätigkeit, die die Erwartung einer Belohnung einschließt. 3. Unreines Spenden, d.h. eine Gabe an eine unwürdige Person am falschen Ort und zur falschen Zeit. Nur die erste Form von Dāna ist karmisch nicht bindend.

Dandāsana
(Stab-Pose), auch Yoga-Dandāsana genannt. Anspruchsvolle Übung zur Biegsamkeit der Knie- und Fußgelenke, bei der falscher Ehrgeiz schädlich wäre.
Ausführung: 1. Man sitzt mit gespreizten Beinen auf dem Boden. 2. Das linke Bein wird nach hinten

abgewinkelt. 3. Das rechte Bein wird mit den Händen nach außen gedreht und der rechte Fuß unter die rechte Achselhöhle gebracht. Die Hände sind hinter dem Rücken verschränkt. Dies bedeutet eine extreme Drehung des Kniegelenks! Es reicht schon, nur den rechten Fuß mit den Händen ein wenig auswärts zu drehen, um allmählich die Flexibilität zu steigern. Wechseln Sie dabei die Seiten und wiederholen Sie die Übung.
Variation: Für Anfänger reicht es, den → Sitzenden Helden einzunehmen. In dieser Position faßt man ein Bein und dreht es langsam und vorsichtig vom Boden in Richtung Achselhöhle. Eine einfache Sitzpose hat den gleichen Namen. Hierbei sitzt man mit geschlossenen, gestreckten Beinen und nur der Oberkörper ist aufgerichtet. Sie dient der Vorbereitung der → Kopf-Knie-Stellung.

Danta-Dhauti
(Reinigung der Zähne). Eine Reinigungstechnik (→ Kriyā) im Yoga. Es handelt sich um das tägliche Zähneputzen und das Massieren des Zahnfleischs. Traditionell werden die Zähne mit einem Pinsel aus Bast geputzt. → Dhauti.

Darpa
(Anmaßung, Arroganz). Eines der → Hindernisse beim spirituellen → Fortschritt. Darpa stärkt das → Ego eines Menschen, darum strebt der Yogi grundsätzlich danach, solche negativen Emotionen in positive wie Mitgefühl und Demut zu transformieren.

Darshana
(Darshan). 1. Erscheinungen oder Visionen, die als Zeichen (→ Cihna) des → Fortschritts auf dem spirituellen → Pfad auftreten. Der Praktizierende empfängt sie meist in der → Meditation. Sie können auch zu → Hindernissen werden, da sie bindend wirken, indem sie z.B. den → Stolz eines Yogi fördern, und vom Ziel der Transzendierung des Bewußtseins wegführen. 2. Der Anblick von heiligen Personen, deren Ausstrahlung dem → Schüler spirituelle Kraft verleiht (→ Satsanga). Meist legt der → Meister die Hand auf den Kopf des Schülers oder schaut ihm tief in die Augen. 3. Bezeichnung für die sechs klassischen philosophischen Systeme des → Hinduismus, die sich mit Logik, Erkenntnis, Kosmologie und Metaphysik beschäftigen: → Karmamimamsa, → Nyāya, → Sāmkhya, → Vaisheshika, → Vedānta und → Klassischer Yoga.

Dāsya
(Unterwürfigkeit). Die Hingabe (→ Bhakti) an Gott. Der Gottesverehrer fühlt sich als Diener Gottes und handelt nur in seinem Sinne.

Mit dieser Haltung kann das → Ego »gebrochen« werden.

Dattātreya
Der Legende nach eine Inkarnation (→ Avatāra) von Gott → Vishnu. Lehrer des nicht-dualistischen → Nachklassischen Yoga, in dessen philosophischen Werken die Auslegung des → Advaita-Vedānta im Mittelpunkt steht. Wie zuvor → Patanjali, lehrte Dattātreya einen achtfachen Pfad (→ Ashta-Anga-Yoga).

Daurmanasya
(Depression). Antriebslosigkeit, Niedergeschlagenheit und Kraftlosigkeit nehmen dem → Schüler die Energie, die er auf das → Göttliche richten sollte und behindern seine spirituelle Praxis. Daher ist eines der Hauptziele des Yoga, emotional stabil zu werden. Stabilität wird bewirkt durch → Gesundheit, Frieden, Wunschlosigkeit und Gleichmut (→ Vairāgya).

Gegen leichte Depressionen wirken alle Umkehrstellungen, die den Kopf mit frischem Blut versorgen, obwohl sie im Krankheitsfall nicht die Konsultation eines Arztes und ggf. eine Psychotherapie ersetzen. Es können → Hand-, → Kopf-, → Schulterstand, → Skorpion, → Rad und → Pflug geübt werden. Die Stellungen sollten nur mit kurzen Pausen praktiziert und zusammen mit einer längeren Entspannung abgeschlossen werden. In alten Yoga-Schriften wird davon abgeraten, Yoga-Posen bei starken Gefühlsschwankungen auszuüben. → Freude.

Dayā
(Sympathie). Gelegentlich wird Dayā zu den Geboten (→ Yama) gezählt. Der spirituelle → Schüler soll seinen Mitmenschen mit Freundlichkeit und Anteilnahme begegnen. → Ātithya, → Karunā.

Deha
(Körper). Der Yoga ist eine spirituelle Tradition, bei der dem → Körper im Grunde eine zweitrangige Rolle zukommt. In manchen Schriften zeigt sich dies in der Verachtung des Körpers, der als etwas Ekelhaftes, Stinkendes, Schwaches eingestuft wird.

Andererseits wird in den körperorientierten Zweigen des Yoga wie dem → Hatha-Yoga oder → Tantrismus der Körper als wichtiges Element im Leben geachtet. Das zeigt sich in der Bezeichnung des Körpers als »Tempel Gottes« (Deva-Alaya). Der Körper bietet die einzigartige Möglichkeit, im irdischen Dasein Erfahrungen zu sammeln, seiner Pflicht (→ Dharma) gegenüber anderen Lebewesen nachzukommen und so geistigen → Fortschritt zu erzielen. Auch die Erweckung der Schlangenkraft (→ Kundalinī-Shakti) erfordert neben geistiger die körperliche Übung. Die körperorientierten Yoga-Praktiken und die Wertschätzung des Körpers dienen der Transformation des physischen zu einem »göttlichen Körper« (Adhidaivika-Deha). In Yoga-Schriften wird die Yoga-Praxis mit dem Brennen eines Tongefäßes verglichen. Denn nur in einem durch Āsanas gesund erhaltenen, gefestigten Körper ist es dem Yogi möglich, den Versuchungen im Leben (Begierden, → Sexualität) zu widerstehen und ihn soweit kontrollieren zu können, daß er das Ziel der → Befreiung erreicht (z.B. durch langes Verharren in Meditationsposen). Selbst die scheinbar lustbringenden sexuellen Rituale (→ Maithunā) des Tantrismus dienen einem viel höheren geistigen Ziel, nämlich der Vereinigung mit dem → Göttlichen. Hier wird der Körper niemals abgewertet, weil es notwendig ist, daß der tantrische Yogi sich geistig und körperlich befreit, um spirituellen Fortschritt zu erreichen. → Krankheit wird deshalb als → Hindernis auf dem Weg betrachtet, da sie die Energien abbaut, die der Yogi zur Befreiung benötigt.

Delphin
→ Makarāsana.

Demut
→ Amānitva.

Depression
→ Daurmanasya.

Desha
(Land, Platz, Ort). Bezeichnet den Ort, an dem der Yogi lebt. Die → ›Hatha-Yoga-Pradīpikā‹ führt hierzu aus: »Wer → Hatha-Yoga praktiziert, lebe allein in einer kleinen Hütte oder Einsiedelei an einem Ort, der frei ist von Steinen, Wasser und Feuer … und in einem fruchtbaren Land, das ein tugendhafter König regiert, wo er nicht gestört wird. Die Hütte sei mit einer sehr kleinen Tür versehen und fensterlos. Sie sei eben und ohne Löcher … Sie sei sehr sauber, werde täglich mit Kuhdung beschmiert und sei frei von allen Insekten. Davor sollten sich ein kleiner Platz mit einem erhöhten Sitz befinden und ein Brunnen. Und das Ganze sei von einer Mauer umgeben.« (I.12f.). Übereinstimmend halten auch die übrigen Yoga-Schriften fest, daß dieser Ort vor allem sauber und ruhig sein sollte.

Darüber hinaus bezeichnet man mit Desha die Energiezentren (→ Chakra) oder wichtige Stellen (→ Marman) im Körper, auf die der Yogi in der Meditation seine Konzentration richten kann. → Āsana.

Deva
(Lichtwesen). Mit Deva bezeichnet man den personalisierten → Gott

wie → Shiva oder → Vishnu, allerdings auch niedere Gottheiten, die in den himmlischen Sphären (→ Loka) leben.

Deva-Datta
Einer der Hauptkanäle (→ Nādī) des → Körpers. Er bewirkt das Gähnen und wird deshalb zu den fünf untergeordneten Energien (→ Prāna) gezählt, welche die Körperfunktionen aufrechterhalten.

Devananda, Swami Vishnu
(1927–1993). Schüler von Swami → Sivananda. Im Alter von 20 Jahren trat er in dessen Ashram (→ Āshrama) ein, bis er Ende der fünfziger Jahre auf Geheiß seines → Lehrers in den Westen ging und zahlreiche → Yoga-Schulen und Ashrams gründete, die heute unter dem Namen Sivananda-Yoga-Vedānta bekannt sind.

Devatā
Synonym für → Deva.

Devi
(Göttin). → Durgā, → Shakti.

Dhairya
(Stetigkeit). Eine der Voraussetzungen für spirituellen → Fortschritt im Yoga. Die meisten Veränderungen am Körper-Geist stellen sich erst durch diszipliniertes Üben ein, was mitunter Jahre brauchen kann. Manche Yoga-Schriften drohen dem, der den → Pfad des Yoga wieder verläßt, mit schlimmsten Flüchen. → Dhriti, → Disziplin.

Dhanam-Jaya
Einer der Hauptkanäle (→ Nādī), durch den die Lebensenergie (→ Prāna) im → Körper fließt. Er zählt zu den untergeordneten Prānas und bewirkt die Auflösung des physischen Körpers nach dem → Tod.

Dhanurāsana
(Bogen). Eine wirksame Pose, bei der der Rücken nach hinten gebeugt wird. Sie vereinigt die Wirkung von → Kobra und → Heuschrecke. Zugleich wirkt die Stellung positiv auf Kreislauf, Sexualkraft, Magen, Verdauung, Brust- und Lendenbereich und hilft auch gegen → Rheumatismus.
Ausführung: 1. Man liegt ausgestreckt auf dem Bauch und faßt mit den Händen die Knöchel oder die unteren Schienbeine. 2. Dann hebt man mit dem Einatmen Kopf, Brustkorb und Oberschenkel, während man kraftvoll an den Knöcheln oder Schienbeinen zieht. 3. Der → Körper beschreibt so einen Bogen und der Brustkorb öffnet sich. Die Beine sollten parallel und dicht beisammen, das Gesäß leicht angespannt sein. Man hält den Bogen etwa 20 Sekunden und streckt sich dann mit der Ausatmung wieder aus. Man kann die

Pose entweder wiederholen oder zur Entlastung der Wirbelsäule die → Kindspose einnehmen.

Variationen: 1. Der Schaukelbogen wird genau wie oben beschrieben ausgeführt, nur schaukelt man nach dem Einnehmen der Pose mit der Atmung vor und zurück. Dies wirkt besonders auf die Verdauung belebend. 2. Der Halbbogen wird mit dem Unterschied ausgeführt, daß nur ein Arm ein Bein greift. Die andere Seite des Körpers liegt ausgestreckt auf dem Boden; danach wird gewechselt. Es kann auch mit der rechten Hand das linke Bein hochgezogen werden und umgekehrt. 3. Der Vollbogen. Wieder werden die Beine angewinkelt, jedoch ergreifen die Hände nur die Zehen, so daß die Ellenbogen nach vorne zeigen. Diese Übung beansprucht den Rücken sehr stark. Wenn man die Zehen nicht zu fassen bekommt, kann man sich mit einem Tuch behelfen, das um die Knöchel gebunden wird. Eine gute Vorübung für die Pose ist Variation 2. Eine andere Möglichkeit besteht darin, zunächst die volle → Kobra einzunehmen und nacheinander erst einen Knöchel, dann den anderen Knöchel zu greifen. 4. Man liegt in der gleichen Ausgangsposition. Dann werden die Unterschenkel auf die Oberschenkel gelegt und die Knie nach auswärts abgewinkelt. Mit gehobenem Kopf werden die Füße gegriffen, wobei man versucht, die Fersen zum Boden zu drücken. Gelegentlich wird diese Stellung auch Frosch genannt. Sie beansprucht die Kniegelenke besonders stark! 5. Seitlicher Bogen. Der Bogen kann auch in der Seitenlage auf dem Boden ausgeführt werden. Hierbei werden die inneren Organe keinem Druck ausgesetzt wie in der Bauchlage.

Dhāranā

(Konzentration). Die sechste Stufe des → Achtfachen Pfades im → Klassischen Yoga. Um Dhāranā zu erreichen, muß der Praktizierende die fünfte Stufe, die Beherrschung der → Sinne (→ Pratyāhāra), bereits gemeistert haben. Die Konzentration bereitet wiederum auf höhere Meditationstechniken (→ Dhyāna, → Samādhi) vor.

Für die Konzentration lenkt der Yogi seine → Aufmerksamkeit auf einen Punkt im → Körper. Durch Visualisierungen der eigenen → Gottheit oder der innerlichen Wiederholung von Klangfolgen (→ Mantra, → Nāda) versucht er, sein Bewußtsein (→ Citta) an einem Ort (→ Desha) zu bündeln. Keine anderen Gedanken sollen mehr aufsteigen. → Drishti, → Trātaka.

Dhāranī

(Stützen). Im → Tantrismus, ähnlich wie → Mantras, innere Klangbilder. Silben wie Hrim, Hram, Hrum werden von dem Yogi im Stillen wiederholt, nachdem er sie von einem → Meister empfangen hat. Sie müssen mündlich weitergegeben werden, da sich ihr korrekter Klang nicht schriftlich darstellen läßt. Durch die intensive Wiederholung der Dhāranīs bleibt dem Bewußtsein kein Raum für andere Gedanken. → Hamsa, → Japa.

Dharma
(Pflicht; Ordnung; Rechtschaffenheit). Dieser Begriff hat verschiedene Bedeutungen und deshalb im Deutschen kein Äquivalent. 1. Das ewige göttliche Gesetz, das alle Lebewesen beschützt. 2. Das tugendhafte Erfüllen der eigenen Pflichten und der höchsten Gerechtigkeit. Um Befreiung (→ Moksha) zu erlangen, muß der Mensch seinem Dharma nachkommen. Die → ›Bhagavad-Gītā‹ vertritt den Standpunkt, daß uneigennütziges, dem Dharma entsprechendes → Handeln zum höchsten Ziel der Erkenntnis führt: »Immer wenn Rechtschaffenheit verfällt, oh → Arjuna, und Sündhaftigkeit wächst, manifestiere Ich Mich [→ Krishna als Verkörperung des → Absoluten] … Wer so Mein göttliches Geborenwerden und Handeln in ihrem wahren Licht erkennt, wird nicht wiedergeboren« (IV.7-9). Auch durch aktive Teilnahme an der weltlichen Ordung kann Befreiung erlangt werden.

In den einzelnen Yoga-Schriften finden sich verschiedene Einstellungen zum Verhältnis zwischen dem Ideal der Befreiung und dem des Dharma. Der → Asketismus verlangt völlige Zurückgezogenheit von der Welt, um Befreiung zu suchen. Die ›Bhagavad-Gītā‹ dagegen besagt, daß man auch in der Welt die Befreiung finden kann, wenn man in Übereinstimmung mit dem Dharma ist. → Adharma, → Karma.

Dharmam Carā
Wörtlich: »Folge dem → Dharma!«. Dieses Zitat aus den → ›Upanishaden‹ hält zu rechtschaffenem Verhalten an.

Dharmamegha-Samādhi
Die höchste Stufe der Versenkung (→ Asamprajnāta-Samādhi), auf der der Yogi begreift, daß er nicht identisch mit seinem → Körper ist. Der Intellekt (→ Buddhi) ist in diesem Zustand vollkommen von der Welt zurückgezogen und reflektiert nur noch das eigene Selbst (→ Purusha). Der Yogi ist Erkennender, Erkanntes und Erkennen in einer Person. Es stellt sich der Zustand absoluter »Freiheit« (→ Kaivalya) ein, in dem das Selbst nicht mehr in die Natur (→ Prakriti) eingebunden ist. Die Natur löst sich für den Yogi in Höchstes Bewußtsein (→ Brahman) auf. Um diese Versenkungsstufe zu erreichen, muß

zuvor die Stufe des → Samprajnāta-Samādhi gemeistert werden.

Dhātu
(Bestandteil). Die sieben Körperbestandteile Haut, Blut, Fleisch, Knochen, Samen, Mark und Sehnen, die den → Körper zusammenhalten.

Dhātu-Strī-Laulyaka
Eines der Hindernisse (→ Vighna) im Yoga. Es ist das Verlangen nach → Frauen, das den Yogi davon abhält, sich einzig dem → Göttlichen zu verschreiben. Das Zölibat (→ Bramacarya) ist deshalb ein Mittel, um auf dem spirituellen → Pfad zu bleiben.

Dhauti
→ Reinigungstechnik im → Hatha-Yoga. Es gibt vier Arten von Dhauti: 1. Inneres Waschen (→ Antar-Dhauti). 2. Reinigen des → Herzens (→ Hrid-Dhauti). 3. Reinigen des Enddarms (→ Mūla-Shodhana). 4. Reinigen der Zähne (→ Danta-Dhauti). Der Yogi wendet diese Techniken regelmäßig an, um seine physische → Gesundheit zu stärken, weil diese eine Vorbedingung für alle weiteren Fortschritte auf dem yogischen → Pfad ist.

Dhīra
Ein → Weiser, den die Dualität der Welt nicht mehr berührt.

Dhriti
(Beständigkeit). Wird mitunter zu den moralischen Vorschriften (→ Yama) gezählt. Nur durch stete yogische Praxis kann → Fortschritt erlangt werden. Die → ›Bhagavad-Gītā‹ unterscheidet Dhriti nach den drei Grundeigenschaften (→ Guna) nochmals in reine (→ Sattva), wechselhafte (→ Rajas) und dumpfe (→ Tamas) Beständigkeit. → Dhayria.

Dhyāna
(Meditation). Siebte Stufe (→ Anga) auf → Patanjalis → Achtfachem Pfad. Sie folgt der erfolgreichen Konzentration (→ Dhāranā) und ist Vorbereitung zur höchsten Stufe, der Versenkung (→ Samādhi). Der Meditierende hat in diesem Zustand seine → Sinne vollkommen unter Kontrolle. Seine Gedanken sind kontrolliert, von der Außenwelt abgewandt und auf einen einzigen Punkt gerichtet. Gelingt die Meditation, hört der Yogi auf, in konventionellem Sinn zu denken.

Grundsätzlich werden zwei Meditationsformen unterschieden, nämlich die eigenschaftslose (→ Nirguna) und die eigenschaftsbehaftete (→ Saguna) Meditation. Letztere arbeitet mit Visualisierungen, z.B. einer → Gottheit oder des selbstgewählten Gottes (→ Ishta-Devatā) oder mit Klangfolgen (→ Mantra). Diese Bild- bzw.

Klangstützen helfen dem Meditierenden, sich mit der Gottheit völlig zu identifizieren und schließlich zu verschmelzen. Nirguna-Meditation bietet kein »greifbares« Bild, an dem sich der → Geist des Praktizierenden orientieren kann. Anfängern wird daher in der Regel von dieser formlosen Meditation abgeraten. Die Meditation selbst ist nicht das Ziel, vielmehr ist der entscheidende Schritt zur → Befreiung die Versenkung, die nächstfolgende Stufe. Erst dann wird das transzendentale → Selbst realisiert und das Denken (→ Buddhi) aufgehoben. Konstante Meditationspraxis jedoch bewirkt im Unterbewußtsein entscheidende Veränderungen, die für das Erreichen der letzten und höchsten Stufe notwendig sind.

Dhyāna-Mudrā
Eine der Handgesten (→ Mudrā) im Yoga, die während der Meditation (→ Dhyāna) eingenommen werden kann. Die linke Hand ruht offen mit der Handfläche nach oben im Schoß, die rechte Hand wird in gleicher Weise auf die linke Hand gelegt, so daß Handrücken und Handinnenfläche aufeinander liegen. Dabei berühren sich die Kuppen der Daumen. Diese Geste drückt Ruhe und Ausgeglichenheit aus.

Dhyāna-Yoga
Im → Mahābhārata Bezeichnung für einen Yoga, der mit Hilfe von vier Meditationsstufen Befreiung (→ Nirvāna) verspricht. Der Praktizierende soll leidenschaftslos und beherrscht sein und in Einsamkeit weilen.

Dhyānin
Ein Mensch, der beständig meditiert und innerlich bei → Gott ist. Ein Dhyānin ist ein fortgeschrittener Yogi, der die unteren Stufen des → Achtfachen Pfades gemeistert hat.

Dhyātā
Bezeichnung für einen Meditierenden.

Dhyeya
Das Objekt der → Meditation. Solche Meditationsobjekte können der persönliche Gott (→ Ishta-Devatā), ein göttlicher Name, Bilder (→ Mandala) oder Klänge (→ Mantra) sein.

Diabetes
Gegen Diabetes können → Meditation, leichte Atemtechniken sowie folgende Posen helfen: → Bogen, → Drehsitz mit Variationen, → Marīcyāsana und → Gedrehte Kopf-Knie-Stellung.

Diamant-Stellung
→ Vajrāsana.

Diamant Yoga
Von Michael Barnett entwickelte Form der Energiearbeit, die u.a. sehr sanfte Posen (→ Āsana) aus dem → Hatha-Yoga benutzt.

Diarrhoe
(Durchfall). Gegen Durchfall kann folgende Übungsreihe helfen: → Kopfstand, → Schulterstand, → Pflug und → Fisch, gegebenenfalls → Pfau und → Liegender Held.

Dīkshā
(Initiation, Einweihung). Die lebendige Weitergabe der Lehre des Yoga vom Lehrer (→ Guru) an den Schüler (→ Shishya). Der Guru übermittelt dem Schüler seine Energie und damit seine → Weisheit. Viele Yoga-Schriften besagen, daß der Weg zur → Erleuchtung ohne Initiation nicht möglich ist. Wird die nächste Generation in die Lehren eingeweiht, setzt sie die spirituelle Linie fort.

Die Einweihung ist von der Befähigung des Lehrers und dessen Grad der → Selbst-Verwirklichung abhängig. Sie wird generell in drei Stufen unterteilt: 1. Mantra-Einweihung: Der Schüler bekommt einen → Mantra, den er für seine → Meditationspraxis benutzt. 2. Kundalinī-Einweihung: Der Lehrer erweckt im Schüler die Schlangenkraft (→ Kundalinī-Shakti). Die Aktivierung dieser Energie führt letztlich zur → Erleuchtung. 3. Samādhi-Einweihung: Der Lehrer berührt den Schüler oder blickt ihn an und versetzt ihn damit in den Zustand der Versenkung (→ Samādhi), der höchsten Bewußtseinsstufe. → Abhisheka, → Darshana.

Disziplin
Eine wichtige Grundlage des Yoga. Der Yogi ist bestrebt, alle als normal angenommenen Verhaltensweisen auszuschalten: Er hält strikte Diät, übt schwierige Körperposen (→ Āsana), läßt sich nicht durch äußere Reize ablenken, führt ein regelmäßiges Leben etc. All diese Verhaltensweisen, die von → Askese bestimmt sind, dienen einer systematischen Transformation seines Körper-Geistes, deren Ziel → Erleuchtung ist.

Um nicht vom spirituellen Ziel abgebracht zu werden, räumt der Yogi der Disziplin einen großen Raum in seinem Leben ein. Sie schützt ihn vor weltlichen Bindungen, Versuchungen und Ablenkungen. Disziplin wird jedoch zum → Hindernis, wenn sie übertrieben oder ohne die weise Führung eines → Lehrers ausgeübt wird. Entsprechend den karmischen Voraussetzungen (→ Karma) erfolgt der Weg zum Ziel in der Regel über mehrere Leben, weswegen auch ein Höchstmaß an Disziplin nicht sofort Erfüllung bringt. → Vidhi.

Divya-Cakshus
(Göttliches Auge). Fähigkeit zur Hellsichtigkeit. Sie zählt zu den übernatürlichen Kräften (→ Siddhi), die ein Yogi mit seiner Vervollkommnung erlangen kann. Yogis haben diese Befähigung des öfteren demonstriert, um zweifelnde Menschen von der Kraft des Yoga zu überzeugen.

Divya-Deha
(Göttlicher Körper). Durch → Disziplin erlangt der Yogi auf dem spirituellen → Pfad den sogenannten Göttlichen Körper. Ziel der Yoga-Praxis ist es, den eigenen → Körper aus seiner Grobstofflichkeit (→ Sthūla) in ein feinstoffliches Gebilde zu verwandeln, weil dies die Voraussetzung der → Selbst-Verwirklichung ist. Vor allem die körperorientierten Disziplinen → Tantrismus und → Hatha-Yoga erstreben diese Umwandlung des Körpers.

Divya-Shrotra
(Göttliches Hören). Die Fähigkeit zur Hellhörigkeit, überdurchschnittliches Hörvermögen. Sie zählt zu den übernatürlichen Kräften (→ Siddhi), die ein vollendeter Yogi erlangen kann. → Divya-Cakshus.

Dosha
(Mangel, Fehler). 1. In der Heilkunde des → Āyurveda die Bezeichnung für die drei Körperflüssigkeiten → Kapha, → Pitta und → Vāta. 2. → Hindernisse auf dem spirituellen → Pfad, die überwunden werden müssen. In den Yoga-Schriften werden übereinstimmend folgende Mängel genannt: Geiz (→ Lobdha), Angst (→ Bhaya), Schlaf (→ Svapna), Wut (→ Krodha) und Lust (→ Kāma). Nur der spirituell Unwissende läßt sich von ihnen bestimmen.

Darüber hinaus erwähnen einige Schriften auch Hunger, Durst, übermäßigen Schlaf, Faulheit (→ Ālasya), Stolz, Leidenschaften (→ Rajas), Völlerei und anderes als Doshas, weil sie die yogische → Disziplin untergraben, indem sie an die illusorische Realität des → Körpers binden.

Drashtri
bezeichnet im → Klassischen Yoga das → Selbst in der Rolle des Beobachters der eigenen geistig-psychischen Prozesse. → Psychologie, → Samyoga, → Zeugenbewußtsein.

Drehsitz
→ Matsyendrāsana.

Dreieck
→ Trikonāsana.

Dridhatā
Im → Hatha-Yoga das Einreiben des eigenen Schweißes (→ Sveda)

in die Haut. Der Yogi macht dies nach ausgiebigen Atemübungen (→ Prānāyāma), da es dem → Körper Festigkeit verleihen soll.

Drishti
(starrer Blick). Das Fixieren des Blicks auf eine bestimmte Körperstelle während der → Meditation. Man unterscheidet das Starren mit geschlossenen Augen, mit halb geöffneten Augen und mit weit geöffneten Augen. Dem Praktizierenden wird z.B. bei Atemübungen (→ Prānāyāma) empfohlen, einen Ort der Konzentration zu wählen, meist die → Nase oder den Punkt zwischen den Augenbrauen (→ Bhrū-Madhya), um die Energie (→ Prāna) im Körper zu bündeln. → Augenübungen, → Trātaka.

Drogen
→ Aushadhi, → Genußmittel.

Duhkha
(Leiden, Schmerz). Im indischen Denken ist die menschliche Existenz stets mit der Erfahrung des Leidens verbunden. Dieses Leiden rührt ursächlich daher, daß der Mensch sein wahres → Selbst nicht kennt und sich stattdessen mit seinem beschränkten Geist (→ Buddhi, → Citta) und dem sterblichen → Körper identifiziert. Er unterwirft er sich damit dem wechselhaften Spiel des Lebens, das nie ewige → Wonne schenken kann, sondern nur kurzes Glück, auf das neues Leiden folgt.

Erst durch die Überwindung der Bindung an Körper und Geist und die Transformation der beschränkten → Ego-Persönlichkeit kann der Mensch dem Schmerz entfliehen und sich von der bindenden → Natur lösen. Dem Yogi gelingt dies durch → Askese, → Disziplin und → Meditation. Sein Ziel ist der Zustand des transzendentalen Selbst (→ Ātman), das ewig und unbeschreiblich und Teil des Ganzen ist.

Durgā
(auch → Pārvatī). Die wichtigste → Göttin des → Hinduismus, Gattin des → Shiva. Sie verkörpert vollkommene mütterliche Liebe. Durgā wird schwer bewaffnet auf einem Tiger reitend dargestellt, was die Kraft symbolisiert, mit der sie ihre Kinder beschützt.

Dush-Karma
Schlechtes → Karma. Dieser Begriff bezeichnet alle → Handlungen, deren Auslöser Verlangen (→ Kāma), Zorn (→ Krodha), Gier (→ Lobha), Täuschung (→ Moha), Stolz (→ Mada) und Neid (→ Mātsarya) sind. Man nennt diese Handlungen die Sechs Feinde. Sie verstoßen gegen die Ordnung (→ Dharma) und zeugen von spiritueller Unkenntnis (→ Avidyā).

Dussanga
Schlechte Gesellschaft, das Zusammensein mit gottlosen und egoistischen Menschen. Der nach Spiritualität Strebende meidet solchen Umgang, da er ihm bei seinem Bemühen, sein wahres Selbst (→ Ātman) zu finden, hinderlich ist. → Satsanga.

Dvādasha-Anta
1. Synonym für → Sahasrāra-Chakra. 2. Ein weniger bekanntes Energiezentrum (→ Chakra) des → Körpers. Es soll ca. 25 Zentimeter über dem Kopf liegen. 3. Kann den Punkt vor der → Nase bezeichnen, bis zu dem der Luftstrom (→ Prāna) beim Ausatmen reicht (etwa 25 Zentimeter davor).

Dvādasha-Ara-Chakra
(Rad mit zwölf Speichen). Synonym für den »Herz-Lotus« (→ Hrit-Padma).

Dvaita-Vedānta
(Lehre von der Zweiheit). → Vedānta.

Dvandva
(Paar) bezeichnet Gegensatzpaare wie heiß/kalt, hell/dunkel oder Freude/Traurigkeit. Der Mensch wird von der Anziehungskraft dieser Gegensätze bestimmt. Der Wechsel zwischen Zuneigung (→ Rāga) und Abneigung (→ Dvesha) verstellt den Weg zur Erkenntnis des wahren → Selbst. Stattdessen versucht der Mensch, das Angenehme so lange wie möglich zu erhalten und das Unangenehme zu vermeiden.

Die Techniken, die → Patanjali in seinem → Yoga-Sūtra vorschlägt – Disziplinierung des → Körpers, → Atems und → Geistes –, dienen der Überwindung dieser Gegensätze, gegen die der Yogi mit ihrer Hilfe unempfindlich werden soll. So läßt sich das Verharren in einer Körperpose (→ Āsana) als der Versuch deuten, dem natürlichen Bewegungsdrang nicht nachzugeben und damit den Gegensatz Bewegung/Stillstand zu überwinden.

Dvandva-Moha
Täuschung, die aus der Macht der Gegensätze (→ Dvandva) erwächst. Solange das Bewußtsein des Menschen nicht im Absoluten (→ Brahman) aufgegangen ist, wirkt Dvandva-Moha durch die Kraft der Illusion (→ Māyā) auf das Bewußtsein.

Dvāpara-Yuga
Das dritte der vier Weltzeitalter (→ Yuga). Es dauert 2400 himmlische, d.h. 864.000 irdische Jahre. → Kalpa.

Dvāra
(Tor). Körperöffnungen, d.h. Nasenlöcher, Augen, Ohren, Mund,

Genitalöffnung, Anus, Nabel und Fontanelle. Durch diese Öffnungen entschwindet nach dem → Tod die individuelle Seele (→ Jīva).

Dvesha

(Abneigung, Haß). → Hindernis beim spirituellen → Fortschritt, zählt im → Klassischen Yoga zu den Ursachen des Leidens (→ Klesha). Es ist allerdings möglich, daß aus übersteigerter Ablehnung Gottes der Glaube erwächst. Dieser seltene, gegenläufige Weg des → Bhakti-Yoga ist als → Sambambha-Yoga bekannt.

E

Ego
Psychische Instanz des Menschen, die das Gefühl der Individuation hervorruft und deshalb auch als → Ahamkāra (Ich-Macher) bezeichnet wird. Zusammen mit dem Intellekt (→ Buddhi) und dem Unterbewußtsein (→ Citta bzw. → Manas) bildet das Ego das Innere Instrument (→ Antahkarana).

Durch Unwissenheit (→ Avidyā) hält das Ego den → Körper und → Geist für die → Wirklichkeit und identifiziert sich mit beiden. Daraus folgen alle → Handlungen und Wünsche, um die Ego-Instanz zu erhalten. Das Ergebnis dieses Prozesses sind immer wieder Schmerz und Leiden. Es gibt im Yoga unterschiedliche Techniken, das Ego zu transformieren. Ein Weg ist die radikale → Entsagung, indem auf jede menschliche Gesellschaft verzichtet wird, um den Handlungen des Egos den Boden zu entziehen. Dieser Weg verneint das Ego, indem er es nicht aktiv werden läßt. Der andere Weg besteht in der schrittweisen Um-formung des Egos wie im → Bhakti- oder → Karma-Yoga. Der → Schüler bemüht sich in diesen Disziplinen, sein Herz ganz dem → Göttlichen zu widmen oder durch selbstloses Handeln alle eigenen Wünsche auszulöschen.

Das Ego widersetzt sich allerdings der Transformation, bis hin zur gänzlichen Assimilierung, bei der sich das Ego als nicht mehr vorhanden ausgibt. Shrī → Aurobindo schreibt: »Sich als Instrument Gottes zu betrachten ist kein vollkommenes Mittel, denn wenn ein starkes Ego sich auf diese Weise ins Spiel bringt, dann verfälscht es die spirituelle Beziehung; unter dem Vorwand, sich selbst zum Instrument des Göttlichen zu machen, geht es ihm in Wahrheit darum, Gott zu seinem Instrument zu machen. Das einzige Mittel besteht darin, jedweden egoistischen Anspruch zum Schweigen zu bringen ... und uns von → Shakti [Göttliche Mutter] in Besitz nehmen zu lassen, damit sie uns für ihren göttlichen Zweck gebrauchen kann.« (Zitiert nach A. Harvey → Literaturhinweise). → Asmitā.

Eifersucht
→ Mātsarya.

Einlauf
Vor allem der → Hatha-Yoga legt großen Wert auf körperliche Reinheit. Daher führt der Yogi neben anderen → Reinigungstechniken auch regelmäßig Einläufe durch. Besonders vor dem → Fasten sind Einläufe anzuraten. → Basti.

Einpünktigkeit
→ Ekāgratā.

Einweihung
(Initiation). Grundlegender Bestandteil der Yoga-Tradition. Der neu aufzunehmende → Schüler stirbt symbolisch und beginnt ein zweites Leben. → Abhisheka, → Dīkshā.

Eka
Das Eine (→ Brahman), das der Vielheit der → Natur zugrunde liegt.

Ekāgratā
(Einpünktigkeit). Die Bündelung gedanklicher (und körperlicher) Aktivität auf einen einzigen Punkt, um den Fluß der Gedanken zu kontrollieren. Die geistige → Aufmerksamkeit richtet sich während der → Konzentration und → Meditation daher auf ein einzelnes Objekt (→ Dhyeya). So wird die Macht der unbewußten Aktivatoren (→ Samskāra) unterdrückt, die aus dem → Unterbewußtsein aufsteigen und auf gedankliche oder praktische → Handlung drängen. Die Absicht des Yogi ist es, den permanenten Fluß von Gedanken anzuhalten und in die ewige, bewegungslose höchste → Wirklichkeit zurückzukehren.

Körperstellungen (→ Āsana) und → Atemkontrolle, bei denen Bewegung und Atmung einer strengen → Disziplin unterworfen werden, sind als Vorstufen zur Ekāgratā anzusehen. → Samyama.

Eka-Hastha-Bhujāsana
(Elefantenrüssel-Pose). Wirksames → Āsana, um die Handgelenke und den Gleichgewichtssinn zu stärken. Außerdem werden die Beine gedehnt und die Armmuskulatur ausgebildet.
Ausführung: 1. Man sitzt aufrecht mit ausgestreckten Beinen. 2. Das linke Bein wird mit beiden Händen am Knöchel gefaßt und angewinkelt. Der linke Oberarm wird unter die Kniekehle geführt, so daß das linke Bein mit der gebeugten Kniekehle auf dem Oberarm liegt. Beide Handflächen ruhen jeweils seitlich vom Körper auf dem Boden. 3. Jetzt stemmt man sich nach oben, so daß das Gewicht des Körpers allein auf den Händen ruht. Das gerade Bein bleibt gestreckt. Der Kopf ist aufrecht als Verlängerung der Wirbelsäule. Halten Sie die Pose etwa 10–20 Sekunden und setzen Sie dann mit der Ausatmung ab und wechseln Sie die Beinstellung. Trotz der Anstrengung ist es wichtig, ruhig und gleichmäßig zu atmen.

Ekānta-Vāsa
Wird gelegentlich zu den Verhaltensvorschriften (→ Niyama) gezählt. Es bedeutet ein Leben in Abgeschiedenheit.

Eka-Pāda-Hasthāsana
(Bein-Hände-Stellung). Eine Stellung für Fortgeschrittene des → Hatha-Yoga, die Gleichgewichtssinn wie Biegsamkeit erfordert. Sie regt den Kreislauf und die Blutproduktion an.
Ausführung: 1. Man nimmt zunächst die → Kranich-Pose ein: Dabei steht man aufrecht, ein Bein ist hinter dem Kopf verschränkt. 2. Dann beugt man sich bedachtsam nach unten, wobei das Bein hinter dem Kopf bleibt und die Hände sich am Boden abstützen. Das Gleichgewicht wird durch Standbein und Hände gewahrt. Wichtig in der Stellung ist, daß man die Hüfte nicht zu sehr zu einer Seite neigt.
Variation: Aus der Kranich-Pose beugt man das Knie des Standbeins und geht in die Hocke und balanciert auf dem Fuß des Standbeins. Die Hände können zur Unterstützung auf den Boden gelegt werden, Fortgeschrittene halten die Arme gestreckt und parallel über dem Boden.

Eka-Pāda-Shīrshāsana
(Bein-Kopf-Stellung). Ein → Āsana, das insbesondere die Oberschenkelmuskulatur dehnt. Je nach Flexibilität kann die Pose in verschiedenen Variationen ausgeführt und auch als aufwärmende Dehnübung benutzt werden. Besonders in den Variationen wirkt sie belebend auf die Bauchorgane.
Ausführung: 1. Man legt sich auf den Rücken, streckt ein Bein nach vorne aus und faßt das andere Bein am Unterschenkel und führt es in Richtung Genick. Dort hakt man den Unterschenkel ein. 2. Dann richtet man den Oberkörper auf und kommt zum Sitzen. Dadurch wird das eingehakte Bein zusätzlich gedehnt. Die Hände können vor der Brust gefaltet werden, das gestreckte Bein bleibt am Boden. Man sollte bei dieser Übung seine Grenzen nicht überschreiten. Nach 20-30 Sekunden wechselt man und streckt das andere Bein.
Variationen: 1. Anstatt einem werden beide Beine hinter dem Kopf verschränkt. Dies ist eine sehr anspruchsvolle Übung, die die Wirbelsäule extrem krümmt. Auch hierbei sollte man genau auf seine Grenzen achten. 2. Man legt sich auf den Rücken mit gestreckten Beinen, jedoch ohne das Bein hinter dem Kopf zu verschränken. Statt dessen werden die Zehenspitzen des einen Beins ergriffen und zum Gesicht gezogen. Die andere Hand drückt gegen den Oberschenkel des ausgestreckten Beins. 3. Wieder wird ein Bein in der beschriebenen Weise am Genick eingehakt und der Oberkörper aufgerichtet. Dann beugt man den Oberkörper aus der Sitzhaltung nach vorne und zieht den Kopf zum

Knie wie in der → Kopf-Knie-Stellung. Die Hände fassen, falls möglich, den Fuß des ausgestreckten Beins. 4. Die letzte Variation ist eine sehr gute Aufwärmübung. Man liegt auf dem Rücken. Ein Bein zeigt gerade nach vorne, das andere wird durchgestreckt mit den Händen zum Kopf gezogen. Es ist darauf zu achten, daß das andere Bein am Boden bleibt.

Ekstase
Trancezustand, der z.B. durch schamanische Trancetechniken erreicht wird und die Transzendierung des → Egos bewirkt. Gelegentlich wird der höchste Versenkungszustand des Yogi (→ Samādhi) mit Ekstase bezeichnet. Jedoch bedeutet das griechische Wort Ekstase »außer sich sein«, während Samādhi ein »in sich sein« (Enstase) ist. Im Moment totaler Versenkung leert sich zwar ebenfalls das Bewußtsein wie bei der Ekstase, doch wird es paradoxerweise gleichzeitig erfüllt von der Vereinigung mit der höchsten → Wirklichkeit (→ Purusha). → Schamanismus.

Elefanten-Geste
→ Mātanginī-Mudrā.

Elefantenrüssel-Pose
→ Eka-Hastha-Bhujāsana.

Elefanten-Technik
→ Gaja-Karani.

Element
→ Bhūta.

Embryo-Pose
→ Garbhāsana.

Energie
→ Bala, → Prāna, → Vīrya.

Energiekanal
→ Meridiane, → Nādī.

Engel
Bewohner der himmlischen Reiche (→ Loka). Sie leben länger als Menschen, werden aber als niedriger eingeschätzt. → Deva.

Enthusiasmus
Grundvoraussetzung für den spirituellen → Fortschritt. Ohne große und dauerhafte Begeisterung ist der Weg zur Erlangung von → Weisheit zum Scheitern verurteilt. Der → Schüler sollte starke Sehnsucht nach der Wahrheit haben, den Willen zur Abkehr von allem Weltlichen und einen starken Glauben. Diese Stufe wird Shubha-Icca genannt, die erste von sieben Stufen des → Sapta-Jnāna-Bhūmi. → Disziplin.

Entsagung
Yogisches Ideal, um in Abgeschiedenheit → Erleuchtung zu erlangen. Aufgeben aller Bindungen und Begierden. Dafür zieht der Yogi sich als → Asket in Wälder oder

Höhlen zurück. Auf dem spirituellen → Pfad des Yogi gibt es mehrere Stufen der Entsagung. So kann er als → Schüler oder Familienvater (→ Grihashta) Yoga praktizieren und trotzdem seinen weltlichen Pflichten nachkommen. Ein Beispiel dafür ist der verheiratete und berufstätige indische Meister Lahiri → Mahasaya. → Samnyāsa, → Tyāga.

Erde
→ Prithivī.

Eremit
→ Sādhu, → Vanaprastha.

Erkältung
Sofern die Nasenwege nicht völlig verstopft sind, sollte man bei einer Erkältung verschiedene Atemtechniken (→ Prānāyāma) durchführen: → Anuloma-Viloma, → Kapālabhāti und eine Kombination aus beiden. Bei der Kombination wird wie bei Anuloma-Viloma abwechselnd ein Nasenloch bei der Ausatmung verschlossen. Die Ausatmung vollzieht sich aber stoßartig vom Bauch aus wie bei Kapālabhāti, die Einatmung geschieht dagegen passiv durch beide Nasenlöcher.

Erkenntnis
→ Jnāna, → Prajnā, → Pratyaya.

Erleuchtung
Der Zustand des befreiten → Meisters oder Yogi, in dem sich sein Geist in völliger Einheit mit dem → Absoluten, der höchsten → Wirklichkeit befindet. In diesem Stadium hat der Erleuchtete sein → Selbst verwirklicht. Es besteht kein Unterschied mehr zwischen Subjekt, → Objekt und Erkenntnis, ihn erfüllt nur noch absolute → Wonne. → Befreiung, → Moksha.

Ernährung
→ Āhāra, → Anna.

Erotik
→ Maithunā, → Sexualität, → Tantrismus.

Erschöpfung.
In diesem Zustand ist es empfehlenswert, nur wenige → Āsanas mit Ruhe und Konzentration zu üben sowie Atemübungen (→ Paranyama) zu machen, um Energie zu sammeln. Ferner kann folgende Reihe geübt werden: → Hand-Fuß-Stellung, → Hund, → Held sowie mehrfach → Schulterstand, ergänzt durch → Pflug und → Kopf-Knie-Stellung.

Erweiterte Frosch-Pose
→ Uttāna-Mandukāsana.

Erweiterte Schildkröte
→ Uttāna-Kūrmāsana.

Evolution
Das Evolutionsmodell des Yoga (und auch → Sāmkhya) geht von folgender Grundannahme aus: Vor der Entfaltung der Schöpfung herrschte das eine unbegreifbare → Absolute, die höchste ewige Wirklichkeit (→ Purusha). Dieses Absolute hat sich mit der dynamischen Kraft der Natur (→ Prakriti, → Shakti) verbunden, die die Entwicklung des unmanifesten und manifesten → Kosmos in Gang setzt. Alle Stufen (→ Tattva) der folgenden Entwicklung sind bereits in dieser uranfänglichen Verbindung von Geist (Purusha) und Natur (Praktiti) begründet. Alles Folgende ist schon im Anfang potentiell vorhanden.

Dieser Zusammenhang wird im Begriff des → Parinam behandelt und oft durch folgendes Bild illustriert: Wenn ein Bildhauer aus einem Marmorblock eine Figur erschafft, kann man sagen, daß er nur einer potentiell vorhandenen Skulptur einen Ausdruck verliehen hat, sie also eigentlich nicht »neu« kreiert wurde.

F

Fasten
Der bewußte Verzicht auf Nahrung, um den Willen zu disziplinieren und sich von der äußeren Welt zurückzuziehen. Fasten ist ein fester Bestandteil des Yoga. Es befriedigt nicht nur das Bedürfnis nach körperlicher Reinheit, sondern auch das nach Askese (→ Tapas). Ferner wird gefastet, um Bewußtseinszustände zu erlangen, die auf höhere Stufen von → Konzentration und → Meditation vorbereiten.

Das reine Wasserfasten ist nicht sehr gesund, da hier außer Giften und Fetten das körpereigene Eiweiß abgebaut wird, was zu Muskelabnahme führt. Ein Obst- oder Gemüsesaftfasten in Verbindung mit Körperübungen (→ Āsana) wirkt diesem Effekt entgegen. In Zeiten des Fastens übt der Yogi körperliche wie geistige Praktiken umso intensiver. Meist wird im Frühjahr oder Herbst gefastet, wenn es nicht zu kalt ist. → Āhāra, → Upavāsa.

Faulheit
→ Ālasya, → Styāna, → Tandrā.

Fersensitz
Eine Sitzpose, bei der man mit geradem Rücken auf den Fersen sitzt. Dies ist eine sehr einfache → Meditationspose, die sich für Anfänger eignet. Allerdings sollte man darauf achten, nicht zu lange so zu verharren, da die Blutzufuhr in die Beine gestört werden kann. Ist es nicht möglich, das Gesäß bis auf die Fersen abzusenken, kann man ein Kissen dazwischen legen, um entspannt zu sitzen. → Kindspose.

Fessel
→ Bandha, → Befreiung.

Feuer
→ Agni, → Jāthara-Agni.

Fisch
→ Matsyāsana.

Flachatmung
Ein häufig auftretendes Atemproblem. Hierbei wird nicht die volle Lungenkapazität ausgenutzt, sondern nur der Brust-, unter Umständen sogar nur der Schulterbereich der Lungen. Im → Hatha-Yoga wird grundsätzlich durch die Nase ein- und bis tief in den Bauch geatmet. Vor allem bei Körperposen (→ Āsana) ist das entscheidend, um Muskelkater entgegenzuwirken und die Lunge für → Atemtechniken zu kräftigen. Falsche Atmung (→ Nishvasā) wird zu den Fehlern (→ Dosha) der Yoga-Praxis gezählt. → Yoga-Atmung.

Folgerung
→ Anumāna.

Fortschritt
Der Weg des → Schülers auf seinem individuellen spirituellen → Pfad, dessen Ziel → Befreiung ist. Stärke, Willenskraft, → Disziplin und Sehnsucht nach Befreiung sind für seinen Fortschritt entscheidend, aber auch durch das → Karma vergangener Leben bestimmte Faktoren wie Herkunft, Wohnort, körperliche und geistige Konstitution. Der nach → Selbst-Verwirklichung Strebende kann mit einem Bergsteiger verglichen werden, der auf dem Weg nach oben oftmals wieder absteigen muß, um die nächste Höhe zu erklimmen.

Diese Schwierigkeiten sind bekannt, und deshalb gehört es zur Tradition des Yoga, dem Suchenden bei der Orientierung zu helfen. Dies geschieht vor allem durch die Anleitung durch einen Lehrer (→ Guru), der die Probleme kennt, weil er sie selbst erfahren hat. Anhand verschiedener Stufen (→ Avasthā) oder Ebenen (→ Bhūmi), in die der spirituelle Weg eingeteilt ist, kann der Schüler seinen Fortschritt ermessen. Darüber hinaus orientiert er sich an großen Vorbildern, vollendeten → Meistern und deren Lebensweg. Das Leben in einer spirituellen Gemeinschaft (→ Āshrama, → Satsanga) beschleunigt ebenfalls den persönlichen Fortschritt. In jedem Fall aber sind Stetigkeit, Glauben und Disziplin die Bedingungen für Erfolg und die Überwindung des → Egos. Das Ego versucht mit allen Mittel, den spirituellen Fortschritt zu verhindern. Für den Schüler ist es daher der größte Feind auf dem Weg.

Aus Sicht des theistischen → Bhakti-Yoga spielt auch die → Gnade eine wichtige Rolle. Da sie nicht von der spirituellen Anstrengung des Praktizierenden abhängt, ist der spirituelle Fortschritt nicht im voraus berechenbar.

Frau
Der → Tantrismus bewirkte im Yoga die religiöse Wiederentdeckung des Weiblichen. Die Frau wird zum Mysterium und zur höchsten ungreifbaren → Wirklichkeit des Seins. In jeder Frau wird die Verkörperung der → Shakti, der göttlichen Mutter gesehen. Das weibliche Prinzip wird in der rituellen Vereinigung (→ Maithunā) mit dem männlichen Prinzip → Shiva zusammengeführt, wodurch die Rückentwicklung (Involution) der → Natur in ihr göttliches Dasein (→ Absolutes) symbolisiert wird. Aus dieser Vorstellung, die auf alte Traditionen von Yoga und → Shamkya zurückgeht, sind die sexuellen Exzesse im Tantrismus zu verstehen.

In unserer Zeit hat sich vor allem Shrī → Aurobindo (1872–1950) mit dem Phänomen der göttlichen Mutter befaßt. Er sieht in ihr die baldige globale Transformation des Bewußtseins. In der Französin Mira Richard fand Aurobindo eine Verkörperung der Shakti. → Durgā.

Freigebigkeit
→ Dāna.

Freiheit
bzw. → Befreiung. Das ultimative Ziel aller yogischen Praxis. Der → Körper und der verblendete → Geist verdecken das wahre → Selbst. Dieses ursprüngliche Selbst ist Teil der höchsten Wirklichkeit, des → Absoluten. Im Gegensatz zum → Brahmanen, der die Freiheit allein über die Erkenntnis (→ Jnāna) erlangt, strebt der Yogi nach einer tieferen Befreiung, die die → Disziplinierung des Körper-Geistes voraussetzt. Er überwindet so sein → Ego, das durch seine → Wünsche und → Handlungen immer wieder in die Unfreiheit führt.

Freude
Der Mensch strebt nach Freude und Vergnügen, um Schmerz und Leiden zu vermeiden. Dies bestimmt alle seine → Handlungen. Der Yogi aber erfährt erst jenseits von Freude und Schmerz wahre Glückseligkeit; Freude ist ihm kein endgültiges Ziel, sondern nur ein Übergangszustand. → Bhoga, → Glück, → Sukha, → Wonne.

Freundlichkeit
→ Maitrī.

Fröhlichkeit
→ Muditā.

Frosch
→ Mandukāsana.

Fünf Tibeter
Bezeichnung für eine Reihe von fünf Körperposen (→ Āsana), die in rascher, dynamischer Weise ausgeführt werden. Dabei wird jede Pose maximal 21mal wiederholt. Die Fünf Tibeter sollen die → Schlangenkraft im Körper wekken.

Furchtlosigkeit
→ Abhaya.

G

Gaja-Karanī
(Elefanten-Technik). Die → ›Hatha-Yoga-Pradīpikā‹ schreibt hierzu: »Ziehe den Anus zusammen, ziehe das → Apāna zur Kehle und erbrich die Dinge, die im Magen sind. Dieser Vorgang, der das Netzwerk von → Nādīs [Energiekanäle] allmählich unter Kontrolle bringt, heißt Gaja-Karanī« (II.38). Diese → Reinigungstechnik des Magens ähnelt der Wasserreinigung (Kunja-Kriyā) des → Antar-Dhauti sehr.

Gāndhāra-Nādī
Gehört zu den Hauptenergiebahnen (→ Nādī) im → Körper. Sie entspringt in der »Kugel« (→ Kanda) und reicht bis zum linken Auge, allerdings werden manchmal auch die Ohren als Endpunkte angegeben. Der Gāndhāra-Nādī unterstützt das Sehen. → Hasti-Jihvā-Nādī.

Gandhi, Mahātma M.K.
(1869–1948). Führer der indischen Unabhängigkeitsbewegung. Er stammte aus einer wohlhabenden Hindu-Familie. Nach dem Studium in London arbeitete er zunächst für die Gleichberechtigung der Inder in Südafrika, später für die indische Unabhängigkeitsbewegung. 1948 wurde er von einem fanatischen Hindu erschossen.

Gandhi verkörperte das Ideal der Gewaltlosigkeit (→ Ahimsā). Sein gesamtes spirituelles Leben war gekennzeichnet von yogischen Eigenschaften und Übungen wie → Askese, → Keuschheit und einem wöchentlichen Schweigetag (→ Mauna). Gandhi lebte die uralten Tugenden des Yoga erfolgreich in der modernen Zeit. → Mahātma.

Gangā
Der heilige Fluß Indiens. Für den Hindu wie auch den Yogi gehört ein Bad im Ganges zu den rituellen Formen der → Reinigung. Die Stadt Varanasi (Benares) am Ufer des Flusses zählt zu den heiligsten Orten des Landes. Hier halten sich besonders viele → Weise und Yogis auf.

Ganesha
Elefantenköpfige → Gottheit, die ihren Verehrern alle Hindernisse aus dem Weg räumt, gleich einem Elefanten, der sich den Weg durch den Dschungel bahnt. Er wird meist zu Beginn von Zeremonien (→ Pūjā) angerufen. Ganesha ist der Sohn → Shivas und seiner Gemahlin → Pārvatī.

Garbhāsana
(Embryo-Pose). Diese anspruchsvolle Balance-Stellung belebt die

Verdauungskraft und hilft bei Darmkrankheiten. Man kann sie als Variation der → Hahn-Pose anschließen.
Ausführung: 1. Man nimmt den → Lotus-Sitz ein. 2. Man greift von oben zwischen Waden und Oberschenkeln hindurch, wobei man sich aus der Sitzhaltung leicht zurücklehnen kann. 3. Wenn man das Gleichgewicht auf dem Gesäß gefunden hat, führt man die Hände jeweils zu den Ohren. Die ganze Haltung ähnelt der eines zusammengekauerten Kindes oder Embryos.

Gariman
Eine der übernatürlichen Kräfte (→ Siddhi), die ein vollendeter Yogi erlangt. Es ist die Fähigkeit, die → Elemente zu beherrschen und sich so durch Willenskraft schwer zu machen.

Garudāsana
(Adler). Diese Pose (→ Āsana) entlastet die Venenklappen, die das Blut ins → Herz zurückpumpen. Überdies ist sie eine gute Balanceübung.
Ausführung: 1. Man steht gerade auf einem Bein und knickt es am Knie leicht ein. 2. Man führt das andere Bein um das Standbein, verhakt es nach Möglichkeit mit dem Fuß an dessen Wade und preßt beide Beine gegeneinander. 3. Dann streckt man einen Arm im rechten Winkel nach vorne und wickelt den anderen um diesen herum. Die Handflächen werden flach aufeinandergedrückt. Der Kopf ist gerade und der Blick auf einen Punkt gerichtet. Nach ein bis zwei Minuten wechselt man jeweils Arme und Beine.
Variation: 1. Fortgeschrittene schließen dabei die Augen, so daß die Balance- zusätzlich zu einer Konzentrationsübung wird. 2. Man kann die Āsanas → Held und → Krieger mit dem Adler kombinieren, indem man in diesen Posen mit dem Druck der verschlungenen Arme arbeitet. Wichtig ist, daß die Atmung gleichmäßig fließt.

Gaslösende Stellung
→ Vātāyanāsana.

Gebärmuttervorfall
Hier kann folgende Übungsreihe helfen: → Fisch, → Hund, normaler und gegrätschter → Kopfstand, → Schulterstand, → Pflug und alle liegenden Positionen, in denen der Kopf tiefer als der Rumpf liegt. Zur Unterstützung kann ein großes Kissen oder eine Rolle unter den Rücken gelegt werden, sodaß sich die Wirbelsäule angenehm beugt.

Gebogene Stellung
→ Vakrāsana.

Gebundener Lotus
→ Bandha-Padmāsana.

Gedrehte Kopf-Knie-Stellung
→ Jānu-Shirshāsana.

Gedrehter Seitenwinkel
→ Parivritta-Pārshvakonāsana.

Geduld
→ Kshamā.

Gefährliche Pose
→ Sankatāsana.

Gefühle
Der Yogi strebt zuerst einmal danach, negative in positive Gefühle umzuwandeln. Die yogischen Gebote (→ Niyama, → Yama) geben ihm dafür die Grundlage. Ist das → Herz des spirituellen Aspiranten erst einmal von positiven Empfindungen erfüllt – was zu einen völlig veränderten Umgang mit sich und der Welt führt –, müssen auch diese schließlich überwunden werden. Gefühle, gleich welcher Art, verführen den Yogi, sich mit seinem Körper-Geist zu identifizieren.

Die Überwindung aller Abhängigkeit von Gefühlen und das Verwirklichen des wahren → Selbst ist das höchste yogische Ziel. Es ist falsch anzunehmen, vollendete → Meister seien empfindungslos oder hätten stets nur positive Gefühle für andere. Da sie ihren Emotionen distanziert gegenüberstehen, beherrschen sie das ganze Gefühlsspektrum und setzen es gezielt ein. Das ist beispielsweise bei der Unterweisung von → Schülern notwendig. So erlangte → Ramakrishna → Erleuchtung, als sein Meister ihm ins Gesicht schlug. Ehe eine Person die Identifikation mit ihren Gefühlen überwindet, muß sie einen langen Weg zurücklegen. Dabei ist es hinderlich, sich zu positiven Gefühlen zu zwingen und negative Emotionen zu leugnen, statt sie zu durchleben und schließlich zu meistern.

Gehobene Pose
→ Utkatāsana.

Gehorsam
→ Guru-Shushrūshā.

Geist
In der Yoga-Tradition setzt sich der Geist aus folgenden Aspekten zusammen: Intellekt, Wahrnehmungsinstanz und Bewußtsein. → Buddhi, → Citta, → Manas.

Geiz
→ Lobha.

Gelübde
Eid, den ein → Schüler auf dem spirituellen Weg ablegt, so z.B. über bedingungslosen Gehorsam gegenüber seinem Lehrer (→ Guru) oder Keuschheit (→ Brahmacarya).

Genußmittel
wie Alkohol, Zigaretten, Tee, Kaf-

fee oder Drogen werden im Yoga in der Regel nicht konsumiert. Der Grund ist das yogische Bestreben nach → Reinheit, geistiger Klarheit und Körperkontrolle. Genußmittel haben Eigenschaften von → Tamas und → Rajas, die der Yogi zu überwinden trachtet. → Aushadhi, → Panca-Ma-Kara, → Vegetarismus.

Geöffnete Bein-Fuß-Stellung
→ Prasārita-Pādottānāsana.

Gesetz
→ Dharma.

Gesprächigkeit
→ Prajalpa.

Gespreizte Vorwärtsbeuge
→ Upavishta-Konāsana.

Geste
→ Mudrā.

Gesundheit
Bedingung für den → Fortschritt auf dem → Pfad des Yoga. Deshalb wird Krankheit in einigen Yoga-Schriften als ein → Hindernis auf dem Weg angesehen. → Ārogya, → Roga.

Gewaltlosigkeit
→ Ahimsā.

Ghantikā
Bezeichnet das → Zäpfchen als besonderen Energiepunkt.

Ghata-Avasthā
(Ebene des Tontopfs). 1. Nach der → ›Hatha-Yoga-Pradīpikā‹ (IV.72) die Vereinigung von Energie (→ Prāna) mit Klang (→ Nāda). 2. Nach der → Shiva-Samhitā (III.56) die zweite von vier Stufen im → Hatha-Yoga. Wenn dem Praktizierenden die Vereinigung des ewigen Klangs → Om mit der Einatmung (→ Prāna) und Ausatmung (→ Apāna) sowie dem individuellen und transzendentalen → Selbst gelingt, hat er Ghata-Avasthā erreicht.

Ghata-Ākāsha
Bezeichnet als Sinnbild den Raum, der von einem Topf begrenzt wird. Dieses Bild wird in der yogischen Philosophie oft benutzt, um die Begrenzung des wahren Selbst (→ Jīva-Ātman, entspricht dem Topfinneren) durch den → Körper (entspricht den Topfrändern) zu verdeutlichen. Der Raum außerhalb des Topfes entspricht dem reinen, unbegrenzten Selbst (→ Brahman). Durch die Identifikation mit dem → Ego vergißt der Mensch, daß er Teil des unbegrenzten Raums ist.

Daß alles ein Ganzes ist, läßt sich eindrucksvoll verdeutlichen, indem man den Topf hin- und herbewegt: Da, wo vorher der Rauminhalt des begrenzten Selbst war, ist jetzt der unbegrenzte Raum. → Upādhi.

Gheranda-Samhitā
Nach dem Weisen Gheranda benanntes Yoga-Handbuch aus dem 17. Jahrhundert; zählt mit der → ›Hatha-Yoga-Pradīpikā‹ und dem → ›Yoga-Sūtra‹ zu den wichtigsten Anwendungsbüchern des → Hatha-Yoga. Sie beschreibt Körperposen (→ Āsana), Handgesten (→ Mudrā) und → Reinigungstechniken.

Ghrina
(Abneigung). → Dvesha.

Gitā
(Lied). Kurzform für → ›Bhagavad-Gitā‹, auch mit anderen Komposita gebräuchlich.

Glaube
→ Shraddhā.

Gleichmut
→ Samatva.

Glück
Für den Yogi ist Glück ein vergänglicher Zustand, auf den erneut Leiden folgt. Nur das höchste und unvergängliche Glück, die Glückseligkeit (→ Ānanda), ist für den Yogi erstrebenswert. In der Glückseligkeit findet er die wahre Identität seines → Selbst mit dem Ganzen (→ Brahman). → Freude.

Glückliche Pose
→ Svāstikāsana.

Glückseligkeit
→ Ānanda, → Sukha, → Wonne.

Gnade
→ Anugraha, → Prasāda.

Go
(Vieh). 1. Bezeichnung für die Kuh als Lebensspenderin. Sie ist heilig und wird deshalb von den Hindus verehrt. 2. Die Kuhwelt (Go-Loka) ist eine Metapher für die Welt des jungen → Krishna und der Kuhhirtinnen (→ Gopī). Das sehnsüchtige Verhalten der Gopī ist ein Beispiel für den Yoga der Hingabe (→ Bhakti-Yoga).

Gomukhāsana
(Kuhkopf). Kann als Gegenstellung zum → Frosch praktiziert werden, weil die Fußknöchel dabei in die andere Richtung gedreht werden. Dieses → Āsana beansprucht stark die Knie- und Knöchelgelenke und sollte deshalb vorsichtig und schrittweise geübt werden. Gomukhāsana hilft gegen Schleimbeutelentzündungen und Kalkablagerungen in den Schultergelenken.
Ausführung: 1. Man nimmt den → Fersensitz ein, legt dabei aber nicht die Oberschenkel auf die Unterschenkel, sondern dreht die Unterschenkel zu den Seiten weg, so daß man mit dem Gesäß zwischen den Oberschenkeln auf den Boden kommt. Beide Gesäßbacken sollten

auf dem Untergrund ruhen und der Sitz stabil sein. 2. Mit den Händen zieht man nun die Füße so weit es geht auswärts in Richtung der Knie. 3. In dieser Haltung werden die Hände hinter den Rücken geführt, die eine von unten, die andere von oben über den Kopf. Eine Hand faßt die andere, entweder an den Fingern oder am Gelenk. Dabei ziehen die Hände aneinander. Nach einiger Zeit wechselt man die Arme und Hände. 4. Man beendet die Pose am besten, indem man sich mit den Händen leicht am Boden abstützt und die Beine aus ihrer Lage bringt.
Variation: Die Arme können wie beim → Adler zusammengeschlungen und aneinander gepreßt werden. Es können auch die Hände hinter dem Rücken gefaltet werden. → Krieger.

Gopāla
Name für den jungen → Krishna, Krishna als Hirte (Gopa).

Gopī
Schäferinnen, die → Krishna mit dem Spiel seiner Flöte verzaubert. In ihrer Liebe vergessen sie ihre Pflichten und wollen nur noch mit Krishna tanzen. Diese Geschichte wird in der Yoga-Literatur immer wieder angeführt, um das Gefühl der Hingabe (→ Bhakti) des Schülers an → Gott zu charakterisieren.

Goraksha
Der bekannteste aller → Meister des → Hatha-Yoga und Verfasser zahlreicher Yoga-Schriften. Der Legende nach soll er den Hatha-Yoga erfunden haben. Über seine genaue Herkunft herrscht keine Sicherheit. Er lebte wahrscheinlich im 9. oder 10. Jahrhundert n. Chr. und war schon in jungen Jahren als Wundertäter bekannt. Goraksha soll der → Schüler des Yoga-Meisters → Matsyendra gewesen sein. Noch heute wird er in Teilen Indiens teilweise als Gottheit verehrt. → Kānphata-Sekte.

Gorakshāsana
(Knöchel-Knie-Stellung). Eine Abwandlung von → Bhadrāsana, benannt nach dem bekanntesten Meister des → Hatha-Yoga, → Goraksha. Nehmen Sie zunächst die Sitzpose Bhadrāsana ein und ziehen Sie die Füße so nah wie möglich zum Becken. Dann heben Sie den Körper leicht an und schieben die Fersen unter das Gesäß. Die Hände werden auf die Knie gelegt.

Gott, Gottheit
→ Deva, → Göttliches, → Ish, → Īshvara, → Wirklichkeit.

Göttin
→ Devi, → Durgā, → Göttliches, → Shakti.

Göttliche Pose
→ Anantāsana.

Göttliches
Der → Hinduismus kennt keine einheitliche Ausrichtung auf einen einzigen Gott. Je nach Tradition wird eine einfache Gottheit (→ Deva), das Göttliche als personalisierte Form (→ Īshvara), das Göttliche als überpersönliche Form (→ Purusha) oder als Höchste Realität (→ Absolutes, → Brahman, → Purushottama) verehrt. Im Yoga entspringen alle göttlichen Manifestationen dieser Höchsten Wirklichkeit.

Dabei unterscheiden sich folgende metaphysischen Systeme voneinander: 1. Der Volksglauben, der die Verehrung der Gottheiten (Deva) wie → Vishnu, → Shiva oder → Krishna lebt. 2. Der Glauben der gebildeten Hindus, die ein über diesem Gottkreis stehendes höchstes Wesen verehren (Īshvara). 3. Die Anhänger des → Klassischen Yoga, des → Sāmkhya und → Nyāya verehren die zahllosen ewigen Selbste (Purusha), die die Höchste Realität bilden (Purushottama). Während der Sāmkhya atheistisch ist, gibt es im Klassischen Yoga des → Patanjali zwar einen Gott (Īshvara), der aber eine unbedeutende Rolle spielt und hauptsächlich als »Meditationshilfe« dient. Erst spätere Auslegungen des immer stärker werdenden mystischen Yoga haben dem Īshvara ein größeres Gewicht beigemessen. 4. Pan- und panentheistische Traditionen schließlich postulieren die Höchste Wirklichkeit als unpersönlich. Es existiert kein Gott, nur das Absolute (Brahman), das unbeschreiblich und unfaßbar über allem steht.

Govinda
Einer der Beinamen des Gottes → Krishna. → Go.

Grantha
(Buch). Die Tradition des Yoga ist eine äußerst lebendige Form des Lehrens und Lernens. Zwar ist das Studium der Schriften (→ Svādhyāya) für den → Schüler wichtig, doch lernt er in erster Linie von seinem Lehrer (→ Guru). Durch dessen Beispiel wird der Schüler geprägt. Darum liegt es in der Verantwortung des Lehrers, auf den einzelnen Schüler individuell einzugehen. Der Lehrer sieht dabei immer den ganzen Menschen, d.h. es geht nicht um die ausschließliche Vermittlung von Inhalten, sondern um eine Transformation des Lernenden.

Granthi
(Knoten). Im menschlichen → Körper gibt es entlang der Wirbelsäule drei »Knoten«, die den Fluß der Schlangenkraft (→ Kundalinī-Shakti) vom untersten Energiezen-

trum (→ Chakra) am Steißbein zum obersten am Kopf verhindern. Durch spezielle Atemtechniken (→ Prānāyāma) sollen diese Granthi gelöst werden, so wie ein Stab die Zwischenhäute in einem Bambusrohr zersticht.

Die drei Knoten sind der → Brahma-Granthi am unteren Ende der Wirbelsäule (→ Mūlādhāra-Chakra), der → Vishnu-Granthi in der Bauchregion (→ Manipura-Chakra) und der → Rudra-Granthi zwischen den Augenbrauen (→ Ājnā-Chakra). Die Yoga-Schriften geben unterschiedliche Orte für die Knoten an (alternativ das → Herz oder die Kehle), was verdeutlicht, daß die Granthi weniger anatomisch zu bestimmen sind, als vielmehr eine gedankliche Orientierung für den Yogi bedeuten. Bei Atemübungen, → Konzentration und → Meditation dient ihm die Vorstellung der Knoten zur Entfaltung der Lebenskraft (→ Prāna).

Grihashta

(Hausherr). Ein von der → ›Bhagavad-Gītā‹ geprägter Begriff, der den Yoga auch weltlich gebundenen Menschen zugänglich macht, indem er die Teilnahme am gesellschaftlichen Leben als Alternative zur → Entsagung erlaubt. Ein Familienvater muß sich der Verantwortung für Frau und Kinder also nicht entledigen, er kann den yogischen → Pfad trotz seiner Verpflichtungen gehen. → Handlung, → Karma-Yoga.

Guhā

Höhle oder Grotte, in die sich ein Yogi zurückzieht, um in Abgeschiedenheit zu meditieren und sein wahres → Selbst zu finden. → Entsagung.

Guna

(Aspekt, Qualität). Bedeutet im Yoga und → Sāmkhya »Bestandteil« oder »Eigenschaft«. Gunas sind die drei grundlegenden Kräfte → Tamas (Trägheit), → Rajas (Aktivität) und → Sattva (Reinheit), aus denen sich die → Natur konstituiert und die sie in ihrer dynamischen Gestalt erhalten.

Aus → Patanjalis → ›Yoga-Sūtra‹ können wir lernen, daß diese drei Kräfte in einem immerwährenden Kampf miteinander stehen. Durch ihre Gegensätzlichkeit bilden sie die unterschiedlichen Ebenen (→ Parvan) des Universums. Sie sind wesentlich an der → Evolution der Natur beteiligt. Da nach Patanjali die Natur (→ Prakriti) nur der Ausdruck einer Bindung des reinen Geistes (→ Purusha) an die dynamische Kraft (→ Māyā, → Shakti) ist, versucht der Yogi eine Umkehr der Evolution im eigenen → Körper, um zum reinen Geist zurückzukehren. Dafür muß er die drei Gunas in den Zustand vor ihrer kosmischen Entfaltung bringen. Angestrebt wird dabei ein stufenweiser Aufstieg von Tamas über Rajas zu Sattva. Das Ziel ist die Erlangung eines Zustands von Reinheit (Sattva) auf allen Ebenen und in allen Bereichen des Lebens, um dem → Göttlichen näherzukommen. Ist der spirituell Strebende ganz rein (Sattva) geworden, muß er schließlich auch diesen Zustand überwinden, da Sattva Teil der bindenden Natur ist, die das wahre, ewige → Selbst verschleiert. Das höchste Ziel ist die Transformation von Sattva zum reinen Geist (Purusha), was als Guna-Atita (Überwinden der Eigenschaften) bezeichnet wird. → Nirguna, → Saguna, → Tattva.

Günstige Pose
→ Bhadrāsana.

Gupta
Name für den Gott → Vishnu.

Guptāsana
(Verborgene Pose). → Meditationspose, die der Meisterstellung (→ Siddhāsana) sehr ähnlich ist. Man beugt das rechte Bein im Knie und legt die rechte Ferse an das Schambein oder direkt über die Genitalien. Dann beugt man das andere Bein und bringt die linke Ferse genau über die rechte Ferse. Es sollte kein Druck auf die Genitalien ausgeübt werden. Der Rumpf ist aufgerichtet, und die Hände formen auf den Knien eine → Mudrā.

Guru
Spiritueller → Meister, Yoga-Lehrer. Yoga baut sich aus drei Grundelementen auf: Praxis, Einweihung und Lehrer-Schüler-Verhältnis. In Indien besteht ein sehr enges Verhältnis zwischen Lehrer und Schüler, das ein Leben lang halten kann. Im traditionellen → Guru-Kula-System wird das Kind im Alter von acht Jahren in das Haus eines Gurus gegeben, der den Schüler wie einen Sohn annimmt. Zwölf Jahre lang lernt der Schüler von ihm in enger Lebensgemeinschaft alle Aspekte des Yoga. In der → ›Hatha-Yoga-Pradīpikā‹ (IV.9) erfährt man darüber: »Ohne die liebevolle Gnade [→ Karunā] des Gurus und ohne Gleichgültigkeit gegenüber den weltlichen Freuden sind das wahre Erfassen der Wahrheit und der Zustand von → Samādhi [Versenkung] absolut unmöglich.« Der Guru leitet den Schüler auf dem spirituellen → Pfad und lehrt ihn aus seiner eigenen Erfahrung. Er kennt die Gefahren und Versuchungen auf dem Weg zur → Selbst-Verwirklichung. Weil er sein wahres → Selbst bereits verwirklicht hat, wird er vom Schüler verehrt.

Der Guru ist im Besitz von spiritueller Energie, die ihm selbst von seinen Lehrern vermittelt wurde.

Er gibt diese bei der Initiation (→ Dīkshā) an den Schüler weiter. Als wahrhaft → Erleuchtetem ist es ihm möglich, andere in diesen Zustand zu erheben. Dieses enge Verhältnis kann allerdings auch zu Problemen führen. Nicht jeder Guru ist ein wirklicher Meister (→ Siddha), was dazu führen kann, daß Schüler von ihrem Lehrer ausgenutzt werden. Außerdem besteht die Gefahr, daß der Schüler, wenn sich keine raschen Erfolge einstellen, dem Guru den Gehorsam aufkündigt, wofür einige Yoga-Schriften grausame Flüche aussprechen. Deshalb bedarf es einer kundigen Führung, um die Phasen des → Zweifels zu überstehen. In der ›Autobiographie eines Yogi‹ von → Yogananda (→ Literaturhinweise im Anhang) wird eine solche Lehrer-Schüler-Beziehung eindrucksvoll dargestellt. Sie beschreibt nicht nur die Höhen und Tiefen des Schülerdaseins, sondern zeigt auch, wie sehr es der feinfühligen, spirituellen Anleitung des Gurus bedarf. Die Yoga-Tradition unterscheidet vier Guru-Stufen: 1. Die Eltern. Sie schenken dem Yogi das Leben, den Körper und die Erziehung. 2. Die Lehrer der Schul- und Ausbildungszeit. Sie vermitteln ihm Wissen und Fähigkeiten. 3. Der spirituelle Meister (Guru) im oben dargestellten Sinne. 4. Der universelle Guru (→ Avatāra). Zu ihm wird der Yogi durch den spirituellen Meister geführt. → Ācārya, → Guru-Shushrūshā, → Meister.

Guru-Bhakti

(Verehrung des Lehrers). In der Yoga-Shikhā-Upanishad ein moralisches Gebot (→ Niyama). Die Vollkommenheit des Lehrers (→ Guru) macht ihn zum Vorbild für den → Schüler und ist der Grund für dessen Verehrung. Ebenso wie in der → Meditation der Meditierende mehr und mehr eins mit dem → Objekt wird, auf das er seine Konzentration richtet, so bewirkt die uneingeschränkte Verehrung eine Wandlung des Schülers. Durch die starke gedankliche und gefühlsmäßige Orientierung am Guru erfährt der Schüler die Höchste → Wirklichkeit, deren sein Meister teilhaftig geworden ist.

So heißt es in der → Shiva-Samhitā: »Es gibt keinen Zweifel, daß der Guru der eigene Vater ist, daß der Guru die eigene Mutter ist; der Guru ist Gott. Daher sollte ihm in Tat, Rede und Gedanke gedient werden« (III.11). → Bhakti, → Guru-Sevā.

Guru-Chakra

Synonym für → Ājnā-Chakra. Es verdankt seinen Namen dem Umstand, daß der Punkt zwischen den Augenbrauen auch »Drittes Auge« genannt wird. Über dieses Auge kann der Lehrer (→ Guru) mit seinem Schüler telepathisch kommunizieren.

Guru-Kula
Schule, in der ein spiritueller Meister (→ Guru) seine → Schüler mehrere Jahre unterrichtet. In der Regel findet der Unterricht im Haus des Meisters statt.

Guru-Sevā
Der Dienst, den ein → Schüler seinem Lehrer (→ Guru) zu leisten hat. Es ist in der Tradition des Yoga üblich, daß der Schüler den Anweisungen seines Lehrers unbedingt folgt und ihm stets zu Diensten ist. Diese Haltung ist nicht allein Ausdruck der Verehrung, sondern auch ein Mittel, das → Ego zu brechen. → Guru-Bhakti, → Sevā.

Guru-Shushrūshā
Unbedingter Gehorsam des → Schülers gegenüber seinem spirituellen → Lehrer. Oft prüft ein → Guru die Entschlossenheit seiner künftigen Schüler. Angeblich wurde von Schülern schon verlangt, sich eine Hand abzuhacken oder in den Tod zu springen. Sehr große Meister, wie → Buddha, haben ihre Schüler genau ausgewählt oder auch nachträglich wieder weggeschickt.

Güte
→ Mādhurya, → Mardava.

Gutes
→ Dharma, → Punya, → Rita.

H

Hahn-Pose
→ Kukkutāsana.

Halāsana
(Pflug). Diese Pose fördert die Funktion der Schilddrüse, stärkt die Nieren, wirkt gegen Verspannungen im Rücken und Genickschmerzen. Sie durchblutet den Wirbelsäulen- und Schulterbereich. Für Menschen mit zu hohem → Blutdruck ist Halāsana eine ideale Vorübung zum → Schulterstand. Außerdem bereitet die Pose auf die → Kopf-Knie-Stellung vor. *Ausführung:* 1. Aus dem → Schulterstand senkt man die Beine mit der Ausatmung hinter den Kopf und setzt die Zehen auf dem Boden ab. 2. Die Knie sind durchgedrückt, die Fersen werden zum Boden gedrückt, der Rücken sollte so gerade wie möglich sein. 3. Die Hände können je nach Flexibilität an den Rücken oder einfach auf den Boden gelegt werden. Im Idealfall sind die Hände gefaltet und die Arme liegen langgestreckt auf dem Boden in entgegengesetzter Richtung der Beine.

Anfänger bleiben eine Minute, Fortgeschrittene drei bis fünf Minuten in der Stellung. Schließlich kommt man wieder in den Schulterstand und rollt sich dann sanft ab. Ist es anfangs nicht möglich, mit den Beinen auf den Boden zu gelangen, kann man einen Stuhl o.ä. zu Hilfe nehmen, auf den man die Beine ablegt, wodurch das Rückgrat weniger stark gebogen wird.
Variationen: 1. Eine zusätzliche Dehnung der Lenden- und Halsregion wird erreicht, wenn man die Arme nicht nach hinten, sondern zu den Füßen hin streckt und versucht, mit den Füßen zu den Händen zu laufen. 2. Biegsamen Menschen ist es auch möglich, die Knie oben über dem Schädel abzusetzen. Die Beine sind nicht wie bei → Karna-Pidāsana (Ohr-Knie-Stellung) geöffnet, sondern geschlossen. Diese Pose kann man erweitern, indem man die geschlossenen Knie abwechselnd links und rechts neben dem Kopf ablegt. 3. Um zusätzlich die Beinmuskulatur zu strecken, grätscht man die Beine so weit wie möglich auseinander und verharrt einige Zeit in der Stellung. 4. Pflug mit Wirbelsäulendrehung. Aus der Grundstellung wandert man vorsichtig mit gestreckten Beinen so weit wie möglich nach links oder rechts. Bei dieser Übung wird gleichzeitig der Rumpf gedreht.

Halbmond
→ Ardha-Candrāsana.

Hämorrhoiden
Hier helfen einfache Techniken des → Hatha-Yoga wie das → Chakri-Karma und die → Mahā-Mudrā. Außerdem haben folgenden Posen eine positive Wirkung: Variationen von → Kopf- und → Schulterstand, → Heuschrecke, → Fisch im → Lotus, → Bogen und Beinstreckungen.

Hamsa
(Gans oder Schwan). 1. Im → Hatha-Yoga der Klang des → Atems. Der Atem (Hamsa) »flattert« wie eine Gans durch die Nase und produziert automatisch die Klänge »Ham« und »Sa« (→ Ajapa-Mantra). 2. Hamsa hat zudem eine mythologische Bedeutung. Er ist → Brahmas Gefährte und soll die Fähigkeit besitzen, Milch von Wasser zu trennen und nur die Milch zu trinken. Das verweist auf die spirituelle Unterscheidungsfähigkeit (→ Viveka), das Geistige vom Materiellen zu trennen. 3. Synonym für die individuelle Seele (→ Jīva-Ātman).

Hamsa-Yoga
Begriff für die Rezitation der heiligen Silbe → Om. → Nāda.

Hand-Fuß-Stellung
→ Pāda-Hasthāsana.

Handelnder
Es ist ein Irrtum des unerleuchteten Menschen anzunehmen, selbst Urheber und Ausführender seiner → Handlungen zu sein. Aus Sicht des → Klassischen Yoga ist das → Selbst nur der passive Zuschauer der Erfahrungen, die es in seiner Verkörperung als sterblicher Mensch macht. Es handelt nicht, sondern nimmt nur wahr. »Wer Nichthandeln im Handeln sieht und Handeln im Nichthandeln, ist weise unter den Menschen; er ist ein Yogi und führt alle Handlungen aus« (→ ›Bhagavad-Gītā‹, IV.18). Durch seine Reinheit (→ Sattva) kann das Selbst allerdings positive »Entwicklungen« in der → Evolution bewirken und sein → Karma verbessern. So können sowohl der einzelne, als auch ganze Zeitalter allmählich → Fortschritte in ihrer spirituellen Entwicklung machen.

Handlung
Für den → Schüler ist es wichtig, daß seine Handlungen nicht nur moralisch einwandfrei sind, sondern auch sein spirituelles Wachstum fördern, ihn also mehr und mehr von der Unwissenheit (→ Avidyā) zur → Weisheit führen. Alle anderen Taten wären eigennützig und würden sein → Karma verschlechtern. → Handelnder, → Karma-Yoga.

Handstand
→ Adho-Mukha-Vrikshāsana.

Hanumān
Der Führer eines Affenheers, das → Rāma in seinem Krieg unterstützte. Der Legende nach war er ein Lehrer des Yoga und besaß magische und heilende Kräfte.

Hara
(Entferner). Einer der Beinamen des zerstörerischen Gottes → Shiva.

Hare Krishna
Der bekannteste → Mantra der Krishna-Jünger. Er soll der hilfreichste Mantra für das Dunkle Zeitalter (→ Kali-Yuga) sein. Es ist wichtig, daß der Mantra vollständig gesungen wird: »Hare Krishna Hare Krishna Krishna Krishna Hare Hare«. → Bhaktivedanta Swami Prabhupada.

Hari
Einer der Namen für → Vishnu/ → Krishna.

Harsha
(Aufregung, Erregung). Hindernis (→ Dosha) für den spirituellen → Fortschritt. Harsha lenkt vom → Göttlichen ab.

Haß
→ Dvesha, → Samrambha-Yoga.

Hasti-Jihvā-Nādī
Einer der Hauptenergiekanäle (→ Nādī) im → Körper, durch den die Lebenskraft (→ Prāna) fließt. Seine Lage wird in den Yoga-Schriften unterschiedlich angegeben. U.a. soll er von der »Kugel« (→ Kanda) bis zum rechten Auge reichen und das Sehen unterstützen. → Gāndhāra-Nādī.

Hatha-Yoga
(kraftvoller Yoga). Der Hatha-Yoga hat sich aus dem mittelalterlichen → Tantrismus herausgebildet, aber auch Elemente älterer Yoga-Traditionen wie Körperstellungen (→ Āsana) oder das Streben nach Verwandlung eines unreinen in einen reinen → Körper weiterentwickelt. Der Legende nach soll er von → Goraksha erfunden worden sein.

Entgegen der indischen Tradition, die den Körper (→ Deha) stets als etwas Minderwertiges betrachtet und → Befreiung vor allem durch das Studium der heiligen Texte des → Vedānta, intensive Meditationspraxis, → Askese und die Unterdrückung alles Körperlichen gesucht hat, spielt der Körper im Hatha-Yoga eine überaus große Rolle. Der Weg in die höchste → Wirklichkeit wird nicht mehr allein über den Geist erstrebt, sondern schließt den Körper mit ein. Nur dann ist die Befreiung vollendet. Die Tradition des Hatha-Yoga beinhaltet die höheren yogischen Stufen → Konzentration, → Meditation und → Versenkung, wie sie auch in → Patanjalis → Klassischem Yoga zu finden sind, doch bildet der Körper den zentralen Ausgangspunkt. Dies hat seine Ursache im mikro-makrokosmischen Denken insbesondere des Tantrismus. Der Körper wird als → Mikrokosmos, als Abbild des Universums (→ Makrokosmos) betrachtet. Alle Prozesse, Zusammenhänge und Kräfte im Kosmos finden ihr Spiegelbild im Körper des Yogi. Die Silben Ha und Tha stehen für Sonne (→ Sūrya) und Mond (→ Candra), Yoga bedeutet Vereinigung, d.h man versucht Sonne und Mond als Sinnbilder für die universellen Gegensätze (→ Dvandva) im Körper zu vereinigen. Damit dies möglich ist, muß der Körper einer strengen → Disziplin unterworfen werden. Diese Disziplinierung dient erstens der Gesunderhaltung und Stärkung und zweitens der Vorbereitung auf die Verschmelzung aller Gegensätze (vgl. hierzu → Shiva, → Shakti). Gelingt dem Yogi die kosmische Zusammenführung der universellen Gegensätze auf körperlicher Ebene, führt er so das Universum in den Zustand voranfänglicher Reinheit des Göttlichen (→ Purusha) zurück und hat damit die → Erleuchtung erreicht. Im Bild der Schlangenkraft (→ Kundalinī-Shakti) wird dieser Prozeß symbolisch ausgedrückt. Die Literatur zum Hatha-Yoga ist umfangreich, bietet jedoch oft nicht mehr als eine reine Auflistung von Atem-, Körper- und Reinigungstechniken. Die bekanntesten Handbücher sind die → ›Hatha-Yoga-Pradīpikā‹ und → ›Gheranda-Samhitā‹, ferner existieren noch 21 → ›Yoga-Upanishaden‹. → Rāja-Yoga.

Hatha-Yoga-Pradīpikā
Neben der → ›Gheranda-Samhitā‹ das bekannteste Handbuch des → Hatha-Yoga. Sie wurde etwa im 14. Jh. n. Chr. von Svātmārāma Yogīndra geschrieben, einem geistigen Schüler von → Goraksha und → Matsyendra, und ist eine lose Anordnung von Definitionen, Anweisungen und Techniken. Die vier Teile enthalten vornehmlich Körperposen (→ Āsana), Reinigungstechniken (→ Shat-Karma) und Atemvorschriften (→ Prānāyāma) sowie Verschlüsse (→ Bandha) und Handstellungen (→ Mudrā). →Shiva-Samhitā.

Hatha-Yogi
Yogi, der die Techniken des → Hatha-Yoga anwendet.

Heiliger
→ Sādhu.

Held
→ Vīra.

Helden-Pose
→ Vīrāsana.

Hellseherei, Hellsichtigkeit
→ Divya-Chakshus.

Herz
Dem Herzen kommt im Yoga eine besondere Stellung zu, weil es als Sitz der → Seele gesehen wird. Im Herzen wird zugleich das transzendentale → Selbst vermutet; hier entspringt auch der durch nichts produzierte absolute Klang → Om. Der Yogi konzentriert sich bei der Meditation oft auf das Herz, da sich hier ein wichtiges Energiezentrum (→ Anāhata-Chakra) befindet. Alle spirituelle Anstrengung – besonders die des → Bhakti-Yoga – strebt nach einer Öffnung des Herzens, denn erst durch ein geöffnetes Herz ist der Mensch imstande, das → Göttliche in sich und anderen zu schauen. → Hrid, → Hrit-Padma.

Herzbeschwerden
können am besten durch regelmäßige einfache Meditationsübungen, Entspannungsposen (z.B. → Sharvāsana) und einfache Atemtechniken (→ Ujjāyī, → Anuloma-Viloma) gelindert werden. Liegt keine physische Herzschwäche vor, können die → Hunde-Pose und → Sitzende Vorwärtsbeuge praktiziert werden. Auch positives Denken und ein Überdenken der eigenen Lebenssituation sind bei Herzbeschwerden ratsam. In jedem Fall ist zusätzlich ein Arzt aufzusuchen.

Heuschnupfen
kann durch tägliche Nasenspülungen (→ Jala-Neti) und verschiedene Atemtechniken (→ Anuloma-Viloma, → Kapālabhāti) gelindert werden. Zusätzlich sollten die übrigen → Āsanas über Jahre regelmäßig geübt werden.

Heuschrecke
→ Shalabhāsana.

Himalaya
Die Berge des Himalaya spielen in der hinduistischen Tradition eine wichtige Rolle. Sie werden als Wohnsitz der → Götter verehrt. Viele → Asketen und → Sādhus ziehen sich in das Gebirge zurück, um ihr Leben ganz der Suche nach → Befreiung zu widmen. Sie leben in Höhlen und an eisigen Flüssen und besitzen manchmal nicht einmal feste Kleidung.

Himmel
→ Svarga.

Himsā
(Gewalt). Der Yoga fordert grundsätzlich gewaltfreies Leben und → Handeln. Manche Schulen fassen diesen Grundsatz noch enger und verurteilen auch die Gewalt in Worten und Gedanken. Der Yogi weiß, daß Gewalt nur zu neuer Gewalt führt und sich außerdem negativ auf sein → Karma auswirkt. Gewaltlosigkeit (→ Ahimsā)

gehört deshalb zu den Tugenden (→ Yama) im Yoga.

Hindernis

Als Hindernisse bezeichnet man innere und äußere Faktoren, die den spirituellen → Fortschritt eines → Schülers verhindern. Die Tradition des Yoga kennt sie und hat Strategien zu ihrer Überwindung entwickelt. Die bekanntesten sind → Antarāya, → Upasarga und → Vighna.

Hinduismus

Glaubens- und Lebensform der Inder, die sich hauptsächlich aus dem → Brahmanismus entwickelte. Der Hinduismus geht auf keine Stifterpersönlichkeit zurück und besitzt auch keinen Kanon. Allein die Tradition entscheidet über Glaubensfragen und religiöse Praxis.

Der Hinduismus setzte sich im 12. Jh. gegen den indischen → Buddhismus durch und vereint heute eine Vielzahl religiöser Traditionen, die seine 600-700 Millionen Anhänger weltweit praktizieren. Neben den hinduistisch geprägten Anhängern der vedischen Schulen, die auf den Brahmanismus zurückgehen, gibt es die Verehrer der Götter → Brahma, → Shiva und → Vishnu. Ihre Anhänger teilen sich in den → Shaivismus und → Vaishnavismus. Darüber hinaus werden eine Vielzahl von lokalen → Göttern verehrt. Zentral für das hinduistische Denken ist die Vorstellung von Geburt und Wiedergeburt (→ Samsāra) sowie der ursächlichen Verkettung aller Handlungen (→ Karma). Jede Handlung des Menschen wirkt sich auf die Gestaltung seiner künftigen Leben aus. Es ist das Ziel des Hindus, gutes Karma zu sammeln und kommenden Wiedergeburten entgegenzuwirken. Diese → Befreiung soll durch → Magie, → Meditation, Frömmigkeit (→ Bhakti), → Askese , → Opfer oder Yoga erreicht werden. Der Alltag der Hindus ist in der Regel durch religiöses Brauchtum gekennzeichnet. Dazu gehören in Tempeln ausgeübte Rituale wie das Opfern von Essen und Blumen, das Schwenken von heiligen Flammen und das Abbrennen von Räucherwerk vor dem Bildnis eines Gottes sowie das Baden der Götterbilder (→ Pūjā). Außerdem Wallfahrten (→ Yātrā) und die Heilighaltung der Kuh (→ Go) als Sinnbild für die Erhaltung allen Lebens (→ Ahimsā). Das System der vier → Kasten gehört zu den bezeichnenden Merkmalen des Hinduismus. Nur Mitglieder einer Kaste dürfen untereinander verkehren und müssen innerhalb dieser ihre Pflichten (→ Dharma) erfüllen. Ein Wechsel in andere Kasten ist ebenso unmöglich wie ein Beitritt zum Hinduismus, in den man traditionell nur hineingeboren werden kann. Nur der Neo-Hinduismus tritt für eine Lockerung dieser strengen Gesellschaftsordnung ein.

Ihre philosophischen Grundlagen bezieht die hinduistische Kultur aus einer Reihe von Schriften, darunter die brahmanischen ›Veden‹ (→ Veda), die → Purānas, → Tantras und das indische Nationalepos → ›Mahābhārata‹, das das wichtigste Buch der Yogis, die → ›Bhagavad-Gītā‹, enthält.

Hingabe
→ Bhakti.

Hiranyagarbha
ist der Sage nach der Gründer des Yoga. Allerdings bezeichnet der Name in verschiedenen Schriften auch andere Personen.

Hölle
→ Nāraka.

Homa
(Opfern, Geben). Wird in manchen Yoga-Schriften zu den moralischen Geboten (→ Niyama) gezählt. Besonders im → Bhakti-Yoga spielt das Darbieten von Gaben und → Opfern eine zentrale Rolle.

Hotā
Vedischer Opferpriester. Der Hota rezitiert während des → Opferns aus dem → ›Rig-Veda‹.

Hrī
(Bescheidenheit). Eine der Tugenden, ohne die der Yogi keinen spirituellen → Fortschritt erlangen kann. Bescheidenheit wird je nach Yoga-Schrift zu den Mitteln der Selbstbeherrschung (→ Yama) oder den moralischen Verhaltensweisen (→ Niyama) gerechnet.

Hrid
bedeutet → Herz, sowohl im physischen als auch im spirituellen Sinn. Es kann auch das transzendentale → Selbst bezeichnen, dessen Sitz im Herzen vermutet wird.

Hrid-Ākāsha
Der strahlende Raum im → Herzen, wo Gott (→ Purusha) wohnt. → Ākāsha.

Hridaya-Granthi
(Herz-Knoten). Synonym für den »Knoten Vishnus« (→ Vishnu-Granthi).

Hrid-Dhauti
Reinigungstechnik (→ Kriyā) des → Hatha-Yoga. Hierbei werden Zunge und Zungenwurzel unter Zuhilfenahme von Wasser mit Zeige-, Mittel- und Ringfinger gerieben. Nach einigen Wiederholungen gurgelt man mit Salzwasser. Dadurch wird der Zungenbelag beseitigt.

Hrit-Padma
(Herz-Lotus). Synonym für das Energiezentrum am → Herzen (→ Anāhata-Chakra).

Hunde-Pose
→ Adho-Mukha-Svānāsana.

Hunger
→ Kshudha.

Hypnose
Die Hypnose ist dem Yoga bekannt. Die höheren meditativen Zustände der → Versenkung können eine selbstinduzierte Hypnose zur Folge haben, die nicht der angestrebten Leere dieser Bewußtseinszustände entspricht. Auch wenn das Bewußtsein sich ganz in sich selbst zurückzieht, bedeutet das für den meditierenden Yogi nicht, daß es mit einem hypnotisch ruhig gestellten Bewußtsein vergleichbar ist. Die Gefahr, in eine selbstverursachte Hypnose zu fallen, war den Meditierenden schon immer bekannt, weshalb während der → Meditation beispielsweise Kerzen mit seitlich befestigten Holzstückchen brannten, die in festen Zeitintervallen abfielen, ein akustisches Zeichen gaben und damit das Eintreten einer Hypnose verhinderten. → Psychologie, → Samādhi.

I

Icchā-Rūpa
Die Fähigkeit eines Yogi, eine andere Gestalt anzunehmen. Dies schließt ein, daß er seinen → Körper verlassen und in einen anderen schlüpfen kann. → Para-Deha-Pravesha.

Idā-Nādī
Einer der drei wichtigsten Energiekanäle (→ Nādī) im → Körper. Durch sie fließt die Lebensenergie (→ Prāna). Der Idā-Nādī soll in der sogenannten Kugel (→ Kanda) entspringen. Er liegt links des zentralen und wichtigsten Kanals, des → Sushumnā-Nādī, und endet im linken Nasenloch. Auf dem Weg zur Nase windet er sich um den Sushumnā-Nādī und steht dadurch mit allen Energiezentren (→ Chakra) in Verbindung, die der Zentralkanal durchläuft. Der Idā-Nādī wird durch den dritten Hauptkanal, den → Pingalā-Nādī, ergänzt. Dieser beginnt rechts vom Zentralkanal und wickelt sich ebenfalls um diesen, bis er im rechten Nasenloch endet. Dem Idā-Nādī wird die kühlende Energie des Mondes (→ Candra) zugesprochen. Er kann in seiner Funktion mit dem parasympathischen Nervensystem verglichen werden. Allerdings liegt der Idā-Nādī im → Astralkörper. Besonders durch Atemtechniken (→ Prānāyāma) versucht der Yogi, diese Kanäle zu reinigen und den Energiefluß in Gang zu bringen.

Ijyā
(Opfergaben machen). Wird in manchen Yoga-Schriften zu den moralischen Anweisungen (→ Niyama) gezählt, die der Yogi zu beachten hat. → Opfer.

Illusion
→ Māyā.

Indra
Alter → Gott des frühen → Hinduismus. Er wurde als Regengott und Schützer der östlichen Himmelsgegend angesehen. In den vedischen Zeiten noch spielte Indra eine bedeutende Rolle als Herrscher der Götterwelt. Er war kriegerisch und kräftig, vor allem durch den Genuß des Rauschtrankes → Soma.

Indriya
(Wahrnehmungsfähigkeit; Sinnesorgan). Die Sinnesorgane des Menschen. Durch die Informationen, die sie vermitteln, wird dessen → Aufmerksamkeit auf die → Objekte gelenkt und sein Bewußtsein permanent verwirrt. Daher ist es ein zentrales Anliegen des Yogi, seine Sinne von der Außenwelt

zurückzuziehen und auf sein Inneres zu richten. Im Gebot des → Pratyāhāra (Rückzug der Sinne), der fünften Stufe des → Rāja-Yoga von → Patanjali, wird dies beschrieben. Die Praxis des Pratyāhāra ist oft mit dem Verhalten einer Schildkröte verglichen worden, die ihre Glieder unter ihren Panzer zurückzieht. Durch die bewußte Abwendung der Sinne von der Außenwelt gelingt dem Yogi Versenkung in das eigene → Selbst. So erlangt er → Weisheit, die das verwirrende Wissen der Welt überstrahlt. Die Tradition des → Sāmkhya unterteilt die Sinnesorgane in drei Gruppen: 1. Die Wahrnehmungsorgane (Jnāna-Indriya): Augen (Sehen), Ohren (Hören), Nase (Riechen), Zunge (Schmecken) und Haut (Tasten). 2. Die Handlungsorgane (Karma-Indriya): Mund, Hände, Füße, Ausscheidungs- und Fortpflanzungsorgane. 3. Der niedere Geist (→ Manas) als »Denkorgan«. → Indriya-Jaya.

Indriya-Bhrānti
(Sinnestäuschung). Vergleichbar mit einer Fata Morgana. Ihr erliegt der Mensch, wenn er sich allein auf seine Sinne (→ Indriya) verläßt.

Indriya-Jaya
(Meisterschaft über die Sinne). Das Ergebnis langer, intensiv praktizierter Kontrolle über die eigenen Sinne und den Fluß der → Aufmerksamkeit. Die Aufmerksamkeit richtet sich dann nicht mehr auf → Objekte der äußeren Welt, sondern allein nach innen. Übung in → Konzentration und vor allem der bewußte Rückzug der Sinnestätigkeit (→ Pratyāhāra) sind die unbedingten Voraussetzungen. → Indriya.

Indriya-Nigraha
(Beherrschung der Sinne). Synonym für → Pratyāhāra.

Indu-Chakra
Zählt zu den untergeordneten Energiezentren (→ Chakra) im → Körper. Es hat 16 weißliche Blütenblätter und liegt im Kopf über dem → Manas-Chakra. Das Indu-Chakra gilt als Sitz des Intellekts (→ Buddhi).

Indus-Zivilisation
Hochkultur im Industal (3000 bis 1400 v. Chr.). Archäologische Funde zeigen Steinsigel mit Figuren im → Lotus-Sitz. Sie sind das früheste Zeugnis des Yoga.

Ischiasbeschwerden
Der Ischiasnerv kann oft qualvolle Schmerzen bereiten. Dagegen kann folgende → Āsana-Kombination helfen: → Halbmond, Variationen des → Dreiecks, → Geöffnete Bein-Fuß-Stellung, → Hand-Fuß-Stellung, → Helden-Pose, → Kopf-

stand, → Pflug (auch mit gespreizten Beinen) sowie diverse Beindehnungsübungen zur Seite und nach vorne. Die Übungen sollten entsprechend achtsam praktiziert werden.

Īsh, Īsha
(Führer). Ausdruck für das → Göttliche als herrschende Kraft in der Welt in Form von → Īshvara.

Ishāna
Name für → Shiva.

Īshitva
Eine der übernatürlichen Kräfte (→ Siddhi), die ein vollendeter Yogi erlangen kann. Es ist die Fähigkeit, über die → Natur zu gebieten. Wer sie besitzt, kann auf materieller Ebene alle gewünschten Veränderungen vornehmen. Allerdings darf diese verlockende Kraft nicht angewendet werden, da sie ein → Hindernis auf dem Weg zur → Befreiung ist und das → Ego des Yogi stärkt.

Ishta-Devatā
(erwählter Gott). In seinem Ursprung ist der Yoga eine magische Tradition, die ohne → Götter auskommt. Bei → Patanjali spielt Gott (→ Īshvara) eine untergeordnete Rolle. Er wird erst später durch den mystischen Yoga aufgewertet. Allerdings ist es üblich, daß ein Praktizierender des Yoga sich einen Gott auswählt, auf den er seine Meditation richtet, denn die → Meditation ohne ein → Objekt, auf das sich die Konzentration richtet, ist äußerst schwierig. Zudem gehen die positiven Attribute des Gottes auf den Praktizierenden über. Auch durch Gesang und Studium der heiligen Schriften kann er göttliche Eigenschaften erlangen.

Īshvara
(Gott). Die höchste → Wirklichkeit, das transzendentale → Selbst, eine über der → Natur stehende Kategorie (→ Tattva). Allerdings ist Īshvara nicht mit dem Absoluten (→ Brahman) identisch, das noch über ihm ist. Vielmehr muß man sich Īshvara als eine erste Manifestation von Brahman denken, verursacht durch die Kraft der Illusion (→ Māyā), was der christliche Mystiker Meister Eckehart so ausdrückt: »Da ist Gott [Īshvara] und über ihm steht die Gottheit [Brahman] … Gott handelt, die Gottheit nicht.«

Im → Klassischen Yoga → Patanjalis wird der Īshvara als ein besonderes Selbst betrachtet, das über der Schöpfung (→ Prakriti) steht. Er ist die extrem reine Manifestation von → Sattva. Īshvara selbst manifestiert sich in verschiedenen Aspekten, den Göttern (→ Deva) → Brahma, → Vishnu und → Shiva. Diese kann der Yogi anbeten oder sein Bewußtsein bei der Meditation auf sie richten. Patanjali sagt, daß Īshvara dem Yogi Gnade (→ Prasāda) gewähren kann, mittels derer er ihm auf dem spirituellen Weg hilft. → Anugraha.

Īshvara-Pranidhāna
Eines der Gebote (→ Niyama). Es verlangt die Verehrung des Gottes (→ Īshvara), die im → Bhakti-Yoga den größten Raum einnimmt. Das Gebot wird allerdings auch schon bei → Patanjali, dem Begründer des → Klassischen Yoga, erwähnt.

Īshvara-Pūjana
(Anbetung Gottes). Eines der moralischen Gebote (→ Niyama). → Īshvara-Pranidhāna, → Pūjā.

Iyengar, B.K. Sundara
Geboren 1918 in Südindien, ist weltweit einer der bekanntesten → Yoga-Lehrer. Er gründete 1937 ein Yoga-Institut in Poona, Indien, und schrieb zahlreiche Bücher zu → Hatha-Yoga, → Prānāyāma und zur Yoga-Philosophie. Seine Lehrmethode wurde von den meisten → Yoga-Schulen übernommen.

Jada
(Dumpfheit). Zustand, unter dem der normale Mensch leidet.

Jagad-Guru
(Weltenlehrer). Ein Lehrer, der aufgrund seiner → Weisheit und Unsterblichkeit alle Menschen lehren und über Jahrhunderte hinweg denken kann. Von dem berühmten Weltenlehrer Yogi Babaji berichtet → Yogananda in seiner Autobiographie.

Jagat
Die vergängliche Welt. → Vishva.

Jāgrat
(Wachsein). Einer der fünf Bewußtseinszustände (→ Avasthā). Es ist der Zustand, in dem das Bewußtsein eines gewöhnlichen Menschen über die größte Aufmerksamkeit verfügt. Dem Yogi jedoch gelingt es, durch → Meditation und → Versenkung seine Aufmerksamkeit noch zu erhöhen.

Jala
(Wasser) gehört zu den fünf groben Elementen (→ Bhūta) und war bei der Entstehung des → Kosmos das vierte Element, das sich bildete. → Ap.

Jālandhara-Bandha
Eine der wichtigen Verschlußübungen (→ Bandha) im → Hatha-Yoga. Damit versucht der Yogi während der Ausführung von Körperposen (→ Āsana) und Atemtechniken (→ Prānāyāma), den Abfluß des »Nektars der Unsterblichkeit« (→ Amrita) zu verhindern und die Hauptenergien (→ Prāna) im → Körper zu vereinigen.

Ausführung: 1. Man sitzt in einer → Meditationspose. Nach der Einatmung drückt man die Zungenspitze gegen den vorderen Gaumen und preßt das Kinn fest auf die Brust. 2. Dann wird der → Atem angehalten (→ Kumbhaka) ohne zu schlucken. 3. Danach löst man mit der Ausatmung erst die Zunge und dann das Kinn. Meist wird dieser Verschluß mit anderen → Bandhas kombiniert.

Jala-Neti
→ Reinigungstechnik des → Hatha-Yoga. Man lehnt dabei den Kopf zurück und gießt, ohne zu atmen, mit einer Schnabeltasse lauwarmes Salzwasser erst in das eine, dann in das andere Nasenloch, um diese zu reinigen. → Neti.

Jala-Vasti
→ Reinigungstechnik des → Hatha-Yoga. Man steht bis zum Nabel im Wasser und kontrahiert wiederholt den Anusschließmuskel, wodurch Wasser in das Rektum dringt, was u.a. gegen → Verdauungsbeschwerden hilft. → Vasti.

Jana-Loka
Bezeichnung einer feinstofflichen himmlischen Welt (→ Loka). Hier halten sich die Toten eine ihrem → Karma entsprechende Zeit auf, bevor sie wiedergeboren werden.

Jana-Sanga
Der Kontakt zu Menschen. Der Yogi muß sich von der Gesellschaft zurückziehen, wenn er spirituelle → Fortschritte machen will. Da nicht jeder Mensch ein Leben als Eremit führen will oder kann, gehen spirituell Strebende oft für längere Zeit in ein Kloster (→ Āshrama).

Jānu-Shirshāsana
(Gedrehte Kopf-Knie-Stellung). Dehnt den Rumpf und regt so Leber, Gallenblase und Milz an. Es ist eine anspruchsvolle Pose, die viel Übung erfordert, um sie wirklich mit Leichtigkeit zu meistern.
Ausführung: 1. Man sitzt mit gespreizten Beinen auf dem Boden. Das linke Bein wird angewinkelt und die Ferse hierbei im Abstand von etwa zehn Zentimetern vor dem Damm abgesetzt. 2. Dann greift man mit der rechten Hand die rechte Zehe, so daß die Außenseite des Ellenbogens sich an die Innenseite der Wade pressen kann (ist das nicht möglich, kann man an einem Tuch ziehen, das um den Knöchel gewickelt ist. Dadurch muß man sich nicht so weit vorbeugen). 3. Dann faßt die linke Hand ebenfalls die rechte Zehe oder das Gelenk der anderen Hand. Der → Körper beschreibt nun einen gedehnten Bogen.

Es sollte darauf geachtet werden, daß der untere Rücken gerade durchgestreckt ist und nicht nach hinten herausgedrückt wird. Indem man versucht, die linke Seite des Rumpfes noch ein bißchen mehr nach links wegzudrücken und den Oberkörper nach oben hin zu öffnen, kann man die Krümmung des unteren Rückens vermeiden. Ebenso wichtig ist, daß man stabil auf beiden Gesäßhälften ruht, andernfalls hat man sich zu weit nach vorne gebeugt. Der Kopf kann ebenfalls nach oben gestreckt werden, der Halsbereich sollte nach Möglichkeit entspannt bleiben. Das ausgestreckte Bein bleibt stets durchgedrückt, Anfänger können das Knie einknicken. Mit dem Ausatmen kommt man nach etwa einer Minute hoch und wechselt die Seite.

Japa
(Rezitation). Das innere oder gesprochene Wiederholen von Klangfolgen (→ Mantra) nach festgelegten Regeln. Der bekannteste Japa ist die heilige Silbe → Om. Wahrscheinlich ist der Japa aus dem rituellen Wiederholen der vedischen Verse entstanden, die exakt und in richtiger Reihenfolge ausgesprochen werden mußten, um ihren sakralen Inhalt nicht zu beflecken.

Erst im → Tantrismus gewann der Japa an Bedeutung. Hier dient er vor allem als Meditationshilfe. Der Meditierende muß sich völlig auf die exakte innere Aussprache des Mantras konzentrieren. Auf diese Weise kann er seine → Aufmerksamkeit auf einem einzigen Punkt (→ Ekāgratā) ruhen lassen. Zusätzlich erfordert der Japa vom Rezitierenden tiefe Hingabe, weil oft Namen von → Göttern in den Mantras enthalten sind. Im allgemeinen wird der stummen Wiederholung des Mantras mehr Wirkung zugesprochen als der flüsternd oder laut gesprochenen. Eine Variation stellt das Aufschreiben des Mantras dar (Likhita-Japa). Dabei schreibt man für eine festgesetzte Zeit immer wieder den gleichen Mantra auf ein Blatt Papier. → Dhāranī, → Hamsa.

Japa-Mālā
→ Mālā.

Japa-Yoga
Eine Form des Yoga, bei der das beständige Wiederholen der Namen → Gottes in Form von → Mantras im Zentrum steht. Dies soll den → Geist reinigen und gleichzeitig die Liebe zum höchsten Wesen wecken. → Japa, → Mantra-Yoga.

Jāthara-Agni
(Verdauungsfeuer). 1. Begriff für das sogenannte Verdauungsfeuer, das der → Hatha-Yogi durch bestimmte Techniken anregen kann (→ Shushka-Vasti, → Vahni-Sāra-Dhauti, → Viparita-Karani-Mudrā).

Eine bessere Verdauung ist für ihn ein Zeichen des → Fortschritts im Yoga. 2. Synonym für die Sonne (→ Sūrya) im → Körper, die den »Nektar der Unsterblichkeit« (→ Amrita) verbrennt.

Jaya
Grußformel. Sie bedeutet soviel wie »Gruß oder Sieg dir«. Die Bedeutung weist auf den Sieg über die dunklen Kräfte hin.

Jihvā-Dhauti
→ Reinigungstechnik des → Hatha-Yoga. Sie gehört zum Reinigen der Zähne (→ Danta-Dhauti). Man streckt die Zunge heraus, massiert sie mit den Fingern und entfernt schließlich mit Hilfe eines kleinen Eisenstabs den Zungenbelag. Indem man die Zunge zugleich stets ein Stückchen weiter heraus zieht, kann man die → Khecarī-Mudrā vorbereiten.

Jīva
(Wesenheit, Individuum). Die Psyche des Menschen. Jīva ist die Verknüpfung der Seele mit der körperlichen Begrenzung und den → Sinnen, woraus sich das »Ich« bildet. Jīva wird von der Kraft der Illusion (→ Māyā) und den Gegensatzpaaren (→ Dvandva) bestimmt und erkennt nicht, daß er nur eine Projektion des Selbst (→ Ātman) ist. → Jīva-Ātman.

Jīva-Ātman
(Individualseele). Synonym für → Jīva. Ziel der → Vedānta ist es, das Selbst (→ Ātman), das sich als verkörpertes Selbst (Jīva) in Unwissenheit (→ Avidyā) befindet, durch spirituelle Anstrengung in das höchste Selbst (→ Param-Ātman) umzuwandeln.

Jīva-Drishti
Das Bewußtsein des gebundenen → Egos als Folge einer Identifikation des Selbst (→ Ātman) mit → Geist und → Körper.

Jīvan-Mukta
(der im Leben Befreite). → Meister, der die unterschiedlichen Stufen von Versenkung (→ Samādhi) erfolgreich beschritten hat und eins mit der Welt ist (→ Asamprajnāta-Samādhi). Er wird → Erleuchteter oder »im Leben Toter« genannt, da er zwar noch in seinem → Körper weilt, doch sein → Ego überwunden und sein → Selbst bereits Teil des Ganzen (→ Brahman) geworden ist. Für einen solchen Meister existieren keine Unterschiede mehr zwischen Subjekt und → Objekt, zwischen Erkennen, Erkanntem und Erkennendem. Er hat sich der Herrschaft der Zeit entzogen. Seine Position ist die eines unbeteiligten Zeugen (→ Zeugenbewußtsein), der alles unberührt wahrnimmt.

Jīvan-Mukti
Zustand eines Erleuchteten (→ Jīvan-Mukta).

Jnāna
→ Wissen, → Weisheit oder höhere, intuitive Einsicht. Im → Brahmanismus und → Jnāna-Yoga glaubt man Jnāna vor allem durch das Studium des → Vedānta und → Meditation zu erreichen, während der → Hatha-Yoga mehr Gewicht auf die körperliche Praxis legt.

Trotz dieser unterschiedlichen Gewichtung wird Jnāna von allen Yoga-Zweigen als Wegbereiter zur → Erleuchtung gesehen, weil es den Menschen von allen illusionären Bindungen an die Welt befreit und ihn dem → Göttlichen zuführt. Die → ›Bhagavad-Gītā‹ unterscheidet gemäß den drei Grundbausteinen (→ Guna) der → Natur drei Formen von Weisheit. 1. Reinste Weisheit (Sattvika-Jnāna): der von Weisheit Erfüllte sieht in allem das Absolute (→ Brahman). 2. Aktive Weisheit (Rajas-Jnāna): man versteht den Aufbau der natürlichen Schöpfung, aber nicht die ihr zugrundeliegenden Prinzipien. 3. Dunkle Weisheit (Tamsa-Jnāna): etwas, das durch die Kraft der Illusion (→ Māyā) gebildet wird und das man irrigerweise für die → Wirklichkeit hält. → Ajnāna, → Avidyā, → Prajnā, → Sapta-Jnāna-Bhūmi.

Jnāna-Bandhu
(Freund der Weisheit). Person, die sich intensiv mit den Yoga-Schriften beschäftigt, aber das vermittelte Wissen nicht in die Lebenspraxis umsetzt. Yoga ist durch die Vermittlung des Wissens durch einen Lehrer gekennzeichnet. → Grantha.

Jnāna-Cakshus
(Auge der Weisheit). Die Fähigkeit, durch erworbenes Wissen (→ Jnāna) und → Weisheit das eigene Selbst (→ Ātman) zu erkennen.

Jnāna-Indriya
(Wahrnehmungsorgan). → Indriya.

Jnāna-Karman
Alle → Handlungen, die mit den heiligen Schriften, der Tradition und den Lehren des → Lehrers übereinstimmen. Sie sind von Wahrheit (→ Satya), Frieden (→ Shānti), Liebe (→ Prema) und Rechtschaffenheit (→ Dharma) geprägt. Folgt ein spirituell Praktizierender diesen Grundsätzen, erwirbt er gutes → Karma.

Jnāna-Mārga
(Weg der Weisheit). Dieser Begriff wird auch als Synonym für → Jnāna-Yoga gebraucht. Yoga, der die → Befreiung besonders über den Erwerb von → Weisheit erlangen will. Er ist deutlich auf das Studium der heiligen Schriften ausgerichtet.

Jnāna-Mudrā
Handgeste (→ Mudrā), die während der → Meditation eingesetzt wird. Wie bei der → Cin-Mudrā bilden Daumen und Zeigefinger einen Kreis, und die übrigen Finger sind ausgestreckt.

Jnāna-Yoga
(Yoga der Weisheit). Einer der vier Hauptzweige des Yoga neben dem Yoga der Hingabe (→ Bhakti-Yoga), des selbstlosen Dienens (→ Karma-Yoga) und des königlichen Weges (→ Rāja-Yoga). Während die anderen → Pfade im Yoga viele praktische Elemente enthalten, konzentriert sich der Jnāna-Yoga vor allem auf die geistige Erfassung der → Wirklichkeit und eine intensive Meditationspraxis (→ Dhāranā, → Dhyāna). Der Yogi versucht, durch Meditation das Wirkliche vom Unwirklichen, das wahre Selbst (→ Ātman) vom falschen Selbst (→ Anātman) zu unterscheiden und so zur Vereinigung mit der höchsten Wirklichkeit zu gelangen. Die erkenntnistheoretischen Grundlagen bei diesem Yoga-Pfad sind vor allem die Auslegung des → Vedānta sowie die verstandesmäßige (→ Buddhi) Reflexion und Analyse des menschlichen Daseins.

In der → ›Bhagavad-Gītā‹, der bekanntesten Schrift der Yogis, stellt → Krishna den Jnāna-Yoga gleich zu Beginn vor, sagt dann aber, daß der Karma-Yoga den Menschen seines Zeitalters mehr entgegenkomme. → Buddhi-Yoga.

Jnāna-Yogin
Yogi, auch Jnānin genannt, der mit den Mitteln des Verstandes (→ Buddhi) zur → Befreiung gelangen will. Er studiert die heiligen Schriften unter Anleitung eines → Lehrers. → Jnāna-Yoga.

Jyotir-Dhyāna
→ Meditation, die auf Lichtphänomene ausgerichtet ist. Ein solches Lichtphänomen kann an einem der Energiezentren (→ Chakra) visualisiert werden. Yogis berichten übereinstimmend davon, daß bei intensiver Meditationspraxis die unterschiedlichsten Lichterscheinungen auftreten, die jeweils Stufen des → Fortschritts bedeuten. → Jyotis.

Jyotis
(Licht). Spirituelles Licht des höheren Bewußtseins, geistiges Licht als Beschreibung für das → Absolute. Der Yogi, der intensiv meditiert und Atemtechniken (→ Prānāyāma) übt, nimmt im Laufe der Zeit Lichterscheinungen an den Energiezentren (→ Chakra) als Ausdruck der Lebensenergie (→ Prāna) wahr. Auch die Schlangenkraft (→ Kundalinī-Shakti) wird mit Hitze und Licht assoziiert.

In vielen Yoga-Schriften wird auch die Seele als hell und strahlend wie tausend Sonnen beschrieben. Unwissenheit (→ Avidyā) und das nicht verwirklichte Selbst (→ Jīva) werden der Dunkelheit zugeordnet.

K

Kailāsa
Name eines heiligen Berges im → Himalaya. Er soll der Wohnsitz Gott → Shivas sein und wird daher von seinen Anhängern als der heiligste Berg verehrt. Der Kailāsa ist Ziel von Pilgerfahrten (→ Yātrā).

Kaivalya
(Alleinsein, vollkommene Erlösung). 1. Höherer Zustand der Versenkung (→ Samādhi). Das Bewußtsein ist durchgängig rein (→ Sattva) und wird nicht durch Sinneseindrücke, → Schlaf oder → Traum gestört. 2. Im → ›Yoga-Sūtra‹ → Patanjalis wird Kaivalya als die Befreiung des transzendentalen → Selbst aus der → Natur verstanden. Der Yogi hat in sich alle Aspekte (→ Guna) der Natur in ihren Ursprung zurückverwandelt und ist somit Teil der höchsten Wirklichkeit (→ Purusha) geworden. Er ist erleuchtet und in keiner Weise mehr an die Natur gebunden. Der Praktizierende hat das Ziel des → Klassischen Yoga erreicht und die → Evolution der Natur umgekehrt. 3. Die → ›Hatha-Yoga-Pradīpikā‹ sieht in Kaivalya das, was übrig bleibt, wenn der niedere → Geist durch die yogischen Praktiken »aufgelöst« worden ist. In der Tradition des → Nachklassischen Yoga wird der Begriff meist synonym mit Befreiung (→ Moksha) gebraucht.

Kākāsana
(Krähe). Gleichgewichtspose zur Stärkung der Handgelenke, Arm- und Schultermuskulatur. Außerdem hilft sie gegen Unruhe und stärkt die Konzentrationsfähigkeit.
Ausführung: 1. Man geht in die Hocke. Die Beine sind geöffnet und die Arme liegen zwischen den Knien. Die Hände ruhen mit gespreizten Fingern schulterbreit auf dem Boden. 2. Dann knickt man die Ellenbogen etwas nach außen, so daß die Knie und die Oberschenkel auf den Oberarmen ruhen können. 3. Mit der Einatmung beugt man den Oberkörper nach vorne, bis langsam das volle Gewicht auf den Armen ruht und man die Füße vom Boden abheben kann. Um die Balance besser halten zu können ist es hilfreich, einen Punkt am Boden oder der Wand zu fixieren. Das → Āsana scheint schwieriger als es ist. Einmal gemeistert, schenkt die Pose jedem Freude über das Gelingen.
Variationen: 1. Ausgangsposition ist die Hocke. Nur werden hierbei die Arme innenseitig an den Kniekehlen vorbeigeführt, so daß die Hände außen neben den Füßen liegen. Dann drückt man sich hoch,

und die Beine ruhen gegrätscht auf den Oberarmen. 2. Das Āsana beginnt wie Variation 1, nur werden die Beine aus der Grätsche vor dem Körper zusammengebracht, so daß man sie verschränken kann. 3. Beide Hände stützen sich in mehr als schulterbreiter Entfernung voneinander auf den Boden. Dann wandert man mit beiden Beinen zur linken Seite und legt die geschlossenen Oberschenkel auf den linken Oberarm und balanciert. Die Stellung halten und rechts wiederholen. 4. Aus der normalen Krähe beugt man sich noch weiter nach vorne, legt den Kopf ab und drückt sich mit der Kraft der Arme in den → Kopfstand. 5. Über die genannten Variationen hinaus sind die unterschiedlichsten Beinkombinationen in der Krähe möglich: ein Bein im → Lotus, ein Bein nach hinten langgestreckt oder beide Beine im Lotus-Sitz. → Vakrāsana (Gebogene Stellung).

Kāki-Mudrā
Technik des → Hatha-Yoga, die von allen → Krankheiten befreien soll. Der → ›Gheranda-Samhitā‹ (I.22) zufolge muß man den Mund wie den Schnabel einer Krähe formen und dann die Luft einziehen. → Mudrā.

Kāla
(Zeit). 1. Die geeignete Zeit zum Ausüben der Körperposen (→ Āsana) und der Meditation. Sie sollten nicht bei zu kaltem Wetter, mit vollem Magen oder mit Unterbrechungen ausgeführt werden. Wichtig ist eine geordnete und ungestörte Abfolge der Āsanas. Die beste Meditationszeit ist der Sonnenaufgang (→ Brahma-Muhūrta). 2. Das Wissen des Menschen um seine Sterblichkeit und die zeitliche Begrenztheit allen Daseins. In seinem fortdauernden Streben, Teil der transzendentalen → Wirklichkeit zu werden, versucht der Yogi, aus der Zeit auszubrechen und Unsterblichkeit zu erlangen. Denn die höchste Wirklichkeit ist ewig. 3. Ein anderer Name für → Yāma, den Gott des Todes.

Kālī
Die »Schwarze Göttin«. Sie wird wild und grimmig mit hervortretenden Augen und ausgestreckter Zunge als Zerstörerische Kraft dargestellt. Das ist ein Bild für ihre Fähigkeit, Unwissenheit, Täuschung und Tod zu überwinden. Von ihren Verehrern verlangt Kālī völlige Hingabe, die sie mit Sanftmut und Güte belohnt. → Göttin.

Kali-Yuga
Das Dunkle oder Eiserne Zeitalter, das der Überlieferung nach mit dem Tod des Gottes → Krishna vor etwa 5 000 Jahren begonnen hat. Obgleich es das kürzeste der vier Weltzeitalter (→ Yuga) ist, dauert

Kali-Yuga 1200 himmlische Jahre (432.000 Erdenjahre). Der → Tantrismus wird als die geeignetste Lehre im Dunklen Zeitalter angesehen. → Kalpa.

Kalki
Der Name der zehnten Inkarnation (→ Avatāra) des Gottes → Vishnu. Er soll erst in der Zukunft auf einem weißen Pferd angeritten kommen.

Kalpa
(Weltperiode). Im → Hinduismus bezieht sich Kalpa auf die kosmischen Phasen im Ablauf der Schöpfung. Ein Kalpa entspricht einem Tag im Leben des schöpferischen Gottes → Brahma. Das sind über vier Milliarden Erdenjahre oder tausend große Zeitalter (Mahā-Yuga). Das Leben von Brahma dauert 36 000 Kalpas, mit jeweils einer Tag- und einer Nachtphase. In der Nachtphase wird das → Universum aufgelöst, in der Tagphase neu geschaffen. → Pralaya, → Yuga.

Kāma
(Wunsch). Wird zusammen mit Geiz (→ Lobha) und Wut (→ Krodha) das »Tor zur → Hölle« genannt. Außer dem Verlangen nach endgültiger → Befreiung werden alle Wünsche als Ursachen für neues → Karma angesehen, da sie nicht zu → Weisheit führen, sondern nur die irrige Identifikation des → Selbst mit → Körper und → Geist stärken, die immer neue Wünsche produziert und somit zur Verwirrung (→ Avidyā) des Geistes beiträgt.

Kāma-Avasāyitva
Übernatürliche Fähigkeit (→ Siddhi), alle Wünsche zu verwirklichen, außer den nach endgültiger → Befreiung. Diese Fähigkeit ist eine letzte Versuchung des → Egos und muß überwunden werden. Ein erleuchteter → Meister macht keinen Gebrauch von den Kräften, die sich im Zuge seiner Praxis einstellen, sondern übt sich in Demut.

Kāma-Rūpa
Eine der übernatürlichen Kräfte (→ Siddhi). Es ist das Vermögen des Yogi, willentlich jede Form und Gestalt annehmen zu können. → Icchā-Rūpa.

Kāma-Sūtra
(Buch der Wollust). Vermutlich ein Werk des → Tantrismus. Das → Sūtra ist ein Leitfaden der Erotik und Liebeskunst. Es schildert verschiedene Liebestechniken und die Möglichkeit, den Samen (→ Bindu) länger zurückzuhalten.

Kamel
→ Ushtrāsana.

Kampa
Das Zittern, das den in der Atemtechnik (→ Prānāyāma) fortge-

schrittenen Yogi erfaßt. Es rührt vom Aufstieg der Schlangenkraft (→ Kundalinī-Shakti) und stellt die zweite Stufe des erfolgreichen Prānāyāma dar. Die erste Stufe ist das vermehrte Auftreten von Schweiß (→ Sveda), die dritte das Schütteln aller Glieder, während der Praktizierende auf der vierten Stufe vom Boden abhebt.

Kanal
→ Meridiane, → Nādī.

Kanda
(Kugel). Der Ursprung der Energiebahnen (→ Nādī) im → Körper. Ihre Gestalt wird als eiförmig angegeben, doch über ihre Lage herrscht Unklarheit. Manche Schriften vermuten sie im Bauch, andere in der Nähe des Steißbeins.

Kānphata-Sekte
Eine der Sekten des → Hinduismus, die angeblich von dem Yoga-Meister → Goraksha gegründet wurde. Die Kānphatas haben wichtige Anstöße zur Entwicklung des → Hatha-Yoga gegeben und viele Schriften darüber verfaßt.

Die Sekte kennt zwei Stufen der Einweihung (→ Dīkshā). Auf der ersten muß der → Schüler als Anwärter den anderen Mitgliedern seinen Beitrittsentschluß demonstrieren. Sind diese überzeugt, so wird ihm nach einigen Monaten ein → Mantra verliehen. Hierauf folgt die zweite Initiationsstufe, auf der dem Aspiranten die Ohren durchstochen werden, was mit magischen Fähigkeiten in Verbindung gebracht wird.

Kantha-Bandha
Synonym für → Jālandhara-Bandha.

Kantha-Chakra
Synonym für → Vishuddha-Chakra.

Kānti
Eines der Zeichen (→ Cihna) des spirituellen → Fortschritts. Der Praktizierende strahlt → Gesundheit und Schönheit aus. Die Haut wird glatt, die Augen beginnen zu leuchten, das Haar wird fester, wodurch sich innere Reinheit (→ Sattva) zeigt.

Kapālabhāti
(wörtlich: Scheinender Schädel). Atemtechnik, die den Schleim im Luftröhrenbereich löst, weshalb sie zu den → Reinigungspraktiken gezählt wird. Zum anderen ist es eine effektive Atemübung (→ Prānāyāma) und Vorstufe zur → Blasebalg-Atmung. Intensives Üben von Kapālabhāti erweckt die → Schlangenkraft. Personen mit zu hohem oder zu niedrigem → Blutdruck sollten Kapālabhāti lieber nicht oder nur beschränkt üben. Es empfiehlt sich dringend, einige

Stunden vorher nichts zu essen und den Übungsort gut zu lüften, bevor man beginnt.
Technik: 1. Man sitzt in einer → Meditationspose. Der Rücken ist aufrecht, die Schultern sind zurückgezogen, der Brustkorb zeigt nach oben, und der Kopf ist gerade. 2. Zur Vorbereitung atmet man einige Male tief ein und aus. Dies geschieht wie auch im folgenden nur durch die Nase. 3. Mit dem Ausatmen stößt man die Luft durch beide Nasenlöcher aus den Lungen. Der Impuls hierzu kommt von den Bewegungen des Zwerchfells. Es sind rasche, aktive Ausatmungen, die Einatmung geschieht passiv, d.h. man atmet automatisch durch die Nase ein. Da das Zwerchfell bei der Ausatmung zusammengezogen ist, zieht es sozusagen in der folgenden Ausdehnung die Luft in den Körper. 4. Nach einigen Runden atmet man tief aus, sehr tief ein und wieder aus. Schließlich atmet man ein (Lunge etwa zu drei Vierteln gefüllt) und hält die Luft an, solange es möglich ist. Dabei wählt man sich einen Punkt der Konzentration, z.B. das Sonnengeflecht (→ Manipura-Chakra) im Bauch, an dem man sich ein Ansteigen von Wärme und Energie vorstellt. 5. Danach wird ausgeatmet und man beginnt von vorne wie unter Punkt 2 beschrieben.

Anfänger sollten nicht mehr als 50–80 Ausatmungen pro Runde und bis zu drei Runden insgesamt machen. Fortgeschrittene können sich auf maximal 200 Ausatmungen und fünf bis zehn Runden steigern. Im Kapitel Atemtechniken finden Sie eine ausführliche Erklärung, wie Sie Kapālabhāti erlernen (→ S. 113).
Variationen: 1. Kapālabhāti mit Visualisierung. Man führt insgesamt sechs Runden durch, wobei man in jeder Phase des Atemanhaltens (→ Kumbhaka) auf ein Energiezentrum (→ Chakra) meditiert. Man beginnt mit dem untersten (→ Mūlādhāra-Chakra), stellt sich dabei die ihm zugeordnete Farbe, Form und Klangfolge vor und arbeitet sich schrittweise über die Hauptenergiezentren (→ Svādhishtāna-, → Manipura-, → Anāhata- und → Vishuddha-Chakra) die Wirbelsäule hoch bis zum → Ājnā-Chakra. Zusätzlich stellt man sich das langsame Aufsteigen von Energie (→ Prāna) und Wärme vor. 2. Wechselseitiges Kapālabhāti. Statt durch beide Nasenlöcher den Atem auszustoßen, geschieht dies abwechselnd jeweils links und rechts. Der Atemrhythmus sollte anfangs nicht zu schnell sein, damit das passive Einatmen durch das jeweils offene Nasenloch nicht ausbleibt. Eine weitere Verfeinerung ist → Vama-Krama. 3. Fortgeschrittene sollten die diversen Verschlüsse (→ Bandha) anwenden, wenn sie diese problemlos halten können.

Kapālarandhra-Dhauti
Eine der untergeordneten → Reinigungstechniken des → Hatha-Yoga. Indem man mit dem Daumen der rechten Hand die Stelle zwischen den Augenbrauen und der Nasenwurzel täglich mehrmals massiert, soll man die Fähigkeit der → Hellsichtigkeit erlangen. → Divya-Cakshus.

Kāpālika-Sekte
Hinduistische Sekte, die sich stark am → Tantrismus orientiert. Sie verehren den Gott → Shiva. Ihr Kennzeichen ist das Verwenden von menschlichen Schädelknochen (Kāpāla) als Essensschale. Die Kāpālika sind bekannt für ihre sexuellen Exesse und Grausamkeiten.

Kapha
Eines der drei Grundprinzipien (→ Dosha) im → Āyurveda. Kapha bestimmt die Struktur des Körpers durch Bildung von Muskeln, Sehnen, Fett und Knochen.

Kapila
Der Legende nach der Begründer des → Sāmkhya, einer dem Yoga sehr ähnlichen Tradition.

Kapothāsana
(Taube). Stärkende Körperpose (→ Āsana) für Gallenblase und Harnsystem. Sie wird folgendermaßen praktiziert: 1. Man nimmt den → Fersensitz ein und legt beide Hände neben die Oberschenkel auf den Boden. 2. Das rechte Bein wird lang nach hinten ausgestreckt, die Zehen sind flach auf dem Boden. 3. Dann neigt man sich leicht nach links, winkelt den linken Unterschenkel so an, daß der Fuß nach rechts zeigt und bringt ihn vor dem Rumpf auf den Boden. Man kann sich mit den Händen abstützen, um die Beine in Position zu bringen. 4. Schließlich richtet man den Rumpf mittig auf, wobei die Hüfte parallel zum Untergrund bleibt.
Variationen: Aus dieser Grundposition kann man sich entweder mit dem Oberkörper flach nach vorne auf den Boden legen, die Hände bei geradem Rumpf vor der Brust falten oder sich zurücklehnen. Dabei winkelt man das gestreckte Bein an und faßt den Fuß (ein Tuch um den Knöchel kann helfen, wenn man Hand und Fuß noch nicht zusammenbringt). Die Hüfte sollte nicht geneigt sein und zum Boden gedrückt werden.

Kārana
(Ursache, Motiv). Ursache und Wirkung (→ Kārya) machen das → Karma aus. → Kartri.

Kārana-Sharīra
Der dritte der verschiedenen Körper (→ Sharīra), die das → Selbst umschließen. Er wird auch Kausalkörper genannt, da er aus der grobstofflichen, also physischen

Hülle (→ Sthūla-Sharīra) und dem → Astralkörper hervorgeht. → Deha.

Karma, Karman
(Tat, Handlung). 1. Geistige oder körperliche → Handlungen im allgemeinen. Damit können Qualität und Absicht einer Handlung bezeichnet werden. Die Motive für eine Handlung werden nach den drei Grundeigenschaften (→ Guna) der → Natur unterteilt in: Sattvika-Karma – Handlungen, die ein Mensch selbstlos in Übereinstimmung mit den Traditionen und ohne Ansinnen auf Belohnung (→ Phala) ausführt; Rajasa-Karma – an ein egoistisches Motiv (Belohnung, Freude, Macht etc.) gebundene Handlung; Tāmasa-Karma schließlich ist kennzeichnend für selbstsüchtige, verwirrte Personen, die sich weder um Moral noch Konsequenzen ihres Tuns kümmern.

Ziel des spirituell Praktizierenden ist es, nur sattvige, also selbstlose Handlungen zu begehen, um das → Ego zu transformieren. Diese von der → ›Bhagavad-Gītā‹ vertretene Position schuf die ethische Grundlage dafür, nicht mehr allen Handlungen entsagen und sich als → Asket von der Welt zurückziehen zu müssen, sondern durchaus am weltlichen Leben teilnehmen zu können. Die Handlungen müssen allerdings den höheren Pflichten (→ Dharma) entsprechen. 2. Schicksal des Menschen, das er selbst durch seine körperlichen und geistigen Handlungen bestimmt. Das hinduistische Denken sieht die Handlungen eines Menschen stets in dem größeren, übergeordneten Zusammenhang seines gegenwärtigen mit seinen früheren und künftigen Leben. Jede Handlung, ist dem Prinzip von Ursache und Wirkung unterworfen. Die Wirkung von Handlungen muß für den → Handelnden nicht sofort sichtbar sein, oft zeigt sie sich erst in späteren Leben. Daher ist die Vorstellung der Wiedergeburt (→ Punjar-Janman) eng mit dem Karma verknüpft. Dieser Lehre nach ist jeder Mensch selbst verantwortlich für die Gestaltung seines gegenwärtigen und kommenden Schicksals.

Der Zusammenhang wird durch die Unterscheidung der drei Arten von Karma deutlicher: Das → Sancita-Karma ist die Gesamtheit aller Handlungen, die nach dem Ursache-Wirkungs-Prinzip abzutragen sind. Es ist das Karma aller bisherigen Leben. Das → Āgāmi-Karma ist das Karma, das eine Person in ihrem Leben aufbaut und das erst in kommenden wirksam wird. Das → Prārabdha-Karma ist das im jeweiligen Leben wirksame. Es bestimmt die momentane Existenz eines Menschen von Stand und Besitz über Stärken und Schwächen bis hin zu seinen Problemen. Alle

Formen des Karma wirken der → Befreiung entgegen, denn nach dem Gesetz von Ursache und Wirkung fordern sie irgendwann ihre Einlösung und damit die Wiedergeburt eines Menschen. Die gesamte spirituelle Praktik des Yoga dreht sich um die Einstellung des Kreislaufs von Karma und Wiedergeburt, da jede Wiedergeburt den Menschen an den → Körper fesselt und ihn in Unwissenheit (→ Avidyā) hält, wodurch er sein wahres Selbst (→ Ātman) als Teil der transzendentalen → Wirklichkeit nicht erkennen kann. Durch die Yoga-Praxis versucht der Yogi, sein Bewußtsein und damit sein ihn bindendes Ego zu transzendieren. Durch selbstloses Handeln, das nicht dem Ego entspringt, wird kein neues Karma geschaffen und einer Wiedergeburt so entgegengewirkt.

Karma-Indriya
(Handlungsorgan). → Indriya.

Karma-Mārga
→ Karma-Yoga.

Karmamimamsa
Eines der sechs klassischen Philosophiesysteme (→ Darshana) des → Hinduismus. Es umfaßt die Analyse von → Handlungen und interpretiert Rituale und Opferzeremonien, die in den ›Veden‹ (→ Veda) beschrieben sind.

Karma-Yoga
Einer der vier Hauptzweige im Yoga, neben → Jnāna-Yoga, → Bhakti-Yoga und → Rāja-Yoga. Es ist der Weg des selbstlosen → Handelns. Hierbei versucht der Praktizierende, keine Handlungen aus egoistischen Motiven zu unternehmen und sich seinen weltlichen Pflichten (→ Dharma) zu widmen. Indem er tut, was die Ordnung (Dharma) verlangt, überwindet er mehr und mehr sein → Ego und sieht sich nicht länger als Urheber seiner Handlungen.

Diesen → Pfad des Yoga lehrt der Gott → Krishna den Krieger → Arjuna in der → ›Bhagavad-Gītā‹. Für den → Karma-Yogi bietet dieser Weg die Möglichkeit, in der Welt zu bleiben (z.B. in Berufen wie Entwicklungshelfer oder Krankenschwester), ohne ihr entsagen zu müssen. → Karma.

Karma-Yogi
→ Schüler, der den Weg des → Karma-Yoga geht.

Karna-Dhauti
Das tägliche Reinigen der Ohren, was zum Vernehmen des inneren Klangs (→ Nāda) führen soll. → Dhauti, → Kriyā.

Karna-Pīdāsana
Variation des Pflugs (→ Halāsana), die als Ohr-Knie-Stellung bezeichnet wird. Sie wirkt belebend auf die inneren Organe. Zu ihrer Aus-

führung übt man zuerst den Pflug. Die Beine werden dann zu den Ohren gezogen, so daß die Knie links und rechts neben dem Kopf liegen. Man führt die Hände über die Kniekehlen zu den Ohren oder legt sie in den Nacken. Fortgeschrittene können so vorsichtig den Kopf anheben. Es ist ratsam, danach eine Gegenstellung wie das → Rad oder den → Fisch einzunehmen.

Kārpanya
(Gemeinheit, Niedrigkeit). Einer der Fehler (→ Dosha) des spirituell Praktizierenden, der überwunden werden muß, um → Fortschritte auf dem Weg des Yoga zu machen.

Kartri
Der Handelnde. Er ist dem Zusammenwirken von Ursache (→ Kārana) und Wirkung (→ Karya) unterworfen, die sich auf sein → Karma auswirken. → Karma-Yoga.

Karttikeya
Name des Kriegsgottes. Im → ›Mahābhārata‹ und → ›Rāmāyana‹ wird erzählt, er sei der Sohn → Shivas. Er wurde von Shiva dadurch gezeugt, daß dieser seinen Samen dem Feuer übergab, der Fluß → Ganga ihn aufnahm und Kattikeya gebar. Kattikeya verleiht dem spirituellen → Schüler Kraft bei seiner Entwicklung. Ein anderer bekannter Name für den Sohn Shivas ist Subrahmanya.

Karunā
(Mitleid). Wichtige positive Eigenschaft, die der Yogi kultivieren sollte. Echtes Mitleid vermindert die Befangenheit des → Egos und öffnet das → Herz. → Dayā.

Kārya
(Wirkung). Neben der Ursache (→ Kārana) Bestandteil des → Karmas.

Kaste
→ Varna.

Katthana
(Prahlerei). Ein → Hindernis auf dem spirituellen Weg.

Kaula-Mārga
(Weg der Kaula). Vorstellung der Vergöttlichung des → Körpers durch den »Göttlichen Nektar« (→ Amrita). Dem körpereigenen Amrita wird die Eigenschaft der Unsterblichkeit zugemessen. Daher muß ihn der Praktizierende durch diverse Techniken nutzbar machen und nicht verschwenden. → Kaula Sekte, → Soma.

Kaula-Sekte
Der Legende nach wurde die Sekte von dem berühmten Meister → Matsyendra gegründet. Sie zählt zu den Zweigen des → Tantrismus. Deshalb betrachtet die Sekte den → Körper als wichtiges Mittel zur → Erleuchtung. Für die Kaulas

gibt es keine wirkliche Befreiung (→ Moksha), wenn der Körper nicht vollkommen beherrscht wird. Lehre und Rituale der Kaulas beschäftigen sich zentral mit der Schlangenkraft (→ Kundalinī-Shakti). → Kaula-Mārga.

Kāya-Sampat
(Perfektion des Körpers). Resultiert nach dem → Yoga-Sūtra (I.45) aus der Meisterschaft über die Elemente (→ Bhūta) und verleiht dem → Körper Schönheit, Anmut und Stärke.

Kāya-Siddhi
Synonym für Kāya-Sampat.

Keshava
Name für → Krishna oder → Vishnu.

Keuschheit
→ Brahmacarya.

Kevala-Kumbhaka
Das vollkommene Anhalten des → Atems ohne Ein- und Ausatmung. Ziel des Yogi ist es, bei allen Atemübungen den Atem so lange wie möglich anzuhalten. Hierdurch kann er subtilen Einfluß auf den Zustand des Bewußtseins nehmen. Nach der → ›Hatha-Yoga-Pradīpikā‹ (II.73f.) ist Kevala-Kumbhaka die schwierigste Stufe des Atemanhaltens und führt zum Aufstieg der → Schlangenkraft. → Kumbhaka.

Kevalata
Synonym für → Kaivalya.

Kevalin
Ein erleuchteter → Meister, der sein transzendentales → Selbst verwirklicht hat.

Khecarī-Mudrā
»Geste« (→ Mudrā) im → Tantrismus. Von ihrer perfekten Ausführung verspricht sich der Yogi Aufheben von Hunger und Durst, von → Krankheit und Altern, ja sogar von → Tod. Vor allem soll die Khecarī-Mudrā positiv auf den Fluß des »Göttlichen Nektars« (→ Amrita) und des Samens (→ Bindu) wirken.

Sie wird folgendermaßen ausgeführt: Der Praktizierende schneidet täglich ein ganz klein wenig das Frenulum (Bändchen) seiner Zunge ein und massiert diese danach mit Butter, bis es ganz durchtrennt ist und er die Zunge so weit wie möglich herausstrecken kann. Bei den verschiedenen Atemtechniken (→ Prānāyāma) soll dann die Zunge in den hinteren Rachenraum zurückgelegt werden. Dies wirkt förderlich auf den Energiefluß (→ Prāna) und wird deshalb oft in Verbindung mit → Jālandhara-Bandha angewendet.

Kindspose
Diese Stellung entlastet den unteren Rücken und sollte nach

→ Āsanas mit besonders anstrengenden Rückwärtsbeugungen, so oft es nötig scheint, eingenommen werden. Hierzu kommt man in den → Fersensitz, legt den Oberkörper auf die Oberschenkel und läßt die Arme seitlich locker hängen, so daß die Hände neben dem Gesäß liegen. Der Kopf ruht mit der Stirn am Boden. Ist es problematisch, den Rumpf spannungsfrei auf die Schenkel zu bringen, kann ein Kissen zwischen Unter- und Oberschenkel gelegt werden.

Kīrtana
Das gemeinsame Singen von Liedern zur Verehrung → Gottes. Vor allem im → Bhakti-Yoga, wo Kīrtana zur spirituellen Praxis zählt, wird regelmäßig gesungen. Singen öffnet das → Herz und wirkt auf das Bewußtsein. In der Regel werden bestimmte → Sanskrit-Worte oder göttliche Klangfolgen (→ Mantra) gesungen. Durch die Inhalte der Lieder, die mit großer Hingabe (→ Bhakti) gesungen werden, wird zugleich der → Geist gereinigt. Der Kīrtana beansprucht, im Eisernen Zeitalter (→ Kali-Yuga) die beste Methode zu sein, um sich Gott bzw. der höheren → Wirklichkeit zu nähern. Kīrtana umfaßt auch das gemeinsame → Tanzen zur Ehre Gottes.

Klang
→ Nāda, → Nāda-Yoga, → Shabda.

Klassischer Yoga
Yoga-System, das auf den Lehren → Patanjalis gründet, die er im → Yoga-Sūtra beschreibt. Systematische Darstellung bestimmter Yoga-Techniken. Die Lehre ist größtenteils identisch mit dem → Rāja-Yoga.

Der Klassische Yoga ist eine Ausnahme im indischen Denken und philosophisch dem → Sāmkhya sehr nah. Die Lehre Patanjalis ist erstaunlicherweise radikal dualistisch, während die hinduistische Philosophie (→ Darshana) die Welt als aus einem Stoff bestehend sieht. Das mag mit eine Ursache dafür sein, daß der Klassische Yoga nie zu einer einflußreichen Schule wurde und sich → Vor- und → Nachklassischer Yoga vollkommen einer nichtdualistischen Sicht verschrieben. Nach Patanjali gibt es zwei ewige Existenzkategorien, zum einen das transzendentale Selbst (→ Purusha) und zum anderen die Natur (→ Prakriti). Während Purusha der über allem stehende, aus unendlich vielen Selbsten bestehende Geist ist, ist Prakriti die manifestierte und unmanifestierte Schöpfung, die durch ihre Dynamik den → Kosmos bildet. Dabei gibt es eine nach Patanjali unüberwindbare Kluft zwischen den Selbsten und der Natur, da erstere mit → Bewußtsein ausgestattet sind, letztere aber grundsätzlich empfindungslos und ohne Bewußtsein ist.

Um das Vorhandensein des Geistes im Menschen zu erklären, nimmt der Autor des Yoga-Sūtra an, daß die Natur in ihrer reinsten Form (→ Sattva) es den Selbsten ermöglicht, sich in ihr zu »reflektieren« (vgl. → Chāyā). Durch diese Spiegelung bekommt der Geist ein Bewußtsein, obwohl er nur ein Evolutionsprodukt der empfindungslosen Natur ist. Ziel des Yoga ist es, sich selbst immer weiter zu reinigen und aus den niederen Bereichen der Natur (→ Rajas, → Tamas) zurückzuziehen, bis der Kontakt mit dem transzendentalen Selbst möglich wird. → Achtfacher Pfad.

Klesha
(Leiden, Hindernisse). 1. Sammelbegriff für Hindernisse auf dem spirituellen → Pfad. 2. Im → Klassischen Yoga → Patanjalis werden fünf Kleshas unterschieden: Unwissenheit (→ Avidyā), Bindung, Anhänglichkeit (→ Rāga), Abneigung (→ Dvesha), Lebenswillen (→ Abhinivesha) und Ich-Bewußtsein (→ Asmitā). Diese fünf Leiden unterteilt Patanjali jeweils in vier Formen: Aktive Klesha, die den Menschen zu eigennützigen Handlungen treiben; abgefangene Klesha, die von einem anderen Leiden blockiert sind; schlafende Klesha, die nur auf ihre Aktivierung warten und abgeschwächte Klesha, die durch yogische Konzentration beherrscht werden.

Nach Patanjali beeinflussen diese Leiden den Menschen auf emotionaler, psychischer und geistiger Ebene. Sie steuern seine → Handlungen und verhindern, daß der Mensch sein transzendentales, wahres → Selbst entdeckt. Stattdessen identifiziert er sich aufgrund der Leiden mit seinem → Körper. Handlungen, die von den genannten Kleshas motiviert sind, sind niemals selbstlos, sondern gehorchen dem wollenden → Ego und wirken sich deshalb ungünstig auf das → Karma aus. Der Yogi strebt danach, die Kleshas abzuschwächen, um sie schließlich ganz zu überwinden. Nach Patanjali werden die Leiden erst auf den höheren Versenkungsstufen (→ Samadhi) vollständig aufgelöst. → Dosha.

Knie
Das Knie zählt zu den sensitiven Punkten (→ Marman) und wird in manchen Yoga-Zweigen als energetischer Ort (→ Chakra) betrachtet. → Herz, → Kopf.

Knie-Fuß-Stellung
→ Vatyanāsana.

Kniende Stellung
→ Supta-Vajrāsana.

Knieprobleme
Hiergegen helfen alle umgekehrten Positionen wie der → Kopf- oder

→ Schulterstand, die die Knie entlasten. Unter Umständen können der → Liegende Held oder das → Kamel anfänglich schmerzvoll sein, aber mit der Übung Besserung bringen. Bei akuten Problemen sollte vorher unbedingt der Rat eines Arztes eingeholt werden.

Knoten
→ Granthi.

Kobra
→ Bhujangāsana.

Kontemplation
→ Dhyāna.

Konzentration.
Im Yoga eine Vorstufe zur → Meditation. → Patanjali, der Begründer des → Klassischen Yoga, führt sie als sechste Stufe des → Achtfachen Pfads an. Konzentrationstechniken wie → Trātaka sind gute Vorübungen, um den → Geist zu sammeln. → Dhāranā.

Konzentrationsmangel
Grundsätzlich zu empfehlen sind Atemübungen (→ Prānāyāma) und etwa zehnminütige → Meditationen morgens und abends. Folgende → Āsanas können geübt werden: → Hund, → Kobra, Variationen von → Kopf- und → Schulterstand, → Pflug und → Brücke. Darüber hinaus ist das → Fasten eine gute Möglichkeit, den Geist zu sammeln.

Kopa
(Leidenschaft). In der yogischen Heilkunde → Āyurveda bezeichnet der Begriff eine Störung im Gleichgewicht der Körperflüssigkeiten (→ Dosha).

Kopf
Der Kopf beherbergt wichtige Haupt- und Nebenenergiezentren (→ Chakra). Daher spielt er bei der → Meditation eine besondere Rolle als Ort der Konzentration. Im → Hatha-Yoga ist der Kopf der Endpunkt beim Aufstieg der → Schlangenkraft und Sitz des Mondes (→ Candra).

Kopf-Knie-Stellung
→ Pashchimottānāsana.

Kopf-Knie-Stellung im Stehen
→ Pāda-Hastāsana.

Kopfschmerzen
Folgende → Āsanas können die Schmerzen lindern: → Fisch, verschiedene Variationen des → Drehsitzes und → Liegender Held sowie Entspannung in → Shavāsana und einige Runden Wechselatmung (→ Anuloma-Viloma).

Kopf-Zehen-Stellung
→ Shīrshangushtāsana.

Kopfstand
→ Shīrshāsana.

Körper
Disziplinen wie → Tantrismus und → Hatha-Yoga messen dem Körper eine große Bedeutung bei, auch wenn das oberste Ziel stets die Transzendierung des Bewußtseins ist. Der Körper ist das Mittel, das → Befreiung und → Erleuchtung erst möglich macht (→ Kaula-Sekte). Er wird deshalb als göttlicher Tempel oder göttlicher Körper (→ Divya-Deha) aufgefaßt.

Der Körper selbst wird als aus mehreren Schichten (→ Kosha) zusammengesetzt gedacht, die das transzendentale → Selbst umschließen. Auf der untersten Ebene steht die physische Hülle, auf der obersten die Wonnehülle (→ Ānanda-Maya-Kosha). Dazwischen entfalten sich die verschiedenen Schichten des → Astralkörpers. Für den Yogi ist der Körper eine mikrokosmische Abbildung des → Kosmos. Der Yoga bietet verschiedene Möglichkeiten, diese mikrokosmische Welt zu erforschen, mit dem Ziel, das Bewußtsein zu überwinden. Der bekannteste Weg ist die Vorstellung von Energiezentren (→ Chakra) im Körper. Ihre Lage ist physiologisch nicht genau bestimmbar, weshalb sie mehr ideelle Punkte einer »inneren Landkarte« des Körpers darstellen. Untereinander sind die Chakras durch Kanäle (→ Nādī) verbunden, durch die die Lebensenergie (→ Prāna) fließt, wenn sie aktiviert ist. Ziel aller Körperposen (→ Āsana), Atemtechniken (→ Prānāyāma) und Konzentrationsübungen (→ Dhāranā) ist das Reinigen der Nādīs und Chakras, damit die Energie frei fließen kann. → Deha, → Sharīra.

Körperstellungen
→ Āsana, → Bandha, → Mudrā.

Kosha
(Hülle, Überdeckung). Die fünf Hüllen des menschlichen → Körpers, die sein wahres Selbst, die Seele, umschließen. Der Yoga geht von der Vorstellung aus, daß sich die Seele (→ Ātman) zeitweilig in einem irdischen Körper inkarniert, ihn für die Dauer des Lebens gleichsam als Instrument nutzt, um Erfahrungen zu sammeln, und ihn schließlich wieder verläßt.

Abgesehen vom → Klassischen Yoga wird der Aufbau der Körperschichten in allen Zweigen des Yoga gleichermaßen beschrieben: 1. Die unterste Schicht bildet die »Nahrungshülle« (→ Anna-Maya-Kosha), die aus den fünf → Elementen zusammengesetzt ist, die durch die Nahrung aufgenommen werden. 2. Die nächste Schicht ist die »Energiehülle« (→ Prāna-Maya-Kosha), die aus der Lebensenergie (→ Prāna) gebildet wird. 3. Die »Geisthülle« (→ Mano-Maya-Kosha) besteht aus den

Wahrnehmungsorganen und dem niederen Geist. 4. Darüber steht die »Bewußtseinshülle« (→ Vijnāna-Maya-Kosha), die aus Intellekt (→ Buddhi) und → Ego besteht. 5. An oberster Stelle steht die »Wonnehülle« (→ Ānanda-Maya-Kosha), die die Seele umschließt. In der Yoga-Praxis versucht der → Schüler, die einzelnen Hüllen zu reinigen und schließlich zu überwinden, um die Seele zu befreien und zur → Erleuchtung zu gelangen. → Upādhi.

Kosmos
Im → Hatha-Yoga und → Tantrismus spielt der Kosmos eine wichtige Rolle. Der → Körper wird als sein mikrokosmisches Abbild betrachtet. So ist die Wirbelsäule mit dem Zentralkanal (→ Sushumnā-Nādī) ein Symbol für den legendären Berg → Meru. Makrokosmische Gesetze werden im → Mikrokosmos des Körpers nachvollzogen. Der Yogi versucht, die Entfaltung des Universums (→ Prakriti) auf der Ebene seines Körpers durch Aufsteigen der → Schlangenkraft zum obersten → Chakra umzukehren und so zum reinen Bewußtsein (→ Brahman) zurückzufinden, aus dem der Kosmos entstanden ist.

Der Weise → Vyāsa unterteilt das Weltall in sieben Zonen (→ Loka), wobei diese Zonen meist von → Göttern bewohnt werden und nur eine Zone die irdische Welt mit den Unterwelten und der Hölle umfaßt.

Kraft
→ Bala, → Shakti, → Siddhi, → Vibhūti.

Krähe
→ Kākāsana.

Krampfadern
können durch folgende Posen positiv beeinflußt werden: → Held, → Liegender Held, Variationen der Umkehrposen → Kopf- und → Schulterstand, → Kopf-Knie-Stellung, → Reiher und → Adler.

Kranich
→ Bekāsana.

Krankheit
Der Yogi versucht mit allen Mitteln, Krankheiten entgegenzuwirken, da sie ein → Hindernis auf dem spirituellen → Pfad sind. Besonders im → Hatha-Yoga ist das Erlangen eines starken, gesunden → Körpers ausgesprochen wichtig. → Gesundheit, → Roga.

Krauncāsana
(Reiher). Übung zur Streckung der hinteren Ober- und Unterschenkelmuskulatur. Ferner stimuliert die Pose die Bauchorgane. Frauen sollten während der → Menstruation auf sie verzichten.

Ausführung: 1. Man geht in den → Fersensitz, legt beide Unterschenkel außenseitig neben die Oberschenkel und bringt das Gesäß vollständig auf den Boden. 2. Ein Bein wird gebeugt und aufgestellt, die Ferse vor den Damm gesetzt. 3. Jetzt faßt man dieses Bein, streckt es nach oben zur Decke und drückt es durch. Die Hände ergreifen den Knöchel oder das Schienbein, und die Arme werden durchgestreckt. Der Oberkörper ist aufgerichtet und weicht nicht nach hinten aus. 4. Man atmet gleichmäßig, während man die Streckung des Beins hält. Schrittweise kann man so das Bein noch näher zur Brust und den Kopf gegen das Knie ziehen. Das angewinkelte Bein hat stets den Kontakt zum Boden. Bei Schwierigkeiten mit der Dehnung kann man das gestreckte Bein an der Wade oder in der Kniekehle fassen. Nachdem man die Stellung 20–40 Sekunden gehalten hat, wechselt man die Beine.

Variation: Wenn die Streckung im Sitzen große Probleme bereitet, bietet sich folgende Änderung an. Statt zur Decke wird das Bein lang auf den Boden gestreckt. Wie in der → Kopf-Knie-Stellung beugt man sich dann aus dem unteren Rücken vor und faßt Zehen, Knöchel oder Waden.

Krieger

(Vīrāsana). Sitzpose, die Schenkel-, Arm- und Schultermuskulatur dehnt und der → Kuhkopf-Pose ähnelt. 1. Man sitzt mit ausgestreckten Beinen, beugt das rechte Bein und legt den Fuß unter den linken Oberschenkel. 2. Dann führt man das linke Bein über den rechten Schenkel und setzt den linken Fuß eng neben diesen. Die so verschränkten Beine werden an der Außenseite des Oberschenkels stark gedehnt. 3. Zuletzt führt man die linke Hand hinter den Rücken, ebenso die rechte, nur kommt sie von oben am Kopf vorbei. Die Finger werden verschränkt und ziehen aneinander. Nach einiger Zeit wechselt man Beine und Arme. Die Übung ist am effektivsten, wenn beide Gesäßhälften den Boden berühren.

Krikara

Eine der fünf untergeordneten Formen der Lebensenergie (→ Prāna). Sie bewirkt im Körper das Empfinden von Hunger (→ Kshuda) und Durst.

Krishna

Hinduistischer → Gott, achte → Inkarnation → Vishnus. Die → ›Bhagavad-Gītā‹ berichtet von ihm als Lehrer des Kriegers → Arjuna, dem er seine weltlichen Pflichten (→ Dharma) darlegt. Krishna gilt als Hüter der Ordnung und tritt immer dann in Erscheinung, wenn diese in Gefahr ist. Er ist der reine Geist, der über der → Natur steht, und zu dem man darum Zuflucht nehmen kann.

Im Mittelalter war Krishna das Symbol mystischer Frömmigkeit und Hingabe (→ Bhakti). Der Gottverehrer (→ Bhakta) versucht, sein Leben völlig der Göttlichkeit Krishnas zu weihen. Ein bekanntes Bild dafür sind die Liebesabenteuer Krishnas als Hirtengott mit den Hirtinnen (→ Gopī), die ihm vorbehaltlos zugetan waren. Sein Tod etwa 3 100 v. Chr. bedeutet den Beginn des Eisernen Zeitalters (→ Kali-Yuga).

Krishna, Gopi
(1903–1984). Der aus Kashmir stammende Regierungsbeamte erfuhr nach jahrelanger → Meditation den plötzlichen Aufstieg der Schlangenkraft (→ Kundalinī-Shakti). In seinen Büchern beschreibt er das Phänomen der Kundalinī, wie sie ihn jahrelang jeglicher Normalität entriß und wie er sie schließlich bändigte. Diese Aufzeichnungen über seine Erfahrungen mit dieser wichtigen Kraft gehören zu den wenigen Darstellungen, die dem Praktizierenden des Yoga hilfreich zur Seite stehen. (Literatur → Anhang).

Krishnāsana
Pose, die nach dem Gott → Krishna benannt ist. Die Pose streckt die Oberschenkelmuskulatur und fördert den Gleichgewichtssinn.
Ausführung: 1. Man legt sich auf den Rücken und hakt das linke Bein am Nacken ein. Die Arme befinden sich vor der Brust. 2. Dann dreht man sich auf die linke Seite des Körpers und legt die Hände auf den Boden und richtet sich mit ihrer Hilfe und dem ausgestreckten rechten Bein auf. Jetzt balanciert man auf beiden Händen und dem Bein. 3. Schließlich hebt man den rechten Arm und streckt ihn nach oben. Man steht nun allein mit dem rechten Fuß und der linken Hand auf dem Boden. 4. Das Gleichgewicht wird für 20–30 Sekunden gehalten, dann kommt man aus der Pose und wechselt das Bein. Eine ähnliche Dehnübung ist der → Kranich.

Krita-Yuga
Synonym für → Satya-Yuga.

Kriyā
(Akt, Ritual). 1. Synonym für → Karma. 2. Bezeichnung für das unwillkürliche Schütteln des → Körpers beim Erwecken der → Schlangenkraft. 3. Oberbegriff für eine Reihe von → Reinigungstechniken des → Hatha-Yoga. → Kriyā-Yoga.

Kriyā-Yoga
(Yoga der Praxis). 1. In einigen Yoga-Schriften Synonym für → Kar-

ma-Yoga. 2. Yoga, der lange Zeit als vergessen galt. Er wurde besonders im Westen Anfang der zwanziger Jahre durch Paramahamsa → Yogananda bekannt. Ein dem → Rāja-Yoga ähnlicher Zweig, bei dem der spirituelle Anwärter durch eine direkte → Einweihung in die Techniken eingewiesen wird. Die Techniken umfassen Meditation auf den Atem, Körperposen (→ Āsana), Visualisierung von Licht (→ Jyotis) und das Vernehmen von Tönen (→ Nāda) sowie Hingabe an Gott (→ Bhakti). 3. Im → Yoga-Sūtra Bezeichnung für das Auslöschen der unbewußten gedanklichen Aktivität (→ Samskāra) durch Askese (→ Tapas), Versenkung in Gott (→ Īshvara-Pranidhāna) und Studium der heiligen Schriften (→ Svādhyāya).

Krodha
(Wut). Die Wut wird zusammen mit dem → Geiz und dem → Wunsch als das »Tor zur → Hölle« bezeichnet. In der → ›Bhagavad-Gītā‹ (II.62f.) findet sich darum folgende Erklärung: »Wenn eine Person an → Objekte denkt, entsteht Kontakt mit ihnen. Aus diesem Kontakt entspringt der Wunsch und aus dem Wunsch wird die Wut [Krodha] geboren. Aus Wut kommt Verwirrung, aus Verwirrung die Unordnung des Gedächtnisses und aus der Ungeordnetheit des Gedächtnisses der Verlust von Weisheit [→ Buddhi]. Auf den Verlust der Weisheit hin ist der Mensch verloren.«

Der Yoga strebt danach, die Wut wie alle negativen Gefühle zu transzendieren, da sie das wahre Selbst (→ Ātman) verdecken. → Psychologie.

Kshamā
(Geduld). Eine der moralischen Vorschriften (→ Yama) im Yoga. Sie sollte vom → Schüler in jedem Fall aufgebracht werden, sowohl anderen Menschen als auch sich selbst gegenüber, wenn er auf dem spirituellen → Pfad ist.

Kshudhā
(Hunger). Einer der Mängel (→ Dosha). Der Yogi versucht dieses körperliche Bedürfnis durch strenge Regulierung der Nahrungsaufnahme und durch festgelegte Essenszeiten zu beherrschen, damit es ihn nicht in seiner Yoga-Praxis einschränkt. Das langsame Kauen der Nahrung und ein wöchentlicher Fastentag dienen dem gleichen Ziel. → Atemtechniken und → Meditation erfordern ebenfalls eine leichte Diät, um das Bewußtsein nicht mit Verdauung oder Trägheit zu belasten. Um akuten Hunger zu bekämpfen, empfehlen Handbücher des → Hatha-Yoga die Atemübung → Shītalī. → Āhāra, → Fasten.

Kula-Devatā
(Familiengottheit). In Indien ist es üblich, daß Familien einen bestimmten Aspekt einer → Gottheit anbeten, z.B. → Krishna als Kind oder als Hirte. Diese familieninterne Tradition wird bisweilen über Jahrhunderte aufrechterhalten. → Ishta-Devatā.

Kugel
→ Kanda.

Kuhkopf
→ Gomukhāsana.

Kuhū-Nādī
Hauptenergiebahn (→ Nādī) im → Körper, durch die die Lebensenergie (→ Prāna) fließt. Sie reicht vom Zentralkanal (→ Sushumnā-Nādī) bis zu den Genitalien und steht in Verbindung mit der Ausscheidung.

Kukkutāsana
(Hahn). Anspruchsvolle Balancestellung, die die Handgelenke und Schultermuskulatur stärkt. Man nimmt den → Lotus-Sitz ein und führt beide Hände jeweils zwischen Wade und Oberschenkel hindurch, etwa bis zu den Ellenbogen. Dann stemmt man sich mit der Einatmung vom Boden ab und balanciert auf den Handflächen. Einige Sekunden halten und entspannt atmen. Fortgeschrittene können die Augen schließen. → Garbhāsana.

Kumbhaka
Anhalten des → Atems während der Atemübungen (→ Prānāyāma), kann veränderte Zustände des Bewußtseins hervorrufen. Das Anhalten des Atems mit gefüllten Lungen (→ Antara-Kumbhaka) wird vom Anhalten mit leeren Lungen (→ Bāhya-Kumbhaka) unterschieden. Dabei erfüllt den → Körper ein erhöhtes Maß an Lebensenergie (→ Prāna) was den Aufstieg der Schlangenkraft (→ Kundalinī-Shakti) begünstigt. Regelmäßige Atempraxis kann Kumbhaka immer weiter ausdehnen.

Kummer
→ Duhkha, → Shoka.

Kundalinī
1. Name einer Form von → Shakti.
2. Synonym für → Kundalinī-Shakti.

Kundalinī-Shakti
(Schlangenkraft). Wichtige Kraft in Theorie und Praxis des → Tantrismus und → Hatha-Yoga. Es ist das Ziel aller körperorientierten Yoga-Zweige, diese Kraft zu aktivieren und zur Umwandlung von → Körper und → Geist zu nutzen.

Die Wichtigkeit der Schlangenkraft ergibt sich aus der Vorstellung vom Körper als mikrokosmischer Abbildung des → Universums. Dabei wird Kundalinī-Shakti dem weiblichen, schöpferischen Prinzip

(→ Shakti) gleichgesetzt, das als potentielle göttliche Kraft dem Körper innewohnt. Um ihr volles Potential zu entfalten, muß sich die Kundalinī-Shakti mit dem männlichen, statischen Prinzip → Shiva vereinigen. Diese Vereinigung symbolisiert auf der Ebene des Körpers die kosmische Vereinigung gegensätzlicher Kräfte im → Absoluten. Gelingt sie, erlangt der Yogi göttliches Bewußtsein und damit → Befreiung. Die Schlangenkraft sitzt am Fuß der Wirbelsäule, wo sich das unterste Energiezentrum (→ Mūlādhāra-Chakra) befindet. In ihrer inaktivierten Form versperrt sie den Eingang zum zentralen Energiekanal (→ Sushumnā-Nādī). Das Ziel des Yogi ist es, die Schlangenkraft zu aktivieren und in den Zentralkanal zu führen, so daß sie über die einzelnen Energiezentren (→ Chakra) entlang des Zentralkanals hinauf zum Kopf steigt. Gelangt sie in das oberste Zentrum (→ Sahasrāra-Chakra), den Sitz Shivas, findet die Vereinigung beider Energien statt.

Ernährung, Körperposen (→ Āsana), Atemübungen (→ Prānāyāma), → Reinigungstechniken und Meditation des Yogi zielen auf die Erweckung dieser Energie und das Reinigen des Zentralkanals. Nach dem mikro-makrokosmischen Denken wird durch das Aufsteigen der Schlangenkraft das Universum schrittweise in seinen Ursprung, den reinen Geist (→ Brahman), zurückgeführt: Jedes Chakra am Zentralkanal steht für eines der Elemente (→ Bhūta), die der Manifestationsstufe des Universums entsprechen, beginnend mit dem gröbsten, der → Erde, bis zum feinsten, dem → Äther. Erreicht die Kundalinī-Shakti eines der Chakras, hebt der Yogi jeweils diese Manifestation symbolisch auf und erfährt einen höheren Zustand des Bewußtseins. Ist die Kraft oben angekommen, ist der ursprüngliche universelle Zustand des Absoluten erreicht. Das Aktivieren der Schlangenkraft ist mit großer Hitze im Körper, Licht- (→ Jyotis) und Klangerscheinungen (→ Nāda) sowie Bewußtseinsveränderungen verbunden, die für den unvorbereitet Praktizierenden zu einer großen psychischen Belastung werden können. → Krishna, Gopi, → Granthi.

Kundalinī-Yoga
Form des → Tantrismus, deren zentrales Ziel die Erweckung der → Kundalinī-Shakti ist. Die dabei geübten Körperposen (→ Āsana) sind sehr dynamisch und komplex. Jede Körperstellung ist mit unterschiedlichen Atemtechniken (→ Prānāyāma) und Körperbewegungen sowie Visualisierungen innerer Bilder verbunden. Die → Meditation im Kundalinī-Yoga umfaßt stille Meditation, Atemmeditation und Meditation mit be-

stimmten Hand- und Armhaltungen (→ Mudrā).

Kūrma

1. Nebenenergie (→ Prāna) im → Körper. Sie fließt durch Haut und Knochen. Ihre Kraft bewirkt das Öffnen der Augen. 2. Zweite → Inkarnation → Vishnus als Schildkröte.

Kūrmāsana

(Schildkröte). Diese Pose ist nach der Schildkröte benannt, weil sich sowohl der Körper nach außen abschließt als auch der Geist nach innen richtet und sie damit einer in ihren Panzer zurückgezogenen Schildkröte ähnelt (vgl. → Pratyāhāra).

Ausführung: 1. Man sitzt mit gespreizten leicht gebeugten Beinen (etwa 60 Zentimeter Abstand), so daß man die Arme unter den Kniekehlen hindurchführen kann. Man legt die Hände flach auf den Boden und senkt gleichzeitig Rumpf und Kopf. 2. Dann schiebt man die Fersen vor und streckt die Beine so weit es geht. Schließlich wird das Kinn auf den Boden gebracht. Die Arme zeigen nun flach nach hinten und die Beine mit angewinkelten Fersen nach vorne. 3. Aus der Stellung kommt man nach 30–50 Sekunden, indem man zuerst die Beine anwinkelt, die Arme befreit und sich schließlich aufrichtet.

Variation: Man beginnt die Stellung wie oben beschrieben, jedoch werden die Arme hinter den Rücken gelegt, so daß sich die Hände verhaken können. Der Kopf sollte nach Möglichkeit auf dem Boden zwischen den Beinen liegen. Vgl. → Utta-Kūrmāsana.

Kūrma-Nādī

(Schildkrötenbahn). Einer der Energiekanäle (→ Nādī) im → Körper. Er liegt in der Brustregion.

Kutīra

(Hütte). Einsiedelei, Wohnort eines Yogi. Nach der → ›Hatha-Yoga-Pradīpikā‹ sollte sie einfach, bescheiden, sauber und abgelegen sein, eine kleine Tür, aber kein Fenster haben und der Boden sollte aus Kuhdung bestehen. → Āshrama.

Ku-Yogi

Yogi, der an den → Hindernissen oder an schlechter Gesellschaft (→ Jana-Sanga) gescheitert ist. Er konnte sein wahres → Selbst nicht verwirklichen.

L

Laghiman
(Levitation). Eine der übernatürlichen Kräfte (→ Siddhi), die der Yogi im Zuge seiner Vollendung erlangt. Es ist die Fähigkeit, den → Körper so leicht zu machen, daß er schweben kann. → Schweben.

Laghv-Āhāra
Mäßiges Essen. Der Yogi will negative Effekte des Essens wie Müdigkeit, Fettleibigkeit oder Gier durch maßvolles Essen vermeiden. Die weitgehende Emanzipation von der Nahrungsaufnahme ist Teil des asketischen Denkens im Yoga. Daher kann Laghv-Āhāra auch zu den moralischen Geboten (→ Niyama) gerechnet werden. → Āhāra.

Lakshārcana
(Preisen). Das Verehren → Gottes durch Aussprechen seiner 108 Namen. Hierzu kann eine Gebetskette (→ Mālā) mit der entsprechenden Anzahl von Perlen verwendet werden.

Lakshmī
→ Göttin des Wohlstands, des Glücks und der Schönheit. Sie ist die Gattin → Vishnus.

Lalanā
Synonym für → Idā-Nādī.

Lalanā-Chakra
Energiezentrum (→ Chakra). Es liegt im Kopf nahe dem Zäpfchen (→ Tālu), weshalb es auch Tālu-Chakra genannt wird.

Lambikā-Yoga
Stimulierung des Zäpfchens (→ Tālu) im → Hatha-Yoga. Indem der Yogi seine Zunge zurücklegt und damit das Tālu berührt, regt er den Fluß des »Nektars der Unsterblichkeit« (→ Amrita) an. → Khecarī-Mudrā, → Lalanā-Chakra, → Rasa.

Laulya
(Unbeständigkeit). Eine der Ursachen für spirituellen Mißerfolg. Das Leben eines Yogi erfordert besondere → Disziplin und Ausdauer, da geistige Erfolge sich oft erst im nächsten Leben auswirken.

Laya
(Verschmelzung). 1. Übergehen der → Aufmerksamkeit in das → Absolute im Zustand der Versenkung (→ Samādhi). 2. Auflösung des → Universums am Ende eines Weltzeitalters (→ Yuga).

Laya-Yoga
(Yoga der Verschmelzung). Bezeichnung für tantrische Meditationsversuche zur Auflösung des be-

dingten → Geistes. Laya-Yoga besteht aus → Atemkontrolle und verschiedenen »Gesten« (→ Mudrā) sowie Visualisierungen des Gottes → Shiva an bestimmten Punkten des → Körpers. Dieser Weg wird dem mittelmäßigen → Schüler empfohlen, bevor er in höhere Yoga-Praktiken eingeführt wird. Durch konstante → Kontemplation wird er gefestigt, und sein Geist geht in einen transzendentalen Zustand über.

Lebenskraft
→ Prāna.

Lehrer
→ Ācārya, → Guru.

Leichenstellung
→ Shavāsana.

Leichtigkeit
Körperliches Phänomen, das sich nach intensiver Atemarbeit (→ Prānāyāma) einstellt. Hierbei tritt oft Schweiß (→ Sveda) auf, und der → Körper beginnt sich zu schütteln. → Laghiman, → Schweben.

Leiden
→ Duhkha.

Leidenschaft
→ Kāma, → Rāga, → Rajas.

Leidenschaftslosigkeit
→ Para-Vairāgya, → Vairāgya.

Leistenbruch
Nach einer Operation sollte erst nach einem angemessenen Zeitraum mit → Āsanas begonnen werden. In jedem Fall ist der Rat eines Arztes einzuholen, ehe man folgende Reihe zur Heilung übt: → Helden-Pose, → Kopfstand, → Boot, → Schulterstand, → Pflug (auch mit gegrätschten Beinen) sowie → Ohr-Knie-Stellung (als Variation des Pflugs).

Levitation
→ Leichtigkeit, → Schweben.

Licht
→ Jyotir.

Liegender Held
→ Supta-Vīrāsana.

Līlā
(Spiel). Göttliches Spiel. Viele hinduistische Schulen (→ Hinduismus) betrachten die Schöpfung als universelles Spiel → Gottes.

Linga
(Zeichen). 1. Bezeichnung des Körperteils Phallus. 2. Symbol für das → Göttliche. 3. Symbol für das Prinzip der Kreativität. In dieser Bedeutung steht es für das unvorstellbar kreative Potential der Schöpfung vor ihrer Manifestation. Nicht zuletzt deshalb wurde → Shiva, der zerstört und so Raum für Neues schafft, schon sehr früh

mit dem Symbol Linga verbunden (→ Shiva-Linga).

Das Symbol hat im → Tantrismus und im → Hatha-Yoga einen großen Stellenwert und taucht in verschiedenen bildlichen Darstellungen wie z.B. des → Mūlādhāra-Chakra auf. Auch in der → Meditation kennen die beiden Yoga-Zweige leuchtende Visualisierungen des Phallus an verschiedenen Energiezentren (→ Chakra). → Yoni.

Linga-Chakra
Synonym für → Svādhishthāna-Chakra.

Lingāyata-Sekte
Indische Sekte, die im 12. Jh. entstand. Der Name rührt daher, daß ihre Anhänger Gott → Shiva in der Erscheinung eines Phallus (→ Linga) verehren. → Shaivismus.

Lobha
(Geiz). Hindernis (→ Dosha) auf dem spirituellen → Pfad. Der Yogi sollte keinen Besitz haben, da dieser die Bindung an die Welt stärkt, die es für den Yogi zu überwinden gilt. Aus diesem Grund leben viele Yogis als Bettelmönche. → Aparigraha.

Loka
(Reich, Ebene). Himmlische Reiche. Das kosmologische Denken des → Hinduismus geht von sieben Lokas aus. Nach dem → Tod geht der Mensch in eines dieser Reiche ein und verweilt dort so lange, bis er wiedergeboren wird. Die sieben Lokas sind in aufsteigender Reihenfolge: 1. Bhūra-Loka – die Erde. 2. Bhuvar-Loka – der Raum zwischen Erde und Sonne. Hier leben die → Siddhas, → Munis und → Weisen. 3. Svar-Loka – der → Himmel → Indras. 4. Mahar-Loka – der Bereich von Heiligen. 5. Jana-Loka – die Heimat von → Brahmas Söhnen. 6. Tapo-Loka – der Bereich verschiedener → Götter. 7. Satya- oder Brahma-Loka – das Reich → Brahmans. Wer hier angekommen ist, erfährt keine Wiedergeburt mehr und ist befreit. Diesen sieben himmlischen Welten stehen sieben höllische Reiche (→ Pātāla) gegenüber. → Kosmos.

Lolasana
(Schwingende Pose). Eine Balanceübung, die mehr Kraft als Gleichgewichtssinn verlangt. Regelmäßiges Üben kräftigt die Armmuskulatur und Handgelenke.
Ausführung: 1. Der → Fersensitz wird eingenommen, die Hände links und rechts neben dem aufrechten Oberkörper auf den Boden gelegt. Dann wird, indem man sich leicht aufrichtet, ein Bein über das andere gelegt, so daß sich die Unterschenkel kreuzen. 2. Jetzt stemmt man sich mit der Kraft der Arme hoch, wobei die gekreuzten Beine zwischen den Armen nach

vorne und nach hinten schwingen können. 3. Nach einigen Sekunden kommt man nach unten und wechselt die Beine. Nach der Übung werden beide Beine ausgestreckt, und man kann sich entspannen. Trotz der Anstrengung leicht und gleichmäßig atmen!

Lotus

(Padma). Symbol für → Reinheit und Vollendung. So wie die Lotusblume aus dem schlammigen Wasser aufsteigt und ihre Schönheit im Licht der Sonne entfaltet, so findet der spirituell Strebende nach einem langwierigen Aufstieg sein wahres → Selbst. Das Lotusblatt steht für Ungebundenheit. Die Lotusblüte wird im Yoga oft für symbolische Abbildungen verwendet. Auch werden die Augen oder Füße von Heiligen als »Lotusaugen« oder »Lotusfüße« bezeichnet.

Lotus-Sitz

→ Padmāsana.

Löwe

→ Simhāsana.

Luft

→ Vāta.

M

Mächtige Pose
→ Urgāsana.

Mada
(Arroganz, Stolz). 1. Einer der Mängel (→ Dosha). Der Yogi muß ihn überwinden und sich in Demut und Hingabe (→ Bhakti) üben. 2. Ekstatische, trunkene Liebe zu → Krishna.

Madana
Einer der Namen für → Krishna als Gott der Liebe.

Mādhu-Bhūmika
(Honig-Stufe). Hohe Stufe der Versenkung (→ Samādhi), auf der der Meditierende von höheren Kräften versucht wird und deshalb Gefahr läuft, vom Ziel der Transzendierung des eigenen Bewußtseins abzukommen.

Mādhurya
(Güte). Eine der Verhaltensvorschriften (→ Yama) für den Yogi.

Madhya-Mārga
(mittlerer Weg). Synonym für → Sushumnā-Nādī.

Magenübersäuerung
Wichtig bei solchen Beschwerden ist eine veränderte Ernährung (→ Vegetarismus) und der Abbau von Streß durch → Kontemplation und Atemübungen. Ferner sollten besonders stehende Körperposen (→ Āsana) praktiziert werden. Falls der Magen im allgemeinen geschwächt ist, helfen → Liegender Held und → Kamel.

Magie
Der Yoga hat eine seiner vielen Wurzeln in der magischen Tradition Indiens, die mit Mitteln der Askese (→ Tapas) und der Kraft des Willens versucht, Zugang zur höchsten → Wirklichkeit zu finden.

Große Yogis haben im Zuge ihrer Vollendung übernatürliche Kräfte (→ Siddhi) entwickelt, die häufig für Zauberei gehalten wurden. Auch die Praktiken des → Schamanismus haben zu diesem Eindruck beigetragen. Die Yoga-Schriften selbst warnen immer wieder vor Mißbrauch der paranormalen Kräfte, da sie → Hindernisse auf dem → Pfad der spirituellen Vollendung darstellen. → Alchimie, → Okkultismus.

Mahā-Bandha
(großer Verschluß). Einer der Verschlüsse (→ Bandha) des → Hatha-Yoga. Er verhindert, daß die Lebensenergie (→ Prāna) nach oben aus dem → Körper entweicht und

leitet sie in den mittleren Kanal (→ Sushumnā-Nādī).
Ausführung: 1. Man nimmt eine Sitzhaltung ein, bei der man den linken Knöchel an den Anus legt und den rechten Fuß auf den linken Oberschenkel. 2. Dann wird eingeatmet und der Anusmuskel zusammengezogen, wobei man sich auf den zentralen Energiekanal konzentriert. 3. Nachdem der → Atem so lange wie möglich ohne Kinnverschluß (→ Jālandhara-Bandha) angehalten wurde, atmet man langsam und bewußt aus und entspannt den Anusmuskel wieder. 4. Danach wiederholt man Mahā-Bandha mit umgekehrter Fußstellung. Zusammen mit → Mahā-Mudrā und → Mahā-Vedha hält diese Technik den → Körper jung und stark und erweckt die Schlangenkraft (→ Kundalinī-Shakti).

Mahābhārata
Neben dem → ›Rāmāyana‹ das zweite große indische Nationalepos. Es besteht aus 18 Büchern und insgesamt 106 000 Versen. Der wichtigste Teil des ›Mahābhārata‹, die → ›Bhagavad-Gītā‹, gibt Hinweise auf die Techniken für Yoga und → Sāmkhya und begründet vor allem den → Karma-Yoga. Das ›Mahābhārata‹ soll der Legende nach von dem Weisen → Vyāsa verfaßt worden sein; es gilt jedoch als sicher, daß es aus Schriften unterschiedlicher Autoren besteht.

Mahā-Bhūta
Die fünf grobstofflichen Elemente. → Bhūta.

Mahādeva
(Großer Gott). Anderer Name für → Shiva.

Mahā-Mudrā
(große Geste). Eine Variation der → Kopf-Knie-Stellung in Kombination mit einer Atemübung (→ Prānāyāma). In Sitzhaltung legt man die linke Ferse an den Anus, während das rechte Bein ausgestreckt wird und die Zehen gefaßt werden. In dieser Stellung wird der Kinnverschluß (→ Jālandhara-Bandha) durchgeführt. Beim Einatmen versucht man, den Atem direkt in den zentralen Energiekanal (→ Sushumnā-Nādī) zu leiten. Das soll die Schlangenkraft (→ Kundalinī-Shakti) erwecken. Nachdem man den Atem längere Zeit angehalten hat, atmet man aus und wechselt die Seiten.

Mahā-Mudrā soll gegen diverse → Krankheiten wie Schwindsucht, Verstopfung, → Verdauungsstörungen und → Hämorrhoiden wirken und sogar zur Unsterblichkeit verhelfen. → Mahā-Bandha, → Mahā-Vedha.

Mahā-Rajas
(großer Rajas). Bezeichnung für die weibliche »Samenflüssigkeit«, bestehend aus Menstruationsblut

und vaginalem Ausfluß. Besonders im → Tantrismus spielt die Vereinigung von männlichem und weiblichem Samen eine wichtige Rolle. → Bindu, → Rajas.

Mahā-Samādhi

1. Das bewußte Aufgeben des eigenen → Körpers nach Erreichen der Erleuchtung (→ Samādhi). Der Yogi führt seinen physischen → Tod herbei. 2. Grab eines → Heiligen.

Mahasaya, Lahiri

(1828-1895). → Guru und → Meister, der den → Kriyā-Yoga wieder verbreitet hat. In weiser Vorausahnung hat er Paramahamsa → Yogananda, den Schüler seines eigenen Schülers Shrī → Yukteswar (1855-1936), Anfang des Jahrhunderts nach Amerika geschickt, um die Lehre dieses Yoga zu verkünden. Lahiri Mahasayas Lebensgeschichte ist in Yoganandas Buch ›Autobiographie eines Yogi‹ nachzulesen (→ Literaturhinweise im Anhang).

Mahā-Siddha

(großer Meister). Vollendeter Meister des Yoga, der höchste → Erleuchtung gefunden hat. Der Überlieferung nach gibt es 84 erleuchtete Meister, die übernatürliche Kräfte (→ Siddhi) erlangt haben. Dabei ist die Zahlenangabe nicht genau zu nehmen, sondern als Hinweis auf die in ihrem Ursprung nicht mehr auszumachende Kette von Erleuchteten zu verstehen. Als wichtige Meister des → ›Hatha-Yoga nennt die → ›Hatha-Yoga-Pradīpikā‹ → Shiva, → Matsyendra, → Goraksha, → Buddha und → Kāpālika. → Siddha.

Mahā-Sukha

Die größte → Wonne, die ein Yogi genießt, wenn er → Erleuchtung erfahren hat.

Mahātma

(großes → Selbst). Respektvolle Bezeichnung für große → Heilige. → Gandhi wurde von den Menschen als Mahātma Gandhi angesprochen.

Mahā-Vedha

Besondere Technik des → Hatha-Yoga zur Vereinigung der Lebensenergie (→ Prāna) in den drei Hauptkanälen → Idā-, → Pingalā- und → Sushumnā-Nādī.

Ausführung: 1. Man sitzt wie in → Mahā-Bandha, ein Knöchel liegt unter dem Anus und der andere Fuß auf dem gegenüberliegenden Oberschenkel. 2. Dann wird eingeatmet und der → Atem mit dem Kinnverschluß (→ Jālandhara-Bandha) angehalten. 3. Man legt die Hände auf den Boden und stützt sich damit ab, so daß man das Gesäß heben und senken kann. 4. Wenn der Atem nicht länger angehalten werden kann, atmet man langsam aus. Nach der → ›Hatha-Yoga-Pradīpikā‹ soll man Mahā-Vedha, Mahā-Bandha und → Mahā-Mudrā täglich alle drei Stunden üben, um Alter und → Tod zu überwinden.

Mahā-Vrāta
Das »Große Gelübde« des Yogi, alle moralischen Vorschriften (→ Yama) unter allen Umständen strikt zu befolgen.

Maheshvara
(aus Mahā=groß und → Īshvara = Gott). Respektvoller Name für → Shiva oder → Vishnu.

Mahiman
Eine der klassischen übernatürlichen Kräften (→ Siddhi). Sie befähigt den Yogi, körperlich unendlich groß zu werden.

Maithunā
(Geschlechtsverkehr). Zentrale Praktik des → Tantrismus. Im Gegensatz zu kollektiven Orgien und Fruchtbarkeitsriten, die vielen Sekten des → Hinduismus seit früher Zeit bekannt sind, ist Maithunā ein ritueller Akt, der nicht zum Zwecke sexueller Lust vollzogen wird. Vielmehr haben die Teilnehmer strenge Regeln zu befolgen, bis es zur endgültigen Vereinigung kommt. Das oberste Gebot ist hierbei, daß der Mann seinen Samen (→ Bindu) nicht abgibt. Gewöhnlich findet der heilige Geschlechtsverkehr zwischen in Kreisform angeordneten Schülern statt, wobei der Lehrer in der Kreismitte sitzt.

Hinter der Vereinigung von Mann und → Frau steht die Vorstellung einer Wiedervereinigung göttlicher, universeller Kräfte: die Frau verkörpert → Shakti und der Mann → Shiva. Die daraus hervorgehende sexuelle Energie wird genutzt, um die Energiezentren (→ Chakra) aufzuladen, die → Konzentration zu verbessern und die Energie in → Wonne umzuwandeln. Verstärkt wird dies durch die Vorstellung innerer Bilder und Rhythmisierung der Atmung, die im Maithunā vorgenommen wird. → Sexualität.

Maitrī
(Freundlichkeit). Eine der Verhaltensweisen, die sich der Yogi ebenso wie → Mitleid, → Fröhlichkeit und Ausgeglichenkeit aneignen sollte, da sie das → Herz reinigt und den → Geist beruhigt.

Makarāsana
Dieses auch als Delphin-Pose bekannte → Āsana ist eine gute Übung zur Vorbereitung auf den → Kopfstand, da sie die Armmuskulatur stärkt.
Ausführung: 1. Man kniet auf dem Boden im → Fersensitz und faltet die Hände vor der Brust, so daß die Unterarme ein Dreieck bilden.

2. Dann setzt man die abgewinkelten Arme weit vor dem Oberkörper ab, stemmt den Oberkörper hoch und streckt die Beine. 3. Jetzt beugt man den Oberkörper nach vorne, bis das Gewicht des Körpers auf den Armen liegt, und zieht ihn wieder zurück. Die Technik ist vergleichbar mit Liegestützen.

Makrokosmos

→ Mikrokosmos, → Pinda-Anda.

Mala

Der Schmutz, der die → Weisheit verdeckt. Der Begriff bezeichnet im Yoga verschiedene sogenannte Unreinheiten, wie die Identifizierung des Selbst (→ Ātman) mit dem sterblichen Körper und den → Handlungen oder das Gebundensein an → Wünsche. Der Yogi strebt mit seinen Techniken eine umfassende → Reinigung des gesamten Körper-Geistes an, um sein wahres Selbst wiederzufinden und → Befreiung zu erlangen.

Mālā

1. Kette aus 108 getrockneten Beeren oder Holzkügelchen, die der Yogi zur Rezitation von → Mantras verwendet. Während der Mantrawiederholung läßt der Yogi die Glieder der Kette durch seine Finger gleiten. Um bei der Wiederholung der Mantras nicht zählen zu müssen, besitzt die Kette eine große Perle (Mahā-Mālā), die dem Yogi jedesmal signalisiert, daß 108 Rezitationen hinter ihm liegen. 2. Kurzform für Japa-Mālā (Gebetskette).

Manana

Erwägen oder Überdenken. Im → Vedānta das zweite der drei Mittel zur Erlangung von Erkenntnis (→ Vidyā). Dem Erwägen gehen Hören, Lesen und Aufnehmen spiritueller Wahrheiten (→ Shravana) voraus, während die höhere Stufe ein noch tieferes Überdenken des erworbenen Wissens durch → Meditation (Nididhyāsa) bedeutet.

Manas

Der niedere → Geist, dessen Hauptaufgaben der Yoga im Aufnehmen und Verarbeiten äußerer wie innerer Sinneseindrücke sieht. Als Sinneseindrücke werden Reize der Umwelt sowie eigene Gefühle bezeichnet. Manas wirkt mit dem Unterbewußtsein (→ Citta) und den Wahrnehmungsorganen (→ Indrya) zusammen. Es koordiniert die Sinneseindrücke und setzt sie in konkrete → Handlungen des Menschen um. Zuvor jedoch müssen die Sinneseindrücke der Unterscheidungskraft des übergeordneten Intellekts (→ Buddhi) unterzogen werden. Im Gegensatz zu Manas kann Buddhi die Sinneseindrücke klassifizieren.

Da das Manas auch die verborgenen Wünsche, Neigungen und Zweifel beherbergt, die sich als

»Gedankenbahnen« (→ Vāsanā) in ihm eingeschliffen haben, versuchen die Yogis, es zu disziplinieren. Hierbei spielt insbesondere die Atemkontrolle (→ Prāṇāyāma) eine entscheidende Rolle, da Geist und → Atem eng verbunden sind. Durch die Rhythmisierung der Atmung wird das Manas beruhigt und von den Vāsanā gereinigt.

Manas-Chakra
Energiezentrum (→ Chakra) im Kopf. Es liegt über dem → Ājñā-Chakra und wird als sechzehnblättriger weißer → Lotus dargestellt.

Mandala
(Kreis, Bogen). Komplexes geometrisches Formenarrangement, das in der Regel auf den Boden gezeichnet wird. Es ist symmetrisch und auf einen Mittelpunkt bezogen. Das Mandala reinigt den jeweiligen Ort von Dämonen. Hier findet auch die Einweihung (→ Dīkshā) eines → Schülers statt. Das Zentrum des Mandalas steht für das Zentrum des → Selbst, des → Geistes oder des → Kosmos. Indem der Schüler sich dem labyrinthischen Inneren des Mandala nähert, dringt er gleichzeitig in seinen Wesenskern vor. Schicht für Schicht läßt er symbolisch verschiedene Existenzebenen hinter sich.

Im → Tantrismus wird das Mandala auch als Konzentrationshilfe benutzt. Das einfachste Mandala ist das → Yantra.

Mandukāsana
(Frosch). Übung zur Lockerung der Knie- und Knöchelgelenke.
Ausführung: 1. Man kniet sich im → Fersensitz hin und bringt die Beine so weit wie möglich auseinander, so daß die Zehen sich hinter dem Gesäß berühren. Der Rumpf ist aufrecht und die Hände liegen auf den Knien. 2. Die Stellung kann man für mehrere Minuten halten und danach versuchen, die Beine noch weiter auseinanderzuschieben. Dieses → Āsana läßt sich auch mit → Augenübungen oder Armdehnungen verbinden.

Mandukī-Mudrā
(Frosch-Geste). Übung, bei der man die Zunge an das Zäpfchen (→ Tālu) legt, was vor → Krankheit und Alter schützen soll. → Khecarī-Mudrā, → Mudrā.

Mängel
→ Dosha, → Mala.

Manipura-Chakra
Das dritte Energiezentrum (→ Chakra) des → Körpers. Es befindet sich am → Nabel. Dargestellt wird es als zehnblättriger → Lotus, wobei jedes Blütenblatt ein Zeichen aus dem → Sanskrit trägt. In der Mitte des Lotus befindet sich ein nach unten gerichtetes Dreieck. Die diesem Chakra zugeordnete Farbe ist rot, sein → Element das Feuer und die Samensilbe (→ Bīja-

Mantra) Ram. Regelmäßige → Konzentration auf das Manipura-Chakra soll die Fähigkeit verleihen, in einen anderen Körper einzudringen sowie → Tod und → Krankheit zu überwinden.

Mano-Gati
Übernatürliche Fähigkeit (→ Siddhi), die darin besteht, in einen anderen → Geist eindringen zu können.

Manohara
Andere Bezeichnung für → Shiva oder → Krishna in ihrer Eigenschaft, die Aktivität des bedingten → Geistes zu zerstören und ihm damit zu ermöglichen, in höhere Ebenen der → Wirklichkeit aufzusteigen.

Mano-Javitva
Die übernatürliche Fähigkeit (→ Siddhi), sich mit der Geschwindigkeit von Gedanken zu bewegen.

Mano-Maya-Kosha
(Schicht aus Geist). Die dritte der fünf Hüllen (→ Kosha), die das transzendentale → Selbst verbergen und den menschlichen → Körper bilden. In der Mano-Maya-Kosha sitzen der niedere Geist und das Unterbewußtsein (→ Manas, → Citta) sowie die fünf Wahrnehmungsorgane (→ Jnāna-Indriya) Augen, Ohren, Nase, Zunge und Haut.

Mantra
(wörtlich: Denkwerkzeug). Rituelle Klangformel zur Gebets- und Konzentrationshilfe, die auf die vedischen Hymnen und Opfersprüche zurückgeht. Ein Mantra kann aus einer einzigen (→ Bīja-Mantra) oder aus mehreren Silben bestehen.

Vor allem im → Bhakti-Yoga ist der Mantra ein Element lobpreisender Lieder (→ Kīrtana). Bei der → Meditation bewirkt die beständige innere Wiederholung des Mantras die Konzentration auf einen Punkt. Der bekannteste aller Mantras ist die heilige Silbe → Om, die das → Absolute repräsentiert. Der Mantra ist der direkte Ausdruck Gottes. Jeder → Gottheit entspricht ein spezieller Mantra, den der Yogi innerlich oder laut rezitiert, um mit dieser Gottheit eins zu werden. Alle Mantras bergen in ihrer Klangstruktur ein spezifisches Energiemuster, das auf den, der es rezitiert, reinigend wirkt. Traditionell wird ein Mantra vom Lehrer (→ Guru) an den Schüler weitergegeben, da sein Klang sich nicht aufschreiben läßt. → Dhāranī, → Japa, → Mantra-Yoga, → Nāda.

Mantra-Pradesha
Feierliche Zeremonie, bei der ein Lehrer (→ Guru) seinem → Schüler einen → Mantra weitergibt. Hierbei wird der Schüler in die geheime Bedeutung und Aussprache des Mantras eingeweiht. → Dīkshā.

Mantra-Yoga
Hauptzweig im Yoga, der auf die rituellen und magischen Anfänge der Yoga-Tradition zurückgeht. Seit der brahmanischen Zeit hat das exakte Rezitieren und Aussprechen der → Mantras eine hohe rituelle Bedeutung. Unrichtige Aussprache stellte eine Befleckung der Heiligkeit der Worte dar. Erst durch den populären → Tantrismus wurde der Mantra-Yoga eine eigene Disziplin, die vor allem für Menschen geeignet ist, die sich auf einer niedrigen spirituellen Ebene befinden.

Der Mantra-Yoga verlangt von seinen → Schülern vor allem das beständige Wiederholen von Klangformeln (Mantra). Weil dieses Rezitieren die Beruhigung und Konzentration des → Geistes bewirkt, wurde der Mantra-Yoga zu einem Mittel der → Selbst-Verwirklichung. Weitere Elemente dieses Yoga sind u.a. Hingabe, Gottverehrung und Anbetung (→ Bhakti), Reinigung von → Körper und Geist, Körperstellungen (→ Āsana), Studium der → ›Bhagavad-Gītā‹, → Opfer, → Konzentration, → Meditation und → Versenkung. Damit stützt sich der Mantra-Yoga wie die meisten anderen Zweige auf mehrere Glieder (→ Anga), die Rezitation von Mantras bildet jedoch seinen Kern. → Dharani.

Marana-Siddhi
Übernatürliche Kraft (→ Siddhi). Die Befähigung, einen anderen Menschen durch bloßes Anschauen zu töten.

Mārdava
Eine der Verhaltensvorschriften (→ Yama) des Yoga. Es ist die Tugend der Güte und Milde, die der Yogi anderen entgegenbringen soll.

Mārga
(→ Sanskrit: Weg). → Pfad, → Yoga-Mārga.

Marīchi-Pose
(→ Sanskrit: Marīchyāsana). Körperpose, die nach Marīchi, einem Weisen aus der indischen Mythologie, benannt ist. Sie verbindet die Drehung aus dem Drehsitz (→ Matsyendrāsana) mit der Streckung der Kopf-Knie-Stellung (→ Pashchimottānāsana).
Ausführung: 1. Man sitzt mit geschlossenen, durchgestreckten Beinen auf dem Boden. Der Rumpf ist aufgerichtet. 2. Das rechte Bein wird angewinkelt und die Ferse so nah wie möglich zum Körper gezogen. 3. Die rechte Hand greift die linken Zehen, während die linke Hand etwa 20 Zentimeter hinter dem Rücken auf dem Boden liegt. Der Rumpf vollführt hierbei eine Drehung nach links, die Wirbelsäule wird gestreckt. 4. Jetzt wird der rechte Arm außen am rechten

Schienbein vorbei zum Rücken geführt, wo die rechte Hand den linken Unterarm oder die linke Hand umschließt. Die Drehung des Oberkörpers sollte in dieser Haltung noch verstärkt werden. Beide Gesäßhälften ruhen auf dem Boden, der Brustkorb ist aufgerichtet. 5. Nach einigen Atemzügen dreht man sich zurück, läßt die Hände zusammen und beugt sich mit dem Oberkörper hinunter zum linken Knie. Wie bei der Kopf-Knie-Stellung erfolgt die Beugung möglichst aus dem unteren Rücken. Der linke Fuß ist angezogen, so daß die Zehenspitzen in Richtung Kopf zeigen. Je fester man das Bein umschlingt, desto leichter fällt die Beugung. 6. Die Stellung wird für 20–40 Sekunden gehalten und auf der rechten Seite wiederholt. Fällt die Pose zu schwer, kann die Ferse weiter entfernt vom Becken plaziert werden.

Marman
Sensitiver Punkt im → Körper. Marmans sind mit chinesischen → Akupunkturstellen vergleichbar und über den gesamten Körper verteilt. Dem Yogi dienen sie zur Bündelung der Konzentration. Er richtet seine → Aufmerksamkeit oder auch den Fluß seines → Atems auf einen dieser Punkte und kann dadurch die betroffene Stelle entspannen, so daß die Lebenskraft (→ Prāna) wieder frei fließen kann. Zu den Marmans zählen vorwiegend Gelenke, Finger, Zehen, außerdem Penis, Anus, → Zäpfchen, → Herz und → Nabel.

Mārtya-Loka
(Erde). Die Welt der sterblichen Menschen. → Loka.

Mātanginī-Mudrā
(Elefanten-Geste). Man steht bis zum Hals im Wasser und zieht das Wasser mit beiden Nasenlöchern ein und spuckt es durch den Mund aus. Danach wird das Wasser vom Mund eingezogen und durch die Nase nach außen gepreßt. Mehrere Durchgänge sollen nach der → ›Gheranda-Samhitā‹ dem Praktizierenden die Kraft eines Elefanten verleihen. Weniger Aufwand erfordert die Technik, wenn man eine Schale mit Wasser verwendet. → Mudrā.

Mati
(Überzeugung). Gebot (→ Niyama) im spirituellen Leben des Yoga. Der Schüler, dem es an echter Überzeugung fehlt, wird → Zweifel bekommen und Gefahr laufen, den spirituellen → Pfad zu verlassen, wenn sich keine raschen Erfolge einstellen.

Von einem vorbildlichen Schüler wird dagegen ein tiefes Vertrauen in Lehre und Tradition des Yoga erwartet. Eine wichtige Rolle spielt dabei der Lehrer (→ Guru). Er kann und muß den Schüler immer wieder von seinen Zweifeln befreien.

Mātrikā
Die 50 Buchstaben des → Sanskrit-Alphabetes, aus denen alle → Mantras gebildet werden. Die 50 Mātrikās werden im Yoga in den Blättern von → Lotusblüten dargestellt, die den Energiezentren (→ Chakra) zugeordnet sind. Das Sanskrit gilt als die älteste Sprache der Welt. Die aus Mātrikās gebildeten Worte können nur annähernd in lateinischer Umschrift wiedergegeben werden (→ »Aussprache und Umschrift des Sanskrit, S. 19).

Mātsarya
(Neid). → Hindernis auf dem → Pfad des Yoga. Neid bestärkt das → Ego und muß daher überwunden werden.

Matsyāsana
(Fisch-Stellung). Übung zur Öffnung des Brustkorbs und Aktivierung der Atemwege. Der Fisch kann als Gegenstellung zu → Schulterstand oder → Pflug eingenommen werden.
Ausführung: 1. Man liegt auf dem Rücken, die Beine sind nebeneinander ausgestreckt. Dann werden die Hände und Arme unter den Rücken gelegt, so daß die Handflächen etwa unter dem Gesäß sind. Die Unterarme sind so dicht wie möglich beisammen. 2. Mit der Einatmung wird der Brustkorb angehoben und der Kopf mit dem Scheitel auf dem Boden abgelegt. Gut ein Drittel des Gewichts ruht auf dem Schädel, der Rest wird von den Unterarmen gehalten. Der Brustkorb wölbt sich zur Decke. In dieser öffnenden Stellung ist es besonders wirkungsvoll, die volle → Yoga-Atmung durchzuführen. 3. Indem zuerst der Kopf gehoben wird, kommt man aus der Pose und legt den Rücken wieder auf den Boden ab. Beine und Füße sollten im Fisch entspannt sein, weswegen sie unter Umständen etwas geöffnet werden können. Die Stellung kann ein bis zwei Minuten gehalten werden.
Variationen: 1. Nach Einnehmen des → Āsanas werden die Beine abwechselnd Richtung Decke gehoben. 2. Der Fisch im Lotus: man liegt auf dem Boden und kreuzt die Beine zum → Lotus-Sitz. Dann drückt man sich in die Pose, mit dem Unterschied, daß die Hände nicht unter dem Gesäß ruhen, sondern die Zehen fassen. 3. Wieder wird der Lotus im Liegen eingenommen, diesmal sind die Arme jedoch hinter dem Kopf auf dem Boden verschränkt. In diese Pose kann man auch kommen, wenn man sich aus dem sitzenden Lotus mit der Ausatmung zurücklehnt. Variation 2 und 3 dehnen zusätzlich den Beckenbereich. 4. Diese

Variation wird ausgeführt wie Variation 3, nur liegt man dabei auf dem Bauch. Oberschenkel und Hüfte sollten so flach wie möglich auf den Boden gedrückt werden.

Matsyendra
Legendärer Yoga-Meister (→ Mahā-Siddha), der ungefähr im 10. Jahrhundert in Assam gelebt haben soll. Er gilt als Gründer der → Kaula-Sekte und erster Lehrmeister des → Hatha-Yoga. Einige Quellen weisen ihn als Lehrer von → Goraksha aus.

Matsyendrāsana
(Drehsitz). Die Variationen des Drehsitzes sind wirkungsvolle Übungen zur Drehung der Wirbelsäule und versorgen den gesamten Rücken und das Hirn mit frischem Blut. Sie wirken gegen → Herzbeschwerden, → Depression, Verstopfung und Unterleibsschmerzen. Die Pose ist nach dem Hatha-Yoga-Meister → Matsyendra benannt und soll die → Schlangenkraft erwecken.
Ausführung: 1. Es empfiehlt sich, eine Vorübung zur Drehung der Wirbelsäule zu machen, die im Kapitel Körperübungen beschrieben ist (→ S. 69).

Einfacher Drehsitz (Ardha-Matsyendrāsana): 1. Man sitzt mit aufrechtem Oberkörper, die Beine sind ausgestreckt. Der linke Fuß wird an die Außenseite des rechten → Knies gestellt, so daß das linke Bein angewinkelt ist. (Unter Umständen kann der Fuß weiter nach unten, neben das rechte Schienbein gesetzt werden). 2. Nun wird die linke Hand vom Körper wegweisend etwa 20–30 Zentimeter hinter das linke Gesäß geführt, um sich abstützen und den Rücken aufrichten zu können. 3. Der rechte Arm wird an der Außenseite des linken Beins vorbei geführt, wobei der Oberarm gegen das Knie drückt. Die Hand ergreift den linken Fuß. 4. Um die Drehung der Wirbelsäule zu erreichen, dreht man sich schließlich mit jeder Ausatmung ein Stück nach links, wobei auch der Kopf die Drehbewegung mitmacht. Gleichzeitig sollte bei jeder Einatmung die Wirbelsäule aufgerichtet werden. 5. Nach ein bis zwei Minuten kommt man mit der Ausatmung aus der Pose, wobei man eine leichte Gegendrehung vollziehen kann. Danach wird die Seite gewechselt.
Variationen: 1. Vereinfachung: Man sitzt im → Fersensitz und greift mit der linken Hand das rechte Knie, stützt sich mit der rechten Hand hinter dem Gesäß ab und dreht sich nach rechts. 2. Halber Drehsitz mit eingeschlagenen Beinen: Man kommt aus dem Fersensitz zur rechten Seite auf die Seite des Oberschenkels, stellt das linke Bein rechts neben dem Knie ab, greift mit dem rechten Arm

daran vorbei und stützt sich wie oben beschrieben mit der linken Hand ab. Allerdings ist jetzt das rechte Bein angewinkelt, so daß die Ferse links neben dem Gesäß liegt. Auch hier wird nach ein bis zwei Minuten die Seite gewechselt. Wichtig ist, darauf zu achten, daß das Gesäß den Boden vollständig berührt. Ist das nicht der Fall, sollte das Bein weiter vorne aufgesetzt werden.

3. Diese Variation unterscheidet sich von der zweiten nur insofern, als der Rücken nicht mehr abgestützt wird und die Hände einander berühren. Wieder kommt man in den Drehsitz, bringt aber den rechten Arm nicht zum Fuß, sondern schiebt den Unterarm unter dem linken Knie vorbei nach hinten und faßt hinter dem Rücken die linke Hand. Die Innenseite des rechten Unterarms drückt gegen das aufgestellte linke Bein. 4. Diese Variante ist die Vorstufe zum vollen Drehsitz: Man sitzt mit aufrechtem Oberkörper und ausgestreckten Beinen. Das linke Bein wird wie im → Lotus auf den rechten Oberschenkel gelegt, so daß die Ferse an der Hüfte und das Knie möglichst am Boden ist. Mit der linken Hand wird das langgestreckte rechte Bein erfaßt, die rechte Hand hinter dem Rücken dient wieder als Stütze. Dann dreht man sich nach rechts, wobei Druck auf das Schienbein ausgeübt werden darf, um weiter in die Drehung zu kommen. 5. Der volle Drehsitz ähnelt Variation 2, jedoch bleibt das liegende Bein nicht angewinkelt auf dem Boden, sondern wird auf den anderen Oberschenkel gelegt. Drehung und Position der Arme sowie des aufgestellten Beines sind wie bei Variation 2. Dieses → Āsana kann meist erst ausgeführt werden, wenn der → Lotus-Sitz beherrscht wird. 6. Der Drehsitz kann auch als Gleichgewichtspose ausgeführt werden. Hierbei wird das auf dem Boden angewinkelte Bein unter das Gesäß gebracht, damit der gesamte Körper auf der Ferse ruht. Die übrige Haltung von Armen und aufgestelltem Bein ist wie oben beschrieben.

Mauna

Das bewußte Schweigen, das ein → Muni sich regelmäßig auferlegt. Als Teil der Askese (→ Tapas) kann es in zwei Formen ausgeführt werden. 1. Formales Mauna: Der Yogi schweigt, darf sich aber durch Schrift oder Handgesten verständigen. 2. Vollkommenes Mauna: Absolute Zurückgezogenheit von der Umwelt.

Das Schweigen als moralisches Gebot (→ Niyama) ist vielen spirituellen Traditionen bekannt. Man richtet die → Aufmerksamkeit allein auf sich oder → Gott und meidet den von der Suche nach dem wahren → Selbst ablenkenden

Kontakt mit Menschen. → Jana-Sanga, → Prajalpa.

Māyā
(Illusion). Das Prinzip in der indischen Philosophie, das den Menschen die mannigfaltige Welt als Wirklichkeit empfinden läßt, obwohl sie ein Trugbild ist. Māyā läßt das Unwirkliche wirklich und das Vergängliche ewig erscheinen. Sie ruft im Menschen eine mangelhafte → Wahrnehmung hervor, die ihn nicht die göttliche Anwesenheit in allen Dingen sehen läßt, sondern nur die scheinbare Vielfalt der Natur. Damit fördert sie die Unwissenheit (→ Avidyā), die den Menschen daran hindert, sein eigenes → Selbst zu erkennen und am Göttlichen teilzuhaben. Die kosmische Illusion gehört als ein Ausdruck ihrer allmächtigen Kraft letztlich zur höchsten Wirklichkeit (→ Brahman). Sie ist das dynamische Prinzip Brahmans.

Mayūrāsana
(Pfau). Gleichgewichtsübung, die die Handgelenke stärkt und den Bauchraum mit frischem Blut versorgt. Außerdem werden die Verdauung angeregt und Leber, Gallenblase und Nieren stimuliert. Um die Balance zu halten, fixiert man mit den Augen einen Punkt an Boden oder Wand.
Ausführung: 1. Man sitzt auf den Fersen, die Beine sind geöffnet und die Hände werden zwischen den Knien auf den Boden gelegt. Die Hände zeigen zum Körper und sind dicht beieinander. 2. Dann beugt man sich mit dem Oberkörper nach vorne, wobei sich das ganze Gewicht auf Oberarme und Ellenbogen stützt. Die Unterarme bleiben zusammen. 3. Die Beine werden langgestreckt. Der gesamte Körper ruht jetzt auf Zehen und Händen. 4. Schließlich verlagert man das Gewicht noch weiter nach vorne und hebt die Zehen vom Boden ab. Jetzt balanciert man ausschließlich auf den Händen. Es entsteht ein wirkungsvoller Druck auf die Bauchregion. Nach einigen Atemzügen kann die Pose mit dem Ausatmen aufgelöst werden.
Variationen: 1. Die Variation besteht in der Stellung der Hände, die jetzt nach vorne zeigen, was den Schwierigkeitsgrad wesentlich erhöht. 2. Ebenso kann man den Pfau mit der gleichen Technik auf den Fäusten ausüben. 3. Fortgeschrittene können den Pfau mit → Lotus-Sitz ausführen. Dies erfordert mehr Konzentration und Beweglichkeit. 4. Schließlich kann man das → Āsana erweitern, indem man vorsichtig die Stirn oder das Kinn auf den Boden legt und die Beine ähnlich wie bei der → Heuschrecke soweit wie möglich nach oben streckt.

Meditation
Ziel der yogischen Meditation ist die Vereinigung des Meditierenden, des Objekts der Meditation und des Meditationsvorgangs selbst, um jedes Denken auszuschalten. Auf → Patanjalis klassischem → Achtfachen Pfad ist die Meditation die siebte und damit zweithöchste Stufe. Sie bereitet auf das Erwachen des transzendentalen Bewußtseins (→ Samādhi) vor. → Dhyāna, → Ekāgratā, → Samyama.

Meditationspose
Sitzhaltung, die der Yogi zur → Meditation einnimmt. Sie dient vor allem zur Stabilisierung, da jede körperliche Bewegung beim Meditieren stört. Der → Hatha-Yoga machte aus den Meditationsposen eine eigenständige Disziplin von Körperposen (→ Āsana).

Als Anfänger sollte man eine bequeme Sitzform wie den → Fersen- oder → Schneidersitz wählen, um nicht durch körperliche Schmerzen von der Konzentration abgehalten zu werden. Auch ein Sitzbänkchen oder ein Stuhl sind hilfreich. In jedem Fall aber sollte die Körperhaltung aufrecht und entspannt sein und die Wirbelsäule stets gerade bleiben. Bekannte Meditationsposen sind → Guptāsana, → Padmāsana, → Siddhāsana und → Svāstikāsana.

Medizin
Es gibt in Indien eine enge Verbindung zwischen dem Yoga und der traditionellen Medizin. In ihrem Streben nach → Gesundheit haben Yogis Techniken entwickelt, die von einer genauen Kenntnis physiologischer Zusammenhänge zeugen. Nicht selten waren Yogis auch Heiler. In der indischen Heilpraktik (→ Āyurveda) finden sich viele Parallelen zum yogischen Heilansatz von → Körper und → Geist. → Akupunktur, → Yoga-Therapie.

Meister
Vollendeter Yogi, der den ganzen spirituellen → Pfad gegangen ist. Seine → Disziplin ist vollkommen, so daß er seinen Körper-Geist völlig unter Kontrolle hat. Er ist in der Regel erleuchtet und hat sein → Selbst verwirklicht. Die Illusion (→ Māyā), die gewöhnliche Menschen von der Göttlichkeit der Schöpfung trennt, ist überwunden. Sie werden auch → Siddha oder → Mahā-Siddha (Große Meister) genannt.

Diesem Typ steht der sogenannte Verrückte Meister gegenüber. Er hat ebenfalls Erleuchtung erlangt und beherrscht deshalb Körper und Emotionen, versucht aber, seine spirituelle → Weisheit in eigenwilliger Weise zu vermitteln, oft zum Leidwesen der Gesellschaft und seiner → Schüler. Er sieht die diesseitige Welt, einschließlich ihrer negativen Seiten, als Teil des → Absoluten. Deshalb kann er fluchen, trinken, huren, → Drogen nehmen und sich über die Gesellschaft lustig machen, ohne seine → Befreiung zu gefährden. Durch seine unkonventionelle Art hält er den Menschen einen Spiegel vor.

Menstruationsbeschwerden
Bei Beschwerden während der Periode können die → Sitzende Vorwärtsbeuge mit geschlossenen und geöffneten Beinen sowie die → Kopf-Knie-Stellung mit Variationen Linderung verschaffen. Ebenfalls hilfreich ist entspanntes Liegen auf dem Rücken, der mit einem unterlegten Kissen leicht gewölbt wird. Grundsätzlich sollten während der Mensis schwierige oder stark rückwärtsbeugende → Āsanas vermieden werden, ebenso Umkehrstellungen wie → Kopfstand usw.

Menstruationsblut
→ Rajas.

Meridiane
Energiebahnen des → Körpers, mit denen die chinesische Medizin arbeitet. Zwischen der chinesischen Vorstellung und der yogischen von den → Nādīs bestehen viele Parallelen. Beide Traditionen kennen vierzehn Hauptenergiebahnen.

Meru
Sagenumworbener goldener Weltberg in der Mitte der Erde. In der hinduistischen Kosmologie ist er das Zentrum des → Universums und Sitz der → Götter. Unter dem Meru befinden sich die sieben niederen Regionen (→ Pātāla). Aus ihm entspringt die → Gangā, und von seiner Spitze ergießen sich die vier Hauptströme der Welt. Im Yoga und → Tantrismus bezeichnet Meru auch die Wirbelsäule. Betrachtet man den → Körper als mikrokosmisches Abbild der Welt, entspricht die Wirbelsäule der die Welten tragenden Säule (Skambha).

Migräne
→ Kopfschmerzen.

Mikrokosmos
Der Yoga sieht im menschlichen → Körper ein mikrokosmisches Abbild der Welt. Vor allem im mittelalterlichen → Tantrismus ist diese Vorstellung verbreitet. Deshalb ist das Ziel aller yogischen Techniken die Anpassung des eigenen Lebensrhythmus an den Rhythmus des → Kosmos. Darüber hinaus soll durch die Transzendierung des eigenen Körpers bei der → Erleuchtung auch das Universum transzendiert und zum höchsten Geist (→ Brahman, → Purusha) zurückgeführt werden. → Pinda-Anda.

Mishra-Karman
→ Handlung, die zum Teil selbstlos und damit karmisch (→ Karma) nicht bindend ist und dennoch egoistischen Motiven entspringt. Solches Verhalten mit zwei Eigenschaften findet sich bei spirituell schwachen Menschen. Mishra-Karman bezeichnet z.B. eine Spende an Bedürftige, die für den Spender keinerlei Verzicht bedeutet.

Mita-Āhāra
Gemäßigte Ernährung. Sie ist eine Voraussetzung für Erfolg im Yoga und wird deshalb zu den Vorschriften (→ Yama) des Yogi gezählt. Völlerei (→ Atyāhāra) stört den spirituellen → Fortschritt, da sie träge, krank und undiszipliniert macht. Mit einer maßvollen Diät versucht der Yogi, seinen → Körper gesund zu halten und für alle höheren Techniken wie → Āsana, → Prānāyāma und → Meditation vorzubereiten. → Āhāra, → Anna-Maya-Kosha, → Verdauung.

Mitleid
→ Karunā.

Moha
Verblendung wird in einigen Yoga-Schriften zu den Mängeln (→ Dosha) gerechnet. Aufgrund der Verblendung erkennt der Mensch sein wahres Selbst (→ Ātman) nicht und identifiziert sich statt dessen mit seinem → Ego. Damit hindert sie den Fortschritt auf dem spirituellen → Pfad zur Erkenntnis (→ Vidyā, → Jnāna).

Moksha
(Befreiung). Gewöhnlich ist der Mensch in allen → Handlungen und Gedanken von der Angst und der Identifizierung mit dem → Ego geprägt. Der Befreite ist angstfrei und eins mit dem Göttlichen geworden. An diesem Punkt begreift der Befreite auch Unfreiheit und Freiheit als dualistische Gegensätze und erkennt, daß er immer schon befreit war. → Jīvan-Mukti, → Kaivalya, → Mukti.

Mond
→ Candra.

Moral
Der Yoga kennt eine Reihe von Tugenden und Verhaltensweisen, die zu einem spirituellen Leben gehören. Die wichtigsten moralischen Eigenschaften (→ Yama, → Niyama) sind Gewaltverzicht, Wahrhaftigkeit, Ehrlichkeit, Enthaltsamkeit, Begierdelosigkeit, Reinheit, Zufriedenheit, Askese, Studium der Schriften und Verehrung Gottes. Sie spielen eine wichtige Rolle bei der Disziplinierung von Körper und Geist und besitzen eine reinigende Wirkung. Darüber hinaus wirken sie sich günstig auf das → Karma des Yogi aus.

Mritāsana
Synonym für → Shavāsana.

Mūdhamati
(verwirrter Geist). Zustand einer spirituell noch nicht entwickelten Person, die für die Wahrheiten (→ Jnāna) noch nicht empfänglich ist. Trotz Hörens der Wahrheiten dringen sie nicht bis zum → Geist und → Herzen vor.

Müdigkeit
kann in zwei Formen auftreten: 1. Natürliche Müdigkeit nach körperlicher Anstrengung. 2. Chronische Müdigkeit, die durch inneres Ungleichgewicht, Streß, verspannte Muskeln usw. verursacht wird. Gegen letztere hilft besonders → Kapālabhāti, → Meditation und elanvolles Praktizieren der Körperposen (→ Āsana).

Muditā
(Fröhlichkeit). Zustand, den der Yogi wie auch Gleichmut und → Freude anstrebt, um seinen → Geist zu befrieden. → Maitrī.

Mudrā
(Sigel, Geste). Hand- oder Körperstellung. Ähnlich wie bei den Posen (→ Āsana) nimmt der Praktizierende Stellungen ein, die den Energiefluß (→ Prāna) im → Körper positiv beeinflussen. Im Unterschied zu den Āsanas, bei denen der Yogi den ganzen Körper in eine Stellung bringt, bestehen die Mudrās aus speziellen Stellungen von Hand, Finger, Kopf, Zunge, Kinn, Bauch oder Anus. Die Mudrās werden entweder isoliert oder in Kombination mit anderen Techniken geübt.

Viele Mudrās wirken auch gegen → Krankheiten aller Art und regen die → Verdauung an, da sie Einfluß auf den Energiehaushalt des Körpers nehmen. Das Ziel der Mudrās ist, den Energiefluß im → Körper zu unterstützen, damit die → Schlangenkraft zum Kopf aufsteigen und → Erleuchtung schenken kann. Auch während der → Meditation und → Atemkontrolle werden Mudrās wie die → Cin-Mudrā oder → Vishnu-Mudrā eingesetzt. Der Tantrismus kennt Mudrās, die dem Samenerguß vorbeugen oder den Samen des Mannes in den Körper zurückführen können. → Bandha.

Muktāsana
(Befreite Pose). → Meditationspose, bei der man die linke Ferse an den Damm unterhalb der Genitalien plaziert und die rechte darüber. Die Sitzhaltung bietet sich bei Schwierigkeiten mit dem → Lotus-Sitz an.

Mukti
(Befreiung). Synonym für → Moksha. → Jīvan-Mukta.

Mūla-Bandha
(Wurzelverschluß). Verschlußtechnik (→ Bandha), die im → Hatha-Yoga zur effizienteren Wirkung der → Atemkontrolle angewendet wird. Dabei sollen die beiden Formen der Lebensenergie (→ Prāna und → Apāna) vereinigt werden.
Ausführung: Man zieht den Anusschließmuskel mit der Einatmung (→ Pūraka) zusammen, hält ihn während des Atemanhaltens (→ Kumbhaka) und läßt ihn beim Ausatmen (→ Recaka) wieder lokker. In der Regel wird dieses Bandha in Kombination mit → Jālandhara-Bandha und → Uddhiyana-Bandha ausgeführt. → Mudrā.

Mūlādhāra-Chakra
Energiezentrum (→ Chakra) am unteren Ende der Wirbelsäule. Bildlich wird das Mūlādhāra-Chakra als ein vierblättriger → Lotus dargestellt. Auf den vier Blütenblättern stehen vier Zeichen aus dem → Sanskrit-Alphabet. In der Mitte des Lotus befindet sich ein Viereck, worin ein kleines, nach unten zeigendes Dreieck eingelassen ist, das den Phallus (→ Linga) → Shivas symbolisiert. Die dem Chakra zugeordnete Farbe ist gelb, sein Element (→ Butha) die Erde und seine Samensilbe (→ Bīja-Mantra) Lam.

Als unterstes Energiezentrum ist es der Sitz der Schlangenkraft (→ Kundalinī-Shakti). Alle praktischen Versuche des Yogi zielen darauf, diese Kraft zu wecken und sie dann schrittweise über die anderen Chakras nach oben zum Kopf steigen zu lassen. Regelmäßige → Konzentration auf das Zentrum soll die Fähigkeit zu schweben verleihen.

Mūla-Shodhana
→ Reinigungstechnik im → Hatha-Yoga, gehört zu den vier Arten des »Inneren Waschens« (→ Dhauti). Mūla-Shodhana ist das Reinigen des Rektums durch einen → Einlauf, bei dem der Yogi mit einem Röhrchen Wasser in seinen Darm einsaugt und wieder ausstößt (→ Naulī). Die Enddarmreinigung ist nicht nur zur Förderung des Energieflusses (→ Apāna) zu empfehlen, sondern auch zur Entgiftung in Zeiten des → Fastens.

Mumukshutva
Streben oder Wunsch nach → Befreiung. Nach → Shankara ist Mumukshutva eine von vier Vorbedingungen für den spirituellen → Fortschritt. Die anderen sind Unterscheidungsvermögen (→ Viveka), Leidenschaftslosigkeit (→ Vairāgya) und die moralischen Tugenden, »Sechs große Schätze« (→ Shatka-Sampatti) genannt.

Muni
Yogischer Mönch oder Frommer, der höchste spirituelle Vollendung

erreicht hat. Daher verfügt der Muni über die übernatürlichen Kräfte (→ Siddhi). Ein noch zu Lebzeiten Befreiter, wird auch → Jīvan-Mukta genannt.

Mūrcha
Hauptatemtechnik (→ Prānāyāma) im → Hatha-Yoga. Man atmet tief durch die Nase ein, führt die Verschlüsse → Mūla- und → Jālandhara-Bandha aus und hält den Atem nahezu bis zur Ohnmacht an. Dabei richtet man die → Aufmerksamkeit fest auf den → Atem. Dann löst man die Bandhas und atmet aus. Durch Murcha wird der → Geist empfindungslos und in einen freudigen Zustand versetzt. Diese Atemtechnik sollte jedoch nur unter Anleitung eines Lehrers praktiziert werden.

Murāri
Name für → Krishna als Bezwinger des Dämons Mura.

Mūrti
(Götterbild). Sichtbare Manifestation der → Gottheiten, die der Yogi anbeten oder verehren kann. Die sinnlich wahrnehmbare Gottheit hilft ihm bei der → Meditation. Gerade für den Anfänger ist es hilfreich, seinen → Geist auf ein Bildnis zu richten.

Mutter
→ Durgā, → Frau, → Shakti.

N

Nabel
→ Nābhi.

Nābhi
(Nabel). Einer der Vitalpunkte (→ Marman) im → Körper.

Nābhi-Chakra.
Synonym für das → Manipura-Chakra.

Nabho-Mudrā
»Geste« (→ Mudrā), die man laut → ›Gheranda-Samhitā‹ unabhängig von der Tätigkeit zu jeder Tageszeit ausführen sollte. Es ist das Zurücklegen der Zunge gegen das → Zäpfchen und die Kontrolle der → Atmung. → Khecarī-Mudrā.

Nachklassischer Yoga
Dieser Yoga hat seine Blütezeit im indischen Mittelalter. Er ist wie der → Vorklassische Yoga nichtdualistisch (vgl. → Advaita) und vereinigt zwei Richtungen des Yoga: → Tantrismus und → Hatha-Yoga. → Klassischer Yoga.

Nackenprobleme
können durch das vorsichtige Ausüben folgender Posen gelindert werden: → Kobra, → Schulterstand, → Pflug, → Fisch und → Rad. Vorangehen sollten Roll- und Streckbewegungen der Nackenregion (unbedingt ein Kreisen von 360 Grad vermeiden!) und ein Lockern der Schulterregion (z.B. durch schnelles Kreise der Arme).

Nāda
Innerlich vernommene Klänge, die der feinen Realitätsebene des → Absoluten entsprechen. Die unterschiedlichen Klangformen werden in dem Maße hörbar, in dem die feinen Energiekanäle (→ Nādī) im → Körper gereinigt sind.

Die Yoga-Schriften kennen mehrere und unterschiedliche solcher Klangebenen. So spricht die ›Nāda-Bindu-Upanishad‹ von drei Stufen. Auf der ersten Stufe vernimmt man Geräusche eines Ozeans oder Wasserfalls, auf der zweiten Trommeln oder eine Glokke und auf der dritten Lautentöne oder das Summen einer Biene. → Shanmukhī-Mudrā. → Shabda.

Nāda-Brahman
1. Klangliche Manifestation von → Brahman. 2. Andere Bezeichnung für → Om.

Nāda-Sphutatva
Zeichen für die Vollkommenheit des Yogi. In diesem Zustand ist der Yogi frei von Krankheiten, er vernimmt die inneren Klänge (→ Nāda) und strahlt Schönheit

aus. Dies ergibt sich nach dem erfolgreichen Reinigen der Energiebahnen (→ Nādī).

Nāda-Yoga
1. Spezielle Lehre des Yoga, bei der der Praktizierende seine Daumen in die Ohren steckt und dem Klang (→ Shabda) des Herzens lauscht. Dabei handelt es sich nicht um das Schlagen des Herzens, sondern um einen feinen Ton. 2. Nāda-Yoga bezeichnet auch das reinigende Singen von → Mantras. Durch das gemeinsame Singen (→ Kīrtana) heiliger Lieder werden die Energiekanäle (→ Nādī) im → Körper in Schwingungen versetzt und positiv angeregt. → Nāda.

Nādī
(Rohr, Kanal). Energiebahnen des → Körpers, durch die die Lebensenergie (→ Prāna) fließt. Die physiologische Entsprechung sind die Blutbahnen. Die Yoga-Schriften geben ihre Zahl mit 72000 an, wobei nur 14 wichtige Energiekanäle namentlich bekannt sind. Von Bedeutung für den Yogi sind folgende Nādīs: → Ālambusā, → Gandhara-, → Hasti-Jihvā-, → Idā-, → Kuhu-, → Pāyasvinī-, → Pingalā-, → Pūshā-, → Sarasvatī-, → Shankhinī-, → Sushumnā-, → Varuna-, → Vishva-Udarā- und → Yashasvinī-Nādī. Sie alle sollen in der sogenannten Kugel (→ Kanda) entspringen. Besonders wichtig sind davon Idā-, Pingalā- und Sushumnā-Nādī. Letzterer ist der Zentralkanal, der entlang der Wirbelsäule vom Steißbein bis zum Kopf verläuft und von den anderen beiden spiralförmig umwunden wird.

Es ist das Ziel, vor allem im → Hatha-Yoga, diese Kanäle zu reinigen und den Fluß der Lebensenergie in Gang zu bringen. Um die Unreinheiten (→ Mala) aus den Nādīs zu entfernen, bedient sich der Yogi einer Vielzahl von Mitteln: sattvige → Ernährung, → Reinigungstechniken, Atemkontrolle (→ Prānāyāma, → Nādī-Shodhana), Körperübungen (→ Āsana, → Mudrā, → Bandha) und Visualisierungen zur psychischen Reinigung. Die Reinigung der Nādīs nimmt mehrere Jahre in Anspruch. → Akupunktur, → Meridiane.

Nādī-Shodhana
(Reinigung der Leitbahnen). Um höhere Stufen der Atemtechniken (→ Prānāyāma) erfolgreich zu meistern, ist es für den Yogi wichtig, die Kanäle (→ Nādī) durch die der → Atem fließt, zu reinigen. Ohne eine solche → Reinigung ist der Aufstieg der → Schlangenkraft im Zentralkanal (→ Sushumnā-Nādī) nicht möglich. Zur Reinigung selbst kennt der → Hatha-Yogi verschiedene Techniken: 1. Die äußere und innere Reinigung des → Körpers durch sogenannte »Waschpraktiken« (→ Dhau-

ti). 2. Die kontrollierte Auswahl und Aufnahme von → Nahrung. 3. Atemtechniken. Hier sind vor allem → Anuloma-Viloma und → Samanu zu nennen.

Nādī-Shuddhi
Zustand der gereinigten Energiebahnen (→ Nādī). Er tritt nach langjährigen → Reinigungspraktiken ein und kann nach der → ›Hatha-Yoga-Pradīpikā‹ an folgenden Zeichen erkannt werden: glänzende helle Augen, Vernehmen des inneren Klangs (→ Nāda), → Gesundheit, kräftige Verdauung, schlanker → Körper, fließende Sprache. → Nādī-Shodhana.

Nāga
Eine der fünf Unterkategorien der Lebenskraft (→ Prāna). Sie bewirkt Rülpsen, Übergeben und Schluckauf und zirkuliert im gesamten Körper.

Nahrung
→ Āhāra, → Anna, → Anna-Yoga, → Vegetarismus.

Naishkarmya-Karma
(Nichthandeln-Handeln). In der → ›Bhagavad-Gītā‹ entwickelter Handlungsbegriff, der sowohl das Nichthandeln als auch das Handeln aus egoistischen Motiven verwirft, weil auch beim Nichthandeln der → Geist aktiv bleibt. Nur die Handlungen, die im Einklang mit dem Ganzen stehen und selbstlosen Ursprungs sind, entsprechen dem Ideal des → Karma-Yoga und haben keine Wirkungen (→ Phala) im kommenden Leben.

Namas Te
(wörtlich: Verneigung sei dir). Verehrungsformel, mit der man andere Menschen oder Heilige begrüßt. Man faltet die Hände und verbeugt sich oder wirft sich zu Boden. So befreit sich der Grüßende von falschem → Stolz.

Nāraka
Hölle. Sie unterteilt sich in sieben feinstoffliche Höllenreiche, die unterhalb des Bergs → Meru liegen. Hier sind die Menschen wegen ihrer schlechten Taten aus früheren Leben. Sie müssen die negativen Wirkungen (→ Phala) ihrer Handlungen (→ Karma) erleiden. Jede einzelne dieser niederen Regionen (→ Pātāla) wird entsprechend der in ihr vorherrschenden Grausamkeit benannt. → Böses, → Kosmos, → Svarga.

Nāraka-Dvāra
Drei Tore zur Hölle (→ Nāraka). Sie werden durch → Wunsch, → Wut und → Geiz geöffnet. Der Yogi versucht, diese Eigenschaften deshalb zu überwinden.

Nāsa-Agra-Drishti
Der starre Blick (→ Drishti) zur

→ Nasenspitze, der bei vielen Körperposen (→ Āsana) und Meditationstechniken eingesetzt werden kann. → Augenübungen, → Trātaka.

Nase

(Nāsa). Einer der Punkte im → Körper, auf die die → Aufmerksamkeit bei der Meditation gerichtet werden kann. Manche Schriften geben an, daß in ihrer Umgebung der »Göttliche Nektar« (→ Amrita) entspringt. → Marman.

Natarāja

(König des Tanzes). Bezeichnung für → Shiva als Tänzer. In seinem kosmischen Tanz stellt er die fünf Aktivitäten Schöpfung, Erhaltung, Zerstörung, Verkörperung und Befreiung dar. → Tanz.

Natarājāsana

(Tänzer). → Āsana zur Gleichgewichtsübung, das Schulter- und Beinmuskulatur stärkt.

Ausführung: 1. Man steht mit geschlossenen Beinen, dann winkelt man ein Bein zum Gesäß hin an und faßt es am Knöchel. Der Oberkörper bleibt lang und durchgestreckt. 2. Dann versucht man, den gefaßten Fuß so nah wie möglich Richtung Hinterkopf zu ziehen. Der andere Arm ist nach vorne oder nach oben ausgestreckt und der Rumpf bleibt gerade aufgerichtet. Das Gleichgewicht wird für etwa eine Minute gehalten, danach wechselt man die Seiten.

Variation: Statt das gebeugte Bein mit einer Hand zu halten, wird es mit beiden Händen ergriffen und noch stärker gedehnt. Sehr flexible Menschen können den Fuß bis zum Hinterkopf bringen.

Nātha-Sekte

Hinduistische Sekte, aus der sich der → Hatha-Yoga entwickelt hat. Ihre bekanntesten → Meister sind → Goraksha und → Matsyendra. Die Nātha-Sekte, deren Ursprünge nicht bekannt sind, strebt eine alchimistische Umwandlung des → Körpers an (→ Alchimie).

Natur

→ Evolution, → Kosmos, → Prakriti.

Naulī

→ Reinigungstechnik des → Hatha-Yoga. Es ist gleichzeitig eine Übung zur Kräftigung der Bauchmuskulatur und regt Magen, Darm und Leber an. Naulī wird entweder im Stehen oder Sitzen ausgeführt, indem man wechselweise die Bauchmuskelstränge anspannt. Das Naulī-Kriyā ist eine fortgeschrittene Stufe, bei der man Teile der Bauchmuskeln einzeln bewegt, bis man die Bauchdecke schließlich beliebig rotieren lassen kann.

Nava-Chakra
(neun Räder). Bezeichnet die Vorstellung, daß der → Körper neun Energiezentren (→ Chakra) besitzt. Zu den sieben bekannten Chakras rechnet man bei Nava-Chakra noch das → Zäpfchen (Tālu-Chakra) und das Ākāsha-Chakra als Teil des → Sahasrāra-Chakra hinzu.

Nava-Dvāra
(neun Öffnungen). Die neun Körperöffnungen Augen, Nasenlöcher, Ohren, Mund, Anus und Ende des Harnleiters. Im Yoga ist es wichtig, diese »Tore« (Dvāra) zu schließen und zu kontrollieren, da durch sie die Lebensenergie (→ Prāna) entweicht.

Neid
→ Mātsarya.

Neti
→ Reinigungstechnik im → Hatha-Yoga, bei der die Nasengänge gereinigt werden. Dies geschieht zum einen mittels eines Fadens (→ Sūtra-Neti), der durch die Nasengänge geführt wird, zum anderen durch eine Nasenspülung mit lauwarmem Salzwasser (→ Jala-Neti). → Dhauti.

Neti Neti
(wörtlich: Nicht nicht!). Ausspruch der Yogis zum Ausdruck der Unbeschreibbarkeit des Absoluten (→ Brahman). Neti-Neti wird auch übersetzt mit »Nicht dies, noch das«. → Advaita-Vedānta.

Nidrā
Schlaf. Im Yoga hat der Schlaf eine negative Bedeutung als Feind (→ Dosha) des spirituellen → Fortschritts. Er hält den Praktizierenden davon ab, sich jederzeit in das → Absolute zu versenken. Der → Hatha-Yoga hat Atemtechniken wie → Sītkarī entwickelt, um das Einschlafen zu verhindern. Dabei nimmt der → Körper durch intensives → Prānāyāma so viel Energie (→ Prāna) auf, daß er revitalisiert wird.

Im → Klassischen Yoga ist der Schlaf einer der »fünf Wechsel« (→ Vritti) des Bewußtseins. Dieses ist im Schlaf nicht ausgeschaltet, sondern verarbeitet die Sinneseindrücke des Wachzustandes. → Psychologie, → Traum.

Nidrā-Jaya
Sieg über den Schlaf. Einige vollendete Yogis brauchen keinen Schlaf mehr, da sie weit in den feinstofflichen Bereich (→ Sūkshma) vorgedrungen sind. Sie widmen sich vor allem der → Meditation, die erholsamer als der Schlaf ist, da sie das Bewußtsein völlig entspannt. → Nidrā.

Nierenprobleme
Einige Stellungen (→ Āsana) wirken positiv auf die Nieren, ersetzen

allerdings nicht die Konsultation eines Arztes: → Gedrehte (und normale) Kopf-Knie-Stellung, → Gespreizte Vorwärtsbeuge, → Kobra, → Pflug, → Rad, → Drehsitz, → Spagat, → Sitzende Vorwärtsbeuge und → Schulterstand.

Nihsangatā
Eines der Gebote (→ Niyama) im Yoga. Es besteht im Vermeiden jeden gesellschaftlichen Kontaktes, da dieser zur Bindung an die Welt beiträgt. → Jana-Sanga.

Nirbīja-Prānāyāma
Das Ausüben von Atemtechniken (→ Prānāyāma) ohne Zuhilfenahme von still wiederholten → Mantras, die den Vorgang des Atmens unterstützen. → Sabīja-Prānāyāma.

Nirbīja-Samādhi
(wörtlich: samenlose Versenkung). 1. Hohe Stufe der Versenkung (→ Samādhi), auf der nach → Patanjali, dem Begründer des → Klassischen Yoga, die Ursachen des Leidens (→ Klesha) ausgelöscht werden. 2. Synonym für → Dharmamegha-Samādhi.

Nirguna
Das »Eigenschaftslose« im Gegensatz zu → Saguna, dem »Eigenschaftsvollen«. Eigenschaftslos ist z.B. die heilige Silbe → Om, weil sie nichts ist als Klang. Nirguna bezeichnet auch die höchste → Wirklichkeit, die jenseits aller Eigenschaften existiert. → Guna.

Nirmāna-Kāya
Die Fähigkeit eines vollendeten → Meisters, einen künstlichen → Körper zu schaffen, nachdem er die Fähigkeit (→ Sidhhi) zur Herrschaft über die Materie gewonnen hat.

Nirodha
(Beherrschung). Der → Klassische Yoga kennt vier Stufen der Beherrschung des Bewußtseins: 1. Vritti-Nirodha ist die Beherrschung der Bewußtseinsschwankungen (→ Vritti). 2. Pratyaya-Nirodha ist die Kontrolle der Gedanken. 3. Samskāra-Nirodha ist das Auslöschen der unterbewußten Gedankenströme (→ Samskāra) auf der höchsten Versenkungsstufe (→ Asamprajnāta-Samdhi). 4. Sarva-Nirodha entspricht der vollständigen Kontrolle über Gedanken und → Unterbewußtsein. → Dharmamegha-Samādhi.

Nirvāna
(wörtlich: Erlöschen). Im → Buddhismus das Erlöschen des individuellen Bewußtseins, d.h. die Lösung aus dem Geburtenkreislauf und Überwindung aller Leiden (→ Klesha). Im Yoga bezeichnet Nirvāna das Übergehen in das → Absolute.

Nirvāna-Chakra
Synonym für → Sahasrāra-Chakra.

Nirvicāra
Letzte Stufe des → Samprajnāta-Samādhi, auf der der Meditierende in die physische Welt eintaucht, ihre Energie und das göttliche → Licht schaut. Ist diese Ebene erreicht, kann die höchste Versenkung (→ Asamprajnāta-Samādhi) eintreten, die dem Yogi sein eigenes Selbst (→ Ātman) offenbart.

Nirvikalpa-Samādhi
Begriff aus dem → Vedānta, der gleichbedeutend mit der Bezeichnung für die höchste Versenkung → Asamprajnāta-Samādhi ist. → Samādhi.

Nirvitarka
Form des → Samprajnāta-Samādhi, in der das Denken des Meditierenden zum → Objekt der Meditation selbst wird.

Nishpatty-Avasthā
Vierte Stufe (→ Avasthā) der yogischen Vollendung. Auf dieser letzten Stufe hat der Yogi Reife erlangt und kann zu einem »Im Leben Befreiten« (→ Jīvan-Mukti) werden. Er genießt jetzt andauernde → Wonne.

Nishvasā
→ Flachatmung.

Niyama
Zweite Stufe des → Achtfachen Pfads, den → Patanjali in seinem → ›Yoga-Sūtra‹ lehrt. Niyama bezeichnet die moralischen Gebote, nach denen sich der Yogi richten soll: 1. Innere und äußere Reinheit (→ Shauca). 2. Zufriedenheit (→ Samtosha). 3. Askese und Selbstdisziplin (→ Tapas). 4. Studium der religiösen Schriften (→ Svādhyāya) und 5. Verehrung Gottes (→ Īshvara-Pranidhāna). Auch Schweigen (→ Mauna) oder Rezitieren (→ Japa) werden in einigen Schriften als Gebote erwähnt.

Alle diese Vorschriften bereiten den Yogi auf den spirituellen → Pfad vor, da sie Herz und Geist reinigen. Nur wenn er von diesen Tugenden erfüllt ist, ist er innerlich aufnahmebereit für die höheren Techniken von → Āsana, → Prānāyāma und → Meditation. Zusammen mit den Vorschriften (→ Yama), der ersten Stufe des Achtfachen Pfads, sorgen sie für eine Transformation aller negativen Gefühle in Liebe, Mitleid und Gottesfürchtigkeit.

Nyāsa
Visualisierungstechnik im → Tantrismus. Der Praktizierende projiziert gedanklich selbstgewählte Gottheiten (→ Istha-Devatā) in verschiedene Körperteile. Dabei berührt er die jeweiligen Körper-

stellen und setzt seinen Körper symbolisch dem tantrischen Götterhimmel gleich.

Zugleich wiederholt er → Mantras, die ebenfalls Körperteilen zugeordnet werden. Außerdem weist er einzelnen Teilen des Körpers Buchstaben des → Sanskrit-Alphabetes zu. Das Ziel ist die Verwandlung des Körpers in einen göttlichen Leib (→ Divya-Deha).

Nyāya

(Regel). Eines der sechs klassischen philosophischen Systeme des → Hinduismus. Sein Begründer Gotama soll zwischen dem 6. und 3. vorchristlichen Jahrhundert gelebt haben. Nyāya versucht durch logische Analyse, die Wahrheit zu erfassen. Die Nyāya-Schule glaubt, auf diese Weise das eigene → Selbst befreien zu können.

O

Objekt
Das Verhältnis des Menschen zur Welt ist davon geprägt, daß er sich als Subjekt und die Erscheinungen der Welt als Objekt empfindet. Dabei ist nicht wichtig, ob dieses Objekt wirklich oder unwirklich ist; entscheidend ist das Gefühl des Getrenntseins von den Objekten. Die Trennung vom Ganzen ruft Schmerz (→ Klesha) hervor, da sie immer wieder zu Konflikten zwischen den Zielen des Subjekts und der Beschaffenheit der Objekte führt. Deshalb strebt der Yogi danach, wieder zu einer Einheit mit der höchsten → Wirklichkeit zu werden, die ewig und eigenschaftslos ist. Ein → Erleuchteter kennt keine Grenzen mehr zwischen sich (als Subjekt) und seiner Umwelt (als Objekt). Er sieht in allem nur das Eine (→ Brahman).

Offenbarung
→ Shruti.

Ohr-Knie-Stellung
→ Karna-Pīdāsana.

Okkultismus
Alle Traditionen des Yoga enthalten magische, okkulte oder schamanistische Elemente, die sich auch in den vielen hinduistischen Sekten fortentwickelt haben. Okkulte Techniken wie Telepathie, → Hellsehen und Materialisationen entziehen sich »objektiver« Überprüfbarkeit. Der Yoga versteht sich als Wissenschaft, die die übernatürlichen Fähigkeiten (→ Siddhi) kennt und systematisch Techniken zu ihrem Erwerb entwickelt hat. Ziel des Yoga ist allerdings weder → Magie noch Zauberei, sondern die Befreiung des wahren Selbst (→ Ātman). → Schamanismus.

Ojas
(Kraft; Licht). Der Begriff bezeichnet die Vitalkraft des Samens (→ Bindu). Im Samen ist die Lebensenergie (→ Prāna) besonders konzentriert. Man erkennt Ojas am Glanz der Augen, außerdem verleiht er Gesundheit und wirkt positiv auf das Bewußtsein. Für Yogis ist es äußerst wichtig, diese Kraft des → Körpers zu bewahren. Deshalb streben sie sexuelle Enthaltsamkeit (→ Brahmacarya) oder möglichst seltenen Geschlechtsverkehr an. Außerdem kennt der Yoga mehrere Techniken, den Samenerguß zu verzögern oder den abgegebenen Samen zurückzuerlangen (→ Khecarī-Mudrā, → Vajrolī-Mudrā). Auch im → Tantrismus, der den Geschlechtsverkehr (→ Maithunā) ritualisiert hat, ist das oberste Gebot, den Samen zu behalten und seine

Energie zur Transformation des Körper-Geistes zu nutzen.

Die Leugnung sexueller Bedürfnisse kann auf dem spirituellen Weg allerdings auch hinderlich sein. Ein weiser Lehrer weiß, auf welcher Lebensstufe sexueller Verzicht für den Schüler angemessen ist.

Om
Heiligstes und ältestes → Mantra des → Hinduismus. Om ist eine Manifestation des → Absoluten und besitzt keine Bedeutung. Es existiert in allen Dingen, in jedem → Klang, in jedem Wesen. Sein durch nichts produzierter Klang entspringt im → Herzen, wo der Yogi ihn wahrnehmen kann. Um sich mit dem Absoluten (→ Göttlichen) in Verbindung zu bringen, unterstützen die Yogis ihre → Meditation häufig mit dieser Klangformel.

Eine weitere Bedeutung von Om zeigt sich bei der Auflösung in die drei Laute A, U und M, die für die Götter → Vishnu, → Shiva und → Brahma stehen und außerdem verschiedenen Bewußtseinsformen zugeordnet werden.

Omen
→ Aristha, → Cihna.

Om Namo Nārāyanāya
(→ Om, Verneigung vor Nārāyana). Traditionelle Grußformel der Heiligen (→ Sādhu), die auch als → Mantra verwendet wird. Nārāyana wird als Manifestation von → Vishnu oder dessen Inkarnation → Krishna gesehen.

Om Tat Sat
(wörtlich: → Om, das, seiend). Ausdruck der Erkenntnis, daß Gott in allem wohnt, d.h. daß die mannigfaltige Welt aus einem einheitlichen Ganzen (→ Brahman) gebildet ist.

Opfer
1. Materielles Opfer. In rituellen Zeremonien (→ Pūjā) werden einer Gottheit Speisen, Blumen oder Reis geopfert. Vor allem im → Bhakti-Yoga ist diese Form des Opfers verbreitet. Im indischen Alltag spielt sie auch heute noch eine große Rolle. 2. Symbolisches Opfer. Der → Brahmanismus entwickelte aus den primitiven Opferhandlungen ein heiliges mystisches Ritual. Das tägliche Opfern aller Handlungen galt als Mittel, die Unsterblichkeit zu erlangen. Der Yoga hat das Opferritual mit der Askese (→ Tapas) verbunden. Er betrachtet Askese und alle gottgeweihten Handlungen als »inneres Opfer« zur Erlangung der Unsterblichkeit. Die gesamte Lebensweise des Yogi wird so zu einem symbolischen Opfer. Er opfert sein → Ego und hat damit Aussicht auf → Befreiung.

Ordnung
→ Dharma.

P

Pāda-Hasthāsana
(Kopf-Knie-Stellung im Stehen). Wirkungsvolle vorwärtsbeugende Streckübung im Stehen. Pāda-Hasthāsana läßt sich ergänzend mit einer Reihe von rückwärtsbeugenden Posen verbinden. Das → Āsana stärkt die Kniesehnen, dehnt die hintere Beinmuskulatur und versorgt den Kopf mit Blut.
Ausführung: 1. Man steht mit geschlossenen Beinen, die Füße sind parallel, die Arme werden nach oben gestreckt. 2. Mit dem Ausatmen beugt man sich hinunter. Dies sollte möglichst aus dem Becken heraus geschehen (hilfreich ist, die Arme weit nach vorne zu strecken). Die Knie bleiben durchgedrückt. 3. Man faßt entweder die Zehen oder führt die Hände hinter die Waden, wo die eine das Handgelenk der anderen ergreift. 4. Man verharrt zwei bis drei Minuten in der Stellung und kommt dann mit der Ausatmung nach oben, entweder in der gleichen Weise wie beim Hinunterbeugen oder indem man sich langsam Wirbel für Wirbel aufrichtet. Sehr biegsame Menschen können die Handflächen auf den Boden legen. Idealerweise berührt dabei der Oberkörper die Oberschenkel. Kommt man nicht so weit hinunter, kann man sich beim Hinunterbeugen auf einem Stuhl abstützen.

Pādandgushtāsana
(Zehenspitzen-Stellung). Balanceübung, die der → Baum-Pose angeschlossen werden kann. Sie stimuliert Zehengelenke und Zehen, da der ganze Körper auf ihnen ruht.
Ausführung: 1. Im Stehen legt man das linke Bein im halben → Lotus auf den Oberschenkel des rechten Beins und beugt sich vor, bis man die Hände auf den Boden legen kann. 2. Dann knickt man das Standbein ein und kommt in die Hocke. Man balanciert allein auf den Zehen des rechten Fußes. Das linke Bein bleibt im halben Lotus auf dem Oberschenkel. 3. Fühlt man sich sicher, können die Hände vor der Brust gefaltet werden. Eine andere Möglichkeit ist, aus der knienden Stellung ein Bein im Lotus auf den Oberschenkel zu legen und sich zurückzulehnen, bis man nur auf den Zehen steht. Die Balance sollte etwa eine Minute gehalten werden, danach werden die Beine gewechselt. Die Auflösung der Pose kann in umgekehrter Reihenfolge geschehen.

Pada-Sevana
(zu Füßen dienen). Element des → Bhakti-Yoga. Es gehört zur rituellen Verehrung → Gottes. Der → Bhakti-Yogi betet vor dem → Altar ein Götterbildnis oder ein

Symbol des Göttlichen an. Das Niederwerfen vor dem Altar oder → Lehrer trägt zur Überwindung von → Stolz und → Ego bei.

Padma
→ Lotus.

Padmāsana
(Lotus-Sitz). Klassischerweise wird diese → Meditationspose in folgender Reihenfolge eingenommen: man legt zuerst den rechten Fuß auf den linken Oberschenkel und dann den linken Fuß auf den rechten Schenkel. Der Rücken wird aufrecht gehalten, und die Hände ruhen entweder gefaltet zwischen den Fersen oder in einer Handgeste (→ Mudrā) auf den Knien. Beide Knie sollten den Boden berühren.

Panca-Agni
Die fünf Feuer (→ Agni), die laut yogischer Heilkunde (→ Āyurveda) im Körper des Menschen existieren.

Panca-Dasha-Anga-Yoga
(Yoga der 15 Stufen). Dieser Yoga-Zweig umfaßt zusätzlich zum → Achtfachen Pfad des → Klassischen Yoga folgende Praktiken: Wurzelverschluß (→ Mūla-Bandha), Entsagung (→ Tyāga), Schweigen (→ Mauna), körperliches Gleichgewicht, Stetigkeit der Vision und das Ausführen der Techniken am rechten Ort (→ Desha) und zur rechten Zeit (→ Kāla). → Sapta-Sādhana.

Panca-Dhāranā
Hatha-yogische und tantristische Technik, bei der der Praktizierende die fünf Elemente (→ Bhūta) an bestimmten Stellen seines → Körpers visualisiert. Dabei stellt er sich das Element → Erde als gelbes Quadrat vor, das → Wasser als silbrigen Halbmond, das → Feuer als rote Flamme, die → Luft als rauchfarbenen → Altar und den → Äther als glänzenden schwarzen Raum.

Die Erdregion reicht von den Fußsohlen zu den Knien, die Wasserregion von den Knien zu den Hüften, die Feuerregion von den Hüften bis zum Nabel, die Luftregion vom Nabel zur Nase und die Ätherregion schließlich von der Nase zum Kopf. Während der Konzentration auf diese Regionen hält der Yogi die Luft an (→ Kumbhaka).

Panca-Lohaka
Die fünf Grundmetalle Gold, Silber, Kupfer, Zinn und Blei. Ihnen wird, vor allem in der yogischen → Alchimie, besondere Bedeutung zugesprochen.

Panca-Ma-Kara
(wörtlich: fünf Wörter mit »M«). Der → Tantrismus kennt Praktiken, bei denen bewußt bestimmte Nahrungs- und → Genußmittel einge-

nommen und sexuelle Stimulationen eingesetzt werden, um die sexuelle Energie anzuregen. Die wesentlichen → Sanskrit-Begriffe dieser Techniken beginnen alle mit dem Buchstaben »M«: Matsya (Fisch), Māmsa (Fleisch), Madya (Wein), Mudrā (geröstetes Getreide) und → Maithunā (Geschlechtsverkehr). Die hierdurch freigesetzte Energie wird von den Praktizierenden zur Erweckung der Schlangenkraft (→ Kundalinī-Shakti) genutzt. Dieses Vorgehen steht im Widerspruch zu anderen Traditionen des Yoga, die durch die Vermeidung von Stimulanzien die Sexualenergie kontrollieren.

Pāncarātra
Etwa 2 500 Jahre alte monotheistische Tradition, die den Gott → Vishnu verehrt und den → Vaishnavismus begründet. Die Pāncarātras haben den → Hinduismus um Tempel und Götterbildnisse bereichert.

Pāndita
(Pundit). Gelehrter, der frei von → Wünschen und Absichten ist.

Pānduranga
Beiname → Krishnas.

Pāpa
(Böses, Sünde). Bezeichnung für den Verstoß gegen die göttliche Ordnung (→ Dharma), die das → Karma negativ beeinflußt. Die Vorstellung von Sünde als Teil des menschlichen Lebens ist dem Yoga schon aus der vedischen Zeit bekannt. In den ›Veden‹ finden sich viele Gebete um Sündenerlaß.

Pāpa ensteht aus → Wunsch und Zorn. Nach der → ›Bhagavad-Gītā‹ können diese Ursachen des Bösen nur durch → Weisheit und Wissen (→ Vidyā) überwunden werden. Andere Yoga-Schriften erwähnen zur Überwindung von Pāpa die ständige Kontrolle des → Atems und → Askese. → Adharma, → Dosha.

Para-Anta-Jnāna
Das Wissen um den eigenen Tod. Der Yogi bemüht sich zeitlebens, dessen Zeitpunkt genau vorauszusagen, um auf seinen Übergang in andere Ebenen (→ Loka) vorbereitet zu sein → Anta-Kāla.

Para-Arthatva
Auffassung des → Klassischen Yoga, daß die → Natur ihren Zweck nicht in sich selbst hat, sondern allein dem transzendentalen → Selbst dient. Hinter dieser Vorstellung steht der Gedanke vom Leben als Schule, in der der Mensch lernt und nach → Befreiung strebt.

Para-Bhakti
(höchste Hingabe). Im Zustand höchster Hingabe (→ Bhakti) an → Gott vergißt der Gottverehrer

(→ Bhakta) die Welt um sich herum, sogar seinen eigenen Körper. Er taucht vollständig in die Gegenwart des Höchsten ein und fühlt nur noch größte Liebe. → Prema.

Para-Citta-Jnāna
Übernatürliche Kraft (→ Siddhi), die der Yogi auf dem Weg zur Vollendung erlangt. Es ist die Fähigkeit, das Bewußtsein anderer Personen wahrzunehmen und zu erfassen.

Para-Deha-Pravesha
Die übernatürliche Fähigkeit (→ Siddhi), in den → Körper eines anderen Menschen oder Tieres zu schlüpfen. Diese Kraft erreicht nur der vollendete Yogi, der seine Lebenskraft (→ Prāna) beherrscht. In den Geschichten der Yoga-Tradition ist immer wieder zu lesen, wie große → Meister in den Körper einer anderen Person eindringen, um an deren sexuellen Erfahrungen teilzuhaben, ohne ihr Gelübde (→ Brahmacarya) brechen zu müssen.

Parama-Ātman
Das höchste Selbst (→ Ātman) im Gegensatz zum individuellen Selbst (→ Jīvan-Ātman). Beide werden vereint, wenn der Yogi den → Samādhi erreicht.

Paramahamsa.
(wörtlich: höchster Schwan). Ehrbezeichnung für befreite oder erleuchtete → Meister. → Hamsa.

Paramparā
(wörtlich: vom einen zum anderen). Der Yoga lebt durch die direkte mündliche Überlieferung von → Wissen. Ein → Schüler wird von einem → Lehrer in allem unterwiesen, was dieser wiederum von seinem Lehrer gelernt hat. Paramparā bezeichnet diese Übermittlungslinie. → Dīkshā.

Parashurāma
Sechste Inkarnation (→ Avatāra) → Vishnus. Er ist der Vorgänger → Rāmas und kümmerte sich um Ungerechtigkeiten in der → Kaste der Krieger (Kshatriya). Nach der Überlieferung hat er → Arjuna in der Kunst des Bogenschießens unterrichtet.

Para-Vairāgya
Höchste Form der Leidenschaftslosigkeit (→ Vairāgya), die dem Yogi nach Erreichen der Versenkung (→ Samādhi) zuteil wird. In diesem Zustand zieht ihn nichts mehr an, denn er erkennt in allem das Ganze, und seine Leidenschaften werden nicht länger von → Wünschen angefacht.

Paricāya-Avasthā
Dritte von vier Stufen (→ Avasthā) yogischer Vollendung. Auf der dritten Stufe hört der Yogi den

→ Klang von Paukenschlägen am Punkt zwischen den Augenbrauen (→ Ājnā-Chakra). Dabei wandert die Lebensenergie (→ Prāna) zu einem Ort (Mahā-Shūnya), wo sich alle übernatürlichen Kräfte (→ Siddhi) befinden. Danach muß der Yogi auch den wonnevollen Zustand seines → Geistes überwinden. Dies schenkt ihm Unabhängigkeit von → Krankheiten, Alter, Hunger und → Schlaf.

Parināma
(Umwandlung). Bezeichnet im → Klassischen Yoga den ewigen Wandel von Raum und Zeit im Gegensatz zum unwandelbaren transzendentalen Selbst (→ Purusha). Parināma umfaßt 1. Dharma-Parināma, Wandel der äußeren Form von Substanzen und Dingen. 2. Lakshana-Parināma, Wandel der Zeit (→ Kāla). 3. Avasthā-Parināma, Wandel, welchem die Dinge durch den Einfluß der Zeit unterworfen sind, also Alter, Zerfall usw.

Für → Patanjali ist auch das menschliche Bewußtsein diesen drei Wandlungen unterworfen und damit Teil der sich ewig wandelnden Natur (→ Prakriti).

Paripūrna-Nāvāsana
(volles Boot). Übung für die Bauchmuskulatur, die positiv auf den Magen-Darm-Trakt wirkt. Alle Variationen dieser Pose beginnen mit der aufrechten Sitzhaltung.

Ausführung: 1. Die Beine sind ausgestreckt, der Rumpf aufrecht. 2. Man hebt mit der Einatmung die durchgedrückten Beine nach oben und lehnt den Oberkörper zurück, wobei die Hände hinter dem Kopf verschränkt werden. Nach etwa 30 Sekunden kann man ausatmend die Stellung auflösen.

Variationen: 1. Die Pose wird wie oben beschrieben eingenommen, allerdings werden die Arme zu den Füßen hin langgestreckt und parallel über dem Boden gehalten. Diese Variation erfordert mehr Konzentration auf das Gleichgewicht. 2. Aus der Ausgangsstellung werden die Beine gehoben und die Füße mit den Händen gegriffen. Die Beine bleiben gestreckt. Man nimmt eine Position wie bei der → Kopf-Knie-Stellung ein, mit dem Unterschied, daß das gesamte Gewicht auf dem Gesäß ruht. Der Kopf wird in Richtung Knie gezogen. Diese Übung erfordert viel Konzentration.

Parivitta-Pārshvakonāsana
(Gedrehter Seitenwinkel). Diese Stellung wirkt besonders auf den Dickdarmbereich und durchblutet Bauch und Wirbelsäule.

Ausführung: 1. Man steht mit gegrätschten Beinen (etwa 130 Zentimeter Abstand) und waagerecht ausgestreckten Armen. 2. Dann beugt man das rechte Bein zu einem rechten Winkel. Das linke

Bein bleibt gestreckt. 3. Nun wird der Rumpf gedreht und die linke Hand entlang der Außenseite des rechten Beins zum Boden geführt. Der Oberarm sollte leicht gegen das rechte Knie und die Wade drücken. 4. Der andere Arm wird in einem Winkel von 45 Grad nach vorne langgestreckt, so daß der Körper vom rechten Zeh bis zur rechten Hand eine gerade Linie beschreibt. Alternativ kann der Arm auch zur Decke gestreckt werden. In der Stellung kann man versuchen, den Oberkörper schrittweise weiter nach rechts zu drehen, hierdurch wird das Balancehalten schwieriger. Nach 20 bis 30 Sekunden kann man die Pose in umgekehrter Reihenfolge auflösen und die Seite wechseln.

Pārshvottānāsana
(seitliche Rumpfbeuge). Pose zur Dehnung der hinteren Bein- und der Schultermuskulatur. Zugleich wirkt sie fördernd auf die Handgelenke.
Ausführung: 1. Man steht mit geschlossenen Beinen und legt die Hände hinter dem Rücken wie zum Gebet zusammen. Die Finger zeigen nach oben. 2. Dann grätscht man die Beine gut einen Meter weit und dreht den rechten Fuß um 90 Grad und den linken um 60 Grad nach rechts, wobei sich der Oberkörper mit nach rechts dreht. 3. Der Rumpf wird noch einmal gestreckt, dann preßt man die Handflächen aneinander und beugt sich mit dem Ausatmen hinunter zum rechten Bein. Die Beugung sollte hauptsächlich aus dem unteren Rückenbereich erfolgen. 4. In der Stellung werden die Ellenbogen vom Rücken weggedrückt und der Kopf möglichst nahe zum Schienbein gebracht. Die Beine bleiben durchgestreckt. Nach etwa 30 Sekunden mit der Ausatmung hochkommen und die Seiten wechseln. Bereitet es Schwierigkeiten, die Hände in der angegebenen Weise zu falten, können statt dessen die Arme einfach hinter dem Rücken verschränkt werden.

Pārthavī-Dhāranā-Mudrā
Konzentration auf das Element (→ Bhūta) → Erde. → Aufmerksamkeit und Lebensenergie (→ Prāna) werden für zweieinhalb Stunden auf das → Herz gerichtet, wo man das Element Erde visualisiert, um Kontrolle darüber zu erlangen. → Panca-Dhāranā.

Parvan
(Glied). Im → Klassischen Yoga die vier Manifestationsebenen der → Natur, nämlich 1. Vishesha, Ebene der fünf groben Elemente (→ Bhūta), der Sinne (→ Indriya) und des niederen Bewußtseins (→ Manas). 2. Avishesha, Ebene der fünf feinen Elemente (→ Tanmātra) und des Gesamtbewußtseins

aller Menschen (Asmitā-Mātra). 3. Linga-Mātra, Ebene des reinen Bewußtseins vor aller Manifestation. 4. Alinga, höchste Ebene der Natur. Sie ist vollkommen, ohne Eigenschaften und ohne Differenzierungen.

Parvatāsana
(Berg). Balanceübung, die hohe Konzentration und Flexibilität verlangt. Anfänger sollten sie mit Hilfe einer anderen Person üben, die sie an den Schultern stützt. Bei Knieproblemen sollte man vorsichtig sein.
Ausführung: 1. Man setzt sich in den → Lotus-Sitz. 2. Dann stützt man sich mit aufgerichtetem Oberkörper langsam mit der Kraft der Arme auf die Knie. 3. Schließlich kann man die Hände vom Boden nehmen, in die Höhe strecken und allein auf den Knien balancieren. Bei sicherer Beherrschung können die Hände auch über dem Kopf gefaltet werden.

Pārvatī
Gattin des Gottes → Shiva. Pārvatī ist auch unter dem Namen → Shakti bekannt.

Pāshāsana
Die Pose wird Schlaufe genannt, weil die Arme wie eine Schlaufe um die Beine gelegt sind. Sie wirkt belebend auf Fersen, Knöchel und Wirbelsäule.
Ausführung: 1. Man geht mit geschlossenen Füßen in die Hocke. Die Fußsohlen bleiben flach auf dem Boden. 2. Man dreht sich nach rechts, indem man sich mit der rechten Hand abstützt und den linken Oberarm außen an den rechten Oberschenkel drückt. 3. Zuletzt führt man die rechte Hand um den Rücken herum und die linke hinter den Unterschenkeln, so daß die Hände seitlich am Körper (auf der Höhe des Gesäßes) verschränkt werden können. 4. Der gesamte Rumpf dreht sich nach rechts. Die Beine bleiben geschlossen. Nach etwa 30 Sekunden mit der Ausatmung zurückdrehen und Seiten wechseln.

Wichtig ist in dieser Pose, den Oberkörper nicht zu sehr zu krümmen und die Fersen nicht abzuheben. Gelingt die Schlaufe anfangs noch nicht, kann man eine Decke oder ein Brett unter die Fersen legen, damit diese leicht angehoben sind. Das vereinfacht das Halten der Drehung. Wenn die Hände sich nicht gegenseitig fassen können, kann man auch ein Tuch zu Hilfe nehmen.

Pashchimottānāsana
(Kopf-Knie-Stellung), manchmal auch Urgāsana genannt, ist eine effektive Übung zur Dehnung der rückwärtigen Bein- und der Rückenmuskulatur. Das → Āsana wirkt positiv auf die Blasenfunktion.

Ausführung: 1. Man sitzt mit gestreckten, geschlossenen Beinen auf dem Boden. 2. Der Oberkörper und die Arme werden senkrecht nach oben gestreckt. Diese Dehnung wird für einige Sekunden gehalten. 3. Mit der Ausatmung beugt man sich hinunter zu den Zehen. Je nach Möglichkeit ergreift man die Füße, Schienbeine oder Knie. Die Beugung sollte aus dem Lenden- und Hüftbereich erfolgen. 4. Der Kopf fällt leicht in Richtung Brust, die Schultern sind entspannt und die Beine in den Kniekehlen durchgedrückt. Nach 30 bis 60 Sekunden kommt man mit der Ausatmung nach oben, streckt die Arme zur Decke, um die Übung dann noch ein- bis zweimal zu wiederholen.

Wichtiger als das weite Hinunterbeugen ist, daß man sich aus dem unteren Rückenbereich bewegt. Zeichen einer überanstrengten Beugung sind nach außen drehende Füße, ein versteifter Nacken oder abhebende Knie. Nach der Pose ist es sinnvoll, in eine Gegenstellung zu gehen. Man kann beispielsweise das → Rad oder die → Kobra einnehmen.

Variationen: 1. Ist man im Lendenwirbelbereich sehr biegsam, kann man Pashchimottānāsana einnehmen und dann die Hände vor den Fußsohlen verschränken oder ablegen. Dies erhöht die Dehnung. 2. Die Handflächen können hinter dem Rücken wie zum Gebet gefaltet werden. Dann beugt man sich nach vorne. Zumeist bereitet diese Variation mehr Schwierigkeiten. 3. Eingedrehte Stellung. Man beugt sich nach unten, jedoch ist der Rumpf nicht gerade über den Oberschenkeln, sondern zur rechten Seite gedreht. Der rechte Arm wird über den Kopf geführt und greift den linken Fuß, die andere Hand faßt den rechten Fuß. Dabei drückt der linke Ellenbogen außen an das rechte Knie. Der Kopf schaut nach rechts. Diese Drehung und Streckung sollte etwa 30 Sekunden gehalten werden, dann kann man ausatmen, hochkommen und die Seite wechseln. 4. Kopf-Knie-Stellungen mit einem Bein. Die Ausgangsstellung ist wie oben beschrieben, allerdings wird ein Bein angewinkelt und die Ferse zum Damm gebracht. Dann beugt man sich hinunter und ergreift Zehen oder Knöchel. Die gleiche Pose kann man einnehmen, indem das angewinkelte Bein auf den Oberschenkel gelegt wird wie im → Lotus-Sitz. Diese Variation ist etwas schwieriger, da nach Möglichkeit das Knie auf den Boden kommen sollte. Vgl. → Mahā-Mudrā. 5. Geöffnete Variation. Wieder wird die Ferse an den Damm gesetzt, nur zeigt das gestreckte Bein etwa 45 Grad nach außen. Beim Hinunterbeugen zur Seite sollte der Brustkorb möglichst gerade über dem Oberschenkel sein. 6. Eine wirksame Dehnübung für die Beine ist folgende Variation. Ein Bein ist gerade vom Körper ausgestreckt, das andere nach hinten angewinkelt wie im → Fersensitz. Die Zehen sind dabei flach auf dem Boden. Jetzt beugt man sich vor wie bei der normalen Kopf-Knie-Stellung. 7. Die oben beschriebene Grundstellung kann auch auf dem Rücken eingenommen werden. Diese Variation massiert die Rückenmuskulatur und schützt vor Überstreckung.

Pāshinī-Mudrā
»Geste« zur Erweckung der Schlangenkraft (→ Kundalinī-Shakti). Man legt dabei beide Beine fest wie eine Schlinge um das Genick und verharrt in dieser Stellung mehrere Minuten. → Mudrā.

Pāshupata
Hinduistische Sekte mit Nähe zum → Shaivismus. Ihre Anhänger beten den Gott → Pashupati an (ein anderer Name für → Shiva) und folgen einem yogischen → Pfad, der Glieder (→ Anga) verschiedener Yoga-Wege enthält. Das oberste Ziel des Pāshupata-Yoga ist die Verschmelzung mit Shiva.

Pashupati
(Herr der Tiere). Name für den Gott → Shiva. → Pāshupata.

Pātāla
Die sieben niederen Unterwelten. Sie liegen zwischen Erde und Hölle (→ Nārka) und entsprechen den höheren Regionen (→ Bhuvar-Loka), die sich zwischen Erde und Himmel befinden. In den Pātālas genießen die Toten sämtliche Freuden. → Loka.

Patanjali
Yogi und Philosoph, Begründer des → Klassischen Yoga und Autor des → ›Yoga-Sūtra‹. Er soll im 2. Jh. vor Chr. gelebt haben.

Mit dem ›Yoga-Sūtra‹ hat Patanjali erstmals die seiner Zeit bekannten und überlieferten Techniken und Konzepte des Yoga geordnet und kategorisiert. Auf ihn gründet sich der → Rāja-Yoga, eines der sechs klassischen Philosophiesysteme (→ Darshana) des → Hinduismus. Mit dem Rāja-Yoga versucht Patanjali einen praktischen Weg zur spirituellen Erfahrung des Selbst (→ Ātman) zu weisen. Alle Stufen (→ Anga) sind systematisch auf die Erlangung dieses Ziels hin aufgebaut. Sie sind als → Achtfacher Pfad (Ashta-Anga-Yoga) bekannt.

Pāyasvinī-Nādī
Hauptkanal (→ Nādī), durch den die Lebenskraft (→ Prāna) im → Körper fließt. Er liegt zwischen → Pūshā- und → Sahasrāra-Nādī und reicht bis zum rechten Ohr.

Pfad
Im Yoga wird der Prozeß der eigenen Entwicklung aus der Unwissenheit (→ Avidyā) zur Weisheit (→ Jnāna) mit einem Weg oder Pfad verglichen, den der → Schüler zu beschreiten hat. Da dieser Weg für jeden Menschen individuell verschieden ist, benötigt er einen weisen Lehrer (→ Guru), der ihn aus eigener Erfahrung anleitet. Auch die spirituelle Gemeinschaft Gleichgesinnter (→ Satsanga), Bücher von Heiligen und Yoga-Meistern sowie das Einhalten yogischer Lebensregeln (→ Niyama, → Yama) helfen dem Schüler, Fortschritte zu machen. Das Ziel der → Erleuchtung ist erreicht, wenn der Praktizierende sein höheres Selbst (→ Ātman) verwirklicht. → Gnade.

Pfau
→ Mayūrāsana.

Pfeil-und-Bogen-Pose
→ Akarna-Dhanurāsana.

Pflicht
→ Dharma.

Pflug
→ Halāsana.

Phala
(Frucht, Wirkung). Ergebnis gedanklicher und tatsächlicher → Handlungen, die nach dem Gesetz des → Karma in zukünftigen Leben zur Wirkung kommen müssen. Gewöhnlich sind alle Handlungen mit Zielen verbunden, deren Einlösung der Mensch erwartet. Die Absicht des Yogi ist, auf die Früchte (Phala) seiner Handlungen zu verzichten, da sie sein Karma nach dem Prinzip von Ursache und Wirkung negativ beeinflussen.

Nach der → ›Bhagavad-Gītā‹ tragen alle selbstlos begangenen Handlungen, wie sie z.B. der → Karma-Yoga anstrebt, in der Zukunft keine Früchte. Die Gītā hat mit der Vorstellung des selbstlosen Nichthandelns (Akarman) die Möglichkeit geschaffen, als Yogi nicht der Welt entsagen zu müssen, sondern handelnd in ihr bleiben zu können.

Pinda-Anda
(wörtlich: festes Ei). Im Yoga ist das Ei oft ein Symbol für den Urzustand des Universums, aus dem sich alles entwickelt. Im übertragenen Sinn wird damit auch der → Körper als mikrokosmisches Abbild des Universums bezeichnet. Jedem Körperteil des Menschen entspricht symbolisch eine kosmische Ebene. Der Kopf steht für die Himmelsregion (→ Bhuvar-Loka), der Rumpf für die Erde (→ Bhū) und die Füße für die niederen Regionen (→ Pātāla).

Pingalā-Nādī
Wichtigste Energiebahn (→ Nādī) im → Körper neben dem → Idā-Nādī und dem Zentralkanal (→ Sushumnā-Sādī). Er entspringt am rechten unteren Ende von Sushumnā-Nādī und umkreist ihn spiralförmig, bis er im rechten Nasenloch endet. Vom linken unteren Ende aus windet sich der Idā-Nādī bis zum linken Nasenloch. Um die Schlangenkraft (→ Kundalinī-Shakti) im Körper zu erwecken, müssen beide Kanäle gereinigt sein.

Pingalā-Nādī ist die mikrokosmische Entsprechung der Sonne (→ Sūrya) und ist physiologisch vergleichbar mit dem sympathischen Teil des vegetativen Nervensystems.

Pitta
Eine der drei Körperflüssigkeiten (→ Dosha) im → Āyurveda. Pitta steuert den Stoffwechsel und dient zur Verteilung und Verarbeitung von Nahrung, Wasser und Luft.

Plāvinī
Eine der acht Haupttechniken zur → Atemkontrolle im → Hatha-Yoga. Dabei schluckt man solange Luft hinunter, bis der Magen vollständig mit Luft gefüllt ist. Dort bleibt der Atem einige Zeit und wird danach zusammen mit den Magengasen ausgerülpst.

Prabhu
(Meister, Herr). Bezeichnung für die Götter → Vishnu, → Shiva und → Brahma.

Pradhāna
Synonym für → Prakriti.

Pradhāna-Jaya
(Herrschaft über → Prakriti). Übernatürliche Kraft (→ Siddhi). Ein Yogi, der über sie verfügt, kann wie ein Gott über den gesamten → Kosmos gebieten.

Prajalpa
(unüberlegtes Reden). Einer der Faktoren, die spirituellen → Fortschritt behindern. Zu viel Reden nimmt dem Yogi die Kraft, die er auf das → Göttliche richten sollte. Daher ziehen sich Yogis von der Gesellschaft zurück oder suchen den Kontakt zu Gleichgesinnten. → Dussanga, → Jana-Sanga, → Mauna.

Prajāpati
Die zehn großen Seher (→ Rishi), denen die heiligen Schriften offenbart wurden. Sie gelten als geistgeborene Söhne des Gottes → Brahma und heißen: Arti, Angiras, Bhrigu, Daksha, Kratu, Marīci, Nārada, Pulaha und Pulastya. → Veda.

Prajnā
(Wissen, Weisheit). Synonym für → Jnāna.

Prajnā-Jyotis
Yogi, der durch seine spirituelle Vollendung in der Lage ist, seine → Sinne und die Elemente (→ Bhūta) seinem Willen zu unterwerfen. → Siddhi.

Prākāmya
Übernatürliche Fähigkeit (→ Siddhi) eines Yogi, jeden seiner Wünsche zu verwirklichen. Wie alle Siddhis stellt Prākāmya eine Versuchung des → Egos dar, die zu überwinden ist.

Prakriti
(Natur; Zustand; Ursprung). Schöpfung, → Natur oder Vielfalt der Natur. Die Natur wird nicht als einheitliche Erscheinung verstanden. Vielmehr umfaßt sie feine, nichtmanifeste (→ Sūkshma) und grobe, manifeste (→ Sthūla) Ebenen, die aus den fünf Elementen (→ Bhūta) Äther, Luft, Feuer, Wasser und Erde bestehen. Die Schöpfung ist hierbei einer schrittweisen Evolution (→ Parināma) unterworfen. 1. Im → Klassischen Yoga und → Sāmkhya besteht eine unüberwindbare Kluft zwischen der Natur (Prakriti) und dem göttlichen Bewußtsein (→ Purusha). Im Gegensatz zur Natur ist das göttliche Bewußtsein ewig und nur ein Zeuge (→ Sākshin) der Schöpfung, während die Natur empfindungslos und in steter Bewegung ist. Diese Bewegung wird durch die drei Grundbestandteile der Natur → Sattva, → Rajas und → Tamas hervorgerufen. Alle materiellen und immateriellen Erscheinungen des → Kosmos entstehen aus dem Zusammenspiel dieser drei Bestandteile (→ Guna). Auch der menschliche → Körper und → Geist sind demnach so entstanden. Nur das wahre Selbst (→ Ātman) des Menschen ist Teil des höchsten Selbst (Purusha) und damit ewig.

Daß der Mensch dennoch ein Bewußtsein hat, obwohl er als Produkt der Natur empfindungslos sein müßte, erklärt der Klassische Yoga mit dem Begriff von → Chāyā: in seiner reinsten Form des Geistes (→ Buddhi) ist es dem Menschen möglich, das höchste Selbst zu reflektieren, wodurch ihm Bewußtsein gegeben wird. Das Ziel vor allem im → Hatha-Yoga und → Tantrismus ist, die Evolution der Natur im → Mikrokosmos des Körpers aufzuheben und die Natur zu ihrem transzendentalen Kern zurückzuführen. → Pratiprasava. 2. Der → Vedānta kennt keine Trennung von Natur und höchstem Bewußtsein. Für ihn entspringt alles dem höchsten Urprinzip (→ Brahman). 3. Im → Āyurveda Bezeichnung für den individuellen Konstitutionstyp eines Menschen.

Pralaya
(Auflösung, Zerstörung). In der hinduistischen Kosmologie die

Auflösung des manifesten → Universums in ein feinstoffliches. Sie findet am Ende eines jeden Tages im Leben des Gottes der Schöpfung → Brahma statt, wobei so ein Tag ein ganzes Zeitalter von mehreren Milliarden Jahren umfaßt. Die Übergänge vom manifesten zum feinstofflichen Zustand sind abhängig von den Schlaf- und Wachphasen des Gottes. Nach hundert Jahren seiner Lebenszeit stirbt Brahma und mit ihm der ganze Kosmos. Das ist die große Auflösung (Mahā-Pralaya) in das → Göttliche. → Yuga.

Pramāda
Unaufmerksamkeit. Sie ist ein → Hindernis bei der → Meditation. Um geistige → Fortschritte zu machen, muß der Yogi seine Konzentrationsfähigkeit trainieren.

Pramāna
(Maßstab). Gültige Erkenntnis. Der → Klassische Yoga unterscheidet drei Arten von gültiger Erkenntnis: Wahrnehmung (→ Pratyaksha), logische Schlußfolgerung (→ Anumāna) und bezeugtes Wissen (→ Āgama).

Prämenstruelles Syndrom (PMS)
Dieses Leiden kann folgendermaßen gelindert werden: → Sitzende Vorwärtsbeuge, Liegen mit gekreuzten Beinen, → Liegender Held, → Hund, → Kopfstand (auch mit gedrehtem Rumpf), → Schulterstand und → Pflug.

Prāna
Energie, Atem, Luft, Leben, Lebenskraft. Prāna bezeichnet sowohl die universelle Lebenskraft, die überall in allem zu finden ist als auch die individuelle, die dem einzelnen Menschen innewohnt.

Die wichtigsten individuellen Prānas sind: Prāna (als aufsteigender → Atem, verantwortlich für Ein- und Ausatmen), → Apāna, → Samāna, → Udāna und → Vyāna. Eine untergeordnete Rolle spielen → Nāga, → Kūrma, → Kirkara, → Deva-Datta und → Dhanam-Jaya. Die Lebensenergie fließt durch Energiebahnen (→ Nādī) im → Körper. Mit jeder Einatmung nimmt man neuen universellen Prāna auf, mit jeder Ausatmung wird verbrauchte Energie abgegeben. Die Atmung verbindet den Menschen mit der Welt und ist zugleich eng mit seinem eigenen Bewußtsein verknüpft. Um die Lebensenergie frei im Körper fließen zu lassen, müssen die Nādīs gereinigt werden. Um Einfluß auf das Bewußtsein zu nehmen, muß die Energie durch Atemtechniken (→ Prānāyāma) kontrolliert werden. Für beides hat der Yoga Ernährungsvorschriften, Atem- und Körperübungen entwickelt. → Nādī-Shodhana.

Prāna-Dhāranā
Konzentrationstechnik (→ Dhāranā) mit deren Hilfe die Lebenskraft (→ Prāna) in einzelne Teile des → Körpers gelenkt wird. Hierbei visualisiert man eine Körperstelle und führt ihr im Geist den → Atem zu. Diese Technik hilft bei Verspannungen und Müdigkeit. Besonders nach dem Ausführen von Körperposen (→ Āsana) kann sie angewendet werden, wenn man in einer Entspannungslage (→ Shavāsana) liegt und in die beanspruchten Körperteile atmet. → Marman, → Samanu.

Prāna-Maya-Kosha
(Schicht aus Lebenskraft). Die zweite der fünf Hüllen (→ Kosha), aus denen der menschliche → Körper besteht. Als Teil des → Astralkörpers entspringen ihr die fünf Lebensenergien → Apāna, → Prāna, → Samāna, → Udāna und → Vyāna. In dieser Schicht liegen auch die fünf Handlungsorgane (→ Karma-Indrya) Mund, Hände, Füße, Ausscheidungs- und Fortpflanzungsorgane.

Prāna-Samrodha
(Beherrschung der Lebenskraft). Synonym für → Prānāyāma.

Prāna-Spanda
(Beruhigung der Lebenskraft). Zusammenwirken von Lebenskraft (→ Prāna) und → Geist. Ist der Prāna beruhigt und unter Kontrolle gebracht, entspannt sich auch der Geist.

Pranava
Synonym für die heilige Silbe → Om.

Prānāyāma
(Atemkontrolle). Atemtechnik im Yoga und eines der Glieder des → Achtfachen Pfades. → Atem und → Geist sind so eng miteinander verbunden, daß man im Yoga durch Kontrolle und Rhythmisierung des Atems versucht, Einfluß auf die Zustände des Bewußtseins zu nehmen.

Speziell im → Hatha- und → Kundalinī-Yoga wird mit Prānāyāma die Erweckung der Schlangenkraft (→ Kundalinī-Shakti) angestrebt. Die einzelnen Atemtechniken dienen der Reinigung der Energiebahnen (→ Nādī), durch welche die körpereigene Energie fließt. Zur Aufhebung der Blockaden im Energiefluß sind acht Hauptatemtechniken bekannt: → Bhastrikā, → Bhrāmarī, → Mūrcha, → Plāvinī, → Shītalī, → Sītkarī, → Sūrya-Bedha, → Ujāyī. Dazu kommen vorbereitende Atemtechniken wie → Anuloma-Viloma, → Kapālabhāti oder → Samanu. Alle Atemtechniken unterteilen sich in die drei Phasen Einatmung (→ Pūraka), Anhalten des Atems (→ Kumbhaka) und Aus-

atmung (→ Recaka). Besonders die Phase von Kumbhaka versucht der Yogi so lange wie möglich zu halten, da ihr Einfluß auf den Geist am stärksten ist. Vollendete Yogis können den Atem sehr lange anhalten. Effektiver Prānāyāma, der → Gesundheit und Vitalität fördert, läßt sich nach der → ›Shiva-Samhitā‹ an vier Stufen erkennen. 1. Erhöhte Schweißabsonderung (→ Sveda). 2. Zittern in allen Gliedern.
3. Ruckartige Bewegungen des Körpers. 4. Zuletzt soll der Yogi so leicht werden, daß er in die Luft abheben kann. → Nādī-Shodhana.

Prapatti
(Unterwerfung). Bedingungslose Hingabe (→ Bhakti) an das → Göttliche. Der Gottverehrer (→ Bhakta) betrachtet sich als vollkommen unbedeutend, wobei sein Wunsch nach → Befreiung hinter die Liebe zum Göttlichen zurücktritt. Prapatti ist die innere Haltung eines sehr weit fortgeschrittenen Bhaktis. → Bhakti-Yoga.

Prārabdha-Karma
(aktives Karma). → Karma, das ein Mensch im gegenwärtigen Leben abarbeiten muß und das zu einer Wiedergeburt in genau dieses Leben geführt hat. → Āgāmi-Karma, → Sancita-Karma.

Prasāda
1. Für → Gott geopferte Nahrung. Der Yogi soll seine Speisen, die möglichst rein (→ Sattva) sein sollen, vor dem Verzehr in einem symbolischen Akt opfern. Er betet oder singt zu Ehren Gottes und legt einen Teil des Essens vor den → Altar. 2. Gelassenheit des → Geistes. Es handelt sich um eine Form geistiger Askese (→ Tapas). Der Yogi soll Gelassenheit, Gleichmut und Selbstbeherrschung an den Tag legen, um seinen Geist zu befrieden und sein → Ego zu kontrollieren. 3. Göttliche → Gnade. → Maitrī, → Muditā.

Prasārita-Pādottānāsana
(Geöffnete Bein-Fuß-Stellung). Übung zur Streckung der Beinmuskulatur. Sie stärkt die Verdauungsorgane.
Ausführung: 1. Man steht aufrecht mit gegrätschten Beinen (etwa eineinhalb Meter Abstand). 2. Dann beugt man sich mit der Ausatmung nach unten, wobei die Beugung in erster Linie aus dem unteren Rücken erfolgen soll. Die Hände können auf den Boden gelegt oder zu den Fersen geführt werden. 3. Diese Stellung wird gehalten, indem man versucht, das Gesäß mehr und mehr nach oben zu drehen. Mit der Ausatmung kommt man nach ein bis zwei Minuten wieder hoch, schließt die Beine und vollführt eine leichte Gegenstreckung nach hinten.

Variation: Die Hände werden hinter dem Rücken wie zum Gebet gefaltet. Die Finger zeigen nach oben. Das Hinunterbeugen fällt hierbei schwerer, da die Hände den Körper nicht stützen können.

Prathama-Kalpika
Anfänger auf dem spirituellen → Pfad. → Shishya.

Pratibima, Pratibimana
(Reflexion). 1. Im → Klassischen Yoga Bezeichnung für das menschliche Bewußtsein als Spiegel äußerer → Objekte. Ausstattung des Menschen mit Bewußtsein. 2. Im → Vedānta Bezeichnung für die Widerspiegelung des göttlichen Bewußtseins im Menschen. Das göttliche Bewußtsein wird mit dem Vollmond verglichen, dessen Bild sich im Wasser spiegelt. Wenn die Aktivität des Geistes, d.h. die Wasseroberfläche, zur Ruhe kommt, ist ein deutliches Spiegelbild sichtbar und der Mensch erkennt das eigene Selbst (→ Ātman) als göttliche Reflexion.

Pratipaksha-Bhāvanā
(Denken des Gegenteils). Konzept → Patanjalis, um geistige Schwankungen zu beherrschen. Indem man Sorgen und → Zweifeln positive Gedanken entgegensetzt, kann man negative Gedanken entschärfen und geistigen Gleichmut erlangen.

Pratiprasava
(Involution). Das yogische Bestreben, die Bestandteile (→ Guna) der → Natur in ihren transzendentalen Kern zurückzuführen, d.h. die → Evolution der Natur auf der mikrokosmischen Ebene des → Körpers umzukehren. Wenn dies gelingt, ist der Yogi wieder eins mit dem Absoluten (→ Purusha).

Pratyāhāra
(Rückzug, Beherrschung der → Sinne). Fünfte Stufe des → Achtfachen Pfades im → Klassischen Yoga. Der Yogi versucht, sich von der Außenwelt mit all ihren Reizen unabhängig zu machen und seine Sinne einzig auf das wahre Selbst (→ Ātman) bzw. → Gott zu richten. Dadurch beruhigt er seinen → Geist. Pratyāhāra ist die Vorstufe zu allen Meditationstechniken (→ Samyama), die ohne einen ruhigen Geist erfolglos bleiben. → Indriya-Jaya.

Pratyaksha
(Wahrnehmung). Neben der logischen Schlußfolgerung (→ Anumāna) und dem überlieferten Wissen (→ Āgama) eines der drei gültigen Mittel der Erkenntnis (→ Pramāna) im → Klassischen Yoga. Das Pratyaksha ist die Voraussetzung der beiden anderen Erkenntnismittel, da es über die → Sinne die notwendigen Informationen liefert.

Pratyaya
Jeder Bewußtseinsinhalt eines Menschen, d.h. alle Vorstellungen, das Wissen (→ Jnāna) und die fünf geistigen Schwankungen (→ Vritti).

Pravritti-Mārga
Der → Pfad des Handelns. Ein Mensch, der diesen Weg beschreitet, wird nach dem Gesetz des → Karma immer wieder geboren. Erst wenn er alle → Handlungen einstellt oder sie selbstlos ausführt, folgt er dem Weg der → Entsagung (Nivritti-Mārga), der schließlich zur → Befreiung führt.

Prayāsa
(Überanstrengung). Harte körperliche Arbeit erschöpft den Yogi und läßt ihm keine Zeit zur Ausübung seiner Praktiken. Die yogische Erfahrung zeigt, daß in der Regel ein Leben als Yogi und das Berufsleben nicht vereinbar sind.

Prayatna
Bemühung oder Anstrengung, die nötig ist, um → Fortschritte auf dem → Pfad des Yoga zu machen. → Disziplin.

Prema
Reine, aufrichtige Liebe, die nicht nach Bindung des anderen strebt. Es ist die allumfassende, selbstlose und bedingungslose Liebe, die der spirituell Praktizierende dem → Göttlichen entgegenbringt. → Bhakti-Yoga.

Preta
(wörtlich: Gespenster). Bezeichnung für den feinstofflichen Übergangskörper eines Verstorbenen. In diesem trifft der Verstorbene zuerst auf → Yāma, den Gott des Todes, der ihn entweder in die → Hölle oder den → Himmel befördert, je nach Verdienst zu Lebzeiten. Nach einer bestimmten Zeit, die sich nach den irdischen Taten des Verstorbenen richtet (→ Karma), wird er auf der Erde reinkarniert.

Prithivī
Das Element (→ Bhūta) Erde. Es ist das unterste von allen Elementen, die den manifesten → Kosmos bilden. Prithivī bezeichnet auch die Erde als Planeten und die Göttin der Erde.

Prīti
Synonym für → Samtosha.

Prostataleiden
können mit folgenden Posen gelindert werden: → Kopf-Knie-Stellung im Stehen, im Sitzen als Gleichgewichtspose und gedreht, → Heuschrecke, → Bogen, → Rad, → Diamant, → Hund, → Helden-Pose (auch liegend), → Schildkröte, → Sitzende Vorwärtsbeuge sowie → Kopfstand und → Schulterstand mit Variationen.

Psychologie
Der Yoga kennt sämtliche Zustände des Bewußtseins und → Unterbewußtseins und weiß, wie → Geist und → Körper zusammenspielen. Aufgrund dieser ganzheitlichen Sicht streben einige Yoga-Techniken nach Transzendierung des Bewußtseins und des → Ego durch körperliche Übungen. Die Überwindung des Ego ist der wesentliche Unterschied zur klassischen Psychologie, die nicht das Ziel der → Erleuchtung hat. → Gefühle.

Pūjā
Rituelles → Opfern im → Tantrismus. Durch diese Opfer wird der eigene → Guru oder die selbstgewählte Gottheit (→ Ishta-Devatā) verehrt. Der Ablauf einer Pūjā ist sehr genau festgelegt und hat mit großer Hingabe zu erfolgen. Dazu gehören das laute Rezitieren von → Mantras, das sich Niederwerfen vor dem Bildnis der Gottheit, das Werfen von Reis und Blumen, das Waschen der Füße der Gottheit, das Übergießen der Gottheit mit Milch und Wasser, das Abbrennen von Räucherwerk, das Auftragen von Asche, Sandelholzpaste und anderen Essenzen auf die eigene Stirn sowie der Verzehr von geopfertem Essen (→ Prasāda).

Punar-Janman
Wiedergeburt. Alle → Handlungen aus den vorangegangenen Leben bestimmen den Stand eines Menschen in seinem neuen Leben (→ Karma). Solange das Karma nicht abgearbeitet ist, führt es nach dem Prinzip von Ursache und Wirkung zwangsläufig zur Wiedergeburt. Das Ziel des Yoga-Praktizierenden ist, den Kreis von Wiedergeburt und Tod durch die Verwirklichung des wahren Selbst (→ Ātman) zu durchbrechen. → Samsāra.

Punya
(Verdienst). Bezeichnung für die Früchte (→ Phala) positiver → Handlungen eines Menschen, die in Einklang mit der Ordnung (→ Dharma) stehen. Im Gegensatz zu den Früchten negativer Handlungen (→ Pāpa) wirken sie sich günstig auf das → Karma aus.

Pūraka
(Einatmung). Atemphase bei der Atemkontrolle (→ Prānāyāma). Weitere Atemphasen sind Ausatmung (→ Recaka) und das Anhalten des Atems (→ Kumbhaka). Mit der Einatmung wird dem → Körper neue Energie (→ Prāna) zugeführt.

Purāna
(uralte Erzählung). Literaturgattung, zu der die klassischen religiösen Schriften Indiens zählen. Man unterteilt sie in 18 Haupt- (Mahā-Purāna) und 18 Neben-Purānas

(Upa-Purāna), die alle das göttliche Wirken auf Erden beschreiben. Jedes Purāna behandelt gemäß der indischen Überlieferung fünf Themen: 1. Schöpfung der Welt. 2. Zerstörung und Erneuerung der Welt. 3. Genealogie von → Göttern und Helden. 4. Beschreibung der Weltzeitalter (Manu). 5. Geschichte der Dynastien. Die Purānas werden den drei Göttern → Brahma, → Shiva und → Vishnu zugeordnet. Yogische und tantrische Elemente (→ Tantrismus) finden sich besonders in den späteren Schriften. Der berühmteste Text ist das ›Bhāgavata-Purāna‹, das die Lebensgeschichte von → Krishna erzählt.

Purusha
Das Absolute, die höchste Wirklichkeit, das transzendentale → Selbst. Purusha ist der Ursprung des gesamten → Universums. Aus ihm sind alle materiellen und immateriellen Formen der Schöpfung entstanden. Als transzendentales Bewußtsein ist der Purusha der unbeteiligte, ewige Zeuge des gesamten Weltprozesses. Er allein ist keinem Wandel unterworfen. 1. Für den → Klassischen Yoga und den → Sāmkhya existiert eine unüberwindbare Kluft zwischen dem bewußten Purusha und der Materie (→ Prakriti), die ohne Bewußtsein ist. Nach ihrer Auffassung kann der Mensch als Teil der Natur nur dadurch Bewußtsein erlangen, daß sich der Purusha in ihm widerspiegelt (vgl. → Chāyā, → Pratibima). → Māyā, → Para-Arthatva, → Purushottama. 2. In einigen Yoga-Schriften bezeichnet Purusha das eigene Selbst (→ Ātman) oder das höchste Selbst (→ Brahman).

Purusha-Artha
bezeichnet im → Hinduismus die vier wichtigsten Ziele, auf die sich das Leben eines Menschen richten kann: 1. Wunscherfüllung (→ Kāma). 2. Materieller Wohlstand (→ Artha). 3. Rechtschaffenheit und Pflichterfüllung (→ Dharma). 4. Befreiung und Erleuchtung (→ Moksha).

Purushottama
Das allerhöchste → Selbst. Es steht über dem vergänglichen individuellen Selbst (Kshara-Purusha) und dem unvergänglichen höchsten Selbst (Akshara-Purusha) jenseits von Vergänglichkeit und Unvergänglichkeit. Es ist das ewig und unendlich Eine. Auch die Kraft der → Māyā ist Ausdruck seiner Allmacht. → Brahman, → Purusha.

Pūshā-Nādī
Einer der Hauptkanäle (→ Nādī), durch die die Lebenskraft (→ Prāna) im → Körper fließt. Er liegt an der Rückseite von → Pingalā-Nādī und erstreckt sich bis zum rechten Auge (oder Ohr).

R

Rad
→ Chakrāsana.

Rādhā
Die göttliche Gattin von → Krishna. Das Liebesspiel zwischen Krishna und Rādhā ist ein Motiv in vielen Yoga-Werken und ein Sinnbild für die Hingabe (→ Bhakti). → Gopī.

Rāga
(Leidenschaft, Bindung). 1. Eines der fünf Leiden (→ Klesha) im → Klassischen Yoga, die überwunden werden müssen. 2. In der indischen Musik sind Rāgas festgelegte Tonfolgen, über die improvisiert wird.

Rāja-Danta
(wörtlich: königlicher Zahn). Bezeichnung für das → Zäpfchen.

Rajas
(wörtlich: Staub). 1. Einer der drei Grundbestandteile (→ Guna) der Natur, neben → Tamas und → Sattva. Rajas ist das aktive Prinzip, das sich im menschlichen Leben vor allem als → Gier, Leidenschaft, Streben, Ruhelosigkeit, Wagemut, Kraft, → Wunsch, Neid usw. zeigt. Kennzeichnend ist seine Dynamik, die die dunklen, trägen Aspekte von Tamas überwindet und so für alle Formen der Entwicklung sorgt. Auf dem spirituellen → Pfad soll Rajas in Sattva, das Reine und Ruhige, überführt werden, weil es die Leidenschaft (→ Rāga) auslöst, die im Yoga zu den Mängeln (→ Dosha) gezählt wird. 2. »Weiblicher Samen« (Menstruationsblut und Scheidensekret). 3. Im → Hatha-Yoga andere Bezeichnung für das weibliche Prinzip (→ Shakti). → Mahā-Rajas.

Rāja-Yoga
(königlicher Yoga). 1. Yoga-Zweig, aus dem sich der → Klassische Yoga entwickelte, und neben → Karma-, → Jnāna- und → Bhakti-Yoga einer der vier Hauptrichtungen des Yoga. Der Rāja-Yoga gründet sich auf → Patanjalis → ›Yoga-Sūtras‹, in denen er den → Achtfachen Pfad (Ashta-Anga-Yoga) zur → Befreiung darstellt. 2. Bezeichnung für eine tantrische Praktik zur Vereinigung von weiblichem (→ Rajas) und männlichem (→ Retas) Samen. 3. Im → Tantrismus dient der Begriff zur Abgrenzung vom stark körperorientierten → Hatha-Yoga. Der Tantrismus sieht im Rāja-Yoga einen stärker auf → Meditation ausgerichteten Weg zur Befreiung.

Rām
Kurzform für → Rāma.

Rāma
Held des großen indischen Epos → ›Rāmāyana‹. Er gilt als siebte Inkarnation (→ Avatāra) des Gottes → Vishnu und Verkörperung der Rechtschaffenheit (→ Dharma). Seine Bedeutung liegt darin, die → Sattva-Eigenschaften des Menschen zu fördern. → Sītā.

Ramakrishna
(1836-1886). Verehrer der Göttin → Kālī und einer der großen → Meister Indiens. Er lebte ein Leben der → Entsagung im Kālī-Tempel bei Kalkutta, wo er auch seinen berühmtesten Schüler, Swami → Vivekananda, unterrichtete.

›Rāmāyana‹
(Leben des Rāma). Neben dem → ›Mahābhārata‹ das zweite große indische Nationalepos. Es besteht aus 24 000 Doppelversen und soll von dem Heiligen → Vālmīki geschrieben worden sein. Das ›Rāmāyana‹ schildert das Leben des Königs → Rāma, der als siebte Inkarnation → Vishnus verehrt wird. Es enthält viele Hinweise auf die Askese (→ Tapas).

Rasa
(Saft; Geschmack; Stimmung). 1. Freude oder → Wonne, die auf die ekstatische Vereinigung mit → Gott folgt. Die totale Hingabe (→ Bhakti) öffnet das → Herz des Gottverehrers und überschwemmt ihn mit Glücksgefühlen. 2. Bezeichnung für Körpersäfte, insbesondere den »Nektar der Unsterblichkeit« (→ Amrita). 3. Im → Āyurveda Bezeichnung für die sechs Geschmacksrichtungen süß, sauer, salzig, scharf, herb und bitter. 4. Geschmackssinn.

Rasanā
Synonym für → Pingalā-Nādī.

Recaka
Atemphase bei der Atemkontrolle (→ Prānāyāma). Es ist die Ausatmung, d.h. die Abgabe verbrauchter Energie. → Kumbhaka, → Pūraka.

Reiher
→ Krauncāsana.

Reinheit
spielt eine wichtige Rolle auf dem Weg zur → Erleuchtung. Der absoluten Reinheit der höchsten Wirklichkeit (→ Purusha) steht der unreine Mensch gegenüber. Daher muß der Yogi sich im physischen wie moralischen Sinne diversen → Reinigungstechniken unterziehen. Dadurch tritt das Reine (→ Sattva) hervor und ermöglicht die Spiegelung des göttlichen Daseins im Menschen. Ein wichtiger Beitrag zur Tradition des

Yoga ist der → Asketismus. In ihm hat der Reinigungsgedanke einen zentralen Stellenwert. → Mala, → Shauca.

Reinigungstechniken
Wichtige Hilfsmittel, mit denen der Yogi seinen → Körper auf höhere spirituelle Ziele vorbereitet. → Dhauti, → Kriyā, → Shat-Karma, → Shauca, → Shodhana.

Retas
(Samen). Synonym für → Bindu.

Rheuma
→ Arthritis.

Rig-Veda
Der erste der vier vedischen Texte und zugleich das älteste Zeugnis der indischen Literatur. Das ›Rig-Veda‹ gilt als → Offenbarung des göttlichen → Wissens. Das zehnteilige Werk umfaßt 10 580 Verse in 1 028 Hymnen und stammt aus dem 15. Jh. v. Chr.

Rishi
Seher oder durch → Offenbarung inspirierter Dichter der ›Veden‹ (→ Veda). Der Rishi ruht völlig in seinem Selbst (→ Ātman) und ist ohne Verlangen und Leidenschaften. Deshalb ist es ihm möglich, die Grundlagen der Schöpfung zu durchschauen und wiederzugeben. Die sieben großen Rishis (Mahā-Rishi) werden durch die sieben Sterne des Großen Wagens symbolisiert. → Prajāpati.

Rita
Kosmische Harmonie, göttliche Ordnung. Die intuitive Erkenntnis (→ Satya) wird von dieser Göttlichen Urordnung inspiriert. → Dharma.

Ritambhara-Prajnā
Der geistige Zustand, der auf eine sehr hohe Versenkungsstufe (→ Nirvicāra-Samādhi) folgt. Er ist von einer vollständigen Klarheit des → Geistes gekennzeichnet, mit der man die kosmischen Gesetze erkennen kann. → Rita.

Ritual
Kultischer Handlungsablauf, der festgelegten Regeln folgt und deshalb unabhängig von den Umständen immer wieder wiederholt werden kann. Der Yoga kennt Rituale wie die Einweihung eines Schülers (→ Dīkshā), das → Opfer, zeremonielle Feiern zu Ehren der Götter oder des Lehrers (→ Pūjā), die rituelle Vereinigung von Mann und Frau (→ Maithunā) und verschiedene rituelle → Reinigungstechniken. Darüber hinaus versucht der Yogi, seinen Tagesablauf wie auch sein gesamtes Leben durch festgelegte Zeiten und Techniken zu ritualisieren. Das dient der Beruhigung des Bewußtseins und der Stärkung seiner → Disziplin.

Roga
(Krankheit). Der Yoga legt viel Wert auf ein gesundes Leben, denn in der → Gesundheit sieht er die Voraussetzung für jede weitere spirituelle Entwicklung. Krankheit wird als → Hindernis aufgefaßt, da nur ein gesunder Mensch die Kraft aufbringen kann, den spirituellen → Pfad zu beschreiten.

Der → Hatha-Yoga hat Praktiken entwickelt, die heilende und therapeutische Effekte besitzen. Zu nennen sind hier ein maßvolles Eßverhalten (→ Āhāra, → Vegetarismus), die äußeren und inneren → Reinigungstechniken, die Regulation des Atems (→ Prānāyāma) und Körperübungen (→ Āsana), aber auch → Meditation. → Āyurveda.

Rückenschmerzen
sollten grundsätzlich Anlaß sein, Körperübungen vorsichtig auszuführen. Folgende Posen können zur Linderung praktiziert werden: liegende Vorübung zum → Drehsitz, → Dreieck mit Variationen, → Halbmond, mit Stuhl unterstützte → Hand-Fuß-Stellung und ggf. → Pflug. Es ist möglich, zwischen allen Stellungen die → Kindspose einzunehmen.

Rudra
Name einer zerstörerischen → Gottheit, die bereits in den ›Veden (→ Veda) auftaucht. Später wurde Rudra mit dem Gott → Shiva gleichgesetzt.

Rudra-Aksha
Bezeichnung für den Meditationspunkt zwischen den Augenbrauen, der auch »Drittes Auge« genannt wird. → Ājnā-Chakra.

Rudra-Bhūmi
(Ort von → Rudra). Verbrennungsstätte für die Toten. Nur Heilige werden in der indischen Tradition begraben. → Tod.

Rudra-Granthi
Einer der drei Knoten (→ Granthi) am zentralen Energiekanal (→ Sushumnā-Nādī), die den freien Fluß der Energie (→ Prāna) im → Körper behindern. Er sitzt am → Ājnā-Chakra und kann vom Yogi durch höhere Atemtechniken (→ Prānāyāma) gelöst werden.

Rukminī
Hauptgattin des Gottes → Krishna.

S

Sabīja-Prānāyāma
Ausüben von Atemtechniken (→ Prānāyāma) in Verbindung mit → Mantras. Dabei werden die Atemzüge mit der inneren Wiederholung eines Mantras gekoppelt. → Nirbīja-Prānāyāma, → Samanu.

Sabīja-Samādhi
(Versenkung mit Samen). Bezeichnung für mehrere Versenkungsformen (→ Samādhi), die mit einem inneren → Objekt der Konzentration arbeiten. Dieses Objekt, auch Samen (→ Bīja) genannt, erleichtert die → Konzentration. → Nirbīja-Samādhi.

Saccidānanda
→ Sat-Cit-Ānanda.

Sādhaka
Spiritueller Schüler. Gewöhnlich werden vier Arten von Sādhakas unterschieden. 1. Der Adhimātratama-Schüler ist sehr selten. Er ist für jede Form des Yoga geeignet, ist ehrgeizig, gläubig, besitzt alle Tugenden, hat sich und seine → Sinne unter Kontrolle und kennt die yogischen Lehren (→ Shastra). Seine → Reinheit ist das Produkt vieler Anstrengungen aus vergangenen Leben. 2. Der Adimātra-Schüler ist ein weitentwickelter Sādhaka, der sich durch Unterscheidungskraft (→ Viveka) und Leidenschaftslosigkeit (→ Vairāgya) auszeichnet. Diese erlauben ihm, das Wirkliche vom Unwirklichen zu unterscheiden und sich auf → Gott zu konzentrieren. Er besitzt Urteilsvermögen, → Disziplin und Glauben, doch bedarf er der zeitweiligen Führung eines Lehrers, um all seine positiven Eigenschaften zu bündeln und die → Befreiung zu erreichen. 3. Der Madhya-Sādhaka ist geduldig, gleichmütig und emotional auf seinen Lehrer ausgerichtet. 4. Der Mridu-Sādhaka ist an → Magie und → Okkultismus interessiert. Er hat negative Eigenschaften wie → Geiz, → Faulheit, Unstetigkeit. Er streitet mit seinem Lehrer, statt ihn bedingungslos zu verehren.

Sādhana
(Übung). Bezeichnet die regelmäßige und ernsthafte spirituelle Praxis eines Schülers (→ Sādhaka) auf dem spirituellen → Pfad. Dazu gehören → Disziplin, Ausüben der verschiedenen Techniken, die die unterschiedlichen Yoga-Zweige vorschreiben, maßvolles Essen, → Meditation, Ausbildung von Tugenden (→ Niyama, → Yama) und Handeln, das im Einklang mit der göttlichen Ordnung (→ Dharma) steht.

Sādhu
Weiser oder Heiliger, aber auch ein Mensch, der das Leben eines Mönchs gewählt hat. Die Sādhus leben in der Regel zurückgezogen in Bergen oder Höhlen des → Himalaya.

Saguna
Das »Eigenschaftsvolle« im Gegensatz zu → Nirguna, dem »Eigenschaftslosen«. Saguna sind alle Eigenschaften der höchsten → Wirklichkeit, die sich in Form von personalisierten Göttern (→ Ishta-Devatā, → Īshvara) zeigen. Dazu gehören auch Götterbildnisse und -statuen. → Guna.

Saguna-Brahman
(Brahman mit Eigenschaften). Die transzendentale Wirklichkeit spaltet sich in Saguna-Brahman, die Materie mit ihren drei Grundbestandteilen (→ Guna), und Nirguna-Brahman, den nichtmanifesten Kosmos. Zusammen bilden sie das Absolute (→ Brahman). → Nirguna.

Sahaja-Bhakti
Hingabe, die ohne eigenes Zutun aus dem Inneren kommt. → Bhakti.

Sahaja-Karma
Das → Handeln eines Menschen, das ihm auf natürliche Weise (Sahaja) entspringt. Es steht im Gegensatz zum zweckgerichteten Tun. → Karma-Yoga.

Sahaja-Samādhi
Spontane → Erleuchtung. Zustand reinen Bewußtseins, der mit Erleuchtung gleichgesetzt werden kann. → Gnade.

Sahajolī-Mudrā
Variation der → Vajrolī-Mudrā. Hierbei wird der → Körper des Praktizierenden nach dem rituellen Geschlechtsverkehr (→ Maithunā) mit Asche und Wasser beschmiert. → Mudrā, → Amarolī-Mudrā.

Sahasrāra-Chakra
(tausendblättriger Lotus). Das oberste von sieben Energiezentren (→ Chakra) im → Körper. Es befindet sich am Scheitel. Bildlich wird es als ein tausendblättriger → Lotus dargestellt, der sich aus jeweils 50 Blättern in 20 kreisförmig angeordneten Schichten zusammensetzt. Jedes der Blätter trägt ein Zeichen aus dem → Sanskrit-Alphabet. Im Kelch des Lotus befindet sich die »Mondregion« (Candra-Mandala) mit einem leuchtenden nach oben gerichteten Dreieck. Sie ist der Sitz absoluter → Wonne. Das Sahasrāra-Chakra ist der Endpunkt für den Aufstieg der Schlangenkraft (→ Kundalinī-Shakti).

Sahita-Kumbhaka
Atemtechnik (→ Prānāyāma) des → Hatha-Yoga. Man atmet dabei wechselseitig durch die → Nase

wie bei → Anuloma-Viloma. Mit der Einatmung rezitiert man innerlich 16mal »A«, beim Atemanhalten 64mal »U« und mit dem Ausatmen 32mal »M«. Diese Runde kann man analog zu Anuloma-Viloma fortsetzen. Die Atemphasen können verändert werden, doch sollte das Verhältnis 1:4:2 beibehalten werden. Die Buchstaben A, U und M bilden zusammen die heilige Silbe → Om.

Sakāma-Karman
Handlung, die in erster Linie von den eigenen → Wünschen und Begierden geleitet wird und allein auf ein positives Ergebnis gerichtet ist (vgl. → Phala). Solche Taten sind karmisch bindend, da sie nicht selbstlosen Ursprungs sind. → Karma.

Sākshāt-Kārana
Vermögen des Yogi, in der Versenkung (→ Samādhi), einen Gegenstand allein durch innere → Wahrnehmung zu erfassen. Er benötigt dafür keine sensitiven Erfahrungen wie Sehen, Tasten oder Schmecken. Die Erfahrung kommt allein aus seinem Inneren. → Objekt.

Sākshin
Das transzendentale → Selbst als unbeteiligter Beobachter der Schöpfung. → Purusha.

Sama-Buddhi
Die vom Yogi angestrebte Ausgeglichenheit des → Geistes. Er begegnet allen Dingen und Ereignissen mit Gleichmut, wodurch er sich nicht mehr im Spiel der Gegensätze (→ Dvandva) verliert. → Vairāgya.

Sama-Darshana
(ausgeglichene Sichtweise). Fähigkeit fortgeschrittener Yogis, in allem nur noch das wahre → Selbst und nicht mehr die äußeren Erscheinungen zu sehen.

Samādhi
(Versenkung). Höchste Meditationsstufe aller yogischen → Pfade und achte Stufe des → Achtfachen Pfades. Gegenteil von → Ekstase. Im Samādhi löst sich jede Grenze zwischen Subjekt und → Objekt auf. Es ist ein Bewußtseinszustand, der jenseits von → Wachbewußtsein, Schlaf oder Traum liegt. Der Geist des Yogi löst sich vollkommen im → Absoluten auf.

Der Samādhi setzt eine intensive Meditationspraxis voraus. Dabei setzt der Yogi seiner Konzentrationsfähigkeit entsprechend Meditationsobjekte (»Stützen«) ein, um seine Aufmerksamkeit auf einen Punkt zu bündeln. Aber nicht nur ununterbrochene Meditation führt zur Versenkung, sondern auch → Gnade oder die spontane Erleuchtung (→ Sahaja-Samādhi).

In der Versenkung löscht der Yogi alle unterbewußten Aktivatoren und Impulse (→ Samskāra, → Vritti), sein → Geist kommt zu Ruhe und Frieden, und er spürt keine körperliche und geistige Begrenzung mehr. Gleichwohl bleibt er bei Bewußtsein. Äußere Zeichen eines so tiefen Friedens mit sich und der Schöpfung sind die Verlangsamung von Herzschlag und Atemfrequenz sowie ein beinahe ausgesetztes Schlafbedürfnis. Der → Klassische Yoga unterteilt den Samādhi folgendermaßen: 1. Versenkung mit Meditationsobjekt (»mit Stütze«). Dazu zählen → Nirvicāra-, → Nirvitarka- und → Savitarka-Samāpatti. 2. Versenkung ohne Meditationsobjekt (»ohne Stütze«). Dazu zählt der → Asamprajnāta-Samādhi. Gibt ein Yogi, der im Samādhi und damit bereits zu Lebzeiten befreit (→ Jīvan-Mukti) ist, seinen Körper bewußt auf, so wird dies → Mahā-Samādhi genannt. → Samāpatti, → Samyama.

Samāna
Eine der fünf Hauptenergien (→ Prāna). Sie bewirkt die Verdauung und Verwertung der Nahrung. Samāna wird mit der Farbe Grün assoziiert und der Bauchgegend (→ Manipura-Chakra) zugeordnet.

Samanu
Atemtechnik (→ Prānāyāma) des → Hatha-Yoga. Sie ist mit der Wechselatmung (→ Anuloma-Viloma) verwandt, arbeitet jedoch zusätzlich mit Visualisierungen und stillen Klangwiederholungen (→ Japa). Sie dient der physischen und psychischen Reinigung der Energiebahnen (→ Nādī) im → Körper.
Ausführung: Man nimmt eine bequeme → Meditationspose ein, legt die linke Hand in → Cin-Mudrā auf das linke Knie und führt die rechte in → Vishnu-Mudrā an die Nase. Handstellungen und Atemweise sind wie bei der Wechselatmung. 1. Links einatmen, dabei viermal gedanklich den → Bīja-Mantra »Yam« wiederholen und in der Vorstellung → Wind in die Herzgegend einziehen. 2. Dann wird der Atem angehalten, wobei man sich am Herzen (→ Ājnā-Chakra) einen hellgrauen Davidstern und den Wind vorstellt und 16mal Yam wiederholt. 3. Während man rechts ausatmet, wiederholt man achtmal Yam und stellt sich vor, wie der Wind die Energiebahnen reinigt. 4. Rechts einatmen, dabei viermal »Ram« gedanklich rezitieren und sich → Feuer vorstellen. 5. Anhalten des Atems. Konzentration auf den Bauch (→ Manipura-Chakra), das Feuer dort spüren und 16mal die Silbe Ram wiederholen. Dabei stellt man sich ein rotes Dreieck vor. 6. Mit der Ausatmung links spüren, wie das Feuer die

Kanäle reinigt, und achtmal gedanklich Ram wiederholen. 7. Links einatmen mit viermal »Tam«. »Göttlicher Nektar« (→ Amrita) wird eingesaugt. 8. Atem anhalten. Die Nasenspitze ist Konzentrationspunkt, dort einen weißen → Mond visualisieren. 16mal die Silbe Tam wiederholen. Die Vorstellung ist, daß der Nektar nun durch die gereinigten Bahnen fließt. 9. Mit dem Ausatmen rechts achtmal den Bīja-Mantra »Lam« rezitieren und sich gedanklich auf das Steißbein (→ Mūlādhāra-Chakra) konzentrieren. Dort visualisiert man ein gelbes Viereck und → Erde, die den Körper erfüllt. 10. Rechts einatmen, viermal Lam wiederholen und die vorherige Visualisierung vornehmen. 11. Atem anhalten und 16mal dieselbe Silbe mit gleicher Visualisierung wiederholen. 12. Schließlich atmet man links mit achtmal Lam aus.

An diese Übung können weitere Runden angeschlossen werden. Das Grundverhältnis 1:4:2 von Einatmen, Atemhalten und Ausatmen sollte stets beibehalten werden. → Nādī-Shodhana, → Panca-Dhāranā.

Samāpatti

Das Einswerden des Meditierenden mit dem Meditationsobjekt. Es existiert kein dualistisches Verhältnis mehr zwischen Subjekt und → Objekt. → Samādhi.

Samatva

(Gleichmut). Wichtige Eigenschaft im Yoga. Nur ein steter → Geist kann die immer wiederkehrenden → Zweifel abwehren, die vom spirituellen → Pfad ablenken. Die Welt unterliegt beständigen Schwankungen, doch das → Absolute ist ewig und unveränderbar. Diesem versucht sich der Yogi durch Gleichmut und → Disziplin anzunähern. Die → ›Bhagavad-Gītā‹ (II.47) formuliert: »Sei fest im Yoga, gib Bindungen auf und bewahre Gleichmut in Erfolg wie Mißerfolg. Ausgeglichenheit des Geistes heißt Yoga.«

Samavritti-Prānāyāma

Atemtechnik (→ Prānāyāma) des → Hatha-Yoga. Sie harmonisiert den Fluß der Ein- und Ausatmung sowie des Atemanhaltens, indem die einzelnen Atemphasen in ihrer Länge angeglichen werden, d.h. Einatmung (→ Pūraka), Anhalten des Atems mit gefüllten Lungen (→ Antara-Kumbhaka), Ausatmung (→ Recaka) und Anhalten des Atems mit leeren Lungen (→ Bāhya-Kumbhaka) dauern jeweils gleich lange. Technik und Handhaltung für diese Atemtechnik sind dieselben wie bei → Anuloma-Viloma.

Samen

→ Bīja, → Bindu, → Rajas.

Samhāra
Zerstörung des → Kosmos am Ende eines Zeitkreislaufes. In der hinduistischen Vorstellung wechseln sich Phasen der Neuschöpfung und Zerstörung des Universums ab. → Yuga.

Samhitā
Heilige Textsammlungen des → Vaishnavismus, der ›Veden‹ (→ Veda) und anderer Yoga-Schriften.

Samkalpa
(Wille). Der Wille bedingt die Unfreiheit des Menschen. In Erwartung der Belohnung seiner Taten (vgl. → Phala), wird der → Geist eines Menschen unruhig und verschließt sich der → Weisheit. Die → ›Bhagavad-Gītā‹ empfiehlt zur Brechung des Willens den Weg des selbstlosen Dienens (→ Karma-Yoga). → Antahkarana.

Sāmkhya
Indisches philosophisches System (→ Darshana), dessen Stifter der Überlieferung nach → Kapila war. Erste Schriftzeugnisse tauchen etwa 500 vor der christlichen Zeitrechnung auf. Sāmkhya ist im Gegensatz zum Yoga grundsätzlich atheistisch und sieht den Weg zur → Befreiung einzig in der geistigen Erkenntnis des Universums. Seine Lehre gleicht dem Yoga insofern, als sich auch im Sāmkhya zwei grundlegende Kategorien, nämlich die untätige Seele (→ Purusha) und die ungeistige Materie (→ Prakriti) gegenüberstehen. → Klassischer Yoga.

Sammoha
Verwirrung des → Geistes, die aus dem Kontakt mit den Dingen der Welt entsteht. Hierdurch verliert der Geist seine ursprüngliche → Weisheit, was nach der → ›Bhagavad-Gītā‹ zu Unfreiheit und zum Untergang des Menschen führt. Ein Gegenmittel des Yoga ist die bewußte Abwendung der Sinne (→ Pratyāhāra) von der Außenwelt.

Samnyāsa
(Entsagung). Das Wort bezeichnet nicht die Entsagung von der Welt, sondern den Verzicht auf Belohnung für das eigene → Handeln. Eigene → Wünsche und das Wollen (→ Samkalpa) sollen überwunden werden. Die wenigen erlaubten Taten sind nach der → ›Bhagavad-Gītā‹ Opferhandlungen, Spenden und → Askese. → Phala.

Samnyāsin
Yogi, der allem gleichmütig gegenübersteht und frei vom Spiel der Gegensätze (→ Dvandva) ist. → Samnyāsa.

Samprajnāta-Samādhi
(Versenkung mit Stütze). Bevor der Yogi die höchste Stufe der Ver-

senkung, den → Asamprajnāta-Samādhi (Versenkung ohne Stütze), erreicht, durchschreitet er verschiedene Ebenen der Versenkung mit Stütze. Die Stütze ist dabei ein gedankliches → Objekt, zu dem der Meditierende eine Beziehung aufbaut. Erst wenn das stützende Objekt wegfällt, ist der → Samādhi vollständig und der Yogi erfährt sein → Selbst.

Der Samprajnāta-Samādhi umfaßt vier aufeinander aufbauende Formen: 1. → Savitarka. 2. → Nirvitarka. 3. → Savicāra. 4. → Nirvicāra. In manchen Yoga-Schriften wird erwähnt, daß der Meditierende durch göttliche → Gnade einige Stufen überspringen kann.

Samrambha-Yoga
(Yoga des Hasses). Ungewöhnliche Form des Yoga, bei der das tiefe Gefühl der Liebe zum → Göttlichen aus abgrundtiefem Haß entsteht. Der Haß kann einen Menschen unfreiwillig zu einer spirituellen Konzentration auf Gott bringen und damit zur → Befreiung führen. → Dvesha.

Samsāra
(Wandel, Kreislauf). Der endlose Kreislauf von Geburt, → Tod und → Wiedergeburt, in dem der Mensch nach den Gesetzen des → Karma gefangen bleibt, solange er sich mit seinem Körper-Geist und Handeln identifiziert. Aus der Unkenntnis (→ Avidyā) seines Selbst (→ Ātman) entspringt das Leiden (→ Duhkha, → Klesha), das ihn in jedem Leben in allen Handlungen bestimmt. Der Kreis der Wiedergeburt kann nur durch die Verwirklichung des Selbst durchbrochen werden.

Samshaya
(Zweifel). Eines der Haupthindernisse (→ Antarāya), die den spirituellen → Fortschritt hemmen. Der → Zweifel verschließt das → Herz, bringt den → Geist in Verwirrung und kostet den Schüler innere Kraft.

Samskāra
(Aktivatoren). Anlagen des Geistes, die durch Handlungen und Gedanken aus der Vergangenheit oder früheren Leben verursacht sind. Sie bilden den Charakter eines Menschen. Die Samskāras sind im → Unterbewußtsein gespeichert. Sie verfügen über ein dynamisches Potential, denn sie warten auf ihren Aufstieg ins Bewußtsein und ihre Aktivierung, um neue Aktionen zu bewirken. Ziel des Yoga ist es, diese Anlagen auszulöschen, da sie neues → Karma bewirken.

Samtosha
(Zufriedenheit). Tugend (→ Niyama) des Yogi. Durch Zufriedenheit kann er → Geist und → Herz ausgleichen und sich für das → Göttliche öffnen.

Samyama
Die letzten drei Glieder (→ Anga) des → Achtfachen Pfades: Konzentration (→ Dhāranā), Meditation (→ Dhyāna) und Versenkung (→ Samādhi). Da der Übergang von einer Stufe zur anderen nicht klar auszumachen ist, wurde ein übergreifender Begriff geprägt.

Die drei Glieder werden auch als innere Glieder (Antar-Anga) bezeichnet – im Gegensatz zu den ersten fünf äußeren Gliedern (Bahir-Anga).

Samyoga
(Verbindung, Einheit). Im → Klassischen Yoga die besondere Verbindung von Natur (→ Prakriti) und transzendentalem Selbst (→ Purusha). Ausgehend von einem dualistischen Denken, sieht der Begründer des Klassischen Yoga → Patanjali hierin die Ursache allen Leidens (→ Duhkha). Nach Patanjali sind Purusha und Prakriti ewig voneinander getrennt, und der Kontakt, den das Selbst mit der Natur eingeht, ist nur ein zeitweiliger, der zum Leiden führt. → Pratibimba.

Sancita-Karma
(angehäuftes Karma). Das gesamte → Karma eines Menschen im gegenwärtigen und im zukünftigen Leben. → Āgāmi-Karma, → Prārabdha-Karma.

Sanga
(Verhaftung). → Hindernis auf dem spirituellen → Pfad. Es bindet den Praktizierenden an die Welt und wendet seine → Aufmerksamkeit vom → Göttlichen ab.

Sankatāsana
(Gefährliche Pose). Körperstellung, die den Adler (→ Garudāsana) nachahmt. Im Stehen schlingt man ein Bein um das Standbein herum. Dann legt man die Hände auf die Knie. Bei geschlossenen Augen ist dieses → Āsana eine gute Balance-Stellung.

Sanskrit
Alte indische Sprache, die bis heute die Hoch- und Gelehrtensprache Indiens ist. Sie wirkt direkt auf das Bewußtsein, da in ihr – mehr als in allen anderen Sprachen – Bedeutung und Klang miteinander verbunden sind. → Mantra.

Sapta-Jnāna-Bhūmi
Im → Klassischen Yoga die sieben Stufen der Erkenntnis. Nach der Yoga-Vāsishtha kann man sie folgendermaßen unterscheiden: 1. Shubha-Icca – Sehnsucht nach der Wahrheit. Dies umfaßt Unterscheidungsvermögen (→ Viveka), Leidenschaftslosigkeit (→ Vairāgya) und Verlangen nach → Befreiung. 2. Vicarana – rechtes Befragen. Es setzt Kenntnis der Yoga-Schriften und das Wissen des

→ Gurus voraus. 3. Tanumanasa – Vermindern der geistigen Aktivität. Der Schüler geht nach innen, kehrt sich von der Außenwelt ab und richtet seinen Geist nur noch auf das → Göttliche. 4. Sattva-Patti – Erlangen der → Reinheit. Der Yogi sieht in allem das Göttliche (→ Brahman). Auf dieser Stufe erlangt er die übernatürlichen Fähigkeiten (→ Siddhi). 5. Asamsakti – vollkommenes Unberührtsein. Auf dieser Stufe ist der → Nirvikalpa-Samādhi erreicht, und der Yogi baut den größten Teil seines → Karmas ab (→ Sancita- und → Āgāmi-Karma). 6. Paratha-Bhāvanā – Verwirklichen der Lebensessenz. Die äußeren Dinge scheinen nicht mehr existent. Nur das → Prārabdha-Karma ist noch abzubauen. Auf dieser Stufe erfüllt der Yogi nur noch Pflichten, die von anderen an ihn herangetragen werden. 7. → Turīya – Erlangung der → Vierten Stufe. Der Yogi sieht in allem Gott und befindet sich in immerwährender Versenkung (→ Samādhi).

Sapta-Sādhana
Siebenfache Disziplin eines Schülers (→ Sādhaka), die nach der → ›Gheranda-Samhitā‹ aus folgenden Gliedern besteht: → Reinheit, Entschlossenheit (→ Dridhata), Stabilität, Beständigkeit (→ Dhairya), Leichtigkeit, Wahrnehmung (→ Pratyaksha) und Unbefleckheit. Bringt der Schüler diese Formen der Selbstdisziplin auf, so ist ihm spiritueller → Fortschritt sicher.

Sarasvatī
Gemahlin → Brahmas und die → Göttin der Rede, Gelehrsamkeit und Schutzherrin der Künste. Sie wird auch als Begründerin des → Sanskrit angesehen.

Sarasvatī-Nādī
Energiekanal (→ Nādī) im → Körper, durch den die Lebenskraft (→ Prāna) fließt. Er liegt vor dem Zentralkanal (→ Sushumnā-Nādī) und reicht bis zur Zunge.

Sarvangāsana
(Schulterstand) wird die Königin der → Āsanas genannt; der König ist der → Kopfstand. Die Pose wirkt beruhigend auf den Körper und stimulierend auf Schilddrüse, Kopf und Nacken. Sie löst Steifheit in Rücken und Brustkorb. Wie bei allen Umkehrhaltungen beruht ihre positive Wirkung auf der Förderung des venösen Rückstroms zum Herzen. Menschen mit zu hohem → Blutdruck sollten zuerst den → Pflug üben und dann in den Schulterstand kommen.
Ausführung: 1. Man liegt flach auf dem Rücken. Die Beine sind gestreckt und geschlossen, die Arme seitlich am Rumpf. 2. Mit der Einatmung werden die Beine gehoben

und bis über den Kopf gebracht. Diese Bewegung geschieht mit Schwung, dabei werden die Hände an den Rücken gelegt und die Ellenbogen stützen den Körper ab. 3. Zuletzt werden die Beine senkrecht nach oben gestreckt. Das Kinn zeigt zum Brustkorb, Beine und Füße sind entspannt und geschlossen. Die Position kann, wenn sie nicht im Rücken oder Kopfbereich schmerzt, mehrere Minuten gehalten werden. Aus dem Schulterstand kommt man, indem die Beine leicht hinter den Kopf gesenkt werden und man sich dann langsam abrollt. Die Arme liegen zum Abstützen des Gewichts seitlich am Körper.

Alternativen: Bereitet es Probleme, in den Schulterstand zu kommen bzw. ihn zu halten, bieten sich folgende Alternativen: 1. Man legt sich neben eine Wand und schiebt die Beine an der Wand entlang in die gewünschte Stellung. 2. Beim Hochkommen kann es auch hilfreich sein, die Knie anzuwinkeln und sich langsam mit Unterstützung der Hände nach oben zu arbeiten. 3. Sollte das Āsana besonders problematisch sein, kann man auf einem Stuhl sitzen, die Beine über die Lehne legen und sich schrittweise nach unten beugen. Für das Ablegen der Schultern auf dem Boden empfiehlt es sich, ein Kissen oder eine Decke unterzulegen. Zur Sicherung hält man sich mit den Händen an den Stuhlbeinen fest.

Variationen: 1. Mit der Ausatmung setzt man abwechselnd ein Bein nach dem anderen hinter den Kopf auf den Boden. Dies ist eine gute Vorbereitung, um in den → Pflug zu kommen. 2. Die Beine werden seitlich gegrätscht, wobei die Füße zum Boden hin angezogen werden. In die Dehnung der Oberschenkel zu atmen weitet den Beckenbereich. 3. Ein Bein wird um das andere geschlungen, und beide drücken gegeneinander. 4. Flexiblen Menschen ist es möglich, den → Lotus-Sitz in dieser Umkehrposition einzunehmen. 5. Um das Aufrichten des Rumpfes und die Dehnung der Beine zu intensivieren, kann man die Arme vom Rücken nehmen und flach auf den Boden legen. Dabei muß man stärker aus den Schultern heraus drücken. 6. Der volle Schulterstand. Er wird ohne die Unterstützung der Hände ausgeführt. Man nimmt erst den einen, dann den zweiten Arm vom Rücken fort und streckt sie parallel zu den Schenkeln zur Decke. Diese Pose ist eine gute Balanceübung. 7. Im Schulterstand dreht man Rumpf und Beine mehrmals nach links und rechts.

Sat

(Sein). Bezeichnung für die Wirklichkeit oder die unwandelbare Existenz des Universums.

Sat-Cit-Ānanda
(wörtlich: Sein-Bewußtsein-Wonne). Umfaßt die drei Eigenschaften der höchsten → Wirklichkeit. Der Yogi kann diese in der → Versenkung erfahren. Hierbei ist er reines Sein, genießt unendliche Freude und besitzt das nichtdualistische Bewußtsein.

Sat-Kārya-Vāda
Lehre des Yoga, wonach alle Wirkungen potentiell bereits in ihren Ursachen (→ Kārana) enthalten sind. Ihr Entstehungsprozeß ist nur das In-Erscheinung-Treten einer Realität, die bereits vorher existierte. Dies bezieht sich sowohl auf die manifesten wie unmanifesten Formen des → Kosmos, die somit nur als Transformationsprodukte ihrer Ursubstanz anzusehen sind.

Satsanga
Kontakt mit guten und heiligen Menschen. Dieser ist besonders für den → Schüler wichtig, da er seinen spirituellen → Fortschritt begünstigt. Die gebündelte Kraft der Gemeinschaft ist eine starke Hilfe. Daher kommen spirituell Praktizierende zu gemeinsamer → Meditation und Gesang (→ Kīrtana) zusammen oder leben in einem Kloster (→ Āshrama). → Dussanga.

Sattva
(Sein, Substanz). Im Zusammenhang der Lehre von den drei Grundbestandteilen (→ Guna) der Schöpfung die Eigenschaft der Reinheit, Klarheit, Ausgewogenheit. Die anderen beiden Gunas sind → Rajas (Aktivität, Leidenschaftlichkeit, Ruhelosigkeit) und → Tamas (Trägheit, Finsternis, Verblendung).

Der Yogi strebt in seinem Verhalten und auch in seiner Ernährung danach, zuerst alle Eigenschaften von Tamas und dann die von Rajas zu überwinden, um schließlich nur noch reine Sattva-Eigenschaften in sich zu vereinigen. Zuletzt muß auch Sattva überwunden werden, da es an die Welt bindet.

Satya-Yuga
(goldenes Zeitalter). Das erste und längste der vier Weltzeitalter (→ Yuga). Es dauert 4 800 himmlische (=1 728 000 irdische) Jahre. → Kalpa.

Saumanasya
(Fröhlichkeit). Ist nach dem → ›Yoga-Sūtra‹ das Ergebnis von → Reinheit.

Savicāra
Die dritte von vier Stufen des → Samprajnāta-Samādhi. Sie bedeutet das Eintauchen in die feinstoffliche Energie der Materie.

Savitarka
Die erste Stufe der Versenkung mit einem → Objekt als Meditations-

hilfe (→ Samprajnāta-Samādhi). Dabei identifiziert sich das Denken des Meditierenden mit dem Objekt und erfaßt dessen wesenhafte Totalität.

Schamanismus
Religiöses Element, bei dem Schamanen als Mittler zwischen Menschen und Geistern fungieren. Nach der Berufung zum Schamanen durch einen Gott folgt, vergleichbar dem Yoga, eine Lehrzeit bei einem älteren Schamanen. Trance- und → Ekstase-Zustände, die durch Tanz, Musik oder → Drogen erzeugt werden und den Schamanen in Kontakt zu den Geistern bringen, rücken den Schamanismus in die Nähe des Yoga. Der grundlegende Unterschied besteht allerdings darin, daß das eigentliche Ziel des Yoga nicht Ekstase und übersinnliche Kräfte (→ Siddhi) sind, sondern ein tieferer Versenkungszustand (→ Samādhi).

Schicksal
→ Daiva, → Karma.

Schildkröte
→ Kūrmāsana.

Schlaf
→ Nidrā, → Svapna.

Schlafstörungen
Bei Schlafstörungen kann folgende Übungsreihe helfen: → Hund, sanftes → Rad, → Kopf- und → Schulterstand sowie → Pflug und Liegen in → Shavāsana mit tiefer liegendem Kopf (der restliche Körper ruht beispielsweise auf einer Matte). Außerdem helfen die Atemtechniken → Bhrāmarī und → Ujjāyī.

Schlangenkraft
→ Kundalinī-Shakti.

Schlaufe
→ Pāshāsana.

Schmerz
→ Duhkha.

Schneidersitz
Diese einfache → Meditationspose eignet sich für Menschen, die Probleme mit dem → Lotus-Sitz haben. Man sitzt auf dem Boden und kreuzt die Beine übereinander. Die Haltung sollte entspannt sein und der Rücken aufrecht, eine wichtige Voraussetzung für alle Atemtechniken und Konzentrationsübungen.

Schnupfen
Heilsam gegen Schnupfen sind regelmäßige Nasenspülungen (→ Jala-Neti). Bei starker Erkrankung helfen folgende Atemtechniken (→ Prānāyāma), wenn die Nase nicht zu verstopft ist: → Wechselatmung, → Bhastrikā, → Kapālabhāti, → Ujjāyī und → Sūrya-Bheda. Außerdem das Üben des

→ Pflugs für einige Minuten. → Heuschnupfen.

Schriften
→ Shruti, → Smriti.

Schuld
→ Dosha, → Klesha, → Pāpa.

Schule
→ Āshrama, → Guru-Kula, → Yoga-Schule.

Schüler
→ Sādhaka, → Shishya.

Schulterstand
→ Sarvangāsana.

Schwangerschaft
In der elften bis dreizehnten Woche sollte ganz auf Yoga-Praktiken verzichtet werden. Bis zum dritten Monat kann eine im Yoga erfahrene Schwangere normal üben, danach sind alle Stellungen vorsichtig und ohne ruckartige Bewegungen auszuführen. Es sollte daher mit einem Partner und Hilfen wie Kissen oder Wand geübt werden. Druck auf den Bauchraum ist unbedingt zu vermeiden. An Atemtechniken können → Candra- und → Sūrya-Bedha sowie → Ujjāyī geübt werden. Auf längeres Atemanhalten (→ Kumbhaka) und andere Atemübungen (→ Prānāyāma) sollte verzichtet werden. In jedem Fall ist die Anweisung eines Arztes oder erfahrenen → Yoga-Lehrers einzuholen! Ferner gibt es spezielle Literatur, die zu Rate gezogen werden kann (→ Literaturhinweise).

Schweben
→ Bhūcara-Siddhi, → Laghiman, → Leichtigkeit, → Mano-Gati, → Utthāna.

Schweigen
→ Mauna.

Schweiß
→ Sveda.

Schwindelgefühl
Gegen Schwindel können stehende wie sitzende Vorwärtsbeugen helfen, außerdem das wiederholte Üben von → Shavāsana. Unter Umständen sollte jedoch das Ausüben der Posen unterbrochen werden.

Schwingende Pose
→ Lolāsana.

Seele
→ Ātman, → Purusha, → Selbst.

Seher
→ Rishi.

Seitliche Rumpfbeuge
→ Pārshvottānāsana.

Selbst
Das transzendentale Selbst, auch → Ātman oder → Purusha ge-

nannt, ist nach Auffassung des Yoga der ewige, unveränderliche Teil des Ganzen im Menschen, der ihm durch Unkenntnis (→ Avidyā) und Identifizierung mit dem endlichen Körper-Geist verborgen bleibt (vgl. → Ahamkāra, → Asmitā, → Jīva). Dieses Selbst zu entdecken, zu verwirklichen und so eins mit dem → Absoluten zu werden, ist das Ziel des Yoga.

Dabei gehen die verschiedenen Yoga-Zweige unterschiedlich vor. Bei einigen steht die Öffnung des → Herzens im Mittelpunkt, bei anderen die körperliche → Befreiung, die Erkenntnis (→ Vidyā) oder die göttliche → Gnade. Auf die Verwirklichung des Selbst folgen die → Erleuchtung und Unsterblichkeit. → Jīva-Ātman.

Selbst-Verwirklichung
Das Erkennen und Realisieren des transzendentalen → Selbst; das Aufgehen der Seele im Ganzen. Die Überwindung der Unwissenheit (→ Avidyā), der aus ihr entstehenden Begrenzung und der Identifizierung mit dem Körper-Geist ist der Weg zur → Befreiung oder → Erleuchtung. Dieser Weg ist individuell: Fälle spontaner Erleuchtung (→ Sahaja-Samādhi) sind ebenso bekannt wie lebenslange vergebliche Bemühungen. Bei der Selbst-Verwirklichung hilft die weise Führung eines verwirklichten → Meisters oder → Gurus.

Sensitivzonen
→ Marman.

Setu-Bandhāsana
(Brücke). Die Pose wirkt wohltuend auf Hals, Nacken, Schilddrüse, Kopfregion und hilft gegen Unruhe.
Ausführung: Brücke aus dem Schulterstand: 1. Die Hände sind möglichst weit oben an der Brustwirbelsäule, wobei die Daumen nach außen weisen und die übrigen Handflächen flach auf dem Rücken liegen, damit in der Pose weniger Druck auf den Fingern ist. 2. Jetzt wird langsam ein Bein nach vorne gesenkt, während das andere nach hinten zeigt, um das Gleichgewicht zu halten. Hat das erste Bein den Boden erreicht, kann das zweite folgen. Das Gewicht ruht auf Schultern, Nacken, Oberarmen und Füßen, wobei die Beine einen Bogen beschreiben. Die Beine sollten möglichst parallel sein. Fortgeschrittene können gleich mit beiden Beinen vom Schulterstand in die Brücke kommen. Die Stellung wird aufgelöst, indem man sich entweder auf den Boden sinken läßt oder wieder in den Schulterstand kommt und abrollt. Als Gegenstellung ist die → Kindspose ratsam.
Variationen: 1. Brücke vom Boden: man liegt flach mit dem Rücken auf dem Boden. Dann winkelt man die Beine an, stemmt die Hüfte nach oben und stützt das Gesäß

oder den Rücken mit den Händen. Das Kinn liegt dabei auf der Brust. Die Beine sind nach Möglichkeit parallel und die Füße flach auf dem Boden. 2. Wenn die Brücke nicht eingenommen werden kann, wie oben beschrieben, kann man aus der liegenden Position die Beine anwinkeln, die Knöchel ergreifen und das Becken zur Decke drücken. Dabei ziehen die Hände an den Füßen und der Körper wölbt sich von selbst zum Bogen. 3. Eine schwierige Variation ist folgende: man liegt auf dem Rücken, winkelt die Knie an, legt die Handflächen neben die Ohren. Dann stemmt man sich hoch, wobei der Kopf liegenbleibt und die Hände dahinter gefaltet werden, so daß das Gewicht allein auf den Beinen, Händen, Unterarmen und dem Kopf ruht. Um in diese Stellung zu kommen, ist es hilfreich, Arme und Ellenbogen gegen eine Wand zu drücken.

Sevā

Vorbildliche Verhaltensweise für den spirituellen → Schüler. Es ist das bedingungslose Dienen gegenüber dem Lehrer (→ Guru). So wird das → Ego gebrochen und die Entschlossenheit des Schülers geprüft. → Guru-Sevā.

Sexualität

Ziel des Yoga ist nicht, den Sexualtrieb auszuleben oder zu steigern, sondern ihn zugunsten höherer spiritueller Ziele zu transformieren. Die sexuelle Energie soll bewahrt und in göttliche Energie umgewandelt werden.

Die Verschwendung der Sexualkraft wird als → Hindernis auf dem spirituellen → Pfad angesehen. Hieraus rührt auch das für den Mönch, den Familienvater oder den Schüler unterschiedlich strenge Gebot (→ Yama) der Keuschheit (→ Bramacarya). Der → Tantrismus dagegen nutzt die sexuelle Energie. Beim rituellen Geschlechtsverkehr (→ Maithunā) ist der Orgasmus allerdings untersagt, weil die Kraft des → Samens nicht verschwendet, sondern in göttliche Freuden (→ Ānanda, → Sukha) verwandelt werden soll. Durch sexuelle → Ekstase öffnet sich der Praktizierende für das göttliche Sein. → Ojas, → Panca-Ma-Kara.

Shabda

(Klang, Schwingung). Bezeichnung für die Einheit von Klang und Bedeutung der → Sanskrit-Worte. Innerer Gehalt von Klängen. Alle Klänge gehen vom Urklang → Om (Shabda-Brahman) aus, der eine direkte Manifestation des Absoluten (→ Brahman) ist. Im allgemeinen werden vier Ebenen unterschieden: 1. Para-Shabda – höchster Klang. Er bezeichnet die feinste Klangschwingung, die im untersten Energiezentrum (→ Mūlādhāra-Chakra) am Ende der Wirbelsäule zu vernehmen ist. 2. Pashyantī-Shabda – sichtbarer Klang. Dieser Klang wird als die heilige Silbe Om im → Herzen wahrgenommen. 3. Madhyama-Shabda – mittlerer Klang. Dies sind alle innerlich gesprochenen Worte beziehungsweise Klangfolgen (→ Bīja, → Mantra). 4. Vaikhāra-Shabda – hörbarer Klang, d.h. die gesprochene Sprache.

Jeder Stufe von Shabda wird eine unterschiedliche transformative Kraft zugesprochen. Die durch diese Kraft hervorgerufene Schwingung verbindet den Menschen mit dem Absoluten. → Japa, → Mantra-Yoga, → Nāda.

Shad-Anga-Yoga

(sechsfacher Yoga-Pfad). Neben dem → Achtfachen Pfad Patanjalis kennt man in anderen Yoga-Zweigen auch sechsgliedrige → Pfade, die sich nur wenig von diesem unterscheiden. Kennzeichnend ist das Auslassen der Verbote (→ Yama), Gebote (→ Niyama) und Körperposen (→ Āsana). Im Shad-Anga-Yoga liegt der Schwerpunkt mehr auf → Konzentration und → Meditation.

Shaivismus

Hinduistische Geistesschulen wie z.B. die Kālāmukha-, → Kāpālika- oder → Pāshupata-Sekte, die den Gott → Shiva verehren. Ihre Anhänger, die Shaivas, haben die → Askese zum wesentlichen Teil des Yoga gemacht. → Vaishnavismus.

Shākta

Verehrer der göttlichen Energie in weiblicher Gestalt (→ Shakti). Den Shāktas dient die Transformation der sexuellen Energie als Erfahrung der letzten → Wirklichkeit. Ihr Erfahrungsschatz und ihre Techniken sind u.a. im → ›Kāma-Sūtra‹ beschrieben. → Kundalinī-Yoga, → Tantrismus.

Shakti

(Kraft, göttliche Energie). 1. Das weibliche Prinzip der Schöpfung, die dynamische, schöpferische Kraft, von der Götter und Kosmos abhängig sind. Demgegenüber ist → Shiva das männliche Prinzip als unbewegliche, transzendentale → Wirklichkeit. Gemeinsam bilden sie das → Absolute. Eine besondere Manifestation der Shakti ist die Schlangenkraft (→ Kundalinī-Shakti). 2. Bezeichnung für die Gattin des Gottes Shiva oder die göttliche Mutter. 3. Im → Tantrismus ist Shakti die Bezeichnung für weibliche Teilnehmerinnen am rituellen Geschlechtsverkehr.

Shakti-Cala-Mudrā

Nach der → ›Gheranda-Samhitā‹ wird diese Technik folgendermaßen praktiziert: Man sitzt in einer → Meditationsstellung, nachdem man zuvor den → Körper mit Asche eingerieben und die Hüfte mit einem schmalen Tuch umwickelt hat. Man atmet stark ein und verschmilzt den einwärts gerichteten Atem (→ Prāna) mit dem auswärts gerichteten (→ Apāna). Dann zieht man den Anusmuskel langsam durch → Ashvini-Mudrā zusammen, bis der Atem den Zentralkanal (→ Sushumnā-Nādī) erreicht.

Shakti-Pāta
Das Übertragen von spiritueller Energie (→ Shakti) vom → Meister auf den → Schüler durch Berührung. → Dīkshā.

Shaktismus
Neben → Shaivismus und → Vaishnavismus eine der drei großen Richtungen der Gottverehrung im → Hinduismus, bei der die Verehrung → Shaktis im Mittelpunkt steht. Ihre Anhänger (→ Shākta) kommen durch Transformation sexueller Energie und Meditation zur → Erlösung. → Devi, → Tantra.

Shalabhāsana
(Heuschrecke). Effektive Übung für die untere Rückenmuskulatur mit positiver Wirkung auf Magen, Lunge, Brust, Nacken, Schultern, Kehle. Sie hilft bei → Kopf- und → Herzschmerzen sowie bei Impotenz.

Ausführung: 1. Mit geschlossenen Beinen wird die Bauchlage eingenommen. Das Kinn stützt sich auf den Boden. Die Hände werden unter den Körper gebracht, wo sie wahlweise flach nebeneinander oder übereinander liegen oder zur Faust geschlossen werden. 2. Man atmet drei- bis viermal tief in den unteren Rücken, wobei man sich vorstellt, in diesem Bereich mit jeder Einatmung Kraft zu sammeln. 3. Schließlich bringt man mit dem Einatmen die Beine so weit wie möglich nach oben und hält sie dort einige Sekunden. Die Beine sind möglichst gestreckt und geschlossen. 4. Mit der Ausatmung werden die Beine gesenkt und gegebenenfalls die Übung wiederholt. Diese Pose erfordert viel Kraft, doch wird man bei beständigem Üben deutliche Fortschritte bemerken.
Variationen: 1. Oft ist die Rückenmuskulatur nicht ausreichend für die Heuschrecke. Dann kann sie durch folgende Übung ersetzt werden: Bauchlage einnehmen, Arme und Beine vom Körper wegstrecken. Mit der Einatmung werden entweder die Beine oder die Arme oder beide gleichzeitig gehoben. Atmen und die Stellung halten. Es ist auch möglich, verschiedene Kombinationen zu probieren, z.B. den linken Arm und das rechte Bein zu heben. 2. Die volle Heuschrecke: Aus der oben beschriebe-

nen Stellung bringt man die Beine so hoch, daß sie über dem Kopf abgewinkelt werden können, so daß die Füße ihn berühren. Bei dieser Übung ist Vorsicht geboten. Man sollte gegebenenfalls mit einem Partner üben.

Shāmbhavī-Mudrā
Geste (→ Mudrā) des → Hatha-Yoga, die zur → Wonne führen soll. Man fixiert dabei ähnlich wie bei → Trātaka mit den Augen ein äußeres → Objekt und versucht, nicht mit den Augenlidern zu zwinkern. Gleichzeitig werden → Atem und → Geist auf das innere → Licht gerichtet. Der so geleerte Geist kann das göttliche Bewußtsein erfahren. → Drishti.

Shambhu
Bezeichnung für → Shiva, → Brahma oder → Vishnu in ihrer Eigenschaft, das Gute zu bringen oder als Ursprung des Guten.

Shankara
(788–820). Indischer Heiliger und Philosoph. Schon als Kind war er des → Vedānta kundig. Später verfaßte er zahlreiche wichtige Schriften und Kommentare zur → ›Bhagavad-Gītā‹, den → ›Upanishaden‹ und der ›Vedānta-Sūtra‹. Als Vertreter des → Advaita-Vedānta galt er als Erneuerer des → Hinduismus. Er vollzog eine Neuordnung des Mönchsordens und gründete vier Klöster. Vor seinem Übertritt zum Advaita-Vedānta soll Shankara sich mit dem Yoga → Patanjalis beschäftigt haben. Der Name Shankara bezeichnet zugleich Gott → Shiva, von dem der historische Shankara eine → Inkarnation gewesen sein soll.

Shankhinī-Nādī
Eine der Hauptenergiebahnen (→ Nādī) im → Körper, durch die die Lebensenergie (→ Prāna) fließt. Sie entspringt zwischen dem → Sarasvatī-Nādī und dem → Gandhara-Nādī und reicht bis zum rechten Ohr.

Shanmukhī-Mudrā
Verschlußtechnik für die → Sinne, die der Yogi anwendet, um sich in sein Inneres zurückzuziehen. Anstatt seine Sinne durch den Willen von der Außenwelt abzuziehen (vgl. → Pratyāhāra), werden bei Shanmukhī-Mudrā mit beiden Daumen die Ohren verstopft, die Zeigefinger auf die geschlossenen Augenlider und die Mittelfinger an die Nase gelegt sowie mit Ringfinger und kleinem Finger der Mund verschlossen. So kann der Yogi rascher zur inneren Ruhe kommen und in die Meditation übergehen oder sich auf den inneren Klang (→ Nāda) und das innere → Licht konzentrieren. Gelegentlich wird diese Handgeste auch → Yoni-Mudrā genannt. → Mudrā.

Shānti
(Frieden, Ruhe). Der innere Frieden, den ein Mensch durch die spirituelle Erkenntnis erlangt, daß er ein unsterbliches Selbst (→ Ātman) besitzt.

Sharīra
→ Deha, → Körper, → Kosha.

Shastra
(Lehrbuch). Spirituelle Erkenntnisse können nur unzureichend durch Bücher vermittelt werden. Der Yoga-Schüler muß sie selber erfahren, damit er sie nicht nur intellektuell, sondern ganzheitlich begreift. Nur das führt zu einer Transformation seiner Persönlichkeit. → Lehrer, → Svādhyāya.

Shat-Chakra-Bheda
(Durchstoßen der sechs Chakras). Das Aufsteigen der Schlangenkraft (→ Kundalinī-Shakti) entlang des Zentralkanals (→ Sushumna-Nādī), bei dem die Blockierung der einzelnen Energiezentren (→ Chakra) gelöst wird. → Granthi.

Shat-Karma
→ Reinigungstechniken im → Hatha-Yoga. 1. → Dhauti: Reinigung mit Wasser. 2. → Basti: Enddarmreinigung durch Einlauf. 3. → Neti: Reinigen der Nase. 4. → Naulī: Bewegung der Bauchmuskeln. 5. → Trātaka: Reinigen der Augen durch starren Blick. 6. → Kapālabhāti: schnelle Bauchatmung zur Reinigung der Atemwege.

Shatka-Sampatti
(wörtlich: Die sechs Schätze). Nach → Shankara eine der vier Vorbedingungen an den spirituellen Aspiranten im → Vedānta. Die anderen Bedingungen sind Verlangen nach Befreiung (→ Mumukshutva), Leidenschaftslosigkeit (→ Vairāgya) und Unterscheidungsvermögen (→ Viveka).

Die sechs Schätze umfassen folgende Tugenden: 1. Innere Gelassenheit (Shama). 2. Herrschaft über die → Sinne (→ Dama). 3. Erfüllung von Ordnung und Pflicht (→ Dharma). 4. Das Ertragen der Gegensätze (Titishā). 5. Fester Glaube (→ Shraddā). 6. Fähigkeit zur Kontemplation (Samādhāna).

Shauca
(Reinigung). Zählt zu den moralischen Geboten (→ Niyama) im Yoga. → Reinheit.

Shavāsana
(Leichen- oder Totenstellung). Sie ist eine gute Entspannungsstellung, die zwischen den einzelnen → Āsanas eingenommen werden kann. In den Posen nimmt der Körper neue Energie (→ Prāna) auf, die während der Entspannung im ganzen Körper verteilt werden kann. Darüber hinaus bietet

Shavāsana eine gute Gelegenheit, den Geist zu sammeln.
Ausführung: Man liegt mit geschlossenen Augen auf dem Rücken. Die Handflächen zeigen nach oben, die Füße drehen sich durch ihr eigenes Gewicht auswärts. Der Körper sollte symmetrisch und entspannt liegen. Der → Atem fließt gleichmäßig und tief in den Bauch. Man kann den Atem geistig auf die Stellen richten, die in der vorangegangenen Pose überbeansprucht wurden. So entspannen sich diese Körperpartien, indem ihnen mit jedem Atemzug neue, belebende Energie zugeführt und mit jeder Ausatmung Spannung abgebaut wird.

Shavāsana kann auch auf dem Bauch eingenommen werden. Der Kopf liegt seitlich auf den Händen oder dem Boden.

Shīla
(Charakter, Verhalten). Verhaltensweisen, die aus dem Übergewicht eines Grundbestandteils (→ Guna) der → Natur rühren.

Shīrshāsana
(Kopfstand). Körperstellung mit dem Effekt, daß der Kopf mit frischem Blut versorgt und das → Herz entlastet wird. Außerdem können sich die inneren Organe aushängen, die sonst aufgrund der Schwerkraft in den Beckenraum drücken. Der Kopfstand wirkt förderlich auf Augen, Kopf, Nase und Stirn sowie gegen → Schlaflosigkeit. Personen mit Operationen am Kopf, Netzhautablösungen oder zu hohem → Blutdruck führen diese Pose nicht aus.
Ausführung: 1. Zuerst wird die → Kindspose eingenommen, damit vermehrt Blut in den Kopf fließen kann. 2. Dann kniet man sich hin, verschränkt die Arme schulterbreit, so daß die Hände jeweils den anderen Ellenbogen fassen, und legt die Unterarme vor dem Körper ab. 3. Die Arme werden geöffnet und die Hände verschränkt, so daß sie ein Dreieck bilden. Der Kopf wird in die Hände gelegt, wobei darauf zu achten ist, daß der Nacken senkrecht zum Boden aufgestützt wird. 4. Die Füße werden aufgestellt und so nah wie möglich zum Oberkörper geführt. 5. Zuletzt wird je nach Geschicklichkeit erst ein Bein oder gleich beide nach oben gehoben, wobei die Knie noch zur Brust gebeugt sein können, bevor man die Beine nach oben ausstreckt. In der Pose versucht man, die Schultern von den Ohren nach hinten wegzudrücken und die Beine geschlossen, aber entspannt zu halten. 6. Schließlich kommt man aus der Pose und nimmt wieder die Kindspose ein. Besitzt man nicht die Kraft, die Pose zu halten, ist es empfehlenswert, erst einmal die Armmuskulatur zu stärken, etwa mit → Delphin oder → Lolāsana.

Bei Gleichgewichtsproblemen kann eine Wand als Stütze dienen. Anfänger sollten nicht länger als eine Minute im Kopfstand bleiben. *Variationen:* 1. Im Kopfstand werden die Beine zur Grätsche geöffnet und die Zehen zum Boden gerichtet. 2. Ähnlich wie in der ersten Variation werden die Beine gegrätscht, allerdings drückt man jetzt die Fußsohlen zusammen. 3. Mit der Ausatmung senkt man die geschlossenen Beine, bis sie waagerecht über dem Boden sind. Bei großer Geschicklichkeit kann man sie bis auf den Grund absenken und wieder nach oben bringen. Diese Variation ist auch mit jeweils einem Bein ausführbar, das andere bleibt zur Decke gestreckt. 4. Die Beine werden wie im → Spagat nach vorne und hinten gegrätscht. 5. Im Kopfstand kann der Rumpf mit gegrätschten und mit geschlossenen Beinen gedreht werden. 6. Es ist auch möglich, die vorgenannten Variationen im → Lotus-Sitz zu praktizieren. 7. Schließlich kann man die Beine umeinander wickeln wie im → Adler, um das venöse Blut aus den Beinen zu pressen. 8. Der Kopfstand ohne Unterstützung des Unterarmdreieckes sollte zuerst mit einem Partner geübt werden. Hierbei ruht der Körper allein auf dem Kopf und den Handflächen, die etwa 20 Zentimeter vor dem Gesicht auf dem Boden sind. Meist ist es leichter, aus einer Variation der → Krähe in diese Kopfstandvariante zu kommen.

Shishya
(Schüler). Traditionell lebt der Schüler über einen längeren Zeitraum mit seinem Lehrer (→ Guru) zusammen (→ Guru-Kula). Er muß dem Lehrer dienen, ihn ehren und sich vollständig seiner Führung anvertrauen. Nur so kann der Guru seinen Schüler zur → Selbst-Verwirklichung führen. Der Schüler kann durch dieses Verhältnis sein → Ego mehr und mehr überwinden. → Dīkshā, → Sādhaka.

Shītalī
Eine der acht Hauptatemtechniken (→ Prānāyāma) des → Hatha-Yoga. Man streckt dabei die Zunge heraus, formt sie zu einem Rohr und atmet durch den Mund ein. Dann hält man den Atem so lange wie möglich an und entläßt ihn schließlich durch beide Nasenlöcher. Diese Technik wirkt blutreinigend, durstlöschend, kühlend und behebt → Verdauungsprobleme.

Shīt-Krama
→ Reinigungstechnik, bei der man Wasser durch den Mund aufnimmt und durch die → Nase ausstößt. → Neti.

Shiva
Neben → Vishnu und → Brahma dritter Gott der Hindu-Trinität. Er

ist der Herr der Yogis, des → Tanzes und der → Guru aller Gurus. Bildlich wird Shiva mit einer Schlange auf einem Tigerfell dargestellt, dabei hält er einen Dreizack als Symbol der Überwindung der drei Eigenschaften (→ Guna) der Natur. Shiva ist Asket, aber zugleich auch der Gott orgiastischer Exzesse. In Shiva wird das unbewegte, männliche Prinzip des → Göttlichen gesehen, das durch seine Gattin → Shakti als dynamisches, weibliches Prinzip ergänzt wird. → Shaivismus.

Shiva-Linga
(goldener Phallus). Zeichen, das die Schöpferkraft des Gottes → Shiva symbolisiert. → Linga.

Shiva-Mantra
→ Mantra des → Shaivismus: Om Namah Shivāya (→ Om, Verbeugung vor → Shiva). Es wird unter Yogis auch als Grußformel verwendet.

›Shiva-Samhitā‹
(Sammlung von → Shiva). Handbuch des → Hatha-Yoga, das im 17. oder 18. Jahrhundert verfaßt wurde. Das Werk besteht aus fünf Kapiteln, in denen esoterische Anatomie, Atemtechniken (→ Prānāyāma), Körperposen (→ Āsana), »Gesten« (→ Mudrā) und diverse Formen der Lebensenergie (→ Prāna) beschrieben werden.

Shloka
(Vers). Wichtigstes Versmaß in den indischen Klassikern mit vier Zeilen à acht Silben. Die Shlokas werden vor allem in lobpreisenden Liedern verwendet.

Shodhana
Erste Stufe der siebenfachen Disziplin (→ Sapta-Sādhana). Es ist die → Reinheit, die aus Anwendung der Reinigungstechniken (→ Shat-Karma) resultiert.

Shoka
(Kummer). Einer der Mängel (→ Dosha), die im Yoga zu überwinden sind. Er lähmt den Praktizierenden in seiner spirituellen Entwicklung.

Shraddhā
(Glaube). Das Vertrauen in die Lehren des Yoga. Da sich das → Herz nur im tiefen Vertrauen hingibt, muß sich der spirituelle Praktizierende vorbehaltlos für das → Göttliche öffnen.

Shravana
(Zuhören). Mittel des → Bhakti-Yoga, um das → Herz zu öffnen. Dabei hören die → Schüler die heiligen Lehren oder Lebensgeschichten großer Menschen.

Shrī
1. Ehrentitel für eine Person, der Heiligkeit oder religiöse → Er-

kenntnis zugeschrieben wird. 2. Name für die Göttin → Lakshmī.

Shrī-Yantra
Im → Shaivismus bekanntestes Diagramm (→ Yantra) der Göttin → Shrī, das zu Meditationszwecken verwendet wird. Es besteht aus neun sich überlagernden Dreiecken, von denen die fünf nach unten gerichteten → Shakti und die vier nach oben zeigenden → Shiva symbolisieren. Umgeben sind die Dreiecke von zwei kreisförmigen → Lotus-Mustern, drei Kreisen und einem Viereck. Der Meditierende richtet seine → Aufmerksamkeit auf diese komplexe Struktur, so daß sich sein Geist beruhig und er nur noch an Shiva und Shakti denkt. → Mandala.

Shruti
(mündliche Überlieferung ewiger Wahrheit). Zu Shruti zählen vor allem die vier ›Veden‹ und die → ›Upanishaden‹, die heiligen Texte des → Hinduismus, welche den → Weisen offenbart wurden.

Shukra
(Samen). Synonym für → Bindu.

Shūnya-Vāda.
Lehre von der Leerheit, die besonders in der buddhistischen Tradition betont wird. Dabei wird die höchste → Wirklichkeit als leer angesehen, wobei mit leer jene Realität bezeichnet wird, die mit normalem Erkenntnisvermögen nicht zu erfassen ist. Deshalb bezeichnet Shūnya auch den höchsten Versenkungszustand (→ Samādhi) im → Hatha-Yoga.

Shushka-Vasti
(trockener Einlauf). Hierbei nimmt man die → Kopf-Knie-Stellung ein, drückt vorsichtig die Eingeweide nach unten und kontrahiert und dehnt abwechselnd den Anusschließmuskel. Das hilft gegen Blähungen, Verstopfung und → Verdauungsprobleme. → Vasti.

Shvetāshvatara-Upanishad
Älteste Quelle des Yoga bzw. → Shaivismus in den → ›Upanishaden‹ aus dem 3. oder 4. Jahrhundert v. Chr. Sie lehrt einen meditationsorientierten Yoga unter Zuhilfenahme der heiligen Silbe → »Om«. Zusätzlich soll der Yogi Körper, Atem und Gedanken kontrollieren, um seine Seele (→ Ātman) mit der Weltseele (→ Brahman) zu vereinigen. → Ināna-Yoga.

Siddha
→ Meister, der erleuchtet ist oder die übernatürlichen Kräfte (→ Siddhi) erlangt hat. Siddhas werden vom Volk und ihren Schülern auf das Höchste verehrt. → Mahā-Siddha.

Siddhāsana
(Vollendete Pose, Meisterstellung). → Meditationspose, die der Verborgenen Pose (→ Guptāsana) ähnelt. Man sitzt auf dem Boden, beugt das linke Bein im Knie und führt die linke Ferse zum Damm. Dann beugt man das rechte Bein und legt dessen Ferse gegen das Schambein oder direkt über die Genitalien. Der Rumpf ist aufgerichtet, und die Hände liegen in einer → Mudrā auf den Knien. Es sollte kein Druck auf die Geschlechtsteile ausgeübt werden.

Siddhānta
Lehren, die ein vollendeter Meister (→ Siddha) aufgrund seiner eigenen praktischen Erfahrungen vertritt.

Siddhi
(Vollendung, verborgene Kraft). Übernatürliche Kraft oder magische Fähigkeit eines Yogi, die sich im Laufe seiner spirituellen Vollendung einstellt. Siddhis stellen eine Versuchung des → Egos dar, denn der Yogi läuft Gefahr, sie zu eigennützigen Zwecken anzuwenden. Doch ist das Ziel des Yogi nicht → Magie oder Zauberei, sondern Befreiung der Seele (→ Ātman). In den Schriften wird Geheimhaltung der Siddhis geraten.

Die Yoga-Schriften kennen acht Hauptkräfte: Verkleinerung (→ Animan), Vergrößerung (Prapti und → Mahiman), Schweben (→ Laghiman), Willenskraft (→ Prakamya), Gottgleichheit (→ Ishtritva), Wunscherfüllung (→ Kāma-Avasāyitva) und Meisterschaft (Vashitva). Sie alle unterwerfen die natürlichen Elemente (→ Bhūta) dem Willen des Yogi. → Cihna.

Simhāsana
(Löwe). Dieses → Āsana belebt insbesondere die Gesichts-, Hals- und Zungenmuskulatur. Man nimmt den → Fersensitz ein und legt die Handflächen auf die Knie. Mit der Ausatmung streckt man sich etwas nach vorne, spreizt die Finger, streckt die Zunge weit heraus und rollt die Augäpfel nach oben. Der gesamte Körper spannt sich dabei an. Mit der Einatmung lehnt man sich zurück. Die Übung wird drei- bis fünfmal wiederholt.

Sinne
→ Indriya.

Sinneskontrolle
→ Indriya-Jaya, → Pratyāhāra.

Shīrshangushtāsana
(Kopf-Zehen-Stellung). Einfache, wirkungsvolle Streckübung für Oberschenkel- und Wadenmuskulatur. Man steht breitbeinig, die Füße stehen parallel und etwa einen Meter auseinander. Dann wird der rechte Fuß um 90 Grad ausgedreht und die Hände werden hinter dem

Rücken verschränkt. Man beugt sich mit der Ausatmung nach rechts hinunter, bis der Kopf fast den Boden berührt. Das rechte Bein wird hierbei angewinkelt. Zur Ergänzung der Pose können die verschränkten Hände aneinander ziehen, um den Schulterbereich zu dehnen. Die Pose sollte auf jeder Seite etwa 30 Sekunden gehalten werden.

Sītā
Gattin des → Rāma. Sie folgte ihm in die Verbannung, wurde jedoch später von ihm wegen unberechtigter Zweifel an ihrer Reinheit verstoßen. Sītā ist ein Musterbeispiel für eheliche Treue.

Sītkarī
Atemtechnik (→ Prānāyāma) des → Hatha-Yoga, bei der man mit dem Mund durch die geschlossenen Zähne einatmet, wobei ein Summton wie »Sit« entsteht. Dann hält man die Luft an und atmet schließlich geräuschlos durch beide Nasenlöcher aus. Sītkarī soll gegen → Faulheit helfen und hat eine kühlende, durstlöschende und blutreinigende Wirkung.

Sittlichkeit
→ Moral.

Sitzende Vorwärtsbeuge
→ Baddha-Konāsana.

Sivananda, Sarasvatī
(1887–1963). Indischer → Heiliger. Er stammte aus einer wohlhabenden Familie und war Arzt, bis er 1923 der Welt entsagte und sich als → Asket zurückzog. Später gründete er einen → Āshrama und 1936 die Divine Life Society. Ende der 50er Jahre schickte er seinen Schüler, Swami Vishnu → Devananda, in den Westen, um die Lehren des Yoga und → Vedānta zu verbreiten. Sivananda veröffentlichte über 300 Schriften und Bücher.

Skoliose
Bei ernsthaften Problemen mit der Wirbelsäule sollte ein Krankengymnast gefragt werden. Ansonsten kann folgende Reihe von → Āsanas praktiziert werden: → Helden-Pose, → Schneidersitz mit über den Kopf gestreckten Armen, → Dreieck mit Variationen, → Halbmond, → Geöffnete Bein-Fuß-Stellung, → Hund, → Kopfstand, → Drehsitz, → Schulterstand und → Pflug.

Skorpion
→ Vrishikāsana.

Smarana
Das ununterbrochene gedankliche Verweilen bei → Gott. Es kann auch das stille Wiederholen seines Namens (→ Mantra) einschließen. Smarana ist ein Element im Yoga der Hingabe (→ Bhakti-Yoga).

Smriti
(Erinnerung). 1. Im → Klassischen Yoga das Gedächtnis, das fünf geistigen Schwankungen (→ Vritti) unterworfen ist. 2. (Selten) Das Unterbewußtsein (→ Citta), das von den unbewußten Aktivatoren (→ Samskāra) gebildet wird. 3. In der vedischen Tradition die Bezeichnung für Texte, die von Menschen geschrieben und nicht von Sehern (→ Rishi) offenbart wurden. → Shruti.

Snāna
Baderituale. Sie umfassen das Säubern und Besprengen mit Wasser, das Einreiben des → Körpers mit Asche und Kuhdung, das Sonnenbad und das »yogische Bad« im → Göttlichen durch die → Meditation. Das innere Baden (Mānasa-Snāna) umfaßt vor allem das → Reinigen der drei Hauptkanäle (→ Nādī) des Körpers. → Nādī-Shodhana, → Reinigungstechnik.

So'Ham
Eigenschaftsloser (→ Nirguna) → Mantra, der mit der Ein- und Ausatmung verbunden ist. Er bedeutet wörtlich »Er (ist) ich« und weist auf die ewige Verbindung des Menschen mit dem → Göttlichen hin. → Hamsa.

Soma
1. Heiliger Trank der → Unsterblichkeit. Im → Rig-Veda wird erläutert, wie der Soma-Trank herzustellen ist. 2. Im → Hatha-Yoga bezeichnet Soma eine Erfahrungsdimension des Bewußtseins. → Amrita, → Wonne.

Soma-Chakra
Energiezentrum (→ Chakra), das im Kopf zwischen → Ājnā- und → Manas-Chakra liegt.

Sonne, Sonnengott
→ Sūrya.

Sonnengruß
→ Sūrya-Namaskar.

Spagat
→ Ānjaneyāsana.

Sparsha
(Berührung). Sinnesinstrument (→ Jnāna-Indriya) des Menschen. Es ist der Tastsinn, der dem Element → Wasser zugeordnet wird. Durch → Meditation auf das zugehörige Zentrum (→ Svādhistanā-Chakra) kann der Yogi eine übersensible Tastfähigkeit erlangen.

Sri
→ Shrī.

Stab-Pose
→ Dandāsana.

Standhaftigkeit
→ Dhairya, → Dhriti, → Sthairya.

Starren
→ Drishti.

Sthairya
(Stabilität). Moralische Vorschrift (→ Yama) des Yoga. Da der spirituelle → Pfad nicht geradlinig ist, ist es wichtig, daß der → Schüler sein Ziel der → Befreiung stetig verfolgt. Sthairya ist auch ein Element der siebenfachen Disziplin (→ Sapta-Sādhana).

Sthāna
(Ort). Platz, an dem Yoga praktiziert wird. Idealerweise sollte er abgeschieden in einem Wald oder einer → Höhle liegen.

Sthita-Prajnā
(in der Weisheit gefestigt). → Weiser.

Sthūla
(grobstofflich). Niederste Eigenschaft der sichtbaren Materie im → Kosmos. Bezogen auf den → Körper bezeichnet Sthūla die sterbliche Hülle (→ Anna-Maya-Kosha). Sie wird auch Sthūla-Sharīra genannt. → Sūkshma.

Stolz
Großes Hindernis im Yoga, das überwunden werden muß. Nicht selten beruht mangelnder Glaube auf Stolz. → Abhimāna, → Dambha, → Darpa, → Mada.

Streß
Yoga ist ein Weg, innere und äußere Streßfaktoren zu beseitigen. Folgende Übungsreihe kann helfen: → Hund, Rückwärtslehnen auf einem Stuhl oder Klotz, damit der Rücken durchhängen kann, unterstützter → Schulterstand, → Pflug, Variationen der → Kopf-Knie-Stellung sowie tiefe Bauchatmung in → Shavāsana und einige Runden Wechselatmung (→ Anuloma-Viloma). Bei Streß sollten die Posen so weit es geht durch Hilfsmittel erleichtert werden, um den Entspannungseffekt zu erhöhen. Dazu zählt auch der Einsatz von Musik während der → Āsanas.

Styāna.
Schlaffheit, die wie andere träge Eigenschaften (→ Tamas) ein → Hindernis auf dem spirituellen Weg darstellt. Sie muß zuerst durch Aktivität (→ Rajas) überwunden werden.

Subrahmanya
Der zweite Sohn → Shivas. Er gilt als die Verkörperung des höchstmöglichen Zustandes, zu dem ein Mensch in der → Evolution gelangen kann. Subrahmanya kann das spirituelle Potential in jedem Menschen zur Entfaltung bringen.

Sukha
(Freude, Glück, Wohlbefinden). Sie binden den Menschen an das

Weltliche und Vergängliche und müssen deshalb überwunden werden. Die → ›Bhagavad-Gītā‹ unterscheidet drei Formen: 1. Reine (→ Sattva) Freude – sie wird mühevoll unter viel Schmerzen gewonnen und ist das Ergebnis harter Askese (→ Tapas) und yogischer → Disziplin. 2. Vordergründige (→ Rajas) Freude – sie entspringt den Sinnesvergnügungen. Ihre Wirkung ist kurz und vergänglich und fördert die Bindung an die Welt. 3. Träge (→ Tamas) Freude – beruht auf → Genußmitteln, Völlerei, Trägheit und → Schlaf.

Im tantrischen Sinn bedeutet Sukha die göttliche Freude (→ Ānanda, → Wonne). Der spirituell Praktizierende strebt danach, diese Form der Freude zu erreichen.

Sūkshma
(feinstofflich). Erster Entfaltungsgrad der sich manifestierenden → Natur. → Sthūla, → Sūkshma-Sharīra.

Sūkshma-Sharīra
Feinstofflicher → Astralkörper. Nach dem yogischen Hüllenmodell (vgl. → Kosha) wird Sūkshma-Sharīra aus der zweiten, dritten und vierten Hülle gebildet, die unabhängig vom physischen Körper (Sthūla-Deha) sind. → Deha, → Sūkshma.

Sünde
→ Adharma, → Böses, → Pāpa.

Supta-Vajrāsana
(Kniende Stellung). Körperstellung, die dem → Liegenden Held ähnelt und für Personen geeignet ist, die diese Pose wegen Knieproblemen nicht ausüben können. Die Pose fördert die Magenfunktion.
Ausführung: Ausgangsposition ist der → Fersensitz. Aus diesem lehnt man sich mit der Ausatmung nach hinten, bis der Rücken auf dem Boden liegt. Unter Umständen müssen anfangs noch die Knie geöffnet werden. Die Hände sind hinter dem Kopf verschränkt. In dieser Pose werden die vorderen Oberschenkelmuskeln stark gedehnt. Die Stellung wird etwa eine Minute gehalten. Dann kommt man mit der Ausatmung nach oben.
Variation: Man beginnt wieder aus dem Fersensitz, nur wird jetzt der Rücken nicht auf den Boden abgelegt, sondern nach oben durchgedrückt. Dabei ruht man auf dem Schädel und auf den Unterschenkeln. Die Hände werden auf die Oberschenkel gelegt, die von den Waden abgehoben sind. Das → Āsana beansprucht den Halsbereich und wirkt förderlich auf Schild- und Nebenschilddrüse.

Supta-Vīrāsana
(Liegender Held). Körperstellung, die die Oberschenkelmuskulatur

beansprucht und die Verdauung anregt. Für Menschen mit Knieproblemen ist → Supta-Vajrāsana besser geeignet.
Ausführung: 1. Man sitzt im → Fersensitz und bringt die Unterschenkel nach außen, so daß die Fersen neben dem Gesäß sind. 2. Mit der Ausatmung beugt man sich langsam nach hinten, bis Kopf, Schultern und oberer Rücken aufliegen. 3. Die Arme werden lang über den Kopf nach hinten ausgestreckt. Beim Hinunterbeugen sollte man sich mit den Unterarmen abstützen. Hat man die Pose eingenommen, versucht man, die Oberschenkel möglichst nah zusammenzuschieben und die Knie auf den Boden zu drücken. Der Bauchbereich wird gestreckt. Mit der Ausatmung kommt man mit Hilfe der Arme nach oben und nimmt zum Ausgleich die → Kindspose ein.

Folgende Hilfen erleichtern die Ausführung: 1. Mit einem dicken Kissen kann man den Rücken abstützen, sollte sich nur ganz hinunterbeugen, wenn keine Schmerzen im unteren Rücken auftreten. 2. Ein Band oder Gurt um die Oberschenkel verhindert das Öffnen der Beine. 3. Statt beide Beine in der oben beschriebenen Weise anzuwinkeln, wird wechselweise eins aufgestellt, um die Beugung zu erleichtern. Eine gute Vorübung ist das → Kamel.
Variation: In der liegenden Position werden die Unterarme hinter dem Kopf verschränkt und der Brustkorb nach oben gedrückt.

Sūrya
(Sonne). 1. Energetisches Zentrum in der Mitte des Bauches. Im → Hatha-Yoga ist dies der Ort, an dem der »Nektar der Unsterblichkeit« (→ Amrita) verdaut wird. In der tantrischen Bildsprache wird dem rechten Energiekanal (→ Pingalā-Nādī) die Eigenschaft von Sūrya (Hitze) zugeschrieben. 2. Sonnengott der ›Veden‹ (→ Veda). Sūrya-loka ist der Name seines Sonnenreiches. In Indien wird Sūrya unter anderem durch eine Aufwärmübung des Hatha-Yoga, den Sonnengruß oder das Sonnengebet (→ Sūrya-Namaskar) verehrt.

Sūrya-Bheda
Atemtechnik (→ Prānāyāma) im → Hatha-Yoga. Sie bewirkt Hitze im → Körper. Man sitzt in einer → Meditationspose mit einer Handhaltung wie bei → Anuloma-Viloma und atmet durch das rechte Nasenloch ein. Dann hält man den → Atem so lange, wie es angenehm ist, an und wendet den Verschluß → Jālandhara-Bhanda an. Zuletzt atmet man durch das linke Nasenloch aus und beginnt von vorne. Bei der Übung sollte die Phase des Ausatmens (→ Recaka) immer weiter ausgedehnt werden. → Candra-Bheda, → Sūrya.

Sūrya-Chakra
Bezeichnung für das Energiezentrum (→ Chakra) zwischen Nabel und Zwerchfell.

Sūrya-Namaskar
(Sonnengruß, Sonnengebet). Folge von Übungen, die zum Aufwärmen vor jeder → Āsana-Reihe praktiziert werden kann. Sie bereitet den Körper auf die Posen vor und stimmt zugleich den Geist auf die Übungen ein. Man kann den Sonnengruß auch isoliert praktizieren.

Traditionell wird der Sonnengruß morgens im Freien ausgeführt. Er entwickelte sich aus einer Reihe von Gebetshaltungen, die die Sonne als Symbol für → Gesundheit verehrten. Führt man sie regelmäßig aus, wird der Körper frisch und flexibel für den neuen Tag. Eine genaue Anleitung für Sūrya-Namaskar findet sich im Übungsteil, → S. 41.
Variation: 1. Man steht aufrecht mit geschlossenen Beinen. Die Füße sind parallel. Einatmen und mit dem Ausatmen die Hände vor der Brust falten. 2. Einatmen, die Arme über den Kopf heben und nach hinten beugen. Die Rückwärtsbeuge sollte aus dem oberen Rücken erfolgen. 3. Ausatmen und nach vorne beugen und die Hände flach neben die Füße auf den Boden legen. Gelingt dies nicht, kann man leicht in die Kniebeuge gehen. 4. Einatmen und das rechte Bein langgestreckt zurücklegen, so daß der Fußrücken auf dem Boden liegt. Der linke Unterschenkel bleibt dabei senkrecht zum Boden und die Hüfte wird bodenwärts gedrückt. Der Kopf wird zur Decke gerichtet. 5. Der Atem wird angehalten, man verlagert das Gewicht auf die rechten Zehen, setzt das linke Bein ebenfalls nach hinten und drückt sich zurück. Wie im → Hund ruht der Körper jetzt auf Handflächen und Fußsohlen. Der Kopf bildet eine Verlängerung der Wirbelsäule. 6. Ausatmen und Knie, Brust und Stirn auf den Boden ablegen. 7. Mit der Einatmung kommt man in die → Kobra, d.h. man stützt sich mit den Armen am Boden ab, so daß der Oberkörper zurückgebeugt ist und die Hüfte aufliegt. 8. Mit der Ausatmung drückt man sich zurück in den → Hund, so daß Handflächen und Fußsohlen auf dem Boden sind. 9. Mit der Einatmung setzt man den rechten Fuß wieder nach vorne zwischen die Hände. 10. Mit der Ausatmung wird das andere Bein ebenfalls zwischen die Hände gesetzt. Der Rumpf ist nach unten gebeugt wie in der dritten Position. 11. Mit der Einatmung kommt man in Position zwei und schließt Position drei an. Man legt jetzt das linke Bein zurück und setzt die Übungsfolge wie oben beschrieben fort. Der Sonnengruß wird beendet mit dem Falten der Hände vor der Brust (Position 1).

Sushumnā-Nādī
(Zentralkanal). Hauptkanal (→ Nādī) im → Körper, durch den die Lebensenergie (→ Prāna) fließt. Er entspringt der »Kugel« (→ Kanda) und verläuft entlang der Wirbelsäule vom Steißbein bis zum Kopf. Dabei wird er von den anderen beiden wichtigen Kanälen → Idā- und → Pingalā-Nādī spiralförmig umwunden. Alle Atemtechniken (→ Prānāyāma) des → Hatha-Yoga dienen der Reinigung des Zentralkanals. → Kundalinī-Shakti, → Kundalinī-Yoga.

Sūtra
(Faden). Prosawerk, das die heiligen Lehren enthält. Alle sechs philosophischen Systeme (→ Darshana) des → Hinduismus sind im Sūtra-Stil verfaßt (vgl. → Kāma-, → Yoga-Sūtra). Sūtras vermitteln Wissen in sehr knapper Form und bieten damit dem Schüler die Möglichkeit, dieses Wissen leicht auswendig zu lernen und immer bei sich zu tragen. → Samhitā.

Sūtra-Neti
→ Reinigungstechnik im → Hatha-Yoga zur Säuberung der Nasenwege. Traditionell wird dazu ein dicker Bindfaden verwendet, geeigneter ist allerdings ein Gummikatheder. Diesen tränkt man mit warmem Salzwasser und schiebt ihn dann soweit in ein Nasenloch, bis er im hinteren Rachenraum wieder herauskommt. Man faßt beide Enden und zieht den Katheder vorsichtig vor und zurück. Schließlich wird er durch den Mund herausgezogen. Dieser Vorgang wird am anderen Nasenloch wiederholt. → Neti.

Sva-Dharma
(eigenes Dharma). Inneres Gesetz. Pflicht oder Aufgabe (→ Dharma), die aus dem Inneren eines Menschen erwächst. Handelt eine Person gemäß ihrer tiefsten Natur, befindet sie sich in Übereinstimmung mit der göttlichen Ordnung und sammelt kein → Karma.

Svādhishthāna-Chakra
Energiezentrum (→ Chakra) im → Körper. Es liegt etwas oberhalb des Schambeins. Bildlich wird es als sechsblättriger → Lotus dargestellt. Auf seinen Blütenblättern befindet sich jeweils ein Zeichen aus dem → Sanskrit-Alphabet und in der Mitte ein doppelter Kreis. Die dem Chakra zugeordnete Farbe ist muschelweiß, sein → Element das Wasser und die Samensilbe (→ Bīja-Mantra) »Vam«.

Regelmäßige → Konzentration auf dieses Chakra soll die sexuelle Anziehungskraft auf das andere Geschlecht steigern. Die Eigenschaften von Fruchtbarkeit und Geschmackssinn (→ Rasa) sind ebenfalls mit ihm verbunden.

Svādhyāya
Studium der religiösen Schriften. Dieses Studium gehört zu den Verhaltensregeln (→ Niyama) im Yoga und umfaßt auch die Rezitation von Klangfolgen (→ Japa). Durch das Lesen in heiligen Schriften vollzieht sich ein Transformationsprozeß, indem es den Studierenden zu seinem → Selbst führt. → Grantha, → Shastra.

Svapna
Traum. Er wird wie das → Wachbewußtsein, der Schlaf und die Versenkung (→ Cathurta) als einer der vier Bewußtseinszustände angesehen. Spiritueller → Fortschritt kann sich darin zeigen, daß die Träume einer Person klarer werden oder Zeichen (→ Cihna) für ihr Leben enthalten. → Avashtā.

Svara-Saushthava
(angenehme Stimme). Zeichen (→ Cihna) spirituellen → Fortschritts des → Schülers.

Svarga
(Himmel). Im → Hinduismus wird der Himmel von → Gottheiten bevölkert und bietet dem Menschen als Durchgangsstation zur nächsten Reinkarnation verschiedene → Freuden. Hier genießt er die Früchte (→ Phala) seines positiven → Karmas. → Naraka.

Svarūpa
Bezeichnet die Verkörperung eines geistigen Prinzips. So manifestiert sich das Prinzip der Sichtbarkeit durch Farben, das der Hörbarkeit durch Klänge etc.

Svāstika
(»Sonnenrad«). Gilt im Yoga als segensreiches Zeichen.

Svāstikāsana
(Glückliche Pose). → Meditationspose zur Kontrolle des → Atems. Man sitzt auf dem Boden und legt einen Fuß zwischen Wade und Oberschenkel des anderen Beins, so daß sich die Knöchel vor dem Becken überkreuzen. Der Rumpf ist aufrecht und die Hände liegen auf den Knien z.B. in → Cin-Mudrā.

Sveda
(Schweiß). Bei intensiven Atemübungen (→ Prānāyāma) tritt Schweiß aus, den der Praktizierende in die Haut einreiben soll. Dies verleiht dem Yogi Festigkeit und Leichtigkeit. Manche Handbücher des → Hatha-Yoga raten, sich erst eine halbe Stunde nach Ausüben der Körperposen zu waschen, damit diese Energie (→ Prāna) nicht abgewaschen wird.

Swami
(Sanskrit: Svāmin). Respektvolle Anrede für spirituelle Personen, die

bereits → Fortschritte auf dem geistigen Weg gemacht haben. Die freundschaftliche, liebevolle Anrede ist Swamiji.

Sympathie
→ Dayā.

T

Tālu
(Zäpfchen). Energiepunkt im Körper, an dem sich die Lebenskraft (→ Prāna) sammelt. Am Zäpfchen wird der »Nektar der Unsterblichkeit« (→ Amrita) produziert, der von dort hinunter in den Rumpf fließt. Durch Techniken wie → Khecarī-Mudrā wird das Zäpfchen stimuliert, worauf es mehr Nektar abgibt. Die Zäpfchenwurzel (Tālu-Mūla) ist ein besonders sensibler Punkt (→ Marman). → Chakra.

Tamas
Neben → Rajas und → Sattva eine der drei grundlegenden Eigenschaften (→ Guna) der → Natur. Tamas steht für Unklarheit, Faulheit (→ Ālasya), Dunkelheit und rührt aus spiritueller Unkenntnis (→ Avidyā). Tamas ist die unterste Entwicklungsstufe des Menschen. Es bindet ihn an die Welt, anstatt ihn zu befreien. Für Anfänger sind Yoga-Techniken wichtig, die seine Trägheit (Tamas) in Aktivität (Rajas) umwandeln. Im → Kosmos ist Tamas ein wichtiges schöpferisches Prinzip, da es der Materie Stabilität und Zusammenhalt verleiht.

Tandrā
→ Faulheit.

Tanmātra
Feinstoffliche Elemente, aus denen sich die groben Elemente (→ Bhūta) entwickeln. Die fünf Tanmātras sind: Klang (→ Shabda), Berührung (→ Sparsha), Sehen, Gestalt (Rūpa), Geschmack (→ Rasa) und Geruch (Gandha). Darüber hinaus entstehen nach dem → Klassischen Yoga aus den Tanmātras der → Geist, die → Sinne und die 16 Grundprinzipien (→ Tattva).

Tantra
Die heiligen Schriften des → Shaivismus, → Shaktismus und z.T. des → Buddhismus. Zentrale Themen der ›Tantras‹ sind Kosmologie, Weltgeschichte, die → Gottheiten und deren Verehrung sowie die Erweckung der Schlangenkraft (→ Kundalinī-Shakti).

Tantrismus
Rituelle religiöse Lehre, die auf den Schriften der → ›Tantras‹ basiert. Die Anfänge des Tantrismus liegen im ersten nachchristlichen Jahrtausend. Kennzeichnend ist die Rolle der → Frau, insbesondere die Verehrung des weiblichen Prinzips (→ Shakti). Der Tantrismus sieht die → Befreiung nicht allein als geistigen Akt an, sondern als ganzheitliche Transformation von

→ Körper und → Geist. Der Körper gilt als ein Tempel des Göttlichen und Abbild des → Kosmos. Eine Vielzahl tantristischer Techniken sind in die hinduistische, jainistische und buddhistische Tradition eingegangen.

Im Tantrismus werden drei Richtungen unterschieden: 1. Der »Linke-Hand-Weg« (Vāmācāra), bei dem die Transformation der Sexualkraft im Mittelpunkt steht. 2. Der »Rechte-Hand-Weg« (Dakshinācāra), der die Hingabe an die göttliche Mutter (Shakti, → Durga) beinhaltet. 3. Der Weg der → Kaula-Sekte (Kulacāra), dabei vor allem der → Kundalinī-Yoga.

Tanz
Neben den noch heute in Indien ausgeübten Tänzen, die sehr genauen Regeln der hinduistischen Schriften folgen (z.B. Hand- und Kopfhaltung), kennt der Yoga Tanz als Symbol für die Bewegung des → Kosmos. Eine besondere Rolle spielt dabei der Gott → Shiva als Tänzer (→ Natarāja), der auf Abbildungen den »Kosmischen Tanz« vollführt. Bekannt ist der Tanz im Yoga auch durch den Tanz der Hirtinnen (→ Gopī) zum Flötenspiel des Gottes → Krishna.

Tänzer
→ Natarājāsana.

Tapas
(wörtlich: Hitze, Glut). Bezeichnung für die Askese. Sie gehört zu den Geboten (→ Niyama), die der spirituelle Aspirant zu befolgen hat. Bei der Askese versucht der Yogi, sich ganz von der Welt abzuwenden und durch den Verzicht zu Gott (→ Brahman) zurückzukehren. Tapas ist eine Form der Gotteserfahrung, denn durch Askese bringt der Praktizierende ein inneres → Opfer für Gott. Die → ›Bhagavad-Gītā‹ differenziert entsprechend den Eigenschaften (→ Guna) der Natur drei Askeseformen: 1. → Sattva entspricht der Askese durch Gelassenheit, Selbstbeherrschung, Güte, Studium der heiligen Schriften und bedachtsame Wortwahl sowie → Reinheit und Keuschheit. 2. → Rajas wird der Askese zugeordnet, die mit der Absicht auf Ruhm und Ansehen ausgeübt und zur Schau gestellt wird. 3. → Tamas entspricht der Askese, die ineffektiv, dafür aber selbstquälerisch, töricht oder schädlich für andere ist. → Asketismus.

Tapasvin
Mensch, der Askese (→ Tapas) ausübt.

Tāraka-Yoga
Form des Yoga, die sich auf Erscheinungen des → Lichts konzentriert, die während der → Meditation auftreten.

Tarpana
(Zufriedenheit). Eines der Glieder im → Mantra-Yoga. Sie wird zu den vorgeschriebenen Verhaltensweisen (→ Niyama) gerechnet. → Samtosha.

Tat
Pronomen, das vor allem aus der Kurzformel des → Vedānta – »Tat Tvam Asi« (das bist du) – bekannt ist. In diesem Satz wird → Brahman mit dem Selbst (→ Ātman) gleichgesetzt.

Tat Sat
Wörtlich: »Das ist die wahre Wirklichkeit.«

Tattva
Im → Sāmkhya Bezeichnung für die 24 Grundprinzipien der sich entfaltenden Natur. Nach dieser kosmologischen Auffassung bildet die Natur (→ Prakriti) als transzendentaler Daseinsgrund das erste, der Geist (→ Buddhi) das zweite und die Ich-Instanz (→ Ahamkāra) das dritte Tattva. Der niedere Geist (→ Manas) mit seinen zehn → Sinnen macht das vierte bis vierzehnte Tattva aus, die fünf feinen (→ Tanmātra) und fünf groben (→ Bhūta) Elemente bilden die übrigen zehn Grundprinzipien. Über allen Tattvas steht das reine Bewußtsein (→ Purusha).

Die Philosophie des → Hinduismus kennt abweichend hiervon zahlreiche andere Tattva-Modelle, die bis zu 96 Grundprinzipien beinhalten. Der → Klassische Yoga nimmt ein 26. Prinzip an, das über dem Purusha steht (vgl. → Purushottama).

Taube
→ Kapothāsana.

Tejas
Das Leuchten im Gesicht eines → Heiligen. Der Begriff wird auch im Sinne von innerem Glanz oder → Erleuchtung verstanden.

Tilaka
Zeichen, das der Gläubige oder Yogi meist auf der Stirn zwischen den Augenbrauen trägt. Es symbolisiert das Dritte oder Innere Auge, das für die → Weisheit steht. Je nach Tradition werden Tilakas auch auf anderen Körperstellen getragen.

Tod
Im Yoga wird der Tod nicht als Endpunkt gesehen, sondern als Übergang in eine höhere → Wirklichkeit. Er bedeutet den Beginn der Seelenwanderung und die Trennung des → Astralkörpers vom physischen. Nachdem die irdische Hülle (→ Kosha) abgestreift ist, wandert die → Seele eines Menschen nach den Gesetzen des → Karma in bestimmte Ebenen (→ Loka). Auf diesen Übergang bereitet sich der Yogi durch lebens-

lange → Meditation vor, um in einen möglichst hohen Loka zu kommen.

Die → ›Bhagavad-Gītā‹ erklärt dies so: »Wenn der Geist sich nicht anderen Dingen zuwendet, durch Gewohnheit des Meditierens fest geworden ist und fortwährend meditiert, gelangt man zum höchsten Wesen, dem Strahlenden … Zur Todesstunde erreicht der Mensch, dessen Geist unerschütterlich und fromm ist, wenn er mit Hilfe der Yogakraft den gesamten Lebensatem zwischen den Augenbrauen festhält, dieses strahlende höchste Wesen« (VIII.8–10). → Ātivāhika, → Jīva.

Totenstellung
→ Shavāsana.

Tradition
→ Āgama, → Smriti.

Trātaka
Reinigungspraktik (→ Shat-Karma) des → Hatha-Yoga. Dabei muß man über einen möglichst langen Zeitraum auf ein Objekt starren, ohne zu blinzeln. Ermüden die Augen, schließt man sie und stellt sich innerlich diesen Gegenstand vor. Verblaßt er, öffnet man die Augen wieder und starrt erneut auf das Objekt. Die Technik hilft gegen → Augenbeschwerden und soll zu → Hellsichtigkeit führen. → Drishti.

Tretā-Yuga
Das zweite von vier Weltzeitaltern (→ Yuga). Es währt 3 600 himmlische Jahre (=1 296 000 irdische Jahre). → Kalpa.

Trikonāsana
(Dreieck). → Āsana, bei dem der Körper und damit die Wirbelsäule seitlich gedehnt wird. Das Dreieck hilft gegen Hals-, Nasen-, Ohren- und Kopfbeschwerden. Es wirkt positiv auf Rückennerven, Gallenblase und Verdauung.
Ausführung: Das »klassische« Dreieck: 1. Man steht mit gegrätschten Beinen. Die Füße sind parallel, die Arme hängen nach unten. 2. Dann streckt man den rechten Arm gerade nach oben, macht den Rücken lang und beugt sich mit der Ausatmung seitlich nach links, soweit das möglich ist. Die linke Hand kann sich auf das linke Bein stützen. Beim seitlichen Beugen ist darauf zu achten, daß man sich zuerst aus dem Brustwirbelsäulenbereich heraus beugt und nicht mit der Hüfte nach rechts ausweicht. 3. Nach fünf bis zehn entspannten Atemzügen kommt man mit der Ausatmung nach oben, streckt entsprechend den linken Arm nach oben und beugt sich nach rechts.
Variationen: 1. Stehen die Füße nicht parallel, kommt man etwas weiter nach unten. Wenn man sich seitlich nach links beugt, wird der

linke Fuß etwa um 80 Grad links ausgedreht und der rechte etwa um 25 Grad. 2. Man dreht den rechten Fuß nach außen, beugt sich nach rechts unten und legt die linke Hand flach neben die Außenseite des rechten Fußes. Der rechte Arm zeigt gestreckt nach oben. 3. Die Beine werden weit gegrätscht. Der rechte Fuß ist gerade, der andere um 90 Grad ausgedreht. Dann beugt man sich nach links und legt die linke Hand hinter dem linken Unterschenkel auf den Boden. Der rechte Arm zeigt gestreckt zur Decke. 4. In der Ausgangsposition der dritten Variation wird beim seitlichen Beugen nach links das linke Bein angewinkelt, so daß der Unterschenkel im rechten Winkel zum Boden ist. Die linke Hand wird flach neben der Innenkante des linken Fußes auf den Boden gedrückt. Auf diese Weise drückt der linke Oberarm etwas gegen das linke Knie. Der rechte Arm zeigt nach oben. Dieses Āsana kann erweitert werden, indem der linke Arm vom Boden weggenommen und unter dem linken Oberschenkel zum Rücken geführt wird, so daß ihn dort der rechte Arm fassen kann. 5. Man geht in den Kniestand und streckt dann das linke Bein gerade nach links aus, wobei der linke Fuß möglichst flach aufliegt. Die Arme werden über den Kopf gestreckt und man beugt sich mit der Ausatmung zur linken Seite. Zur Unterstützung kann die linke Hand am rechten Handgelenk ziehen.

Trikūta
Punkt zwischen den Augenbrauen, an dem sich die drei wichtigsten Energiekanäle → Idā-, → Pingalā- und → Sushumnā-Nādī treffen. → Ājnā-Chakra, → Tilaka.

Tri-Loka
(drei Welten). Bezeichnet die Aufteilung der Welt in drei getrennte Bereiche: 1. Erde, Luftraum und → Himmel oder 2. Unterwelt (→ Pātāla), Erde und Himmel. → Loka.

Trimurti
Hinduistische Trinität der Götter → Brahma, → Shiva und → Vishnu. Sie sind die Verkörperung der göttlichen → Wirklichkeit und symbolisieren Schöpfung, Erhaltung und Zerstörung.

Trishnā
(Durst). Trishnā bezeichnet den Lebensdurst und das Verlangen nach Sinnesgenüssen. Trishnā wirkt karmisch (vgl. → Karma) bindend und entfernt den Menschen von Weisheit und Erkenntnis, was immer zu Schmerz (→ Duhkha) führt. Erst die Überwindung der Identifizierung mit dem → Körper und → Ego läßt den Lebensdurst erlöschen.

Turīya, Turya
Vierter Bewußtseinszustand, der das Tor zur → Erleuchtung öffnet. → Caturtha, → Samādhi.

Tyāga
(→ Entsagung). Nach der → ›Bhagavad-Gītā‹ das selbstlose Handeln im Sinne des → Karma-Yoga.

U

Udāna
Hauptenergie (→ Prāna) im → Körper. Ihr werden, je nach Yoga-Schrift, verschiedene Funktionen zugeordnet: Schlucken, Anregung der empfindlichen Körperpunkte (→ Marman), Trennung des physischen vom → Astralkörper und andere. Der Sitz von Udāna wird an der Kehle (→ Vishuddha-Chakra) vermutet und es wird ihm die Farbe Violett zugeordnet.

Udāna-Kumbhaka
Das Anhalten (→ Kumbhaka) des Atems nach der Ausatmung (→ Bāhya-Kumbhaka) zusammen mit dem Bauchverschluß (→ Uddīyāna-Bandha). → Prānāyāma.

Uddīyāna
→ Reinigungstechnik im → Hatha-Yoga. Man atmet im Stehen oder Sitzen stark aus und zieht den Bauch so weit wie möglich ein. Dann läßt man ihn mehrmals vorschnellen und zieht ihn sogleich wieder ein. Beim letzten Mal läßt man den Bauch los und atmet wieder ein. Das ganze wird drei- bis fünfmal, möglichst mit nüchternem Magen, wiederholt. → Naulī.

Uddīyāna-Bandha
»Verschluß« (→ Bandha) des → Hatha-Yoga, um bei der Atemkontrolle (→ Prānāyāma) die verschiedenen Energien (→ Prāna) des → Körpers zu verschmelzen. Man sitzt in einer → Meditationspose und zieht den unteren Bauch nach der Einatmung sehr tief ein. Mit der Ausatmung wird der Verschluß gelöst.

Ujjāyī
Hauptatemtechnik (→ Prānāyāma) im → Hatha-Yoga zur Vereinigung der Energien → Prāna und → Apāna. Sie hilft bei → Verdauungsstörungen, Ruhr, Husten, entwickelt Hitze im → Körper und beseitigt Schleim im Rachenraum. Ferner soll durch Ujjāyī die Schlangenkraft (→ Kundalinī-Shakti) erweckt werden.
Ausführung: Man sitzt in einer → Meditationspose, schließt Mund und Augen und atmet durch die Nase gleichmäßig und sanft ein. Dabei wird die Stimmritze so weit geschlossen, daß ein leiser Schnarchton erzeugt wird. Dann wird der → Atem so lange wie angenehm gehalten, und man setzt die Verschlüsse → Mūla- und → Jālandhara-Bandha ein. Vor der Ausatmung öffnet man die Bandhas und schließt das rechte Nasenloch mit dem rechten Daumen.
Variationen: 1. Einfaches Ujjāyī. Man atmet durch die Nase in glei-

cher Länge ein und aus, wobei es möglich ist, nach dem Ein- und Ausatmen den Atem anzuhalten (→ Kumbhaka). Diese Variation eignet sich für Anfänger und kraftlose Personen. 2. Die Technik ist wie bei Variation eins, jedoch werden das Ein- und Ausatmen durch eine kurze Pause unterbrochen. Man atmet beispielsweise zwei Sekunden lang ein, hält den Atem zwei Sekunden, atmet wieder zwei Sekunden ein, hält den Atem erneut zwei Sekunden usw., bis die Einatmung vollständig ist. Mit dieser Technik kann man die Kapazität des Ein- und Ausatmens steigern.

Umā
Anderer Name für → Pārvatī, die Gattin → Shivas. Uma ist die Verkörperung von Kraft und → Weisheit.

Universum
→ Kosmos, → Makrokosmos, → Vishva.

Unmanī
(Verzückung). Geisteszustand, der mit dem → Sahaja- oder → Nirvikalpa-Samādhi gleichgesetzt wird. In diesem Zustand ist der → Geist fest und die Energie (→ Prāna) fließt durch den Hauptkanal (→ Sushumnā-Nādī).

Unreinheit
→ Dosha, → Mala.

Unsterblichkeit
Indien kennt viele Legenden von heiligen Männern (→ Sādhu), Zauberern und Yogis, die Unsterblichkeit oder ein sehr hohes Alter erlangt haben. Besonders der → Hatha-Yoga und die yogische → Alchimie streben danach, den Körper aus seiner groben (→ Sthūla) in eine göttliche Form zu verwandeln und ihn als Manifestation des → Göttlichen unsterblich werden zu lassen. Unsterblichkeit bedeutet die Befreiung des transzendentalen → Selbst und → Erleuchtung. Hat ein Yogi diese höchste Stufe der Selbst-Verwirklichung erreicht, benötigt er seinen Körper nicht mehr.

Unterbewußtsein
→ Citta.

Unterscheidungskraft
→ Viveka, → Viveka-Khyati.

Unterwelt
→ Hölle, → Pātāla.

Unwissenheit
→ Ajnāna, → Avidyā.

Upādhi
Hüllen wie → Körper, → Sinne oder → Geist, die das transzendentale → Selbst umschließen und verschleiern. Die Identifikation des

Selbst mit diesen Upādhis bildet die individuelle Psyche (→ Jīva). Erst in hohen Versenkungsstufen (→ Nirvikalpa-Samādhi) erkennt das Selbst seine ursprüngliche Freiheit.

Upanishaden
Theologisch-philosophische Schriften, die den letzten Teil der ›Veden‹ (→ Veda) bilden. Die beinahe 200 Upanishaden, die aus Dialogen zwischen → Lehrern und → Schülern bestehen, bilden die Grundlage der → Vedānta-Philosophie. Die ›Upanishaden‹ beschäftigen sich mit der höchsten → Wirklichkeit. Diese wird teils als persönlich, teils als unpersönlich aufgefaßt. Zentral ist die Erkenntnis der Identität von individuellem (→ Ātman) und kosmischem Selbst (→ Brahman). → Yoga-Upanishaden.

Upasarga
(Hindernis). Als Hindernisse werden im Yoga alle persönlichen Wünsche und negativen Gefühle und Verhaltensweisen bezeichnet, die den spirituellen → Fortschritt hemmen. Alle Yoga-Schriften enthalten Aufzählungen dieser Hindernisse und moralische Vorschriften (→ Yama) und Gebote (→ Niyama) zu ihrer Überwindung. Auch bei der Annäherung an die Versenkung (→ Samādhi) treten weiterhin Hindernisse auf. So stellen die übernatürliche Kräfte (→ Siddhis), die sich bei der spirituellen Vervollkommnung einstellen, eine besondere Versuchung des → Egos dar. → Vidhi, → Vighna.

Upastha-Nigraha
(sexuelle Kontrolle). Der Yogi ist bestrebt, seinen Sexualtrieb unter Kontrolle zu bringen. Hilfreich sind dabei eine spezielle Ernährung, Stärkung der Willenskraft und das Keuschheitsgelübde. → Brahmacarya, → Ojas.

Upavāsa
(Fasten) wird in einigen Yoga-Schriften zu den Verhaltensregeln (→ Niyama) gezählt. Allerdings wird vor übertriebenem → Fasten als Teil der Askese (→ Tapas) gewarnt.

Upavishta-Konāsana
(Vorwärtsbeuge im Sitzen). Sie hilft gegen Unterleibsbeschwerden und bei Menstruationsproblemen und stärkt die Leber.
Ausführung: 1. Man sitzt mit weit gegrätschten Beinen auf dem Boden. Die Beine sind durchgestreckt, und die Füße zeigen nach oben. 2. Dann hebt man die Arme über den Kopf, streckt sich und beugt sich schließlich mit der Ausatmung nach vorne. 3. Man faßt die Füße oder legt die Hände auf den Boden ab. Hierbei ist darauf zu achten, daß die Beugung aus dem unteren

Rücken und der Hüfte geschieht. Der Rücken sollte lang bleiben und wenig gekrümmt werden. Den Kopf nicht in den Nacken legen und die Beine gestreckt halten. Nach ein bis zwei Minuten kommt man mit der Ausatmung nach oben.

Hilfreich sind Bänder, die man um die Knöchel schlingt, um sich weiter in die Pose zu ziehen. Auch eine gefaltete Decke unter dem Gesäß erleichtert die Übung. Es empfiehlt sich, die Stellung im Stehen auszuführen, wenn der untere Rücken nicht flexibel genug ist.

Urgāsana
(mächtige Pose). Variation der → Kopf-Knie-Stellung. Aufrecht sitzend, die Beine ausgestreckt und geschlossen, faßt man mit den Händen den Nacken und beugt sich hinunter zu den Knien. Die Beugung sollte möglichst aus dem unteren Rücken erfolgen.

Ushas
→ Göttin der Morgenröte. Als schöne Jungfrau, die aus dem östlichen Dunst emporsteigt, symbolisiert sie das Aufdämmern des höheren Bewußtseins.

Ushtrāsana
(Kamel). Vorstufe zur → Diamant-Stellung zur Öffnung des Brustkorbs. Eine gute Übung bei mangelnder Flexibilität der Wirbelsäule.

Ausführung: 1. Man kniet mit leicht geöffneten Beinen. Der Oberkörper ist aufgerichtet, und die Hände liegen auf dem Gesäß. 2. Oberschenkel und Hüfte werden nach vorne und die Schultern zusammengedrückt, so daß sich der Brustkorb weitet. 3. Dann löst man die Hände vom Gesäß und legt sie auf die Fußsohlen, um sich abzustützen. Der Kopf wird in den Nacken gelegt. Nach 20 bis 30 Sekunden beugt man sich noch tiefer hinunter. Mit dem Ausatmen kommt man wieder aus der Pose und nimmt als Gegenstellung die → Kindspose oder die → Gaslösende Stellung ein. Bei Schwierigkeiten kann ein Stuhl hinter den Rücken gestellt werden, auf dem man sich mit den Ellenbogen abstützt. Insgesamt sollte darauf geachtet werden, den Atem nicht anzuhalten.

Ursache
→ Karma.

Ursache des Leidens
→ Klesha.

Utkatāsana
(Gehobene Pose). Balance-Stellung, bei der man allein auf den Zehen steht und die Beine parallel und geschlossen hält. Dann läßt man sich mit dem Gesäß auf den Fersen nieder und balanciert weiterhin auf den Zehen.

Utsāha
(Ausdauer). Nur durch beharrliches Bemühen und Willenskraft ist es möglich, auf dem spirituellen → Pfad → Fortschritte zu machen. Daher zählt Utsāha zu den Tugenden eines → Schülers.

Uttāna-Kūrmāsana
(Erweiterte Schildkröten-Pose). Körperpose, die der → Embryo-Pose ähnelt. Man nimmt den → Lotus-Sitz ein, greift mit beiden Armen zwischen Wade und Oberschenkel hindurch und faßt den Hals. Die Pose kann auf dem Rücken liegend ausgeführt werden oder als Balance-Stellung, bei der man auf dem Gesäß ruht. → Garbhāsana.

Uttāna-Mandukāsana
(Erweiterte Frosch-Pose). Körperpose, die die Verdauung anregt und das Herz stärkt. Ausführung nach der → ›Gheranda-Samhitā‹: Man sitzt auf den Fersen und öffnet die Beine so weit, daß sich die Zehen nach Möglichkeit hinter dem Gesäß berühren. Dann streckt man den Oberkörper nach oben und legt hinter dem Kopf die linke Hand auf die rechte Schulter und die rechte auf die linke Schulter.

Eine Alternative ist in modernen Yoga-Handbüchern zu finden: Man sitzt im → Fersensitz und beugt sich nach hinten, bis der Kopf ähnlich wie beim → Liegenden Helden auf dem Boden liegt. Die Arme sind hinter dem Kopf verschränkt.

Utthāna
(→ Schweben). Zustand, der während der vierten und fortgeschrittensten Phase bei der Atemkontrolle (→ Prānāyāma) eintreten kann.

V

Vāhana
(wörtlich: Fahrzeug). Jeder → Gottheit ist in der hinduistischen Mythologie eine Tiergestalt (Vāhana) zugeordnet: z. B. → Agni – Widder, → Brahma – Schwan, → Durgā – Löwe, → Ganesha – Elefant, → Shiva – Stier, → Vishnu – Vogel.

Vahni-Sāra-Dhauti
(Feuerreinigung). → Reinigungstechnik im → Hatha-Yoga, bei der man etwa 100mal heftig den Bauch einzieht. Dies hilft gegen Magenbeschwerden und regt die Verdauung an. Die Technik sollte man morgens auf nüchternen Magen praktizieren. → Antar-Dhauti.

Vairāgya
(Leidenschaftslosigkeit, Gelassenheit). Elementare Verhaltensregel und erforderliche innere Einstellung des Praktizierenden auf dem spirituellen → Pfad. Durch Vairāgya versucht der spirituell Strebende die Bindung an die Welt zu überwinden, der Tätigkeit seiner auf die Umwelt gerichteten → Sinne zu entgehen, den Geist zu beruhigen und sein Leben einzig auf → Gott zu richten. Während → Entsagung ein willentlicher Akt ist, kann Vairāgya eine natürliche Einstellung werden, so daß der Schüler ab einer gewissen Stufe die weltlichen Dinge hinter sich läßt und im Geist völlige Gelassenheit erreicht. Vairāgya muß durch Übung (→ Abhyāsa) unterstützt werden.

Vaisheshika
Eins der sechs philosophischen Grundsysteme (→ Darshana) des → Hinduismus. Das Vaisheshika stellt grundlegende Kategorien der Erkenntnis auf und erstrebt damit eine systematische Wahrnehmung des → Kosmos. Dies ist der Weg zur → Befreiung durch rationales Verstehen. → Jnāna-Yoga.

Vaishnavismus
(auch Vishnuismus). Verehrung des Gottes → Vishnu. Dieser Zweig des → Hinduismus entstand in der vedischen Zeit. Erste Schriftzeugnisse dieser Tradition finden sich im → Mahābhārata-Epos mit der → ›Bhāgavad-Gītā‹. Den Beginn des Vaishnavismus prägten die Sekten der → Bhāgavata und → Pāncarātra. Aus dem Vaishnavismus entwickelte sich der → Bhakti-Yoga. → Krishna, → Shaivismus, → Shaktismus.

Vajra
(Donnerkeil). 1. Name der Waffe des Gottes → Indra. 2. Andere Bezeichnung für Penis (→ Linga).

Vajrāsana
(Diamant). Rückwärtsbeugende Pose, die die Bein-, Gesäß- und Rückenmuskulatur stark beansprucht und den Brustbereich öffnet.
Ausführung: 1. Man nimmt die → Kamel-Stellung ein, d.h. man kniet, beugt sich zurück und greift die Füße mit den Händen. 2. Dann senkt man den Oberkörper vorsichtig weiter nach unten, bis der Kopf auf dem Boden liegt. Dabei bleibt der Rücken gewölbt. 3. Nach Möglichkeit greift man die Füße, wobei die Ellenbogen auf dem Boden ruhen und einen Teil des Körpergewichts abstützen. Falls dies nicht möglich ist, faßt man die Knie und stützt sich ausschließlich auf den Kopf. 4. Aus der Stellung kommt man nach 30–60 Sekunden langsam hoch und nimmt zum Ausgleich die → Kindspose ein.

Vajra-Deha
(Diamantkörper). Bezeichnung für den stofflich verwandelten Körper eines → Meisters im → Hatha-Yoga. Ein wichtiges Ziel des Hatha-Yoga ist es, den groben (→ Sthūla) in einen göttlichen Körper (→ Divya-Deha) zu verwandeln.

Vajra-Nādī
Energiekanal (→ Nādī) im → Körper, der innerhalb des Zentralkanals (→ Sushumnā-Nādī) vom Penis bis zum Kopf verläuft.

Vajrolī-Mudrā
Technik des → Hatha-Yoga, um nach dem Samenerguß den männlichen Samen (→ Bindu) zusammen mit dem weiblichen Samen (→ Rajas) durch Kontraktion des Penis wieder einzusaugen. Der Yogi übt diese Saugtechnik mit einer Schale mit Milch. → Maithunā, → Sahajolī-Mudrā, → Sexualität.

Vakrāsana
(Gebogene Stellung). Variation der Körperpose der → Krähe, die Handgelenke, Arm- und Schultermuskulatur stärkt und den Gleichgewichtssinn fördert. Die Pose wirkt gegen innere Unruhe.
Ausführung: 1. Man nimmt die Ausgangsposition der Krähe ein, d.h. beide Handflächen stützen sich mit gespreizten Fingern etwa 30 Zentimeter vor dem Oberkörper auf den Boden. 2. Jetzt knickt man in den Armen ein und bringt beide Beine zur linken Seite, so daß das Gewicht der Beine auf dem linken Oberarm ruht. In dieser Stellung verharrt man 20–30 Sekunden. Danach wechselt man die Seiten und schüttelt die Handgelenke kräftig aus.
Variation: 1. Aus der Ausgangsposition bringt man das linke Bein seitlich hinter den linken Arm und legt den Oberschenkel auf dem Oberarm ab. Das Bein wird nach links gestreckt. 2. Dann wird das rechte Bein durch die beiden Arme

nach vorne links gestreckt. 3. Die Knöchel können sich jetzt verschränken, so daß der gesamte Körper auf den Händen balanciert. Der Atem sollte entspannt sein. Nach einigen Sekunden wechselt man die Seiten.

Vālmīki
wird als Verfasser des berühmten indischen Epos → ›Rāmāyana‹ angenommen. In seinem Werk tritt er selbst auf und erzählt aus seinem Leben.

Vāma-Krama
Variation der Atemübung → Kapālabhāti zur Regulierung der Schleimbildung. Sitzhaltung und Atemtechnik sind wie bei Kapālabhāti, mit dem Unterschied, daß immer durch das linke Nasenloch ein- und immer durch das rechte ausgeatmet wird.

Vāma-Mārga
(auch Vāmacara). Richtung des → Tantrismus, die »Linke-Hand-Weg« genannt wird und sich ungewöhnlicher Mittel wie Alkoholgenuß oder Geschlechtsverkehr bedient, um die sexuelle Energie im Praktizierenden zu stimulieren.

Vānaprastha
(Waldeinsiedler). Auf der dritten Stufe des spirituellen Weges (→ Sādhana) zieht sich der Yogi oder auch Familienvater (→ Grihastha) in die Einsamkeit des Waldes oder der Berge zurück. Damit versucht er, allen → Wünschen und Bindungen an die Welt zu entsagen und sich ganz dem → Göttlichen zu widmen.

Vandana
Ehrerbietung durch Niederknien vor dem Altar. Vandana ist ein wichtiges Element im Yoga der Hingabe (→ Bhakti-Yoga).

Vārisāra-Dhauti
→ Reinigungstechnik im → Hatha-Yoga. Man füllt den Mund mit Wasser, schluckt es langsam hinunter und drückt es schließlich durch den Enddarm hinaus. → Dhauti.

Varna
Kaste oder Kastensystem des → Hinduismus. Die Angehörigen verschiedener Varnas dürfen einander nicht heiraten, ebensowenig ist es möglich, in höhere Varnas aufzusteigen. In welchen Varna man hineingeboren wird, richtet sich nach dem → Karma. Die Kasten gliedern sich wie folgt: 1. Die Priesterkaste (→ Brāhmana) der Brahmanen. 2. Die Kriegerkaste (Kshatriya) der Könige, Fürsten, Krieger, die sich uneigennützig für Frieden, Sicherheit und Wohlergehen der Gemeinschaft einsetzen. 3. Die Bauern- und Händlerkaste (Vaishya), deren Arbeit zum Wohl der Gesellschaft beiträgt. 4. Die dienende Kaste

(Shudra). Zusätzlich existieren die »Unberührbaren«, Menschen wie Abdecker oder Gaukler, die »unreine« Berufe ausüben.

Varunī-Nādī
Hauptenergiebahn (→ Nādī) im → Körper. Er liegt zwischen → Kuhu- und → Yashasvinī-Nādī.

Vāsanā
Verborgene → Wünsche des → Unterbewußtseins. Sie können jederzeit ins Bewußtsein treten und aktiv werden. → Samskāra.

Vasishtha
Name eines großen Heiligen und Sehers (→ Rishi).

Vasti
Reinigungshandlung (→ Shat-Karma) im → Hatha-Yoga, bei der man zwei Formen unterscheidet, nämlich Wasserreinigung (→ Jala-Vasti) und Trockenreinigung (→ Shushka-Vasti). → Basti.

Vāta
(Luft, Wind). 1. Eins der fünf Elemente (→ Bhūta), die den grobstofflichen → Kosmos bilden. In der → Meditation wird es dem Herzen (→ Anāhata-Chakra) zugeordnet. 2. Synonym für Energie (→ Prāna). 3. Name für den Gott des Windes. 4. Im → Āyurveda Bezeichnung für einen der drei Grundbestandteile (→ Dosha). Vāta ist für den Kreislauf und alle nervlichen Prozesse im Körper verantwortlich.

Vātasāra-Dhauti
→ Reinigungstechnik im → Hatha-Yoga. Man formt den Mund wie den Schnabel einer Krähe (→ Kāki-Mudrā) und schluckt wiederholt Luft hinunter in den Magen. Dann läßt man sich die Luft im Körper verteilen und preßt sie schließlich zum Anus hinaus. Wie viele dieser Techniken regt Vātasāra-Dhauti die Verdauung an. → Antar-Dhauti.

Vātāyanāsana
(gaslösende Stellung). Körperstellung, die bei Blähungen und überschüssigen Gasen im Darm hilfreich ist. Darüber hinaus ist sie eine effektive Ausgleichsstellung und dient der Entlastung der unteren Wirbelsäule. Auf dem Rücken liegend zieht man die Beine zum Bauch und umschließt sie fest mit den Armen. Diese Position hält man für eine Minute oder länger. Angenehm ist auch, dabei zur Seite oder vor- und zurückzuschaukeln. → Kindspose.

Vatyanāsana
(Knie-Fuß-Stellung). Balanceübung zur Öffnung des Beckens und Entspannung der Beine.
Ausführung: 1. Man steht aufrecht und legt das linke Bein auf den

rechten Oberschenkel wie im → Lotus-Sitz. 2. Dann beugt man das rechte Bein und setzt das linke Knie auf dem Boden ab. Die Hände werden vor der Brust gefaltet. Der Körper ruht jetzt allein auf dem Knie und dem rechten Fuß. 3. Schließlich versucht man, den Oberkörper möglichst aufzurichten.
Variation: Die Pose wird wie oben eingenommen, nur werden nicht die Hände gefaltet, sondern die Arme umeinander verschlungen wie im → Adler, und die Handflächen pressen gegeneinander.

Vāyavī-Dhāranā-Mudrā
Eine der fünf Konzentrationstechniken, bei denen der Yogi seine → Aufmerksamkeit auf ein Element (→ Bhūta) richtet. Zusammen mit der Ausübung von Atemkontrolle (→ Prānāyāma) konzentriert er sich etwa zweieinhalb Stunden auf das Windelement (→ Vāta). → Panca-Dhāranā.

Vāyu
(Wind). Synonym für → Prāna und → Vāta.

Veda
(Wissen). Sammelbezeichnung für die vier heiligsten und ältesten Schriften des → Hinduismus, die ›Atharva-Veda‹, → ›Rig-Veda‹, ›Sama-Veda‹ und ›Yajur-Veda‹. Sie enthalten Offenbarungen (→ Shruti) und Anleitungen zum Ausführen der Opfer (→ Yajna). Ihnen angegliedert sind jeweils Brāhmana, Āranyaka, → Samhitā, → Sūtra und → Upanishaden genannte Teile. Traditionell wurden die Vedas mündlich weitergegeben.

Vedānta
(wörtlich: Ende des → Veda). Der Vedanta ist eines der sechs philosophischen Systeme (→ Darshana) des → Hinduismus und hat sich aus den → ›Upanishaden‹ entwickelt. Zentral geht es im Vedānta um die Fragen nach der höchsten → Wirklichkeit. Die bedeutendsten Vedānta-Schulen sind: 1. → Advaita-Vedānta (Nichtzweiheit). 2. Vishishta-Adavita-Vedānta (differenzierte Nichtzweiheit) um Ramanuja (1055-1137). 3. Dvaita-Vedānta (Zweiheit) um Madhva (1199–1287).

Bedeutsam ist auch der Shuddha-Vedānta (gereinigte Zweiheit) und der von → Caitanya begründete Acintya-Bheda-Abheda-Vedānta, der davon ausgeht, daß das Getrenntsein von Gott (Abheda) und das gleichzeitige Einssein mit Gott (Bheda) rational nicht zu verstehen ist (Acintya).

Vegetarismus
Ausschließlich oder vorwiegend pflanzliche Ernährung. Der Yogi ernährt sich nicht in erster Linie aus Gründen der → Gesundheit oh-

ne Fleisch, sondern um dem Gebot der Gewaltlosigkeit (→ Ahimsā) nachzukommen und weil er an die Wiedergeburt der Seele in Tieren glaubt. → Āhāra, → Panca-Ma-Kara.

Verblendung
→ Moha.

Verborgene Pose
→ Guptāsana.

Verdauungsprobleme
stehen meist in direktem Zusammenhang mit der Nahrung und dem Eßverhalten. Ferner können folgende Posen helfen: → Liegender Held, → Fisch, → Pfau, → Kobra und → Bogen. Auch die Atemtechniken → Ujjāyī oder → Mudrās können stimulierend auf die Verdauung wirken. → Bhujanga-Mudrā, → Chakri-Karma, → Jāthara-Agni, → Verstopfung.

Verehrung
→ Bhakti, → Guru-Bhakti, → Īshvara-Pranidhāna.

Verschluß
Körperhaltungen, die den → Atem am Entweichen aus dem Körper hindern. → Bandha.

Versenkung
→ Ekstase, → Samādhi.

Verstopfung
Gegen Verstopfung helfen alle Variationen des → Dreieckes, die → Gedrehte Kopf-Knie-Stellung und Variationen des → Drehsitzes und des → Schulterstandes, da sie auf- und absteigenden Dickdarm anregen. Als Sitzpose hilft → Guptāsana. → Mahā-Mudrā, → Verdauungsprobleme.

Verzückung
→ Unmani.

Verzweiflung
→ Daurmanasya, → Vishada.

Vibhūti
1. Göttliche Herrlichkeit, von der das → Universum durchdrungen ist. 2. Bezeichnung für die heilige Asche, mit der sich der Asket (→ Tapasvin) bestreicht, um seiner → Entsagung Ausdruck zu verleihen oder → Krankheiten zu heilen. 3. Im → ›Yoga-Sūtra‹ Synonym für übernatürliche Kräfte (→ Siddhi).

Videha-Mukti
Körperlose → Befreiung, die mit der Stunde des → Todes eintritt. Der Tote steigt dann in die feinstofflichen (→ Sūkshma) Ebenen auf, wo er auf seine → Wiedergeburt wartet.

Vidhi
Gesetz oder Regel. Die → ›Shiva-Samhitā‹ sieht im zu strengen Be-

folgen von Regeln, Anweisungen und Gelübden ein → Hindernis auf dem spirituellen → Pfad, da wahrhaftige Spiritualität allein aus der tiefen inneren Übereinstimmung mit sich selbst und dem eigenen Tun entsteht. → Sva-Dharma.

Vidyā
→ Weisheit bzw. Wissen. Das gewöhnliche Leben des Menschen ist von Unwissenheit (→ Avidyā) bestimmt, die ihn hinter der mannigfaltigen Welt nicht die eine höchste → Wirklichkeit sehen läßt und ihn zur irrigen Identifikation (→ Upādhi) mit seinem Körper-Geist führt. Erst auf dem spirituellen Weg erfährt der Mensch das Wissen, das ihn zur → Erleuchtung führt. → Jnāna.

Vighna
(Hindernis). Die Yoga-Schriften nennen verschiedene → Hindernisse auf dem spirituellen Weg. Sie alle können die spirituelle Reifung verhindern und die Stärkung des → Egos, → Krankheit oder Abwendung vom spirituellen Prozeß bewirken. Nicht nur negative Eigenschaften oder Verhaltensweisen werden als Hindernisse betrachtet, sondern auch unnötige Übertreibung der Tugenden, mit der Befreiung erzwungen werden soll. → Dosha, → Vidhi.

Vighneshvara
(wörtlich: Herr der Hindernisse). Anderer Name für → Ganesha.

Vijnāna-Maya-Kosha
(Intellektuelle Schicht). Vierte der fünf Hüllen, die das transzendentale → Selbst umgeben. Hier befinden sich die Intuition, der Intellekt (→ Buddhi) und das Ich-Bewußtsein (→ Ahamkāra). → Kosha.

Vikalpa
(Einbildung, Phantasie). Begriffsbildung, die im → Klassischen Yoga zu den fünf Geistesschwankungen (→ Vritti) zählt.

Vikāra
(Umwandlung). Transformation der Natur (→ Prakriti) aus ihrem Urzustand in die einzelnen Erscheinungen (→ Tattva). Vikāra ist ein Konzept der Umwandlungslehre (→ Parināma) des → Sāmkhya zur Erklärung des Evolutionsprozesses.

Vikshepa
1. Synonym für → Antarāya.
2. Zerstreutheit. → Vighna.

Viparti-Karani-Mudrā
Technik des → Hatha-Yoga zur Stimulierung des Verdauungsfeuers (→ Jāthara-Agni). Sie schützt gegen alle Formen von → Krankheit. Nach der → ›Gheranda-Samhitā‹ besteht Viparti-Karani-Mudrā aus

einer Umkehrstellung (→ Kopf-, → Hand- oder → Schulterstand). In der Schrift heißt es, daß durch die Umkehrhaltung des → Körpers der »Nektar der Unsterblichkeit« (→ Amrita) nicht mehr in den Bauchraum fließt, sondern an seinem Entstehungsort im Kopf verbleibt.

Viparyaya
(Fehler). Eine der fünf geistigen Schwankungen (→ Vritti), die der → Klassische Yoga kennt. Es ist das fehlerhafte Wissen, das von spiritueller Unwissenheit (→ Avidyā) herrührt.

Vīra
(Kämpfer). Praktizierender des »Linke-Hand-Weges« im → Tantrismus, von dem für das gegenwärtige Dunkle Zeitalter (→ Kali-Yuga) eine kämpferische Haltung gefordert wird.

Vīrāsana
(Heldenpose). Meditative Sitzhaltung. Aus dem → Fersensitz hebt man den Körper leicht mit der Kraft der Hände an und schiebt die Füße auseinander, so daß sie links und rechts des Gesäßes liegen. Dann werden die Handflächen auf die Sohlen gelegt und die Arme leicht gedreht, so daß sich der Brustkorb öffnet. Bereitet das Sitzen Schwierigkeiten, kann ein Kissen unter das Gesäß gelegt werden. *Variationen:* 1. In der gleichen Haltung werden die Hände gefaltet und die Arme zur Decke gestreckt. Dabei zeigen die Handflächen nach oben. In dieser Pose wird der Oberkörper langgestreckt. 2. Aus der Sitzhaltung beugt man sich nach vorne, streckt die Arme weit geradeaus und legt den Kopf auf den Boden. Diese Variation beansprucht die Knie stärker. Weitere Variationen sind → Supta-Vīrāsana und → Supta-Vajrāsana.

Vīrya
Energie, die ein → Schüler auf dem spirituellen → Pfad aufbringen muß. Ohne diese erreicht er nach dem → ›Yoga-Sūtra‹ nicht das Ziel der → Versenkung.

Vishāda
(Enttäuschung, Abkehr). Um seine Pflicht (→ Dharma) zu erfüllen und den spirituellen Prozeß fortzusetzen, muß der Praktizierende auch Enttäuschung über mangelnden Erfolg überwinden.

Vishamavritti-Prānāyāma
Synonym für die Wechselatmung (→ Anuloma-Viloma).

Vishaya
→ Objekt, das die → Sinne des Menschen anzieht und damit das Bewußtsein vom → Göttlichen wegführt. Der Yogi versucht, sich über die Kontrolle der Sinne

(→ Pratyāhāra) der Macht der Objekte zu entziehen. Dies ist eine Voraussetzung für alle höheren Stufen der → Meditation.

Vishnu
Einer der Hauptgötter des → Hinduismus neben → Brahma und → Shiva. In verschiedenen Inkarnationen (→ Avatāra) kommt er immer wieder auf die Erde, um die göttliche Ordnung (→ Dharma) erneut herzustellen. Die bekanntesten Inkarnationen Vishnus sind → Krishna und → Rāma. Oft wird er auf einem → Lotus als Thron dargestellt. Er hat vier Arme, die Ausdruck seiner Kraft und Allmacht sind. Die vier Hände halten jeweils ein Muschelhorn, ein Wurfgeschoß, eine Keule und einen Lotus. → Vaishnavismus.

Vishnu-Granthi
(Vishnu-Knoten). Einer der drei Knoten (→ Granthi), die den Fluß der Lebensenergie (→ Prāna) im → Körper blockieren. Mit Atemtechniken wie → Bhastrikā versucht der Yogi, diesen Knoten zu lösen. Der Vishnu-Granthi liegt auf Höhe der Kehle am → Vishuddha-Chakra.

Vishnuismus
→ Vaishnavismus.

Vishnu-Mudrā
Handstellung (→ Mudrā) im → Hatha-Yoga zur Ausführung von Atemtechniken (→ Prānāyāma). Dabei werden der Zeige- und Mittelfinger der rechten Hand an den Daumenballen gelegt, so daß man mit dem Daumen das rechte Nasenloch verschließen kann und mit Ring- und kleinem Finger das linke Nasenloch. Alle Finger müssen waagerecht an die Nase gesetzt werden, um eine genaue Kontrolle des Atemflusses zu ermöglichen. Aus rituellen Gründen wird stets die rechte Hand zur Bildung der Vishnu-Mudrā benutzt.

Vishuddha-Chakra
Das fünfte der sieben Hauptenergiezentren (→ Chakra) im → Körper. Es liegt an der Kehle und wird bildlich als sechzehnblättriger → Lotus dargestellt. Auf jedem Blütenblatt ist ein Zeichen des → Sanskrit-Alphabetes abgebildet. Den Blütenkelch bildet ein nach unten gerichtetes Dreieck mit einem eingelegten Kreis. Das Chakra wird assoziiert mit der Farbe von klarem Meerwasser, dem Element → Äther und der Samensilbe (→ Bīja-Mantra) »Ham«. Als Sinnesorgan wird ihm das Gehör zugeordnet.

Vishva
(Universum). Bezeichnung im → Hinduismus für die gesamte Schöpfung. Sie wird als ein Produkt des → Göttlichen angesehen, das vom Gesetz des → Karma re-

giert wird. Der Mensch muß solange Teil der Schöpfung bleiben, bis er den leidvollen Kreislauf von → Tod und → Wiedergeburt durchbrochen hat. Dazu muß er → Weisheit erlangen und die weltlichen Bindungskräfte des → Egos überwinden. Einige Zweige des Yoga sehen in der Schöpfung jedoch auch die Möglichkeit, durch die Auseinandersetzung mit ihr → Befreiung zu erlangen.

Vishva-Udarā-Nādī
Hauptkanal (→ Nādī) im → Körper, durch den die Lebensenergie (→ Prāna) fließt. Er liegt in der Mitte des Bauches zwischen → Hasti-Jihvā-Nādī und → Kuhū-Nādī und steuert die Verdauung.

Visualisierung
Im Yoga werden bei der → Konzentration und → Meditation bestimmte innere → Objekte, z.B. das Bildnis einer Gottheit visualisiert. Diese Visualisierungen helfen dem Yogi, seinen Geist auf einen Punkt zu konzentrieren. Der → Tantrismus kennt ein komplexes System ritueller Projektionen und nutzt bei der Meditation ganze Visualisierungsketten. → Dhāranī, → Nyāsa.

Viveka
Unterscheidungskraft des Menschen. Diese richtet sich im spirituellen Zusammenhang vor allem auf die Unterscheidung von Wahrem und Falschem, von dem wahren, transzendentalen Selbst (→ Ātman) und dem vergänglichen, fälschlichen Selbst (→ Ego, → Jīva). Viveka ist eine wichtige Voraussetzung, um auf dem spirituellen Weg → Fortschritte zu machen.

Vivekananda, Swami
(1862–1902). Indischer Mystiker, → Schüler von → Ramakrishna. Mit zwanzig Jahren trat er in dessen → Āshrama ein und gründete 1897 den Ramakrishna-Orden. Er verbreitete als erster den Yoga durch Vorträge (z. B. 1893 beim »Weltparlament der Religionen« in Chicago), Reisen und Bücher, in denen er den → Vedānta interpretiert, im Westen.

Viveka-Khyāti
(Vision der Weisheit). Form verstandesmäßig nicht faßbarer Einsicht oder → Weisheit, die dem Yogi auf der höchsten Versenkungsstufe (→ Samprajnāta-Samādhi) zuteil wird. Durch die plötzliche Erkenntnis des → Absoluten öffnet sich dem Yogi das Tor zur → Befreiung.

Vollendete Pose
→ Siddhāsana.

Vorklassischer Yoga
Yoga-Zweig, der wie der → Nachklassische Yoga nichtdualistisch ist

und seine Lehre aus dem → Vedānta bezieht. → Klassischer Yoga.

Vrāta
Gelübde, das dem Yoga-Schüler bestimmte Verhaltensregeln auferlegt.

Vrishikāsana
(Skorpion). Erweiterung des → Kopfstandes. Wie alle anderen Umkehrposen versorgt sie das Gehirn mit frischem Sauerstoff und entspannt die inneren Organe.
Ausführung: 1. Aus der → Kindspose nimmt man die Position des Kopfstandes ein. 2. Fühlt man sich hierin sicher, knickt man langsam die Unterschenkel ein, so daß die Fersen über den Kopf kommen. Dabei geht man leicht ins Hohlkreuz. 3. Jetzt löst man die verschränkten Hände und öffnet die Unterarme etwas, damit sie fast parallel aufliegen. (Ist es bequemer, die Armposition aus dem Kopfstand beizubehalten, sollte man das tun). 4. Zuletzt wird vorsichtig der Kopf gehoben. Dabei ist es wichtig, gleichmäßig zu atmen. Nach Beenden der Pose nimmt man wieder die Kindspose ein. Bei Schwierigkeiten mit der Durchführung kann man mit einer Wand üben. Man kniet mit dem Gesicht zur Wand und setzt die Unterarme parallel auf. Mit dem Ausatmen stemmt man Beine und Oberkörper hoch und stützt sich mit den Füßen an der Wand ab.
Variationen: 1. In der gleichen Pose werden die Beine nach oben langgestreckt. Das erschwert das Halten des Gleichgewichts. 2. Eine weitere Variation sollte nur geübt werden, wenn das → Rad beherrscht wird. Aus dem normalen Skorpion senkt man vorsichtig die Füße, bis die Sohlen den Kopf berühren. Dabei wird der Rücken sehr stark gebogen.

Vrikshāsana
(Baum). Balanceübung, bei der man sich vorstellt, fest wie ein Baum in der Erde verwurzelt zu sein und in den Himmel zu wachsen.
Ausführung: Man steht gerade und legt ein Bein wie im → Lotus-Sitz auf den anderen Oberschenkel. Steht man sicher, werden die Handflächen zusammengelegt und die Arme über den Kopf gestreckt. Das Gleichgewicht ist leichter zu halten, wenn man einen Punkt an der Wand fixiert. Nach einiger Zeit wechselt man das Bein.
Variationen: 1. Aus dem aufrechten Baum beugt man sich langsam nach unten. Die Hände stützen sich am Boden ab. 2. Das linke Bein ist im Lotus, und der linke Arm wird hinter den Rücken geführt, um die Zehen des linken Beins zu ergreifen. Dann beugt man sich nach unten. Bei mangelnder Flexibilität ist es hilfreich, ein Tuch oder Band um den Fuß zu wickeln. 3. Wenn es

Schwierigkeiten bereitet, das Bein im Lotus auf den anderen Oberschenkel zu legen, kann es stattdessen an dessen Innenseite gedrückt werden.

Vritti
(Tätigkeit, Erregung des Geistes). Aktivität oder Wandel des Bewußtseins (→ Citta). Der → Klassische Yoga kennt fünf Vrittis: Schlaf (→ Nidrā), Erinnerung (→ Smriti), gültige Erkenntnis (→ Pramāna), falsches Wissen (→ Viparyaya) und Begriffsbildung (→ Vikalpa). Diese Schwankungen des Bewußtseins versucht der Yogi durch intensive → Meditation unter Kontrolle zu bringen. → Samskāra.

Vyādhi
→ Krankheit.

Vyāna
Eine der fünf Hauptenergien (→ Prāna) im → Körper, die mit dem Blutkreislauf verglichen werden kann, aber auch insbesondere auf die Sprache wirkt. Die ihr zugeschriebene Farbe ist Rosa.

Vyāsa
soll nicht nur die vier ›Veden‹ (→ Veda) zusammengestellt haben, sondern auch das → ›Mahābhārata‹ und viele → Purānas. Vermutlich ist er auch der Autor des ältesten Kommentars (→ Yoga-Bhāsya) zum → ›Yoga-Sūtra‹ von Patanjali.

Vyoma-Chakra
Untergeordnetes Energiezentrum (→ Chakra) im → Körper. Es liegt nach der → ›Hatha-Yoga-Pradīpikā‹ zwischen den zwei Hauptbahnen → Idā- und → Pingalā-Nādī.

Vyoman
→ Himmel.

W

Wachbewußtsein
Einer der vier Bewußtseinszustände des Menschen neben Schlaf (→ Nidrā), Traum (→ Svapna) und Versenkungszustand (→ Turīya). Im Wachbewußtsein ist die Aktivität des → Egos am stärksten. Dadurch kommt es zu unzähligen Handlungen, die das → Karma des Menschen bestimmen. Der Yogi versucht deshalb, besonders das Wachbewußtsein zu disziplinieren.

Wahrheit
→ Rita, → Satya.

Wahrnehmung
→ Pratyaksha.

Wasser
→ Ap.

Wechselatmung
→ Anuloma-Viloma.

Weiser
→ Muni, → Rishi.

Weisheit
→ Buddhi, → Jnāna, → Prajnā, → Vidyā.

Welt
→ Jagat, → Kosmos, → Loka, → Vishva.

Wiedergeburt
→ Punjar-Janman.

Wind
→ Vāyu.

Wirbelsäule
(Meru-Danda). Durch Körperübungen (→ Āsana) hält der Yogi seine Wirbelsäule beweglich. Das ist vor allem deshalb wichtig, weil hier viele Energiekanäle (→ Nādī) zusammenlaufen, deren Reinigung wichtig ist, um auf höhere Meditationsstufen zu gelangen. → Chakra, → Meru.

Wirklichkeit
→ Absolutes, → Gott, → Göttliches, → Tattva.

Wissen
→ Prajnā, → Pramāna, → Vidyā.

Wohltätigkeit
→ Dāna.

Wonne
→ Ānanda, → Sukha.

Wunsch
→ Kāma.

Wut
→ Krodha.

Y

Yāga
→ Hotā, → Opfer.

Yajna
→ Opfer.

Yama
(wörtlich: Zügel). Erste Stufe (→ Anga) des → Achtfachen Pfades im → Klassischen Yoga. Der Begriff bezeichnet das rechte → Handeln, das vom Schüler unbedingt erwartet wird und ihm ein moralisches Rüstzeug mit auf den spirituellen → Pfad gibt. Diese Handlungen sind nach dem → ›Yoga-Sūtra‹: Gewaltlosigkeit (→ Ahimsā), Aufrichtigkeit (→ Satya), Nichtstehlen (→ Asteya), Keuschheit (→ Brahmacarya) und Besitzlosigkeit (→ Aparigraha). Die Yamas sind zu jeder Zeit, an jedem Ort und in jedem Fall zu befolgen. → Niyama.

Yāma
Gott des Todes. Er ist der König der Unterwelt und richtet über die Menschen nach ihrem → Tod.

Yantra
(Werkzeug). Geometrisches oder ornamentales Diagramm, das dem Yogi als Hilfsmittel zur → Meditation dient. Diese Muster, z.B. Kreise, Quadrate oder Lotusblüten, sind auf Papier oder auch auf Fußböden zu finden. Vor allem im → Tantrismus und → Kundalinī-Yoga werden Yantras benutzt, um das Bewußtsein auf einem Punkt zu sammeln. Auf einer fortgeschrittenen Stufe genügt dem Yogi die innere Vorstellung dieser Abbildungen. → Mandala, → Shrī-Yantra.

Yashasvinī-Nādī
Einer der Hauptkanäle (→ Nādī), durch die die Energie (→ Prāna) im → Körper fließt. Er verläuft von der »Kugel« (→ Kanda) bis zum linken Ohr.

Yatna
Anstrengung beim Beschreiten des spirituellen → Pfades. Vom → Schüler wird ein hohes Maß an innerer wie äußerer → Disziplin und Verpflichtung erwartet. → Vidhi.

Yātrā
Pilgerreise zu heiligen Orten. In Indien gibt es sieben besonders heilige Städte (Nagara). Diese sind Kāshī (Benares), Ayodhyā, Avantī, Dvārakā, Mathurā, Kāncī und Gayā.

Yoga
(wörtlich: Joch). Auf alte indische Traditionen gegründete Methode

zur Veränderung des Bewußtseins, der Überwindung des → Egos und zur Erlangung der → Befreiung. Im Verlauf der langen Geschichte des Yoga hat dieser sich verschiedene Rituale und Vorstellungen anderer philosophischer Systeme (→ Darshana) angeeignet und wurde umgekehrt auch Bestandteil vieler religiöser Traditionen.

Die wichtigsten Schriften, in denen auch unterschiedliche Zweige des Yoga entwickelt werden, sind u. a. die → ›Bhagavad-Gītā‹ und das → ›Yoga-Sūtra‹. Innerhalb der verschiedenen Richtungen werden, Gottverehrung, Körperkult, Schriftstudium, Meditation und Asketismus betreffend, unterschiedliche Schwerpunkte gesetzt. Gemeinsam ist allen Strömungen das Streben nach → Selbst-Verwirklichung, Befreiung und dem Verschmelzen mit dem → Absoluten. Wegen der ganzheitlichen Disziplinierung von Körper und Geist und der beständigen Suche nach dem wahren Selbst ist der Yoga bis in die heutige Zeit aktuell geblieben und – entsprechend modifiziert – eine wichtige Anregung für die moderne Psychologie. → Achtfacher Pfad, → Bhakti-Yoga, → Hatha-Yoga, → Jnāna-Yoga, → Karma-Yoga, → Klassischer Yoga, → Kriyā-Yoga, → Kundalinī-Yoga, → Mantra-Yoga, → Nāda-Yoga, → Rāja-Yoga, → Tantrismus.

Yoga-Atmung
Die volle Yoga-Atmung versorgt den Körper optimal mit Sauerstoff und ist besonders nach anstrengenden → Āsanas zu empfehlen. Am effektivsten ist sie im Liegen. Man atmet durch die Nase tief in den Bauch, dann weiter in den Brustkorb und zuletzt bis unter die Schlüsselbeine. Ausgeatmet wird in der gleichen Reihenfolge, nämlich zuerst aus dem Bauch und dann aus dem Brustraum. Hierdurch wird die Lunge, die vom Zwerchfell bis unter das Schlüsselbein reicht, völlig ausgelastet und kann mehr frischen Sauerstoff ins Blut befördern. → Flachatmung.

Yoga-Bhāsya
Ältester Kommentar zum → ›Yoga-Sutra‹, der wahrscheinlich von dem Weisen → Vyāsa im 5. Jahrhundert v. Chr. geschrieben wurde. → Klassischer Yoga.

Yoga-Buddhi
Yogi, der seine Unterscheidungskraft (→ Viveka) durch Yoga gestärkt hat.

Yoga-Lehrer
→ Ācārya, → BDY, → Guru, → Yoga-Schule.

Yoga-Mārga
(yogischer Weg). Oft wird der innere Prozeß eines Yoga-Schülers mit dem Bild eines → Pfades vergli-

chen. Auf diesem Weg trifft er auf → Hindernisse, erreicht aber durch Beständigkeit und → Disziplin schrittweisen Fortschritt. → Anga.

Yoga-Mudrā

Variation des → Lotus-Sitzes. Man sitzt im Lotus-Sitz, die Arme sind hinter dem Rücken gekreuzt, und die Hände fassen die Zehen. Dann beugt man sich so weit wie möglich zum Boden. Diese Pose dehnt den Rücken und regt die Tätigkeit von Milz, Leber und Bauchspeicheldrüse an.

Weiterhin ist es möglich, sich im Lotus nach vorne zu beugen, so daß die Stirn möglichst auf den Boden kommt. Die Fäuste liegen vor dem Bauch, wodurch beim Beugen Druck auf die Bauchorgane ausgeübt wird.

Yogananda, Paramahamsa

(1893–1952). Schüler von Shrī → Yukteswar und Gründer der Self-Realization Fellowship (SRF). Yogananda lehrte den → Kriyā-Yoga und versuchte, das hinduistische Denken mit dem christlichen zu vereinen. Seine ›Autobiographie eines Yogi‹ (→ Literaturhinweise) ist das Zeugnis eines uneigennützigen Lebens und einer lebenslangen Suche nach Gott.

Yoga-Nidrā

(Yoga-Schlaf). 1. Bezeichnung für die höchste Stufe des Bewußtseins. 2. Zustand tiefer Entspannung in → Shavāsana.

Yoga-Schule

Gemeinnützige oder kommerzielle Vereinigung, in der man meistens Techniken des → Hatha-Yoga lernen kann, d.h. Entspannung, Körperposen und Atemtechniken. Darüber hinaus bieten manche Yoga-Schulen gemeinsame → Meditation, Singen (→ Kīrtana), Yoga-Ferien, vegetarische Kochkurse und vieles mehr an. Ein Verzeichnis von Yoga-Schulen findet sich im Anhang dieses Buches.

Die traditionelle Yoga-Schule ist ein abgeschiedener Ort (→ Āshrama), an dem einige → Schüler mit ihrem Lehrer (→ Guru) leben.

Yoga-Shastra

→ Shastra.

Yoga-Sūtra

Aphorismensammlung von → Patanjali. Darin definiert er den Yoga und systematisiert erstmals in der Geschichte dessen verschiedene Techniken. Patanjali begründet damit die Philosophie des Yoga und macht ihn zu einem der sechs grundlegenden Philosophiesysteme (→ Darshana) des → Hinduismus. Auf dem ›Yoga-Sūtra‹ gründet sich vor allem der sogenannte → Achtfache Pfad, der heute von den meisten → Yoga-Schulen als Richtlinie akzeptiert wird.

Die einzelnen Teile (Pāda) der Sūtras beschäftigen sich mit dem Prozeß, wie sich das Bewußtsein systematisch transformieren läßt, dem → Kriyā-Yoga, dem → Achtfachen Pfad, den übernatürlichen Kräften (→ Siddhi) und dem Weg zur Befreiung (→ Kaivalya). Das Werk wurde häufig kommentiert und interpretiert, so daß sich aus diesen Auslegungen die Tradition des → Klassischen Yoga gründete. Die bekanntesten Kommentatoren sind → Shankara, Vijnāna Bhikshu und Vacaspati Mishra. → Yoga-Bhāsya.

Yoga-Therapie
Im Westen entwickelte Methode, die mit Körperstellungen (→ Āsana) und Atemtechniken (→ Prānāyāma) des → Hatha-Yoga arbeitet. Es haben sich bisher zwei grundsätzliche Methoden herausgebildet. Angestrebt wird dabei nicht nur eine Heilung oder Linderung von → Krankheiten, sondern auch ein positiver Einfluß auf die Psyche. Die Gewichtung ist je nach Therapie verschieden. → Psychologie.

Yoga-Upanishaden
Gruppe von 22 → Upanishaden, die vor allem Techniken des → Hatha- und → Kundalinī-Yoga beschreiben. Sie entstanden zwischen dem 14. und 15. Jahrhundert.

Yogi-Deha
Der stofflich verwandelte → Körper eines vollendeten → Meisters. Er hat Zugang zu den feinstofflichen (→ Sūkshma) Ebenen des Kosmos und kann sich deshalb materialisieren und dematerialisieren. → Siddhi.

Yogi
(Sanskrit: Yogin). Indischer Büßer brahmanischen Glaubens, der die Praxis des Yoga ausübt, um sein wahres Selbst (→ Ātman) zu erkennen. Jeder Yogi erfährt traditionell eine → Einweihung durch einen qualifizierten Lehrer (→ Guru).

Yoginī
1. Weiblicher Yogi. 2. Bezeichnung für Feen, Hexen und Zauberinnen.

Yogi-Tee
Gewürztee nach Yogi Bhajan. Er besteht aus Ingwer, Kardamom, Nelken, Schwarzem Pfeffer und Zimt und wirkt erfrischend.

Yoni
(Ursprung, Quelle, Urgrund). Im → Tantrismus der weibliche Schoß, symbolisiert durch ein nach unten gerichtetes Dreieck. Allein oder in Verbindung mit dem Phallus (→ Linga) wird es von den → Shāktas verehrt.

Yoni-Bandha
Verschlußtechnik (→ Bandha) im → Hatha-Yoga, bei der der Praktizierende die Knöchel fest gegen den Damm preßt, um die nach unten sinkende Energie (→ Apāna) wieder nach oben zu führen.

Yoni-Mudrā
1. Nach der → ›Shiva-Samhitā‹ Konzentration auf das unterste Energiezentrum (→ Mūlādhāra-Chakra), wobei man bei jeder Einatmung den Anusmuskel kontrahiert. 2. Synonym für → Yoni-Bandha oder → Shanmukhī-Mudrā.

Yonisthāna-Chakra
Untergeordnetes Energiezentrum (→ Chakra) im → Körper zwischen → Mūlādhāra- und → Svādhishtāna-Chakra. In ihm beginnt die Vereinigung von → Shiva und → Shakti, die sich im → Sahasrāra-Chakra vollendet.

Yuga
(Zeitalter). Die hinduistische Tradition unterscheidet vier Weltzeitalter. 1. Das Satya-Yuga (1 728 000 Jahre) ist das goldene Zeitalter, in dem noch Friede und Ordnung (→ Dharma) herrschen. 2. Im Tretā-Yuga (1 296 000 Jahre) handeln die Menschen bereits eigennützig und erwarten Belohnung für ihre rituellen Opfer. 3. Das Dvāpara-Yuga (864 000 Jahre) ist gekennzeichnet durch egoistische → Wünsche, Krankheiten und Unrecht (→ Adharma). 4. Das Eiserne oder Dunkle Zeitalter ist das Kali-Yuga (432 000 Jahre), das seit → Krishnas Tod (3102 v. Chr.) bis heute andauert. Das → Böse dominiert, die Menschen leben ohne spirituelles Ziel und sind allein auf materielle Güter ausgerichtet. → Kalpa.

Yukta-Āhāra-Vihāra
Mäßigung, die der Yogi im Leben und beim Essen einhalten soll. → Āhāra.

Yukteswar, Shrī
(1855-1936). Indischer Heiliger. Er war → Schüler Lahiri → Mahasayas und lebte als Einsiedler in der Nähe Kalkuttas. Sein bekanntester Schüler ist Paramahamsa → Yogananda, den er zur Verbreitung der Yoga-Lehren in den Westen schickte.

Z

Zäpfchen
→ Tālu.

Zauberei
→ Magie, → Siddhi, → Vibhūti.

Zehenspitzen-Stellung
→ Pādandgushtāsana.

Zeichen
→ Cihna.

Zeit
→ Kāla.

Zerstreutheit, Zerstreuung
→ Avirati, → Vikshepa.

Zeugenbewußtsein
→ Sākshin.

Zölibat
→ Brahmacarya.

Zufriedenheit
→ Samtosha.

Zuneigung
→ Rāga.

Zwang
→ Disziplin, → Nirodha.

Zweifel
Hindernis auf dem spirituellen → Pfad, das die Verschreibung an das → Göttliche immer wieder schwächen kann. Der Zweifel bindet an die illusionäre Welt mit ihren Ängsten, Zwängen und Problemen. Fester und beständiger Glaube kann ihn zerstören. Je mehr sich das → Herz öffnet, desto kleiner wird die Macht des Zweifels. Einfühlsame Anleitung des → Lehrers kann den Schüler wieder auf den rechten Weg bringen. → Disziplin, → Pratipaksha-Bhāvanā, → Samshaya.

Beschwerden- und Krankheitenglossar

Im folgenden sind einige Krankheiten und Beschwerden aufgeführt, die durch Körperposen, Atemtechniken, Meditation und gesunde Ernährung systematisch gelindert werden können. Im Lexikonteil dieses Buches finden Sie unter den genannten Begriffen konkrete Vorschläge dazu. Betrachten Sie die yogischen Techniken als eine sinnvolle Ergänzung zu einer gesunden und ausgeglichenen Lebensweise. Doch vertrauen Sie bitte auch Ihrem gesunden Menschenverstand! Üben Sie nur die Techniken aus, zu denen Sie sich imstande fühlen und die Ihnen keine Schmerzen bereiten. Grundsätzlich empfiehlt es sich, einen guten Arzt oder erfahrenen Yoga-Lehrer zu Rate zu ziehen.

Auf dem Gebiet der Gesundheit liegt der größte Wert des Yoga in der Vorbeugung. Wenn Sie regelmäßig Körperposen und Atemtechniken praktizieren und wenn Sie bewußt mit Ihrer Ernährung, Ihren Gefühlen und Gedanken umgehen, können Sie schon viel für sich und Ihre Gesundheit erreichen. Wichtig ist vor allem, daß Sie sich selbst so annehmen, wie Sie sind. Ohne Liebe zu sich selbst und zu anderen bleiben alle Übungen nur mechanische Techniken.

Anämie
Arthritis
Arthritis im Schulterbereich
Asthma
Atemlosigkeit
Augenbeschwerden
Bandscheibenprobleme
Beinschmerzen
Blutdruck, hoher
Blutdruck, niedriger
Depressionen
Diabetes
Diarrhoe
Durchfall s. Diarrhoe
Erkältung
Erschöpfung
Gebärmuttervorfall
Hämorrhoiden
Herzbeschwerden
Heuschnupfen

Ischiasbeschwerden
Knieprobleme
Konzentrationsmangel
Kopfschmerzen
Krampfadern
Leistenbruch
Magenübersäuerung
Menstruationsbeschwerden
Migräne s. Kopfschmerzen
Müdigkeit
Nackenprobleme
Nierenprobleme
Prämenstruelles Syndrom (PMS)
Prostataprobleme
Rheuma s. Arthritis
Rückenschmerzen
Schlafstörungen
Schnupfen
Schwangerschaft
Schwindelgefühle
Skoliose
Streß
Verdauungsprobleme
Verstopfung

Anhang

Literaturhinweise

Im folgenden sind einige Bücher zum Thema Yoga aufgeführt. Sie behandeln auf niveauvolle Weise Themen wie Yoga-Philosophie, Prānāyāma, Chakras oder Yoga für Schwangere, die im Rahmen dieses Yoga-Handbuches nicht ausführlicher dargestellt werden konnten. Darüber hinaus sind Werke zur Spiritualität, Indien oder Ernährung angegeben, die für jeden Yoga-Freund von Interesse sein dürften.

Yoga, Praxis und Kultur

Aurobindo, Shrī: Der Integrale Yoga. Hamburg 1957.

Aurobindo, Shrī/Die Mutter: Handbuch des Integralen Yoga. Planegg 1984.

Berufsverband Deutscher Yogalehrer (Hg.): Der Weg des Yoga. Handbuch für Übende und Lehrende. Petersberg 1994.

Bhaktivedanta, Swami: Bhagavad-Gītā wie sie ist. Heidelberg 1987.

Devananda, Swami Vishnu: Das große illustrierte Yoga-Buch. Braunschweig 1989.

Eliade, Mircea: Yoga. Unsterblichkeit und Freiheit. Frankfurt/M. 1985.

Iyengar, B.K.Sundara.: Der Baum des Yoga. Bern, München, Wien 1991.

– .: Licht auf Pranayama. Bern, München, Wien 1992.

– .: Licht auf Yoga. Bern, München, Wien 1975.

Krishna, Gopi: Kundalinī. Erweckung der geistigen Kraft im Menschen. Bern, München, Wien 1990.

– .: Die verborgene Kammer des Bewußtseins. Die Schlangen-

kraft als Schlüssel zu den großen Geheimnissen der alten Kulturen. Berlin 1989.
Leadbeater, Charles W.: Die Chakras. Eine Monographie über die Kraftzentren im menschlichen Körper. Freiburg/Br. 1990.
Leboyer, Fréderick: Weg des Lichts. Yoga für Schwangere. Hamburg 1993.
Lysebeth, André van: Durch Yoga zum eigenen Selbst. Bern, München, Wien 1973.
– .: Die große Kraft des Atems. Die Atemschule des Pranayama. Bern, München, Wien 1985.
Maheshwarananda, Paramhans Swami: Yoga mit Kindern. München 1992.
Mumford, John: Psychosomatischer Yoga. Der östliche Pfad zu geistigem und körperlichem Wohlbefinden. Basel 1982.
Singh, Satya: Das Kundalini Yoga Handbuch für Gesundheit von Körper, Geist und Seele. München 1990.
Stewart, Mary: Yoga über 50. München 1995.
Yesudian, Selvarajan: Selbstvertrauen durch Yoga. Ergolding 1990.
Yogananda, Paramahamsa: Autobiographie eines Yogi. München 1992.

Spiritualität, Meditation und Alltagserleben

Dürckheim, Karlfried von: Der Alltag als Übung. Vom Weg zur Verwandlung. Bern, Stuttgart, Toronto 1991.
Gandhi, Mahātma K.: Eine Autobiographie. Gladenbach 1991.
Harvey, Andrew: Der Pfad ins Herz. Eine spirituelle Reise. Hamburg 1994.
Schmidt, K.O.: Meister Eckeharts Weg zum kosmischen Bewußtsein. Ergolding 1980.
Sivananda, Sarasvati S.: Übungen zu Konzentration und Meditation. Bern, München 1959.
Trungpa, Chögyam: Spirituellen Materialismus durchschneiden. Zürich 1989.
Wetering, Janwillem van de: Der leere Spiegel. Erfahrungen in ei-

nem japanischen Zen-Kloster. Hamburg 1981.
Yogananda, Paramahamsa: Meditation zur Selbstverwirklichung. Bern, München, Wien 1983.

Indien

Aubert, Hans-Joachim: Richtig Reisen – Nordindien. Köln 1989.
Brunton Paul: Von Yogis, Magiern und Fakiren. Begegnungen in Indien. München 1983.
David-Néel, Alexandra: Mein Indien. Pilgerfahrten durch den geheimnisvollen Subkontinent. Bern, München, Wien 1990.
Haubold, Petra u. Heil, Günther: Richtig Reisen – Südindien. Köln 1993.
Hesse, Hermann: Aus Indien. Frankfurt/M. 1980.
Keilhauer, Anneliese u. Peter: Die Bildsprache des Hinduismus. Die Götterwelt und ihre Symbole. Köln 1983.
Riemenschneider, Dieter (Hg.): Shiva tanzt. Das Indien-Lesebuch. Zürich 1986.

Ernährung und Fasten

Binder, Franz/Wahler, Josef: Handbuch der gesunden Ernährung. Von Ahornsirup bis Zusatzstoffe. München 1993.
Buchinger, Maria: Heilfasten. Die Buchinger-Methode. München 1994.
Chopra, Deepak: Die Körperseele. Grundlagen und praktische Übungen der indischen Medizin. München 1993.
Das, Sigrid: Entgiften und Entschlacken. München 1995.
Früchtel, Ingrid: Das große Vollkorn Kochbuch. München 1979.
Kurz, Marey: Die neue Vollwertküche, schnell und leicht. München 1993.
Lützner, Hellmut: Wie neugeboren durch Fasten. München 1994.

Adressen

Dieses Handbuch kann nur einen Einstieg zu Yoga bieten. Wenn Ihnen die Übungen Spaß machen und Sie ein tieferes Interesse an Yoga haben, empfiehlt es sich, eine Yoga-Schule zu besuchen oder einen Yoga-Kurs zu belegen.

Es gibt mehrere Möglichkeiten, einen Lehrer zu finden. Man kann sich an die nächste Volkshochschule wenden oder örtliche Anzeigen bzw. Telefonbücher durchsehen. Auch durch »Mund-zu-Mund-Propaganda« kann man auf eine gute Adresse stoßen. Außerdem gibt es in fast allen größeren Städten Yoga-Schulen oder Gesundheitszentren, die vielfältige Yoga-Kurse anbieten. Ein Einstieg ist meist sofort möglich. Einige Yoga-Schulen sind unten aufgelistet. Auf Anfrage verschicken folgende Verbände auch Listen mit weiteren Adressen:

Yoga Verbände

Berufsverband Deutscher Yogalehrer
c.V. (BDY)
Heinrich-Grob-Str. 48
97250 Erlabrunn
Tel.: 0 93 64-47 97

Bund der Yoga Vidya Lehrer e.V.
(BYV)
Hanauer Landstr. 48
60314 Frankfurt/M.
Tel.: 0 69-44 40 47

Schweizer Yogagesellschaft
(SYG/FSY)
Wylerstr. 22
CH-3014 Bern
Tel.: 00 41-31-3 33 81 33

Berufsverband Österreichischer
YogalehrerInnen
Schöpfstr. 49
A-6020 Innsbruck
Tel.: 00 43-5 12-57 18 05

Yoga Biomedical Trust
156 Cockerell Road
CB4 3RZ Cambridge
Großbritannien
(weltweite Infos zu Yoga-Organisationen)

Yoga-Schulen und -Lehrer

Deutschland
Cai Pfannstiel (BYV)
Hochkirchstr. 12
10829 Berlin
Tel.: 0 30-7 81 83 11

Gisela Giesselmann (BDY)
Jahnstr. 15
63743 Aschaffenburg
Tel.: 0 60 28-2 08 65

Yoga, Atem, Haltung
Maximilianstr. 8
86150 Augsburg
Tel.: 08 21-3 51 41

Yoga-Schule
Friedrich-von-Schiller-Str. 16
95444 Bayreuth
Tel.: 09 21-85 46 58

Sivananda Yoga Vedanta Zentrum
Schmiljanstr. 24
12161 Berlin
Tel.: 0 30-85 99 97 99

Yoga-Lehre Dr. B. Choudhuri
Aschaffenburger Str. 16
12309 Berlin
Tel.: 0 30-7 44 88 58

Yoga-Schule Charlottenburg
Schillerstr. 106
10625 Berlin
Tel.: 0 30-3 13 88 09

Kundalini Yoga Zentrum
Naunynstr. 30
10997 Berlin
Tel.: 030-6 15 72 34

Yoga-Studio Regina Müller
Hauptstr. 52
10827 Berlin
Tel.: 0 30-78 26 56

Yoga-Schule Asha Rékai
Helmstedter Str. 15
10717 Berlin
Tel.: 0 30-8 54 31 09

Yogaschule Anna Trökes
Holtzendorffstr. 20
14057 Berlin
Tel.: 0 30-3 23 25 60

Weg der Mitte e.V.
Zentrum für ganzheitliche
Gesundheit
Milinowskistr. 35
14169 Berlin
Tel.: 0 30-8 13 10 40

ANANDA Yogaschule
Windscheidstr. 21
10627 Berlin
Tel.: 0 30-3 24 20 19

Yoga-Schule Detlef Uhle
Stübbenstr. 10
10779 Berlin
Tel.: 0 30-2 11 21 04

Mahindra-Institut
Forsthausstr. 6
63633 Birstein
Tel.: 0 60 54-15 10

Yoga-Studio Uwe Gottstein
Stadtblick 2
38112 Braunschweig
Tel.: 05 31-32 37 81

Yogaschule Braunschweig e.V.
Damm 23
38100 Braunschweig
Tel.: 05 31-4 05 58

Yoga-Schule Gloystein (BDY)
Hermann-Frese-Str. 34
28355 Bremen
Tel.: 04 21-25 35 45

Helga Seyd
Str. Usti nad Labem 293
09119 Chemnitz
Tel.: 03 71-22 46 62

Mahindra-Yoga
Traugott Lukascyk
Rundeturmstr. 16
64283 Darmstadt
Tel.: 0 61 51-15 10 31

Bernhard Ruhla (BDY)
Helmholtzstr. 2
01069 Dresden
Tel.: 03 51-4 71 51 36

Uwe Braeutigam (BDY)
Ansbacher Str. 30
40597 Düsseldorf
Tel.: 02 11-71 49 56

Mahindra-Yoga
Sigrid Schaffrin
Belsenplatz 1
40545 Düsseldorf
Tel.: 02 11-57 26 63

Mahindra-Yoga
Maria Oolo
Dürerstr. 1
76275 Ettlingen
Tel.: 0 72 43-9 40 49

Yoga-Center am Zoo (BYV)
Hanauer Landstr. 48
60314 Frankfurt/M.
Tel.: 0 69-44 40 47

Yogazentrum Mahindra
Hasengasse 17
60311 Frankfurt/M.

Annette Nehling
Wielandstr. 1
45896 Gelsenkirchen
Tel.: 02 09-69 70

Thüringer Yoga-Lehr-Ring
Kloster Gerode
z.Hd. Heidemarie Kneisner
37345 Gerode
Tel.: 03 60 72-82 00

Christine Koehler
Lafontainestr. 32
06114 Halle
Tel.: 03 45-2 67 85

Yoga-Schule Hamburg
Eilenau 59
22089 Hamburg
Tel.: 0 40-2 50 98 09

Yogaschule Claudia Mahler
Heckscherstr. 48 a
20253 Hamburg
Tel.: 0 40-55 58 31 93

Yoga-Schule Hannover
Blumenstr. 3
30159 Hannover
Tel.: 05 11-32 53 80

Deutsche Yoga-Akademie
Emmertsgrundpassage 23
69126 Heidelberg
Tel.: 0 62 21-2 87 77

Erste Deutsche Yoga-Schule
Sauerstr. 2
85049 Ingolstadt
Tel.: 08 41-3 55 24

Mahindra-Yoga
Christiane Schwarz
Friedrichsplatz 10
34117 Kassel
Tel.: 05 61-77 03 59

Christina Engel (BDY)
Neusser Str. 231
50733 Köln
Tel.: 02 21-73 16 81

Elfriede Thelen
Beethovenstr. 23
50674 Köln
Tel.: 02 21-24 37 65

Marlene Schneider
Silkestr. 21
50999 Köln
Tel.: 0 22 36-6 88 85

Fritz Klingberg (BDY)
Erich-Zeigner-Allee 18
04229 Leipzig
Tel.: 03 41-4 01 17 49

Renate Anklam
Dornbreite 10
23556 Lübeck
Tel.: 04 51-49 16 99

Yogaschule R.+ R. Draht
Friedrichstr. 3
71638 Ludwigsburg
Tel.: 0 71 41-92 97 60

Yoga-Center
Kühleweinstr. 1
39106 Magdeburg
Tel.: 03 91-56 63 93

Yoga A. Englmann-Scharnagl
Karlsplatz 3
80335 München
Tel.: 0 89-59 38 13

Yoga-Förderverein
Weidener Str. 3
81737 München
Tel.: 0 89-6 37 10 12

Sivananda Yoga Vedanta Zentrum
Steinheilstr. 1
80333 München
Tel.: 0 89-52 44 76

Yoga Institut
Landwehrstr. 16
80336 München
Tel.: 0 89-59 52 12

Yoga-Meditation
Gozbertstr. 6
81547 München
Tel.: 0 89-6 92 12 02

Yoga-Studio für Iyengar-Yoga
Maistr. 31
80337 München
Tel.: 0 89-53 71 70

Yoga-Zentrum München
Frauenlobstr. 24
80337 München
Tel.: 0 89-53 53 94

Yoga-Schule B. S. Giri
Schubertstr. 6
90491 Nürnberg
Tel.: 09 11-59 46 22

Yoga-Freundeskreis e.V.
Feldstr. 69
77656 Offenburg
Tel.: 0 69-87 41 17

Yoga-Schule Ruth Schorr
Mathildenstr. 26
66119 Saarbrücken
Tel.: 06 81-5 60 47

Yogaschule Margret Distelbarth
Filderblickweg 2
70184 Stuttgart
Tel.: 07 11-42 51 52

Yoga-Schule K. E. Sauter
Vogelsangstr. 31
70176 Stuttgart
Tel.: 07 11-69 45 07

Yoga-Zentrum
Robert-Leicht-Str. 135 a
70563 Stuttgart
Tel.: 07 11-6 78 83 21

Österreich
Michael Kissener
Schoepfstr. 49
A-6020 Innsbruck
Tel.: 00 43-5 12-57 18 05

H. u. R. Witzemann (BDY)
Reichenau 96
A-6890 Lustenau
Tel.: 00 43-5 57-4 88 64

A. u. G. Spitzar (BDY)
Zwischenhaeg 16
A-6714 Nueziders
Tel.: 00 43-55 52-6 42 28

Johann Luftensteiner
Roemerweg 37
A-6372 Oberndorf
Tel.: 00 43-53 52-47 09

Elisabeth Bazlen (BDY)
Reichenhaller Str. 11
A-5020 Salzburg
Tel.: 00 43-2 22-8 86 40 83

Sivananda Yoga Vedanta Zentrum
Rechte Wienzeile
A-1040 Wien
Tel.: 00 43-1-56 34 53

Ursula Lyon (BDY)
Schönbrunner Allee 37 a
A-1120 Wien
Tel.: 00 43-2 22-8 04 27 30

Ingrid Jelem (BDY)
Wittgensteinstr. 6
A-1130 Wien
Tel.: 00 43-2 22-8 86 01 15

Schweiz
Yogaschule
Madeleine Schneider (BDY)
Ruetimeyerstr. 40
CH-4054 Basel
Tel.: 00 41-61-2 81 01 18

Marianne Stammbach (SYG/FSY)
Wattenwylweg 2
CH-3013 Bern
Tel.: 00 41-31-3 51 21 56

H. u. E. Dolibois (BDY)
Au Jordil 8
CH-1807 Blonay
Tel.: 00 41-21-53 24 67

Centre de Yoga Sivananda
Rue des Minoteries 1
CH-1250 Genève
Tel.: 00 41-22-3 28 03 28

Jean Lechim (SYG/FSY)
Av. Tribunal-Fédéral 3
CH-1005 Lausanne
Tel.: 00 41-21-3 11 06 63

Maria-Pia Heini-Gnos (SYG/FSY)
Tulpenweg 3
CH-6005 Luzern
Tel.: 00 41-41-3 10 70 35

Maya Naldi (BDY)
Baselstr. 31
CH-4132 Muttenz BL
Tel.: 00 41-61-2 61 10 88

Elisabeth Bütler (SYG/FSY)
Brühlbergstr. 12
CH-8400 Winterthur
Tel.: 00 41-52-2 02 90 28

Ria Hauri (SYG FSY)
Kluseggstr. 8
CH-8032 Zürich
Tel.: 00 41-1-4 22 59 01

Was Frauen natürlich hilft

Dieses umfassende Handbuch bietet Information und Beratung zu allem, was Frauen krank macht: von Abwehrschwäche bis Zyklusstörungen. Margaret Minker weiß um die psychosomatischen Zusammenhänge weiblicher Erkrankungen und ist mit den wirksamsten Mitteln und den wichtigsten Verfahren der Naturheilkunde vertraut. Zu jedem Beschwerdenkomplex macht sie mehr als 20 Vorschläge zur Selbsthilfe:
Akupressur · Aromatherapie · Atemtherapie · Bach-Blüten · Bewegung · Biologische Krebsabwehr · Chronobiotherapie · Ernährung · Farb- und Lichttherapie · Heilfasten · Homöopathie · Massagen · Pflanzenheilkunde · Psychosomatische Hilfe · Rituale mit Heilwirkung · Tees und Tinkturen · Visualisierungsübungen · Wasseranwendungen · Wickel · Yoga und viele zusätzliche Verfahren.

Margaret Minker:
Naturheilkunde
Das Handbuch für Frauen
Verfahren, Beschwerden
und Beratung von A bis Z
dtv 36011

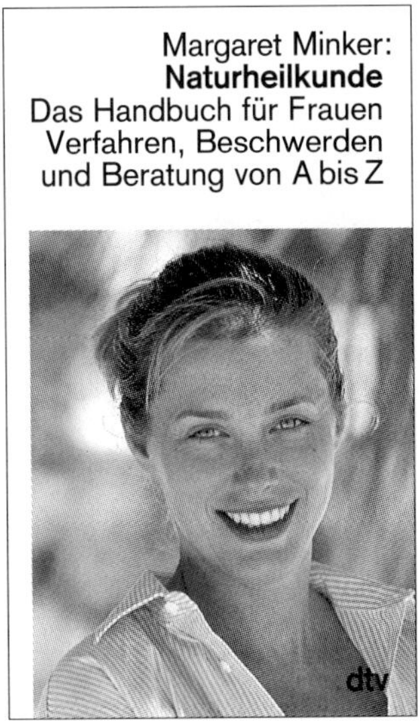

»Nicht allein die Weisheit der Kräuterfrauen findet in diesem Handbuch ihren Niederschlag, sondern auch und besonders die traditionelle Medizin aus Ost und West wird kritisch dargestellt... Dabei weicht die Autorin den Kontroversen über die einzelnen Behandlungsmethoden nicht aus, sondern zeigt jeweils Grenzen und Risiken detailliert auf.«
Psychologie Heute

Sprechstunde rund um die Uhr

Ärzte und führende Fachleute geben Ratschläge zur Vorbeugung sowie für Heil- und Behandlungsmethoden. Modernste Medizin steht neben altbewährten traditionellen Heilverfahren, denn die Menschen brauchen beides.

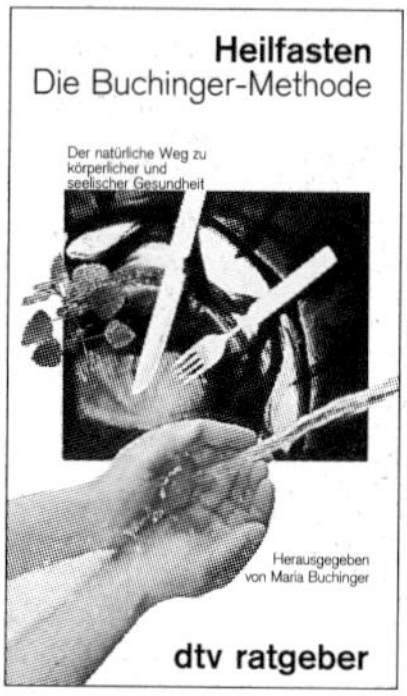

Heilfasten
Die Buchinger-Methode
Der natürliche Weg zu körperlicher und seelischer Gesundheit
Herausgegeben von Maria Buchinger
dtv 36504

Dr. med. Helmut Anemueller:
Richtig essen
Die Grundlagen der Vollwerternährung
dtv 36510

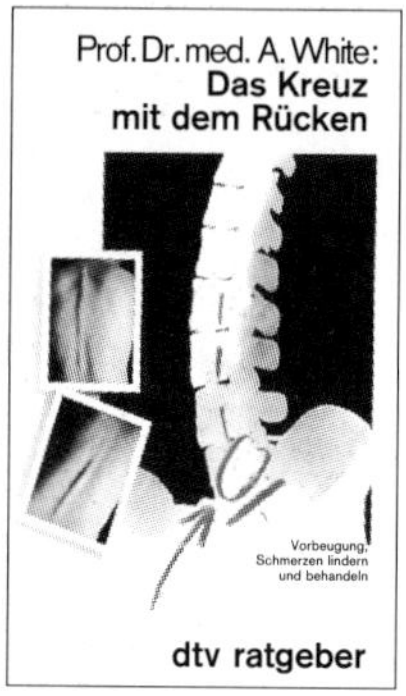

Prof. Dr. med. A. White:
Das Kreuz mit dem Rücken
Vorbeugen, Schmerzen lindern und behandeln
dtv 36506

Dr. med. Monika Gerlinghoff
Dr. med. Herbert Backmund:
Magersucht
Anstöße zur Krankheitsbewältigung
dtv 36511

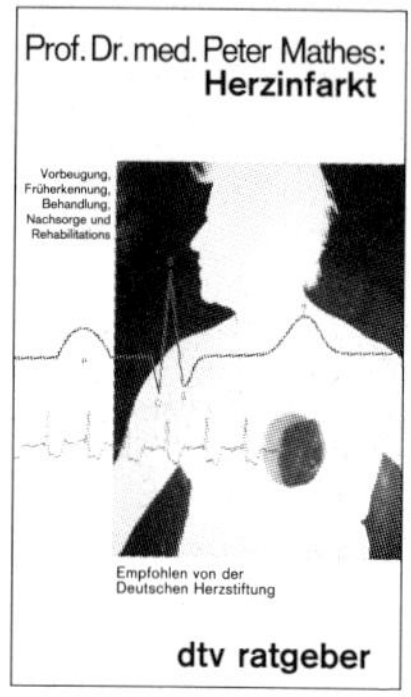

Prof. Dr. med. Peter Mathes:
Herzinfarkt
Vorbeugung, Früherkennung, Behandlung, Nachsorge und Rehabilitation
Empfohlen von der Deutschen Herzstiftung
dtv 36502

Montague Ullman
Nan Zimmerman:
Mit Träumen arbeiten
dtv 36505

Gesundheit ist kein Zufall

Gesund bleiben und sich wohlfühlen: dafür kann jeder etwas tun. dtv ratgeber wissen, was hilft. Ärzte, Körpertherapeuten, Naturheilkundige geben Ratschläge zu Vorbeugung und Behandlung von Beschwerden und Krankheiten.

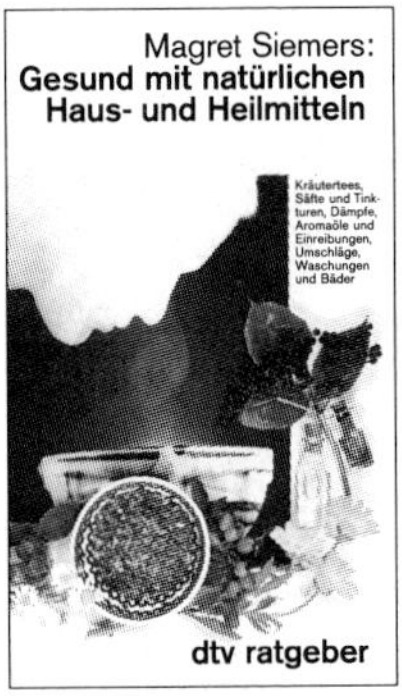

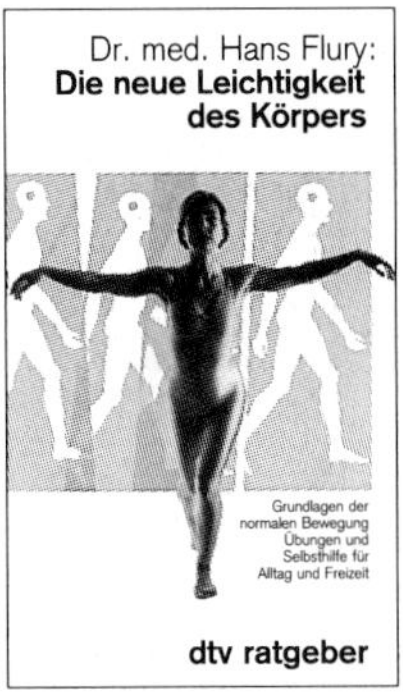

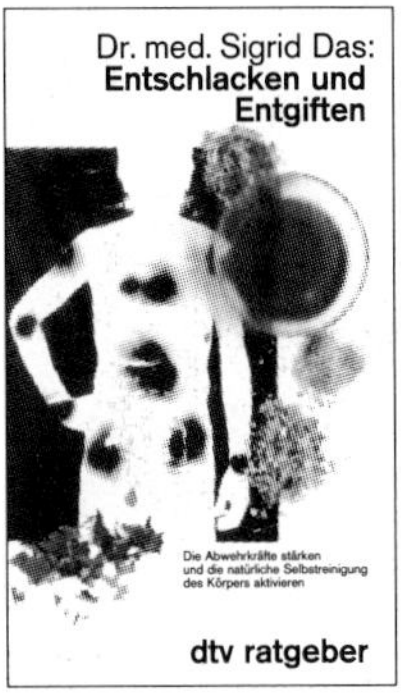

Magret Siemers:
Gesund mit natürlichen Haus- und Heilmitteln
Kräutertees, Säfte und Tinkturen, Dämpfe, Aromaöle und Einreibungen, Umschläge und Bäder
dtv 36518

Dr. med. Harald Kinadeter:
Gesund mit Vitaminen
Der tägliche Vitaminbedarf zum Schutz vor Krankheiten und Umwelteinflüssen
dtv 36512

Dr. med. Hans Flury:
Die neue Leichtigkeit des Körpers
Grundlagen der normalen Bewegung. Übungen und Selbsthilfe für Alltag und Freizeit. Mit Zeichnungen und Photos
dtv 36507

Dr. med. Sigrid Das:
Entgiften und Entschlacken
Die Abwehrkräfte stärken und die natürliche Selbstreinigung des Körpers aktivieren
dtv 36516

Dr. med. Howard Robins/Gary Null:
Gut zu Fuß ein Leben lang
So bleiben Füße und Beine gesund
dtv 36513

Das medizinische Hausbuch für die ganze Familie – damit Gesundheit kein Zufall bleibt.

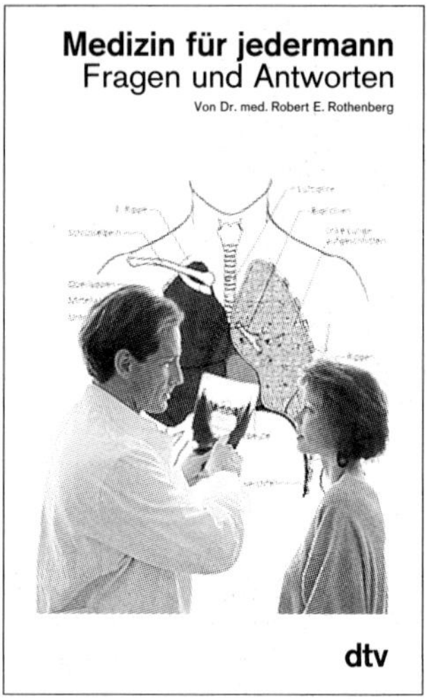

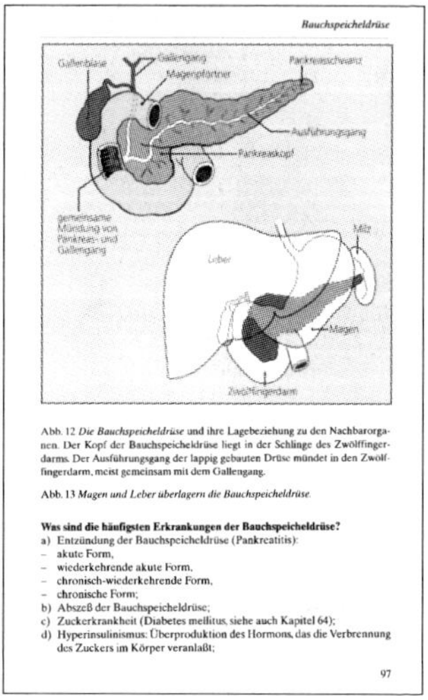
Bauchspeicheldrüse

Abb. 12 *Die Bauchspeicheldrüse* und ihre Lagebeziehung zu den Nachbarorganen. Der Kopf der Bauchspeicheldrüse liegt in der Schlinge des Zwölffingerdarms. Der Ausführungsgang der lappig gebauten Drüse mündet in den Zwölffingerdarm, meist gemeinsam mit dem Gallengang.

Abb. 13 *Magen und Leber überlagern die Bauchspeicheldrüse.*

Was sind die häufigsten Erkrankungen der Bauchspeicheldrüse?

a) Entzündung der Bauchspeicheldrüse (Pankreatitis):
- akute Form,
- wiederkehrende akute Form,
- chronisch-wiederkehrende Form,
- chronische Form;

b) Abszeß der Bauchspeicheldrüse;
c) Zuckerkrankheit (Diabetes mellitus, siehe auch Kapitel 64);
d) Hyperinsulinismus: Überproduktion des Hormons, das die Verbrennung des Zuckers im Körper veranlaßt;

97

›Medizin für jedermann‹ ist der klassische Ratgeber zur Gesundheit. Bau und Funktion des gesunden Körpers werden verständlich erklärt, Symptome, Diagnose und Behandlungsmethoden von Krankheiten eingehend beschrieben. Das Frage-und-Antwort-Prinzip klärt Schritt für Schritt alle Fragen und gibt außerdem eine gute Vorbereitung für den Arztbesuch. Wer mehr weiß, kann besser fragen und erhält befriedigendere Antwort.

Mit ausführlichem Sachregister zum raschen Auffinden des gesuchten Problemfeldes.

Medizin für jedermann
Fragen und Antworten
Von Prof. Dr. med.
Robert E. Rothenberg
Hrsg. von Prof. Dr. med.
Hermann S. Füeßl
Mit 216 Abbildungen
und 20 Tabellen
dtv 36009